Forschungsmethoden in der Medizinischen Psychologie

Jahrbuch der Medizinischen Psychologie

herausgegeben von
*Elmar Brähler, Monika Bullinger,
Hans Peter Rosemeier, Bernhard Strauß*

Beirat

Claus Buddeberg (Zürich, Schweiz)
Bernhard Dahme (Hamburg)
Martin Eisemann (Umeå, Schweden)
Monika Hasenbring (Halle/Saale)
Uwe Koch (Hamburg)
Ulrike Maschewsky-Schneider (Bremen)
Bernhard Meyer-Probst (Rostock)
Jürgen Neuser (Aachen)

Marianne Ringler (Wien, Österreich)
Jörn W. Scheer (Gießen)
Lothar R. Schmidt (Trier)
Harry Schröder (Leipzig)
Uwe Tewes (Hannover)
Rolf Verres (Heidelberg)
Helmuth Zenz (Ulm)

Band 14

Bernhard Strauß und Jürgen Bengel (Hrsg.)
Forschungsmethoden in der Medizinischen Psychologie

Hogrefe · Verlag für Psychologie
Göttingen · Bern · Toronto · Seattle

Forschungsmethoden in der Medizinischen Psychologie

herausgegeben von
Bernhard Strauß und Jürgen Bengel

Hogrefe · Verlag für Psychologie
Göttingen · Bern · Toronto · Seattle

Prof. Dr. phil. Bernhard Strauß, geb. 1956. 1975-1980 Studium der Psychologie an der Universität Konstanz. 1981-1986 wissenschaftlicher Mitarbeiter an der Abteilung für Sexualforschung der Psychiatrischen Universitätsklinik Hamburg-Eppendorf. 1986-1996 wissenschaftlicher Mitarbeiter bzw. Oberassistent an der Klinik für Psychotherapie und Psychosomatik der Universität Kiel, 1990 Habilitation. 1992/1993 Vertretungsprofessur für Medizinische Psychologie am Universitätskrankenhaus Hamburg-Eppendorf. Seit Okober 1996 Direktor des Instituts für Medizinische Psychologie an der Friedrich-Schiller-Universität Jena.

Prof. Dr. phil. Dr. med. Jürgen Bengel, geb. 1955. 1974-1985 Studium der Psychologie und der Medizin in Mannheim, Hamburg und Freiburg. 1980-1992 wissenschaftlicher Mitarbeiter bzw. Hochschulassistent am Psychologischen Institut der Universität Freiburg. 1992 Habilitation. 1992/1993 Vertretungsprofessur für Medizinische Psychologie am Universitätskrankenhaus Hamburg-Eppendorf. 1993-1994 Professor am Institut für Rehabilitationswissenschaften der Humboldt-Universität Berlin. Seit 1994 Lehrstuhlinhaber für Rehabilitationspsychologie am Psychologischen Institut der Universität Freiburg.

Die Deutsche Bibliothek - CIP-Einheitsaufnahme

Forschungsmethoden in der medizinischen Psychologie /
hrsg. von Bernhard Strauß und Jürgen Bengel. - Göttingen ;
Bern ; Toronto ; Seattle : Hogrefe, Verl. für Psychologie, 1997
(Jahrbuch der medizinischen Psychologie ; Bd. 14)
ISBN 3-8017-0762-8

© by Hogrefe-Verlag, Göttingen • Bern • Toronto • Seattle 1997
Rohnsweg 25, D-37085 Göttingen

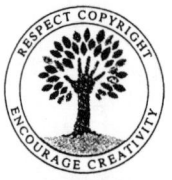

Das Werk einschließlich aller seiner Teile ist urheberrechtlich geschützt. Jede Verwertung außerhalb der engen Grenzen des Urheberrechtsgesetzes ist ohne Zustimmung des Verlages unzulässig und strafbar. Das gilt insbesondere für Vervielfältigungen, Übersetzungen, Mikroverfilmungen und die Einspeicherung und Verarbeitung in elektronischen Systemen.

Umschlaggraphik: Klaus Wildgrube, Helmut Kreczik
Druck: Dieterichsche Universitätsbuchdruckerei
W. Fr. Kaestner GmbH & Co. KG, D-37124 Göttingen-Rosdorf
Printed in Germany
Auf säurefreiem Papier gedruckt.

ISBN 3-8017-0762-8

Inhaltsverzeichnis

		Seite
	Vorwort B. Strauß, J. Bengel	7
I.	**Zur Einführung**	
	Einfalt und Vielfalt: Zum Anwendungsproblem von Statistik in Psychotherapie und Psychosomatischer Medizin H. Kordy	11
II.	**Forschungsstrategien in der Medizinischen Psychologie**	
	Voraussetzungen und Realisationsmöglichkeiten medizinpsychologischer Forschung im klinischen Umfeld und in medizinischen Institutionen - Strategien und Maßnahmen zur Verbesserung interdisziplinärer Zusammenarbeit H. Schulz, U. Koch	31
	Das Experiment in der medizinpsychologischen und psychosomatischen Forschung: Ein Plädoyer für die Belebung experimenteller Forschung B. Dahme	48
	Möglichkeiten und Gefahren multizentrischer Studien J. von Wietersheim, D. Hartmann-Lange	63
	Evaluationsforschung am Beispiel einer Präventionskampagne J. Bengel, B. Bührlen-Armstrong	77
	Qualitative Forschung in der Medizinischen Psychologie D. Klusmann	98
III.	**Spezielle Methoden**	
	Das Konzept der klinischen Signifikanz in der Psychotherapieforschung H. Kordy	129

Konzeption und Evaluation multipler Regressionsanalysen in der
anwendungsorientierten klinisch-psychologischen Forschung 146
M. Barth

Metaanalysen: Methodologische Grundlagen und praktische
Durchführung 161
E. Farin

Divisive Prozeßanalyse zur Aufdeckung von Phasen in dyadischen
Interaktionen 181
B. Schmitz

Zur Anwendung interpersonaler Theorien und Methoden in der
Medizinischen Psychologie 201
B. Strauß, M. Burgmeier-Lohse, S. Büsing, T. Fenzel

IV. Forschungsmethoden in speziellen Gebieten der Medizinischen Psychologie

Methoden der Bewältigungsforschung 229
M. Beutel, G. Henrich

Methoden der Evaluation von Suchttherapie 244
H.-M. Süß

Methoden der Kopfschmerzforschung 257
U. Niederberger, P. Kropp, W.-D. Gerber

V. Historischer Beitrag

Apparate- und Testmethoden 273
F. Giese

VI. Verzeichnisse

Literaturverzeichnis 279

Autorenverzeichnis 312

Verzeichnis der Gutachter und Gutachterinnen 314

Vorwort

Die bisher vorliegenden Jahrbücher der Medizinischen Psychologie hatten wichtige medizinpsychologische *Anwendungsfelder* zum Gegenstand. Obwohl die Medizinische Psychologie keine spezifische Forschungsmethodologie besitzt, ist die Vermittlung der sozialwissenschaftlichen Methodenlehre an Studierende der Medizin eine wichtige Aufgabe gemäß dem Curriculum des Fachs. Fragen zu den forschungsmethodischen Grundlagen machen nach wie vor den größten Teil des Stoffs aus, der im Rahmen der Physikumsprüfungen abgefragt wird (Kasten, Schimmelmann & Sabel, 1996). Für die in diesem Zusammenhang wichtigen Themen eignen sich die entsprechenden Darstellungen in den einschlägigen Lehrbüchern der Medizinischen Psychologie. Dort und in den Zeitschriften unseres Faches finden sich vereinzelt auch anschauliche Darstellungen zur Planung und Durchführung empirischer Studien (erwähnt sei hier die immer noch gerne benutzte Einführung von Dahme, 1977 oder die Zusammenfassung von Buddeberg, 1993). Für die Darstellung und Diskussion spezifischerer, über die Themen des Gegenstandskataloges hinausgehender Forschungsmethoden und Forschungsstrategien der Medizinischen Psychologie fehlte bislang ein Forum. Um so mehr ist den Herausgebern des Jahrbuches zu danken, daß sie das Wagnis eingingen, einen Band der Reihe zu planen, der sich ausschließlich mit dieser Thematik befaßt.

Die Idee und erste Überlegungen für dieses Jahrbuch entstanden während einer gemeinsamen Tätigkeit der beiden Herausgeber an der Abteilung für Medizinische Psychologie des Universitätskrankenhauses Hamburg-Eppendorf im Wintersemester 1992/1993. Das Konzept sah vor, eine interessante Mischung aus Darstellungen spezifischer Forschungsmethoden aus dem Bereich der Statistik, organisatorischer und inhaltlicher Forschungsstrategien sowie Beschreibungen von Methoden in speziellen Gebieten der Medizinischen Psychologie zu erreichen. Dank der Autorinnen und Autoren dieses Bandes ließ sich dieses Vorhaben unserer Meinung nach vortrefflich realisieren. Somit bietet der vorliegende Band eine Sammlung von Beiträgen, die auch für Wissenschaftler und Wissenschaftlerinnen aus Nachbarfächern der Medizinischen Psychologie, speziell der Klinischen Psychologie, der Psychotherapie und der Psychosomatischen Medizin, hilfreich und informativ sein können.

Einleitend diskutiert H. Kordy in diesem Jahrbuch warnend *Anwendungsprobleme von Statistik in Psychotherapie und Psychosomatischer Medizin* und stellt die Suche nach allgemeinen Gesetzmäßigkeiten der individuellen Betreuung und Versorgung von Patienten gegenüber.

Im Teil II des Jahrbuchs - Forschungsstrategien in der Medizinischen Psychologie - werden zunächst in einem Beitrag von H. Schulz und U. Koch die Voraussetzungen und Realisationsmöglichkeiten medizinpsychologischer Forschung in der medizinischen Versorgung und deren Einrichtungen thematisiert. B. Dahme beklagt in seiner Arbeit die geringe Bedeutung experimenteller Forschung im deutschsprachigen Raum und faßt die wichtigsten Elemente psychologischer Experimente sowie ihrer Spezifikationen in der Medizinischen Psychologie zusammen. Multizentrische Studien als Strategie zur Erhebung größerer Stichproben und als zunehmend beliebter werdende Politik von Drittmittelgebern sind der Gegenstand des Beitrags von J. von Wietersheim und D. Hartmann-Lange, in dem speziell die Organisations- und Kommunikationsstrukturen von Multicenter-Studien und damit verbundene Probleme diskutiert werden. J. Bengel und B. Bührlen-Armstrong referieren wichtige Konzepte und Merkmale der Evaluationsforschung und illustrieren diese am Beispiel einer Präventionskampagne. Der Beitrag von D. Klusmann schließlich erörtert den Stellenwert qualitativer Forschung in der Medizinischen Psychologie und illustriert die qualitativen Ansätze basierend auf der Grounded Theory.

In Teil III - *Spezielle Methoden* - wird eingangs das zentrale *Problem der klinischen Signifikanz* am Beispiel der Psychotherapieforschung durch H. Kordy veranschaulicht. Es folgt ein Beitrag von M. Barth zur *Planung und Durchführung multipler Regressionsanalysen* in der anwendungsorientierten klinisch- bzw. medizinpsychologischen Forschung. Der zunehmenden Bedeutung von *Metaanalysen* trägt der Beitrag von E. Farin Rechnung. Nach einer exemplarischen Darstellung von medizinpsychologischen Metaanalysen werden die Arbeitsphasen im Verlauf der Metaanalyse im Detail dargestellt. B. Schmitz faßt in seiner Arbeit den therapeutischen Prozeß als dynamische Interaktion auf und stellt mit der *divisiven Prozeßanalyse* ein Verfahren zur Analyse dyadischer Interaktionen vor. Die Analyse von Behandlungsprozessen und die Interaktion bzw. die therapeutische Beziehung behandeln B. Strauß, M. Burgmeier-Lohse, S. Büsing und T. Fenzel in ihrem Beitrag. Sie plädieren für eine verstärkte *Anwendung interpersonaler Theorien und Forschungsmethoden* in der Medizinischen Psychologie.

Ausgehend von einem trimodalen Modell chronischer Schmerzen stellen in Teil IV - *Forschungsmethoden in speziellen Gebieten der Medizinischen Psychologie* - zunächst U. Niederberger, P. Kropp und W.D. Gerber aktuelle *Methoden der Schmerzforschung* wie Schmerztagebücher und -fragebögen vor. Die *Methoden der Bewältigungsforschung,* Selbst- und Fremdbeurteilungsmethoden zur Erfassung von Coping und Abwehr, ebenso wie methodische Probleme der Bewältigungsforschung referieren M. Beutel und G. Henrich in ihrem Beitrag. Die *Therapieerfolgsforschung im Suchtbereich*, insbesondere beim Alkoholismus, ist Gegenstand der Arbeit von H.M. Süß. Neben einer methodenkritischen Diskussion der Erfolgsforschung werden Forschungsdefizite aufgezeigt und Validitätskriterien für die Forschungspraxis diskutiert.

An dieser Übersicht wird die breite Palette von Forschungsthemen deutlich, die für diesen Band ausgewählt wurde, wohl wissend, daß diese Auswahl nur einen kleinen Teil der Themen ausmacht, die in der modernen Medizinischen Psychologie in der Forschung, Lehre und Praxis bedeutsam sind. Immerhin, mit diesem Jahrbuch ist ein Anfang gemacht, die Methodologie des Fachs zu reflektieren. Wir wünschen uns, daß dieses Buch für viele Anregungen und Hinweise bei der praktischen Durchführung von Studien in unserem Feld geben kann.

Die Herausgeber danken allen Autorinnen und Autoren, Gutachterinnen und Gutachtern und dem für diesen Band verantwortlichen Reihenherausgeber, Elmar Brähler, Leipzig, für die Unterstützung bei der Herausgabe dieses Buches. Unser Dank gilt nicht zuletzt Frau Barbara Brendel, Leipzig, welche die schwierige Aufgabe übernahm, die Einzelbeiträge in eine einheitliche und druckreife Form zu bringen.

Bernhard Strauß (Jena) und Jürgen Bengel (Freiburg)

I. Zur Einführung

Einfalt und Vielfalt: Zum Anwendungsproblem von Statistik in Psychotherapie und Psychosomatischer Medizin[1]

Hans Kordy

Zusammenfassung

Die Anwendung von Statistik für Psychotherapie und Psychosomatik ist eine Zumutung: Therapeuten konzentrieren ihre Aufmerksamkeit auf individuelle Patienten, das erfordert ihr therapeutisches Selbstverständnis. Das geht einher mit der Gewohnheit, in homogenen nosologischen Einheiten zu denken. Statistik hingegen erschließt Gesetzmäßigkeiten, "die entweder eine große Zahl von Individuen betreffen oder sonst in irgendeiner Weise eine Vielfalt von Einzelerscheinungen zusammenfassen" (Schmetterer, 1966).
 Wenig vielversprechend erscheint es, diese prinzipielle Kluft zwischen therapeutischem Erkenntnisinteresse und statistischen Erkenntnismöglichkeiten zu ignorieren. Zu oft werden Methoden in einer 'als ob' Weise angewendet, werden Homogenitätsmythen tradiert, indem Vielfalt auf Einfalt reduziert wird. Die vorliegende Arbeit zielt darauf, einen verständigen Gebrauch zu fördern. Psychotherapie und Psychosomatik haben durchaus Fragestellungen, bei denen es darauf ankommt, Vielfalt zu modellieren und auf diese Weise Theorie und Erfahrung näher zueinanderzubringen.

Summary

Applying statistics for psychotherapy and psychosomatic medicine is provocative: therapists focus their attention on individual patients, that's what therapists feel they stand for. That focus corresponds to the custom of thinking in homogeneous nosological entities. Statistics, however, allow to discover laws "which either concern a great number of individuals or somehow put together the multiplicity of many single events" (Schmetterer 1966).
 Apparently it is not very promising to ignore the principle gap between the therapeutic interest in knowledge and the statistical possibilities of creating knowledge. Too often statistical methods are applied in an 'as if' manner, are myths of homogeneity passed down by reducing multiplicity to simplicity. The present paper aims at supporting a sensible use of statistical modelling. Psychotherapy and psychosomatic medicine do have problems, for which it is of value, to model multiplicity and thus bring together theory and experience.

1. Einführung: Einmaligkeit, Individualität und Gleichartigkeit

"Nichts ist lebhafter bestritten worden, wie der Nutzen der Statistik in den medizinischen Wissenschaften; und nach der Art, wie man sich ihrer bedient, muß es auch so sein ... Was die Fortschritte der Medizin so langsam und so unsicher macht, das ist, daß die beobachteten Erscheinungen fast immer von unendlich vielen Ursachen abhängen und aus diesem Grunde beinahe nie untereinander vollkommen vergleichbar

---

[1] H.J. Ahrens zum 60sten Geburtstag.

sind: ein Arzt behandelt tatsächlich einen Kranken und heilt ihn. Er wird daraufhin zu einem zweiten Kranken gerufen, der sich genau in derselben Lage befindet wie der erste, dieselbe Konstitution, dasselbe Alter hat, kurz mit diesem in jeder Hinsicht verglichen werden kann. Der Arzt wird selbstverständlich diejenigen Hilfsmittel anwenden, mit welchen er bereits Erfolg gehabt hat, und wird die Heilung für sicher halten können, wenn es wahr ist, daß die gleichen Ursachen die gleichen Wirkungen hervorbringen. Wäre die Gleichartigkeit bei allen Menschen ganz genau dieselbe, so würde es einer einzigen gut beobachteten und geheilten Krankheit bedürfen, um in allen Fällen den gleichen Erfolg zu erzielen, wenn dieselbe Krankheit bei anderen Personen ausbricht. Diese vollkommene Gleichartigkeit wird aber vielleicht niemals bestehen ... Ein Arzt wird im Laufe seines Lebens vielleicht nicht zweimal unter absolut gleichen Verhältnissen tätig sein ... Das ist, wie mir scheint, der stärkste Einwand, den man gegen die Verwendung der Statistik in den medizinischen Wissenschaften machen kann" (Quetelet, 1869).

Empirisch-statistische Forschung ist heute, genau wie in der Medizin und der Psychologie, in der Psychosomatischen Medizin und Psychotherapie, weitverbreitet, hoch angesehen und - viel gescholten. Die Häufigkeit der Anwendung steht in einem bemerkenswerten Kontrast zu der Seltenheit eines ihrer Logik adäquaten Gebrauchs. Die inadäquate Anwendung von Statistik ist jedoch nicht nur ein wissenschaftsästhetisches Problem, sondern sie behindert die Theorieentwicklung durch unreflektierte Methodenartefakte und widersprüchliche Konstruktionen, durch unnütze Rangeleien um die Wissenschaftlichkeit verschiedener methodischer Ansätze und nicht zuletzt durch Vergeudung wissenschaftlicher Ressourcen bei der Anwendung von Statistik auf Fragestellungen, für die sie nicht geeignet ist.

Technische Schwierigkeiten, das komplizierte 'Rechnen' haben lange Zeit eine 'natürliche' Schwelle gebildet; der Aufwand war groß und dies schützte davor, einfach einmal ein statistisches Verfahren auszuprobieren und dann zu sehen, ob man mit dem Ergebnis etwas anfangen könne. Diese schöne alte Zeit ist vorbei: Die Verbreitung von Computern und relativ leicht handhabbarer Statistik-Software-Pakete ermöglichen heute jeder(m), sich an der Produktion von Wissen zu beteiligen. Die KritikerInnen von Statistik freut dieser quasi unbeschränkte Zugang zum 'alten Herrschaftswissen'. StatistikerInnen ärgert es hingegen: Einige KollegInnen würden am liebsten den Zugang zum Computer verbieten; andere entwerten einfach den Gebrauch von Rechenprogrammen als 'naiv' und wieder andere unterstreichen ihre eigene Bedeutung durch einen Rückgriff auf Erkenntniskritik und Wissenschaftstheorie. Mir liegen solche psychologischen Beweggründe selbstverständlich fern: Mir geht es nur darum, die prinzipiellen Besonderheiten von Statistik in die Diskussion zu bringen, deren Möglichkeiten für die Theoriebildung bisher weitgehend ungenutzt bleiben und deren Fehlinterpretationen zu wenig reflektiert werden. Um diese prinzipielle Perspektive zu betonen, spreche ich im folgenden immer von Statistik und nicht von statistischen Verfahren.

2. Statistische Gesetze - Vielfalt und Wiederholbarkeit

Statistik ist in der Anwendung entstanden. Sozial- oder wirtschaftsstatistische Erhebungen, z.B. 'Volkszählungen', und Glücksspiel sind zwei prominente frühe Anwendungsfelder in ihrer Entwicklungsgeschichte. Diese unterschiedlich geachteten historischen Wurzeln mögen ein Grund dafür sein, daß es StatistikerInnen immer wieder wichtig war/ist, die Reputation ihres Tuns, seine Glaubwürdigkeit und Nützlichkeit zu belegen. Quetelet, Autor der "Sozialen Physik" und einer der renommierten Vertreter der modernen (Sozial-)Statistik, der entschieden für die Nutzung der Statistik in den 'Wissenschaften vom Menschen' eintrat, formulierte diese Aufgabe in einer Form, die m.E. auch heute noch den Kernpunkt der Diskussion trifft: "Es handelt sich also darum, sich über die Natur und den Wert der Gesetze, die wir erforschen wollen, richtig zu verständigen; die ganze menschliche Gesellschaft ist es, die wir zum Gegenstand unseres Studiums machen wollen, und nicht Besonderheiten, welche die Individuen, aus denen sie zusammengesetzt ist, unterscheiden. Dieses Studium interessiert insbesondere den Philosophen und den Gesetzgeber, wogegen sich der Literat und der Künstler vorzugsweise mit jenen Besonderheiten beschäftigen werden, die wir aus unseren Folgerungen zu beseitigen uns bemühen und die der Gesellschaft die Physiognomie und das Pittoreske geben" (Quetelet, 1869). Warum ist dieses Programm, vor mehr als hundert Jahren formuliert, heute immer noch so aktuell, daß es periodisch auflebt und Diskussionen provoziert, z.B. Hofstätter, 1951, 1953; Wottawa, 1981, 1990a/b; Foppa, 1986, 1989; speziell für die Klinische Psychologie und Psychotherapie z.B. Grawe, 1988; Jüttemann, 1983, 1990; Kordy, 1982, 1986, 1989; Tress, 1988? M.E. hat es damit zu tun, daß hier ein prinzipieller Konflikt (der Sachverständigenrat für die Konzertierte Aktion im Gesundheitswesen spricht in seinem Jahresgutachten 1990 von einer Antinomie zwischen Statistik und Medizin) zwischen
- statistischen - Wissenschaften und Therapie angesprochen wird, dessen kritische Potenz nicht nur - wechselseitig - in Frage stellt, sondern auch besondere Erkenntnischancen birgt. Diese Auffassung werde ich in zwei Thesen zur Diskussion stellen:

1. Die Anwendung von Statistik impliziert die konsequente Einbeziehung des erkenntnissuchenden Subjektes in den Erkenntnisprozeß - Besonderheiten des Probabilistischen Wissens.
2. Der Gegenstand von Statistik ist das Wiederholbare, ihr Anwendungsziel ist die Modellierung von Vielfalt. Einmaliges Geschehen, ein Einzelschicksal, kann nicht statistisch 'erklärt' werden.

Diese beiden Thesen sind nicht scharf zu trennen, fokussieren aber auf m.E. zwei unterscheidbare wichtige Aspekte. Wird in der ersten These mit der Frage der Objektivität von Erkenntnis ein für alle empirischen Wissenschaften relevantes Problem angesprochen, beinhaltet die zweite These besondere Implikationen für Psychologie und Medizin, für Psychotherapie und Psychosomatische Medizin. Gerade das komplizierte Verhältnis von Einzelfall und Statistik mag dem primär klinisch interessierten Therapeuten Unbehagen bereiten, da er *in* der therapeutischen Situation immer auf den individuellen Patienten konzentriert ist. Trotz des polemischen Titels: Die Schwierigkeiten der Anwendung von Statistik in diesen "Wissenschaften vom Menschen" sind ja nicht in persönlichen Schwächen oder Abneigungen begründet, sondern in der unterschiedlichen Profession, in unterschiedlichen Anwendungskontexten, Erklärungszielen und -interessen. Methodenkritik wird, wenn sie klärend wirken soll, hier ansetzen müssen.

3. Bemerkungen zum Probabilistischen Wissen - Ein 'vernünftiger' Umgang mit beschränktem Wissen (These 1)

Mathematisch gesehen ist die Wahrscheinlichkeitstheorie ein Spezialfall von Maß- und Integrationstheorie. Wahrscheinlichkeitsmaße sind Maße mit besonderen Eigenschaften. Ihre besondere Stellung in der Mathematik bekommt die Wahrscheinlichkeitstheorie, weil sie hier, wie sonst selten in der Mathematik, die Anwendung bei Axiomatisierung bzw. Mathematisierung motiviert hat. Es geht immer auch um eine mathematische Präzisierung von (umgangssprachlichen) Begriffen wie: Möglichkeit, Wahrscheinlichkeit und Zufall. Die typische Anwendungssituation läßt sich am besten in Abgrenzung zur kausal-deterministischen Situation beschreiben (vgl. Menges, 1982):

a) kausal-deterministische Situation:
- immer dann wenn *A*, folgt *B*
  oder
- stets folgt *B* auf *A*

b) statistisch-stochastische Situation:
- wenn **A**, dann folgt manchmal B_1 und manchmal B_2 (oder allg. B_i)

Wird **A** verändert, ändert sich im Falle des Kausalschlusses die Folge **B**. In der statistisch-stochastischen Situation ändert sich mit **A** die Menge der Paare (B_1,p_1), (B_2,p_2),..., wobei p_i Wahrscheinlichkeiten bezeichnen. Die Menge der Paare heißt in diesem Kontext ein *Verteilungsgesetz*.

"Der Laie hat oft die Vorstellung, daß überall dort, wo der Zufall regiert, die Wissenschaft ein Ende findet. Aber diese Meinung ist falsch." (Menges, 1982). Statistik wird von StatistikerInnen u.a. charakterisiert als der Umgang mit beschränktem Wissen, d.h. es geht hier um ein beschränktes Wissen *und gleichzeitig* um ein bestimmtes Nicht-Wissen. Wie sieht diese Beschränkung aus und welche Konsequenzen hat dies für die Erkenntnismöglichkeiten? Das hat viel mit der Vorstellung von Zufall und Gesetzmäßigkeit zu tun. Unsere heutige Sicht des Verhältnisses von Zufall, Wahrscheinlichkeit, Gesetzmäßigkeit und Erkenntnisprozeß ist Ergebnis einer historischen Entwicklung, die in engem Bezug zu den theoretischen und wissenschaftstheoretischen Entwicklungen in den Anwendungsfeldern - vor allem der Physik, der Astronomie, Biologie, Ökonomie und Medizin - von Statistik und Wahrscheinlichkeitstheorie verläuft. Eine knappe Skizze der m.E. wichtigsten Positionen (hier stütze ich mich auf die lesenswerte Arbeit zur Entwicklung des Wahrscheinlichkeitsbegriffes von Steinbring, (1978), in der vor allem die - wissenschaftstheoretischen - Konsequenzen für die

Theoretische Physik des 19. und 20. Jahrhunderts dargestellt werden) mag eine Standortbestimmung der Methodendiskussion in (Klinischer) Psychologie, Psychotherapie und Psychosomatik erleichtern:

(1) Deistische Auffassung - J. Bernoulli:

Die frühe Phase der Entwicklung Ende des 17. Jahrhunderts ist bestimmt durch die Überzeugung von der prinzipiellen Erkennbarkeit einer objektiv gesetzmäßigen Welt. Jakob Bernoulli ist einer der herausragenden Repräsentanten dieser Epoche. In der Ars conjectandi (1713, acht Jahre nach seinem Tode veröffentlicht), der Kunst des Mutmaßens, wird der Stellenwert für die damalige Wissenschaft deutlich: "Das Würfelspiel ist ein Spiel. Man kann es auch lassen, wenn man nicht vom Spielteufel besessen ist. Aber Mutmaßen, das ist eine unentbehrliche Tätigkeit. Jeder Richterspruch, jede wissenschaftliche Theorie ... beruht auf Vermutungen. ... Die Wahrscheinlichkeit ist als ein Grad der Gewißheit geradezu Ausdruck der Unsicherheit und Ungewißheit des unvollkommenen und unwissenden Menschen über die auf Grund göttlicher Voraussicht und Vorherbestimmung unterliegenden prinzipiell absolut gesetzmäßigen Gesetzmäßigkeiten. Daher hängt die Zufälligkeit vornehmlich auch von unserer Erkenntnis ab ... Wenn also alle Ereignisse durch alle Ewigkeit hindurch fortgesetzt beobachtet würden, so müßte schließlich die Wahrscheinlichkeit in vollständige Gewißheit übergehen" (Bernoulli, 1713; zitiert nach Steinbring, 1978).

(2) Herausrechnen des Zufalls - Laplacer Dämon:

Die deistische Auffassung behauptete sich mehr als 100 Jahre. 1810 gab ihr Laplace eine aktualisierte, 'aufgeklärte' Form: "wir müssen ... den gegenwärtigen Zustand des Weltalls als die Wirkung seines früheren Zustandes und andererseits als die Ursache dessen, der folgen wird, betrachten. Eine Intelligenz, welche für einen gegebenen Augenblick alle Kräfte, von denen die Natur belebt ist, sowie die gegenseitige Lage der Wesen, die sie zusammensetzen, kennen würde und überdies umfassend genug wäre, um diese gegebenen Größen einer Analyse zu unterwerfen, würde in derselben Formel die Bewegungen der größten Weltkörper wie die des leichtesten Atoms ausdrücken; nichts würde für sie ungewiß sein und Zukunft wie Vergangenheit ihr offen vor Augen liegen. Der menschliche Geist bietet in der Vollendung, die er der Astronomie zu geben gewußt hat, ein schwaches Bild dieser Intelligenz" (Laplace, 1810; zitiert nach Steinbring, 1978).

Solche Überzeugungen stützen sich auf eine der damaligen Zeit gemäße Interpretation von Grenzwertsätzen; der zentrale Grenzwertsatz (d.h. für diese Zeit, die stochastische Konvergenz der Binomialverteilung gegen die Normalverteilung) war 1718 in einer ersten Version von de Moivre bewiesen worden. De Moivre sah in diesem Grenzwertsatz die mathematische Bestätigung einer planvollen Ordnung in der Welt durch deterministische Gesetze und damit eine rationale Basis für einen Theismus. Die durch den - gedanklich vollzogenen - Grenzübergang zu unendlich vielen Beobachtungen errechenbaren, vom Informationsstand eines Subjektes völlig unabhängigen und damit 'objektiven' Wahrscheinlichkeiten sind für de Moivre 'determinate laws'.

(3) Fehlertheorie - Gauß:

In der Entwicklung der (Meß-)Fehlertheorie vor allem durch Gauß gewinnt das Konzept der Wahrscheinlichkeitsverteilung seine theoretische Bedeutung; die theoretischen Annahmen über Beobachtungs- und Meßfehler werden zu einem wesentlichen Bestandteil der Theorie über den jeweiligen Forschungsgegenstand. In seiner Beschreibung des Verhältnisses von Beobachter, Beobachtungsgegenstand und Wahrscheinlichkeit macht Gauß deutlich, daß 'Zufälligkeit' und 'Regelmäßigkeit' keine Eigenschaften der zu messenden Objekte sind, sondern erst durch Problemstellung und Erkenntnisziele, also durch die 'erkenntnissuchenden Subjekte', ihre Bedeutung bekommen: "Übrigens ist es klar, daß diese Unterscheidung gewissermaßen nur relativ ist und von dem weiteren oder engeren Sinne abhängt, in welchem man den Begriff der Beobachtungen derselben Art fassen will. So bringen z.B. unregelmäßige Fehler der Theilung der Instrumente bei Winkelmessungen einen constanten Fehler hervor, wenn es sich nur um eine beliebig oft zu wiederholende Beobachtung desselben Winkels handelt, und wenn dabei immer dieselben fehlerhaften Theilstriche benutzt werden; während der aus derselben Quelle stammende Fehler als ein zufälliger angesehen werden kann, wenn man irgendwie Winkel von beliebiger Größe zu messen hat, und eine Tafel, die für jeden Theilstrich den zugehörigen Fehler angibt, nicht zu Gebote steht ... Der Verfasser ... fand bald, daß die Ausmittelung der wahrscheinlichsten Werthe der unbekannten Größen unmöglich sei, wenn nicht die Funktion, die die Wahrscheinlichkeit der Fehler darstellt, bekannt ist. Insofern sie dies aber nicht ist, bleibt nichts übrig, als hypothetisch eine solche Funktion anzunehmen. ... Allein die Sicherheit des Grundprinzips beruht auf einer wesentlichen Bedingung, die, häufig genug, auch von Gelehrten vom Fach außer Acht gelassen wird, und die darin besteht, daß die an den einzelnen Beobachtungen oder Erfahrungen haftenden regellosen Störungen oder Schwankungen voneinander ganz unabhängig sein müssen. Das Urtheil, ob eine solche Unabhängigkeit vorhanden sei oder nicht, kann zuweilen sehr schwierig und ohne tiefes Eindringen in das Sachverhältnis unmöglich sein, und wenn darüber Zweifel zurückbleiben, so wird auch das den Endresultaten beizulegende Gewicht ein precäres sein" (Gauß, 1824; zitiert nach Steinbring, 1978).

(4) Zufall und Gesetz - Cournot:

Eine bereits recht moderne Interpretation findet man bei Cournot. Er formulierte 1849: "Zufall deutet ohne Zweifel keine substantielle Ursache, sondern eine Idee an, nämlich die Idee der Verbindung mehrerer Systeme von Ursachen oder Erscheinungen, welche unabhängig voneinander stattfinden ... . In der Statistik hat man es mit unauflöslichen Verbindungen von zufälligen und permanenten Ursachen zu tun, und man muß also die Anteile des Ursache-Systems bestimmen, welche regelmäßig sind, ohne davon die unregelmäßigen ablösen zu können ... So ist bspw. die Unsymmetrie eines Würfels, welche vielleicht eine Schwerpunktverlagerung zugunsten des Ereignisses '5' beinhaltet, eine permanente Ursache. Dagegen ist das Würfeln selbst mit seinen vielfältigen verschiedenen Anfangsbedingungen, Kräften, Reibungen usw. eine zufällige Ursache bzw. ein System solcher Ursachen, welche sich mit den regelmäßigen verbindet" (Cournot, 1849; zitiert nach Steinbring, 1978).

Statistik zielt nach dieser Auffassung also nicht mehr auf die Aufhebung des 'Zufälligen', sondern auf die Modellierung des Zufallsgeschehens. Statistik erlaubt eine Entscheidung zwischen einem fairen und einem unfairen Würfel. Aber Würfeln bleibt Würfeln, nämlich ein Spiel mit ungewissem Ausgang. Die Übertragung dieser Interpretation auf die Anwendung in der Medizin allgemein und in der Psychotherapie oder Psychosomatik im besonderen ist zwar - logisch - unmittelbar klar, ihre Konsequenzen bleiben jedoch für potentielle AnwenderInnen oft schwierig. Diagnosen, Indikation oder Prognosen auf der Basis von statistischen Modellen bleiben immer unbestimmt, selbst wenn man 'unendlich viele' Beobachtungen zusammentrüge. Es wächst jedoch das Wissen über das als zugrundeliegend angenommene Zufalls- oder besser: Wahrscheinlichkeitsmodell. Eine Beispielskizze mag dies illustrieren:

Die Suche nach Prädiktoren für Therapieerfolg in einer psychotherapeutischen Behandlung ist/war eines der Hauptthemen der empirischen Psychotherapieforschung der letzten 10 Jahre (z.B.: Kächele & Fiedler, 1985; Grawe, 1992). Viele PsychotherapieforscherInnen vertreten die Meinung, daß die sogenannte Helping Alliance (vgl. z.B. Luborsky et al., 1988) die bisher beste Vorhersage ermögliche. Dabei stützen sie sich im wesentlichen auf Ergebnisse einer (Teil-)Studie der Penn-Studie, die von Morgan et al. (1982) veröffentlicht wurden: Die Autoren hatten die 10 PatientInnen der Gesamtstichprobe der Penn-Studie mit dem größten Erfolg und die 10 mit dem geringsten Erfolg verglichen und festgestellt, daß die erste dieser beiden "Extrem"gruppen gegenüber der zweiten einen 'signifikant höheren' Mittelwert in der Helping Alliance, Typ I und II (zur Definition s. a.a.O.), aufweist. Es ist nicht ganz einfach, diese Information für klinische Fragen zu nutzen. Als StatistikerIn weiß man, daß ein Mittelwertvergleich in der Regel unter der Annahme durchgeführt wird, daß die betrachteten Werte auf beiden Vergleichsgruppen normalverteilt sind und zwar mit gleicher evtl. unbekannter Varianz (d.h. man nimmt an, die Verteilungen seien bis auf den Mittelwert identisch). Das ist nicht nur eine technische Voraussetzung, sondern ist für den Aussagewert von entscheidender Bedeutung. Nur dann nämlich macht es Sinn, den Vergleich der Verteilungen der Meßwerte auf den Vergleich ihrer Mittelwerte zu beschränken. Leider ist dieses StatistikerInnen selbstverständliche Hintergrundwissen nicht jedem Anwender immer gegenwärtig, so daß es zu Fehlinterpretationen kommen kann (wenn dann noch die ForscherInnen "vergessen", relevante Informationen, nämlich Gruppenmittelwerte *und* Streuungen, mitzuteilen, wächst das Risiko für Fehlinterpretationen noch).

Statistische Befunde, wie der hier zitierte, werden oft in der Form 'die Mittelwerte unterscheiden sich überzufällig' weitergegeben; einmal abgesehen davon, daß das Wort 'überzufällig' in diesem Kontext unsinnig ist, versteckt sich in einer solchen Formulierung die (Fehl)Annahme, man könne mit Hilfe statistischer Tests den 'Zufall eliminieren'. Richtig im Sinne der Testlogik ist dagegen, daß im Falle eines ('gegen' die Nullhypothese) signifikanten Ergebnisses der Mittelwertunterschied unter den Zufallsbedingungen unwahrscheinlich ist (z.B. ist $p < 5\%$), wie sie in der Nullhypothese expliziert sind (in Form von Wahrscheinlichkeitsmodellen), und man sich daher für ein Modell der Zufallsbedingungen entscheidet, wie es die Alternativhypothese beschreibt (bei dessen Gültigkeit dem beobachteten Mittelwertunterschied, wenn man einen sogenannten unverfälschten Test anwendet, eine Wahrscheinlichkeit $p' > p$ gegeben ist).

Es geht also *immer* um eine Entscheidung zwischen zwei (oder zwei Klassen von) Zufalls- bzw. Wahrscheinlichkeitsmodellen.

Wie kann nun ein potentieller Nutzer - bspw. ein Psychotherapeut, der am Anfang einer Behandlung eines Patienten feststellt, daß dieser nur eine 'geringe' Helping Alliance entwickelt hat - einen statistischen Befund, wie den genannten, für seine klinischen Entscheidungen benutzen? Dazu empfiehlt es sich, die Ergebnisse der Studie von Morgan et al. (1982) in eine etwas andere Form zu bringen (vgl. Kordy, 1989): Unter den 20 PatientInnen der Studie gab es 8 bzw. 12 PatientInnen, deren HA-Werte (Typ I und II zusammengefaßt) am Anfang der Therapie über bzw. unter dem Mittelwert der Gesamtstichprobe lagen. Hinsichtlich der Erfolgskategorien "erfolgreich" - "wenig erfolgreich" verteilen sich die beiden Teilgruppen, wie in Tab.1 dargestellt. Dort sieht man: PatientInnen mit unterdurchschnittlich ausgeprägter HA zählen seltener (42 %) zu den "erfolgreich" als zu den "wenig erfolgreich" (58 %) Behandelten (unter Bedingungen, die denen der Penn-Studie vergleichbar sind). D.h. es ist durchaus möglich, daß die Behandlung von PatientInnen mit unterdurchschnittlichem HA-Wert zu Therapiebeginn "erfolgreich" ausgeht (in immerhin 42 % der Fälle) *und es ist ebenso möglich*, daß sie "wenig erfolgreich" (in 58 % der Fälle) endet. Für welchen der Fälle Erfolg oder Nicht-Erfolg zu erwarten ist, ist unbestimmt. Diese Unbestimmtheit ist prinzipieller Art. Der statistische Test erlaubt "nur" Aussagen über die Relation zwischen den Wahrscheinlichkeiten p (Wahrscheinlichkeit für das Ereignis "erfolgreiche" Behandlung) und q (Wahrscheinlichkeit für das Ereignis "wenig erfolgreiche" Behandlung); d.h. hier: bei den gegebenen Beobachtungen und den verabredeten Voraussetzungen ist es angemessener, die Aussage p = q abzulehnen und stattdessen p < q anzunehmen. Im Sinne von Cournot entspricht dies der Entscheidung zwischen einer "fairen" und einer "unfairen" Münze; die psychotherapeutische Behandlung wird in diesem Kontext durch das gleiche Modell modelliert wie das Werfen einer "unfairen" Münze. Angenommen, die oben angesprochenen "Schätzungen" von p=.42 und q=.58 bezögen sich nicht nur auf 8 bzw. 12 PatientInnen sondern auf 'unendlich viele'; dann wäre zwar unser Wissen über die Relation zwischen p und q sicher, p und q bezeichneten aber nach wie vor Wahrscheinlichkeiten und behielten ihre - im Beispiel weit von 1 und 0 entfernt liegenden - Zahlenwerte; damit bliebe es unverändert unbestimmt, welche(r) PatientIn mit "Erfolg" und welche(r) mit "wenig Erfolg" behandelt werden kann. Eine Erhöhung des Stichprobenumfangs erhöht die Zuverlässigkeit unseres statistischen Wissens, sie ändert aber nichts an der prinzipiellen Unbestimmtheit. Die Chancen auf Erfolg oder Nicht-Erfolg einer psychotherapeutischen Behandlung wie im hier angeführten Beispiel ändern sich durch das statistische Wissen nicht. Es ergeben sich evtl. jedoch Hinweise, wie man die Situation so verändern kann, daß Risiken verringert und Chancen erhöht werden. Das bedeutet, daß für rationale klinische Entscheidungen (vgl. etwa Westmeyer, 1979) im allg. weiteres Wissen und Bewertungen hinzugezogen werden müssen. Solange der(m) KlinikerIn keine "bessere" Alternative zur Verfügung steht, ist sie oder er gezwungen, ein therapeutisches Wagnis einzugehen. Jede Therapie kann gelingen oder nicht gelingen. Das Risiko eines Nicht-Erfolges kann man mit Hilfe von empirischen Studien zahlenmäßig abschätzen und es auf diese Weise in den klinischen Entscheidungsprozeß miteinbeziehen. Es kann jedoch weder die klinischen Begründungen z.B. für eine Indikation bei einer(m) individuellen PatientIn ersetzen noch sie determinieren. Solche Einschränkungen mögen von manch einer(m) bedauert werden, die/der in einer schwierigen klinischen Entscheidungssituation verständlicherweise in - evtl. mit großem Aufwand gewonnenen - statistischen Daten nach Entlastungsmöglichkeiten sucht. M.E. ist es jedoch - gerade im Hinblick auf die oft beklagte Antinomie zwischen Therapie und Statistik - ein Vorteil, daß empirische Studien den Entscheidungsspielraum des Klinikers nicht einengen, sondern "nur" einen Zugang zu solchen Informationen eröffnen, die eine rationale Begründung ihrer/seiner Entscheidungen erleichtern (vgl. Kordy & Senf, 1992).

4. Verteilungen - Die Beschreibung von Vielfalt (These 2)

"Statistik befaßt sich mit dem Studium von Erscheinungen, die entweder eine große Zahl von Individuen betreffen oder sonst in irgendeiner Weise eine Vielfalt von Einzelerscheinungen zusammenfassen ... Es ist eine Erfahrungstatsache, daß bei Massenerscheinungen Gesetzmäßigkeiten nachgewiesen werden können, die bei Einzelerscheinungen kein Gegenstück haben", definiert Schmetterer (1966) in dem deutschsprachigen 'Klassiker' der Mathematischen Statistik.

Der zentrale theoretische Begriff für die Darstellung solcher Gesetzmäßigkeiten ist der der Verteilung. Abb. 1 gibt ein 'klassisches' Beispiel (auch Tab. 1 beschreibt im übrigen eine Verteilung, nämlich eine Multinomialverteilung). Das Bild zeigt das "Spektrum des Möglichen". In jeder Population von Menschen findet man "Riesen", "Zwerge" und solche "mittlerer" Größe, wie es Quetelet (1869) in einer modellhaften Darstellung einer Erhebung der Körpergröße belgischer Männer beschrieb: "Wir sehen vor allem, daß die auf die Zwerge und Riesen bezüglichen äußersten Enden der Kurve nicht mehr gewissermaßen wunderbare Wesen darstellen, sondern daß sie das selbstverständliche Ergebnis der in der Natur liegenden Kontinuität sind. Diese ohne Zweifel minder zahlreichen Wesen sind genau so notwendig wie das Individuum mittlerer Größe, auf dessen Berücksichtigung man sich bis jetzt bei Untersuchungen in Bezug auf den Menschen beschränkt hatte ... Der große Mann ist die harmonische Vereinigung der Besonderheit *und* der Allgemeinheit (Hervorhebung: H.K.) - nur um diesen Preis ist er großer Mann, unter dieser Bedingung, den allgemeinen Geist eines Volkes zu repräsentieren; und eben in seiner Beziehung zur Allgemeinheit liegt seine Größe" (Quetelet, 1869).

Tabelle 1: Vorhersagbarkeit von Erfolg in psychotherapeutischer Behandlung durch die "Helping Alliance"

	"Helping Alliance" zu Therapiebeginn		
	überdurchschnittlich n = 8	unterdurchschnittlich n = 12	
Behandlung "mit Erfolg"	$n_{11} = 5$	$n_{12} = 5$	$n_{1.} = 10$
Behandlung "ohne Erfolg"	$n_{21} = 3$	$n_{22} = 7$	$n_{2.} = 10$

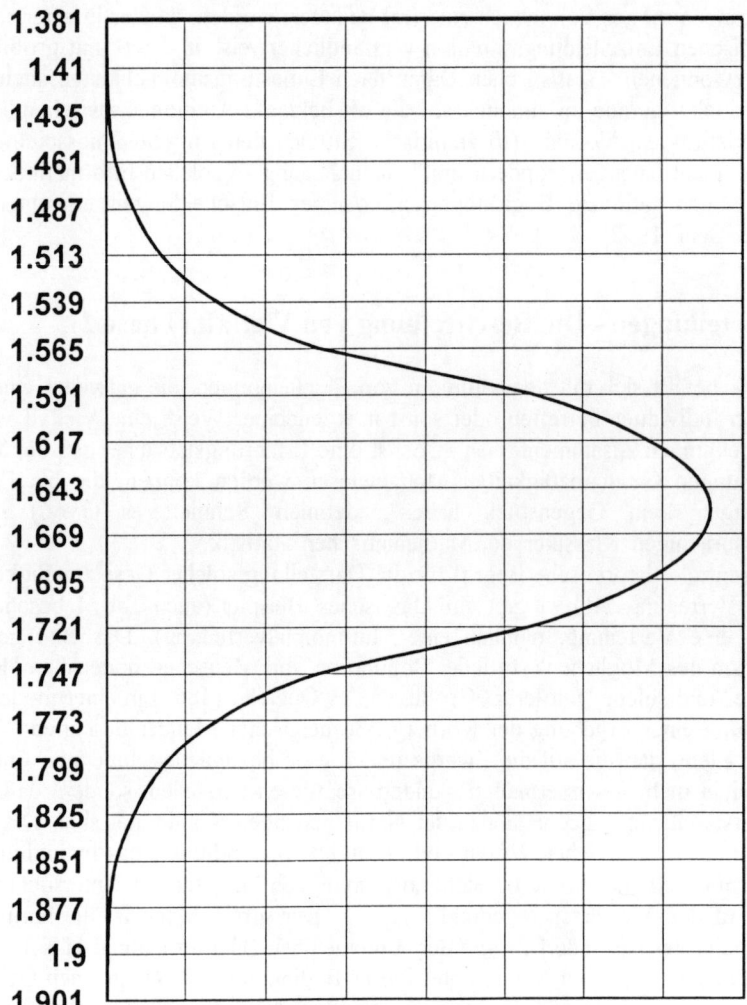

Abb. 1: Verteilung der Körpergröße belgischer Männer im Alter von 18-28 Jahren (Quetelet, 1869)

In diesem Sinne bietet Statistik eine Möglichkeit, Vielfalt zu modellieren. Zweifellos gibt es einen Bedarf für solche Modelle; gerade für die Theoriebildung in der Psychosomatik können sie nützlich sein und theoretischen Anspruch und Empirie näher zueinander bringen. So wird immer noch eine 'Spezifitätsthese' forschungsleitend benutzt und ein Homogenitätsmythos tradiert, was dazu verführt, individuelle Bedingungen von Krankheit durch ein 'geschicktes' Untersuchungsdesign als 'Störgrößen' eliminieren zu wollen, anstatt sie zum Gegenstand der Theoriebildung zu machen. Gesundheit wird so auf die 'Abwesenheit einer Krankheitsentität' reduziert, wie Weiner (1983) kritisiert, obwohl die klinischen Erfahrungen und die Empirie etwas anderes zeigen: "Erkrankungen und Zustände, die bisher als homogene Entitäten aufgefaßt worden waren ..., stellen sich nunmehr aus den verschiedensten Gründen als heterogene Krankheitszustände dar" (Weiner, 1983). Empirische Studien zu psychosomatischen Erkrankungen oder zu somato-psychischen Themen wie z.B. der Krankheitsverarbeitung berichten und diskutieren fast ausschließlich den Mittelwert (oder einen vergleichbaren Lageparameter); die Variabilität (z.B. als Varianz) wird oft gar nicht mitgeteilt und schon gar nicht theoretisch reflektiert. Dabei könnte sich gerade durch eine ernsthafte Beachtung der interindividuellen Variabilität die Perspektive von Krankheit bzw. Gesundheit erweitern und sich ein anderer Zugang zum individuell Besonderen jeder Erkrankung eröffnen.

Allerdings gibt es, wie bereits mehrfach betont, keine Möglichkeit, Individuelles im Sinne von Einmaligem statistisch zu fassen. Ein Verteilungsgesetz umfaßt 'Riesen' und 'Zwerge' ebenso wie 'mittlere' Menschen und sagt etwas über ihre Häufigkeiten aus. Jede Theorie, die sich auf statistisch bearbeitete Daten bezieht, muß daher genauso eine Theorie über die 'Riesen' und 'Zwerge' sein wie über die Menschen 'mittlerer Größe'. Auch hier möchte ich ein Beispiel zur Illustration anführen:

In einer - heute schon beinahe historisch zu nennenden, aber in Bezug auf die hier interessierenden Probleme immer noch beispielhaften - empirischen Studie haben Richter und Beckmann (1973) die Persönlichkeit von HerzneurotikerInnen mit dem Gießen-Test (Beckmann & Richter, 1972) untersucht. Ich möchte ihre Schlußfolgerungen mit meinen eigenen Daten kontrastieren (vgl. Kordy, 1982 - diese auf den ersten Blick vielleicht ungewöhnliche Art der Diskussion ist aufgrund der Publikationsgewohnheiten eher selbstverständlich, denn 'natürlich' findet man auch in diesem durch Auszeichnungen herausgehobenen Bericht einer empirischen Studie in der Psychosomatik keine Verteilungsangaben).

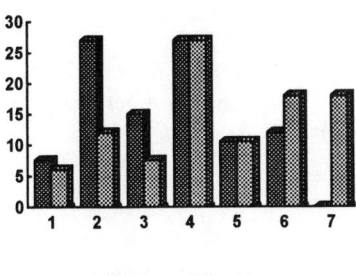

Item 3:   Ich lege es eher darauf an,   ---   von anderen gelenkt zu werden (7)
          andere zu lenken (1)
Item 22: Ich gerate besonders häufig (1) ---   besonders selten in Auseinander-
                                                setzungen mit anderen Menschen (7)

Abb. 2: Verteilung der Rohwerte ausgewählter Items des Gießen-Tests für n=48 Herzneurotiker

Fortsetzung Abb. 2.:

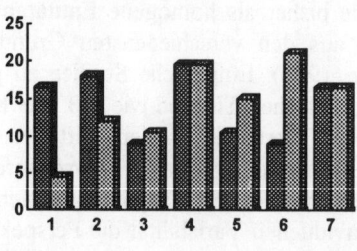

Item 17: Ich glaube, ich habe es eher leicht (1) --- eher schwer, mich für lange Zeit an andere Menschen zu binden (7)
Item 28: Es fällt mir eher schwer (1) --- eher leicht, mit anderen eng zusammenzuarbeiten (7)

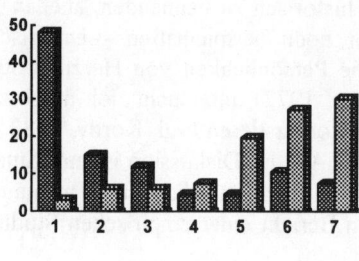

Item 6: Ich neige eher dazu, meinen Ärger in mich hineinzufressen (1) --- meinen Ärger irgendwie abzureagieren (7)
Item 14: Ich halte mich selten (1) --- oft für bedrückt (7)

In Abb. 2 ist die Verteilung von Antworten von 48 HerzneurotikerInnen zu bestimmten, in dem Untersuchungsbericht von Richter und Beckmann besonders betonten Items dargestellt. (Die Daten stammen aus einer Untersuchung an der Psychosomatischen Klinik Heidelberg.) Zusätzlich zur Verteilung der Itemantworten sind Mittelwerte eingezeichnet. Auf den ersten Blick ist zu sehen, daß die empirischen Verteilungen ganz unterschiedliche Formen haben, die 'Spektren der Antwortmöglichkeiten' bei HerzneurotikerInnen scheinen also für unterschiedliche Items ganz unterschiedlich strukturiert zu sein. Nun mag dies aus der Sicht von Richter und Beckmann keine Bedeutung haben; als Leser wäre man aber doch an einer Begründung für die angenommene Irrelevanz interessiert. Stattdessen fokussieren die Autoren bei ihrem Versuch der Theoriebildung auf den Mittelwert: "Aus dem Inhalt der Items ergibt sich, daß die Patienten ihre reizbare Ungeduld und Aggressivität unmittelbar erleben, während die Therapeuten diese Merkmale offensichtlich nicht als Tendenz zur Dominanz interpretieren können, da sie dem depressiv-ängstlichen-anklammernden Herzneurotiker - evtl. aus der Arzt-Patient-Beziehung heraus - derartige Ansprüche nicht zutrauen ... Diese Ambivalenz zwischen Dominanz und passiver Gefügigkeit ..." (Richter & Beckmann, 1973). Wie man - zumindest für die Heidelberger Daten - leicht sehen kann, repräsentiert der Mittelwert keinen der individuellen Werte; für einige Items liegt er in dem Bereich größter Häufung, für andere gerade dort, wo wenige Werte zu finden sind. Eine Interpretation, wie die oben zitierte, paßt nicht zu den Verteilungen (obwohl die Mittelwerte durchaus in der Nähe der von Richter und Beckmann berichteten liegen, vgl. Tab. 2a).

Es mag durchaus HerzneurotikerInnen geben, die bspw. bei Item 3 hohe Werte ankreuzen (von anderen gelenkt) und bei Item 22 niedrige Werte (häufige Auseinandersetzungen mit anderen), was mit der Aussage von Richter und Beckmann in Einklang ist. Aber es gibt auch eine beträchtliche Anzahl, für die dieses nicht gilt (Tab. 3).

Tabelle 2a: Mittelwerte ausgewählter Items des Gießen-Tests (GT)

Item-Nr.	Heidelberg n = 48	Beckmann und Richter n =79	Normgruppe[*]
3	3,42	3,95	3,30
6	2,58	2,94	4,03
8	4,71	5,24	3,13
17	3,81	3,67	3,61
22	4,58	4,42	5,19
28	4,58	4,34	5,23
29	4,94	4,73	3,49

*) vgl. Beckmann und Richter (1972, S. 108)

Tabelle 2b: Korrelationskoeffizienten (SPEARMAN) für ausgewählte Items des GT (Heidelberger Daten)

Item-Nr.	28	22	3	8	6	17
22	.31					
3	.41	.25				
8	.22	-.11	.30			
6	-.01	-.21	-.10	.04		
17	-.28	-.01	-.29	-.07	-.04	
29	-.24	-.19	.00	.27	-.19	-.06

Die von den Autoren als theoretisch und klinisch bedeutsam hervorgehobene Ambivalenz mag für einen - wenn man unsere Stichprobe betrachtet, evtl. sehr kleinen - Teil gegeben sein, inwieweit dies jedoch für die gesamte nosologische Gruppe charakteristisch ist, erscheint sehr fraglich. Es spricht manches dafür, daß hier die Modellimplikation der verwendeten Methodik für die Interpretation nicht gesehen wird und so ein Artefakt konstruiert wird (vgl. auch Gigerenzer, 1981). Der Versuch, diesen - allem Anschein nach auch mit dem klinischen Eindruck nicht ganz kompatiblen - Einfall als Ergebnis der Arzt-Patient-Beziehung zu sehen, hat eher parodistischen Charakter.

Tabelle 3: Kombination der Rohwerte für Item 3 und Item 22 des Gießen-Tests für 48 Herzneurotiker

$n_1 = 6$	Item 3 niedrig und Item 22 hoch
$n_2 = 1$	Item 3 hoch und Item 22 niedrig
$n_3 = 6$	Item 3 niedrig und Item 22 niedrig
$n_4 = 5$	Item 3 hoch und Item 22 hoch

Nun ist diese Art der Verwendung von Statistik allgemein und von Mittelwertstatistik im besonderen kein Ausrutscher dieser beiden Autoren und auch nicht Resultat persönlicher 'Methodendummheit'. In der zitierten Studie wird m.E. nur die allgemeine Schwierigkeit besonders anschaulich, die aus einer am Einzelfall orientierten Tradition resultiert, aus einer Gewohnheit, in nosologischen Einheiten zu denken und der auf individuelle Schicksale zentrierten therapeutischen Wahrnehmung. Dazu paßt das statistische Denken zugebenermaßen wenig. Variabilität ist auf diesem Hintergrund schwierig theoretisch zu integrieren, da dies einen ('Kategorien-')Sprung in eine andere Denkwelt erfordert. Dies mag mit ein Grund dafür sein, daß gerade bei klinisch interessierten ForscherInnen das Modell der psychologischen Testtheorie oft mißverstanden wird (aber nicht nur dort, wie z.B. Wottawa 1981 aufgezeigt hat). In der 'klassischen' Testtheorie nimmt man an, daß ein Testwert sich als Summe eines 'wahren' Wertes und eines Meßfehlers ergibt:

$$X_i = a + F_i \quad \text{(i Element einer Indexmenge)}$$

Üblicherweise betrachtet man a als Konstante und nimmt an, daß F eine normalverteilte - d.h. $N(0,1)$-verteilte - Zufallsvariable sei (diese Annahme ist nicht notwendig aber üblich, Wottawa 1980). Wird nun ein solcher Testwert bei vielen Individuen erhoben, so wird man im allgemeinen eine Verteilung von Testwerten (z.B. wie in Abb. 1 und 2) erhalten. Es stellt sich dann die Frage, wie man die darin abgebildete Variabilität versteht. Nicht selten behandelt man die "Abweichungen vom Mittelwert" als Fehlervarianz, ignoriert sie oder versucht sie zu eliminieren, damit man den die Allgemeinheit, die zu untersuchende Population, charakterisierenden Parameter 'ungestört' erhält (s. das oben zitierte Beispiel von Richter und Beckmann). Es gibt jedoch viele Beispiele, bei denen die Meßwertdifferenzen zwischen verschiedenen Individuen durchaus Sinn machen und nicht dem Meßvorgang oder Meßinstrument zuzuordnen sind. Akzeptierte man die Existenz von 'Riesen' und 'Zwergen', so rückten im Beispiel der HerzneurotikerInnen z.B. Fragen einer differentiellen Indikation in den Vordergrund.

Sicher ist es verführerisch - und paßt gut in die nosologisch-typologische klinische Denktradition -, das meßtheoretische Modell für die Beschreibung von nosologischen Krankheitsgruppen zu übernehmen; denn in Übertragung der Modellannahmen wäre X eine nach $N(a,1)$-verteilte Zufallsvariable auf der entsprechenden Population, deren Lageparameter a durch x geeignet geschätzt werden kann. Allerdings ist offensichtlich, daß eine so extreme "Nivellierung" einer Gruppe auf nur einen Wert im allgemeinen inadäquat ist. D.h. das Modell wird im allgemeinen zu modifizieren sein zu:

$$X_i = a_i + F_i \quad (i \in I)$$

Bei bekannter Fehlerverteilung F_i interessiert jetzt die Verteilung der individuellen Merkmalsausprägung a_i. Geschätzt wird also nicht mehr ein einzelner Wert, sondern eine Funktion. Verteilungsannahmen sind aber immer Bestandteil der auf die Population bezogenen Gegenstandstheorie (unter bestimmten Umständen mag da auch einmal eine Normalverteilung angemessen sein und dann genügt es natürlich, Parameter wie Mittelwert und/oder Varianz zu schätzen).

Manchmal wird gegen die Anwendung der sogenannten Gruppenstatistik eingewandt, sie führe bei heterogenen Populationen zu Artefakten. Soweit es Fehlinterpretationen, wie die oben skizzierten, betrifft, ist dem nur zuzustimmen; leider wird die Kritik dazu gebraucht, ein einzelfallorientiertes Vorgehen oder gar Einzelfallstatistik vorzuschlagen. Nun sagt schon der sowohl in Gruppen- als auch in Einzelfallstatistik enthaltene Teil 'Statistik', daß die prinzipiellen Besonderheiten (s.o.) in beiden Vorgehensweisen die gleichen sind: Es geht um Wiederholbares, um Nicht-Einmaliges, um Variabilität - lediglich die Quelle für die Variation ist eine andere. Wenn bspw. die Verteilung der Items des Gießen-Testes (Abb. 2) eine Folge der individuellen Differenzen der HerzneurotikerInnen sind und nicht etwa spezifische - von den einzelnen Personen unabhängige - Situationseinflüsse, die auf die an sich 'gleichen' HerzneurotikerInnen eingewirkt haben, - welcher einzelne Fall soll dann das 'Spektrum der möglichen Beobachtungen' bei HerzneurotikerInnen repräsentieren? Man würde ja auch kein angemessenes Bild von der Schweiz bekommen, wenn man sie dadurch charakterisierte, daß es ein Land sei, daß im Durchschnitt 800 m über Meereshöhe liegt.

Gerade bei heterogenen Populationen sind Modelle gefragt, die Vielfalt/Heterogenität abbilden können, eben gerade Gruppenstatistik. Ist man daran interessiert, individuelle Besonderheiten in Relation zum Allgemeinen (d.h. Vielfalt) darzustellen, stellt die Statistik ein Menge hilfreicher Methoden und Modelle zur Verfügung. Dennoch, die damit notwendigerweise verbundene Abstraktheit ist für viele Nicht-StatistikerInnen ein Verlust. Die mathematische Struktur vermittelt wenig Anschauung. Die Bedeutung statistischer Aussagen erschließt sich gerade denen schwer, die es gewohnt sind, auf den 'ganzen Menschen' bezogen zu denken. Gerade für diese könnte es hilfreich sein, wenn die Beschreibung der statistischen Modelle erweitert würde: wenn z.B. 'interessante' Einzelfälle aus einer Population herausgegriffen und in ihren Besonderheiten geschildert werden, wenn etwa 'Riesen' und 'Zwerge' in ihrer 'Riesen'- bzw. 'Zwergen'haftigkeit beschrieben werden. Solche Einzelfallschilderungen haben mehr als nur Illustrationscharakter (vgl. Kordy & Normann, 1992; Jüttemann, 1990). Durch solche Ergänzungen kann die prinzipielle Unvereinbarkeit zwischen Individualität und statistischer Gesetzmäßigkeit nicht aufgehoben, aber evtl. in eine fruchtbare Spannung transformiert werden; dies kann den heuristischen Wert statistischen Wissens auch für KlinikerInnen beträchtlich erweitern.

5. Schlußbemerkung

Statistik in der Medizin oder Psychologie ist weder einfach hinsichtlich der Anwendung noch selbstverständlich hinsichtlich ihres Nutzens - und dennoch kaum verzichtbar. Ob als RezipientIn von Wissenschaft (z.B. TherapeutInnen) oder als ProduzentIn von Wissenschaft (z.B. als Psychotherapieforscher) - er/sie kommt um eine kritische und kompetente Auseinandersetzung mit Statistik und ihrer Verwendung nicht herum (so hat bspw. eine Gruppe von statistischen Beratern des nicht unbedeutenden New England Journal of Medicine auf Bitten der - medizinischen - Herausgeber ein Buch "Medical Use of Statistics" (Bailar & Mosteller, 1986) für Leser und Autoren geschrieben, für das es im deutschsprachigen Raum m. W. leider nichts Vergleichbares gibt). "Es ist meiner Ansicht nach keineswegs ausgemacht, daß die Psychologie unbedingt eine empirische und nicht eine spekulative Wissenschaft sein müsse. Personen, Zeitalter und Kulturkreise mögen diese Entscheidungen in ihrer Weise treffen. Sofern man sich aber zum Betrieb der Psychologie als einer empirischen Wissenschaft entschlossen hat, meldet sich die Forderung nach einer mathematischen Behandlung sofort an" (Hofstätter, 1953). Dem ist m. E. nur zuzustimmen. Mit Hilfe von Statistik aus Erfahrungen Wissen(schaft) herzustellen, ist nur eine unter mehreren Möglichkeiten. Allerdings eine, die sich in der Psychologie und Medizin und erst recht in anderen Wissenschaften als eine erfolgreiche gezeigt hat.

Es gibt viel Zweifel von Nicht-StatistikerInnen am Nutzen empirisch-statistischer Forschung. Es gibt viele Klagen von StatistikerInnen über fehlerhafte Anwendungen von Statistik (eine nützliche Darstellung bietet Stelzl, 1982). Beides ist wichtig. Es ist ein Hauptziel dieses Diskussionsbeitrags, diese beiden Perspektiven einer Methodenkritik durch einige Bemerkungen zu ergänzen, die auf die prinzielle Unversöhnlichkeit von Statistik und Therapie zielen. Die Anwendung von Statistik auf Fragen der Psychologie oder Medizin verändert notwendigerweise die Fragestellung; es gibt keine gegenstandsneutralen (vgl. Ahrens, 1984) Forschungsmethoden. Auch statistische Methoden sind es nicht; ihre Anwendung bestimmt ganz entscheidend den Aussagegehalt der mit dieser Hilfe erreichbaren Forschungsergebnisse. Das läßt sich nicht ändern. Viele forschungsinteressierten TherapeutInnen - ÄrztInnen oder PsychotherapeutInnen - sind mit Recht enttäuscht darüber, daß sie keine direkten Antworten auf die ihnen wichtigen Fragen bekommen. Dennoch scheint es mir unerläßlich, die Antwortmöglichkeiten, die die Anwendung von Statistik in der Form statistischer Methoden und stochastischer Modelle eröffnet, möglichst auszuschöpfen. In der Überbetonung von 'Mittelwertstatistik' - und der Blindheit gegenüber den daraus resultierenden offensichtlichen Widersprüchen zwischen dem 'Mittleren' und dem 'Vielfältigen' der eigenen Erfahrung - drückt sich m. E. der verzweifelte Versuch aus, den probabilistischen Charakter statistisch begründeter Aussagen zu umgehen. Es ist zweifellos nicht leicht, persönlich oder professionell wichtige Erkenntnisziele aufzugeben oder wesentlich zu verändern. "Letztlich muß jedoch jede Theorie, will sie überhaupt verallgemeinerbare Aussagen treffen, sich immer auf Massenerscheinungen, auf die Feststellung von Invarianten im Zusammenhang mit der Betrachtung vieler Dinge und deren Beziehungen stützen. Denn jede Theorie bemüht sich um die Erkenntnis des Wesentlichen und Gesetzmäßigen, d.h. gegenüber dem einzelnen Ereignis oder einzelnen Dingen, Invarianten. Das Wesentliche kann nie am einzelnen Ding in empiristischer Weise verifiziert werden ... Die Besonderheit der Wahrscheinlichkeitstheorie liegt darin, daß der Gesichtspunkt der Massenhaftigkeit, bzw. das Bezogensein auf Verhältnisse und Systeme in der Beschreibung statistischer Gesetzmässigkeiten *erscheint* (Hervorhebung H.K.), während sich deterministische Gesetzmäßigkeiten in ihrer Beschreibung mit dem 'einzigen' allgemeinen Fall befassen" (Steinbring, 1978). Über die Anwendung von Statistik erschließen wir Erkenntnismöglichkeiten und bezahlen diese mit dem Verzicht auf das Erkennen des Einmaligen: "Wir approximieren das Verhalten und die Situation des Einzelindividuums insofern, als es mit anderen Mitgliedern der Gruppe vertauschbar ist. Wir verfehlen so aber das eigentlich Individuelle eines Lebens" (Hofstätter, 1951). Mit dieser Einschränkung muß man erst leben lernen, und manche mögen den Hinweis auf ihre prinzipielle Gültigkeit als Kränkung (durch wen?) erleben. Und es ist eine Zumutung, mit dem abstrakten und den eigenen Erkenntniszielen fremden statistischen Wissen kreativ und adäquat umgehen zu müssen. Mit dieser Ansicht befinden sich KlinikerInnen in 'guter' Gesellschaft. So soll auch A. Einstein in den Auseinandersetzungen über den probabilistischen Charakter quantenphysikalischer Modelle gesagt haben: "Gott würfelt nicht!" Darauf soll ihm N. Bohr geantwortet haben: "Aber es kann doch nicht unsere Aufgabe sein, Gott vorzuschreiben, wie Er die Welt regieren soll" (Heisenberg, 1973).

*II. Forschungsstrategien in der
Medizinischen Psychologie*

Voraussetzungen und Realisationsmöglichkeiten medizinpsychologischer Forschung im klinischen Umfeld und in medizinischen Institutionen - Strategien und Maßnahmen zur Verbesserung interdisziplinärer Zusammenarbeit

Holger Schulz und Uwe Koch[1]

Zusammenfassung

Medizinpsychologische Forschung ist durch ein breites und heterogenes Themenspektrum gekennzeichnet. Sie untersucht im Sinne einer Spezialisierung und Differenzierung Grundlagen- wie Anwendungsaspekte und fokussiert als eine inhaltliche Schwerpunktsetzung Patienten aus unterschiedlichen Feldern der medizinischen Versorgung. Entsprechend den zu bearbeitenden Fragestellungen sind vielfältige methodische Zugänge erforderlich. Als ein wesentliches Merkmal kann die interdisziplinäre Kooperation psychologischer und medizinischer Forscher bzw. Kliniker angesehen werden. Einen Schwerpunkt des Beitrages bildet deshalb die Darstellung und Diskussion von Faktoren, welche die Güte dieser Zusammenarbeit - und damit medizinpsychologischer Forschung insgesamt - beeinflussen: Zu nennen sind die individuellen Voraussetzungen der kooperierenden Mitarbeiter, die interaktive Passung der Kooperanden, innerinstitutionelle Voraussetzungen sowie institutionsübergreifende Faktoren. Darauf aufbauend werden Maßnahmen und Strategien zur Verbesserung interdisziplinärer Zusammenarbeit dargelegt.

Summary

Research in psychological reveals a broad and substantial choice of topics. Research examines theoretical and practical aspects with regard to their specialization and differentiation and concentrates on patients in different areas of medical care. In line with the questions to be investigated, a variety of methodological approaches become inevitable. A major characteristic is the interdisciplinary cooperation among psychological and medical researchers as well as clinicians. Therefore this article focuses on the discription and discussion of factors which influence the quality of cooperation and thus of the overall medical-psychological research itself: There are the individual preconditions of cooperating colleagues, their interactive matching, internal institutional prerequisites and external factors. On this basis means and strategies for an improved interdisciplinary cooperation are presented.

---

[1] Wir danken Dipl.-Psych. Winfried Lotz, Dr. Dr. Karl-Heinz Schulz und Prof. Dr. Dr. Jürgen Bengel für die kritische Durchsicht des Manuskriptes.

1. Einleitung

Die gegenwärtige medizinpsychologische Forschung reicht von grundlagenbezogenen Fragestellungen der Psychophysiologie oder Psychoneuroimmunologie bis zu anwendungsnahen Feldern wie Arzt-Patient-Interaktion und Krankheitsverarbeitung. Eine adäquate Bearbeitung dieses heterogenen Forschungsfeldes erfordert entsprechend unterschiedliche theoretische und methodische Herangehensweisen. Zugleich erschwert jedoch das breite inhaltliche Spektrum, unter dem sich auch relativ eigenständige Forschungsfragestellungen der Klinischen Psychologie, der Gesundheitspsychologie und der Psychosomatik subsumieren lassen, eine gemeinsame Identitätsbildung der beteiligten Forscher dieses Gebietes.

Die Heterogenität des Forschungsfeldes und der notwendige Methodenpluralismus machen es schwer, die medizinpsychologische Forschung unter inhaltlichen oder methodischen Gesichtspunkten zu definieren. Eher erlaubt dagegen der Handlungsrahmen der beteiligten Forscher einen definitorischen Zugang: Medizinpsychologische Forschung kann dadurch charakterisiert werden, daß sich in ihr die Handlungsfelder der psychologischen und medizinischen Forscher bzw. Kliniker in besonderem Maße berühren und aufeinander bezogen sind. Unabhängig von den bearbeiteten Themen und der verwendeten Methodik stellt sich dabei jeweils die Frage, wie Vertreter dieser verschiedenen Disziplinen im Rahmen gemeinsamer Themenbearbeitung zu einer optimalen Problemlösung beitragen. Eine zentrale Frage ist demnach, wie die interdisziplinäre wissenschaftliche Kooperation gestaltet werden kann.

In diesem Beitrag wird zunächst das Themenspektrum medizinpsychologischer Forschung beschrieben. Es folgt eine Analyse ihrer methodischen Besonderheiten und Probleme, wobei insbesondere auf Beispiele aus der psychoonkologischen Forschung Bezug genommen wird. Einen Schwerpunkt bildet die anschließende Darstellung und Diskussion individueller und institutioneller Voraussetzungen interdisziplinärer Forschung von Medizinpsychologen und Vertretern anderer Fachrichtungen, vornehmlich aus dem Bereich der Medizin. Abschließend werden einige Maßnahmen und Strategien zur Verbesserung interdisziplinärer Zusammenarbeit dargelegt.

2. Forschungsfelder der Medizinischen Psychologie

Zum Spektrum der Forschungsfelder der medizinischen Psychologie liegen systematische Untersuchungen aus den Jahren 1977 und 1987 vor, die jeweils auf bundesweiten Befragungen der medizinpsychologischen Institute bzw. Abteilungen der medizinischen Fakultäten beruhen (Koch, 1977; Koch, 1987). Auch wenn diese beiden Untersuchungen bereits eine geraume Zeit zurückliegen und medizinpsychologische Forschungsaktivitäten an Psychologischen Instituten außer acht lassen, dürften sie doch einen zutreffenden Überblick über in der Medizinpsychologie bearbeitete Inhalte, verwendete Methoden, untersuchte Zielgruppen und beteiligte bzw. kooperierende Einrichtungen geben.

Als häufigste Themenschwerpunkte wurden 1987 psychologische Aspekte chronischer Erkrankungen (einschließlich Krankheitsverarbeitung und Lebensqualität), Neuropsychologie sowie Evaluation medizinpsychologischer Interventionen angegeben. Als weitere Themenschwerpunkte wurden von den Befragten u.a. genannt: Psychophysiologie, Psychoneuroimmunologie und Psychopharmakologie, Schmerzforschung, Operationsvorbereitung sowie Transplantationspsychologie. Weiterhin wurden gesundheitspsychologische Themen sowie - jedoch deutlicher weniger als 1977 - Aspekte von Arzt-Patienten-Interaktionen untersucht.

Mit der Themenvielfalt korrespondiert die Unterschiedlichkeit der untersuchten Patientengruppen, die annähernd das Gesamtspektrum der in Universitätskliniken und anderen Krankenhäusern behandelten Patienten repräsentieren. Der typische Teilnehmer an medizinpsychologischen Untersuchungen ist somit am ehesten mit dem "normalen" (körperlich) Kranken gleichzusetzen, wobei Patienten mit chronischen Erkrankungen überwiegen. Darüber hinaus wurden etwa in einem Drittel der Studien nicht-erkrankte Personen untersucht bzw. mituntersucht. Darunter fallen neben den größtenteils studentischen Versuchspersonen die im Gesundheitssystem tätigen Berufsgruppen, Familienangehörige von Patienten und weitere Stichproben von Normalprobanden. Nur zu einem kleineren Anteil wurden auch tierexperimentelle Studien durchgeführt. Die Befragten bezeichneten 45% der Projekte als eher anwendungsbezogen, 34% als eher grundlagenorientiert und weitere 21% als in beide Kategorien fallend. 52% der Forschungsansätze wurden unter Feldforschung und 40% unter experimenteller Forschung subsumiert.

Ein Großteil dieser medizinpsychologischen Studien ist auf eine Kooperation mit Kliniken verschiedener Fachrichtungen oder Spezialisierungen angewiesen gewesen, wobei erwartungsgemäß die Fachgebiete Innere Medizin, Chirurgie und Neurologie am häufigsten genannt wurden. Darüber hinaus finden die Untersuchungen auch in Kooperation mit anderen klinischen Einrichtungen, wie z.B. Rehabilitationskliniken und Arztpraxen, statt. Explizite Kooperationen mit grundlagenwissenschaftlichen Einrichtungen (z.B. Institute für Physiologie) bilden eher die Ausnahme. Kooperationen werden darüber hinaus auch - jedoch in einem nicht erwarteten geringen Ausmaß - mit Psychologischen Instituten sichtbar. Hauptförderer medizinpsychologischer Forschung war die Deutsche Forschungsgemeinschaft, aber auch finanzielle Unterstützungen durch Bundesministerien, Stiftungen und Industrie machen einen erheblichen Anteil aus.

Der Vergleich der Erhebungen von 1977 und 1987 zeigt eine Erweiterung des untersuchten Themenspektrums und der kooperativen Beziehungen. Diese Tendenz hat sich - betrachtet man z.B. die in den Jahrbüchern der Medizinischen Psychologie veröffentlichten Beiträge - offensichtlich in den letzten zehn Jahren weiter fortgesetzt, so daß für die medizinpsychologische Forschung insgesamt - wie eingangs bereits skizziert - die folgenden Aspekte kennzeichnend sind: Das Themenspektrum ist breit, dennoch lassen sich zunehmend inhaltliche Schwerpunktsetzungen ausmachen. Bezüglich der Untersuchungsanlage wird sowohl der Anwendungsbezug wie auch der Grundlagenanspruch verfolgt. Entsprechend den bearbeiteten Fragestellungen sind vielfältige methodische Zugänge erforderlich, wobei der Fokus auf der Untersuchung von Patienten aus unterschiedlichen Feldern der medizinischen Versorgung liegt.

3. Methodische Besonderheiten und Probleme medizinpsychologischer Forschung

Medizinpsychologische Forschung bezieht sich vorrangig - wie im vorangegangenen Abschnitt dargelegt - auf die Erlebens- und Verhaltensprozesse körperlich kranker Patienten. Weiterhin sind Familienangehörige von Patienten sowie im Gesundheitswesen Tätige Zielgruppen der Forschung. Da die medizinische Behandlung der Patienten in Kliniken, Ambulanzen und Praxen stattfindet, sind für die Durchführung medizinpsychologischer Forschung neben den individuellen Schutzbedürfnissen der Patienten und Mitarbeiter der zu untersuchenden klinischen Einrichtungen auch die jeweils gegebenen institutionellen Rahmenbedingungen zu beachten.

Auf Seiten der Patienten finden sich oft eine eingeschränkte körperliche und psychische Belastbarkeit, unter Umständen begrenzte Kommunikationsmöglichkeiten, z.B. nach Intubation, eine starke Abhängigkeit von personellen und technischen Hilfen sowie Einschränkungen der Intimsphäre und der Selbstbestimmungsmöglichkeiten.

Auf der institutionellen Ebene ist neben den besonderen Erfordernissen der ärztlichen Schweigepflicht und des Vertrauensschutzes der Mitarbeiter zunächst das Primat der Behandlung, d.h. der jeweils erforderlichen diagnostischen und therapeutischen Abläufe, gegenüber den Anforderungen der Forschung zu berücksichtigen. Weiterhin werden die Möglichkeiten einer kontrollierten Forschung in erheblichen Ausmaß durch begrenzte zeitliche und räumliche Bedingungen in den Institutionen sowie durch den grundsätzlich von der Zustimmung des behandelnden Arztes abhängigen Zugang zu den Patienten und durch die aufgrund des häufigen Wechsels des Settings bedingte zeitlich limitierte Erreichbarkeit des Patienten (insbesondere bei stationären Patienten in spezialisierten Universitätskrankenhäusern sowie Rehabilitationskliniken) eingeschränkt.

Die genannten Bedingungen wirken sich innerhalb des Forschungsprozesses z.B. einschränkend bei der Auswahl und Umsetzung von kontrollierten **Forschungsdesigns** mit ausreichend hoher interner Validität (vgl. Cook & Campbell, 1979) aus, indem unter anderem Zufallszuweisungen sowie experimentelle Manipulationen zur strengeren Hypothesenprüfung und Theorienentwicklung erschwert werden.

Hinsichtlich der **Datenerhebung** fehlen häufig Instrumente, die einer eingeschränkten Belastbarkeit der Patienten Rechnung tragen. Zudem sind Sprachbarrieren aufgrund eines hohen Anteils von ausländischen Menschen, Verständigungs- bzw. auch Verständnisprobleme älterer Patienten, eine oft fehlende Anonymität in der Untersuchungssituation sowie der Einsatz von für diese Untersuchungsgruppen nicht normierten Instrumenten zu berücksichtigen. Wenn z.B. Patienten mit chronischen Erkrankungen in einem Persönlichkeitsfragebogen wie dem Freiburger Persönlichkeitsinventar geringere Punktwerte als der Mittelwert der Normstichprobe in den Skalen Lebenszufriedenheit und Leistungsorientierung und höhere Punktwerte in den Skalen Aggressivität, Beanspruchung, Körperliche Beschwerden und Gesundheitssorgen aufweisen, so ist dies nicht unbedingt als Ausdruck einer entsprechenden Persönlichkeitsstruktur zu werten, sondern spiegelt u.U. nur wider, daß das Instrument an einer repräsentativen Stichprobe der Gesamtbevölkerung und nicht an einer Stichprobe stationär behandelter chronisch kranker Patienten normiert wurde. Aus den Ergebnissen einer solchen Testung ließen sich somit nur sehr eingeschränkt Schlußfolgerungen, z.B. für die Gestaltung psychosozialer Interventionen oder für die Frage, ob bestimmte Persönlichkeitseigenschaften Ursachen vermehrter Schmerzerfahrungen sind, ziehen.

Bezüglich der **Stichprobenzusammensetzung** sind u.a. Probleme bei der Gewinnung angemessen großer Stichproben angesichts begrenzter Inzidenzen und Prävalenzen medizinpsychologisch relevanter Erkrankungen (z.B. bei AIDS) zu beachten. Im weiteren Verlauf des Forschungsprozesses können zahlreiche Selektionsprozesse auftreten und Mehrfachmessungen erheblich erschweren, z.B. durch die verminderte Erreichbarkeit nach Entlassung oder Verlegung aus Institutionen oder durch das Versterben der Patienten. Die Einbeziehung angemessener Kontrollgruppen stellt ebenfalls ein besonderes und oft nicht hinreichend lösbares Problem dar: Die Kriterien für eine Vergleichbarkeit der jeweiligen Untersuchungsgruppen sind oft nur schwer festzulegen, da hierfür Art und Schweregrad der Erkrankung, unterschiedliche Therapien und auch soziodemographische Merkmale zur Kontroll- und Vergleichsgruppenbildung zu berücksichtigen sind.

Aus den genannten Problemen in der Realisierung kontrollierter Designs, der Datenerhebung und der Stichprobengewinnung resultieren entsprechende Beschränkungen in der **Analyse** und der **Interpretation** der Daten. Zu nennen sind hier Probleme, die sich aus den häufig zu geringen Fallzahlen der untersuchten Patientengruppen ergeben: Dadurch werden notwendige Untergruppenanalysen (z.B. hinsichtlich des zumeist heterogenen Erkrankungs- und Therapiestatus), multivariate Auswertungsstrategien und Nachweise der Generalisierbarkeit der Ergebnisse erschwert - dieses insbesondere, da die komplexen Selektionsprozesse bei der Patientenzuweisung nur schwer aufzuklären sind.

Auf dem Erfahrungshintergrund von verschiedenen von den Autoren durchgeführten psychoonkologischen Interventionsstudien (u.a. Koch & Weis, in Druck; Schulz et al., in Druck), in denen die Effekte von psychosozialen Interventionen bei Tumorpatienten evaluiert wurden, seien einige der oben beschriebenen Probleme beispielhaft veranschaulicht:

- Im Hinblick auf den **Zeitpunkt** der Einführung eines zusätzlichen Behandlungsangebotes ist zu klären, wann dieses in den Ablauf der medizinischen Behandlung integriert werden kann. Nicht immer ist der medizinisch kompatible Zeitpunkt auch der aus medizinpsychologischer Sicht optimale. So ist wegen der Dichte der medizinischen Behandlung eine frühe psychosoziale Intervention oft nicht plazierbar, obwohl gerade dann die psychische Belastung für den Patienten und damit der Bedarf an psychosozialer Unterstützung hoch sein dürfte. Wie bei anderen klinischen Studien auch, stellt bereits die Entscheidung, mit kontrollierten Interventionen zu arbeiten, d.h. jedem Patienten die in qualitativer und quantitativer Hinsicht vergleichbare Intervention und nicht eine auf den einzelnen Patienten abgestimmte Therapie anzubieten, einen kritischen Diskussionspunkt dar. Weiterhin trifft eine aus methodischen Gründen sinnvolle Zufallszuweisung der Patienten zu einer Interventions- und einer Kontrollgruppe vor allem bei Mitarbeitern aus den psychosozialen Berufen selbst dann auf erhebliche Widerstände, wenn das Angebot bisher in seinen Effekten nicht ausreichend evaluiert ist und die Versorgungskapazität ohnehin nicht für alle Patienten ausreicht. Dies zwingt die Forscher häufig, eine nicht behandelte Vergleichsgruppe zeitlich versetzt oder in einer anderen, in etwa vergleichbaren Institution zu gewinnen. Damit sind dann deutliche Abstriche hinsichtlich der methodischen Qualität der Untersuchung in Kauf zu nehmen.

- Im Hinblick auf die **Untersuchungsinstrumente** liegen zwar für die hier als wichtig erachteten Zielbereiche, wie psychische Belastung, Krankheitsverarbeitung, Lebensqualität und soziale Unterstützung, inzwischen auch im deutschsprachigen Raum jeweils mehrere alternative Verfahren vor (vgl. u.a. Bullinger, 1996). Dennoch ist es häufig außerordentlich schwierig, Instrumente zu finden, die den verschiedenen inhaltlichen und methodischen Ansprüchen genügen, nämlich daß sie neben den klassischen Testgütekriterien auch den Forderungen nach Ökonomie, Vorliegen klinischer Vergleichsgruppen, internationaler Vergleichbarkeit der Ergebnisse sowie einer von Patienten und Forschern erlebten klinischen Plausibilität (Face-validity) entsprechen.

- Weiterhin ist die **Datenerhebung** vor allem unter stationären Bedingungen erschwert, wenn die Patienten noch im besonderen Maße körperlich (und psychisch) beeinträchtigt sind und sich zum Teil nicht in der Lage sehen, Fragebögen selbständig zu bearbeiten oder mit dem vorgesehenen Erhebungsumfang überfordert sind. Abgesehen davon ist ärztlicherseits häufig mit erheblichen Bedenken gegenüber psychologischen Untersuchungen zu rechnen. Inhaltlich beziehen sich diese Bedenken insbesondere auf eine mögliche emotionale Belastung des Patienten als Reaktion auf einen Fragebogen oder ein Interview.

- Hinsichtlich der **Stichprobengewinnung und -zusammensetzung** können sich eine Vielzahl von Problemen ergeben: Die in der Planungsphase von den klinischen Kooperanden mitgeteilten Schätzungen potentieller Untersuchungsteilnehmer liegen nicht selten erheblich über der Zahl der tatsächlich untersuchbaren Patienten. Dies ist häufig weniger durch eine Überschätzung der Zahl insgesamt zur Verfügung stehender Tumorpatienten bedingt, sondern eher Ausdruck der Unterschätzungen der notwendigerweise zu definierenden Ausschlußkriterien, z.B. hinsichtlich Diagnosegruppen, Krankheitsstadium, Therapiestatus sowie soziodemographischer und sozialmedizinischer Variablen. Die Auswirkungen von Patientenverlegungen und einer nicht immer optimalen Unterstützung der Untersuchung durch die behandelnden Ärzte resultieren ebenfalls in einer Minimierung der angestrebten Stichprobengröße. Die nur begrenzte Akzeptanz der Patienten gegenüber einem für sie relativ neuen und unbekannten psychoonkologischen Interventionsprogramm (die Inanspruchnahme vieler Angebote bei vorliegender Indikation lag selten über 50 Prozent; vgl. u.a. Brusius et al., 1990) wirkt sich zusätzlich auf die Stichprobengröße aus, schafft schwer aufzuklärende Selektionsprozesse und stellt die Bildung adäquater Kontrollgruppen in Frage. Stichprobenprobleme verschärfen sich nochmals, wenn der Untersuchungsplan die Einbeziehung von Partnern der Patienten vorsieht. Diese sind im Krankenhaus-Setting oft schwer erreichbar und/oder nur begrenzt an einer solchen Untersuchung interessiert, da sie nur mittelbar betroffen sind, andere Prioritäten für die Behandlung des Patienten sehen oder die Fragen als Eingriff in ihre und die familiäre Intimsphäre bewerten. Bei männlichen

Familienangehörigen und bei Wiederholungsmessungen im Rahmen von Längsschnitterhebungen stellt sich das Problem, ausreichende Stichprobengrößen untersuchen zu können, noch deutlicher.

- Die genannten Beschränkungen hinsichtlich des Umfanges und der Zusammensetzung der Stichproben limitieren in mehrfacher Hinsicht die **statistischen Analysemöglichkeiten**. Im Rahmen der Verlaufsmessungen von Patienten und ihren Partnern ergeben sich zu jedem Meßzeitpunkt kontinuierlich verminderte Zellenbesetzungen, womit ein Teil der Forschungsfragen gar nicht oder allenfalls nur noch explorativ zu beantworten ist. Schließlich resultiert aus der Unterschiedlichkeit der Stichproben zu den verschiedenen katamnestischen Zeitpunkten eine z.T. sehr unübersichtliche Ergebnisdarstellung.

- Wegen des im Untersuchungsverlauf notwendigen Verzichts von Zufallszuweisungen auf Interventions- und Kontrollgruppen (zu geringe Fallzahlen in der Interventionsgruppe und Widerstände bei Patienten und ärztlichen Behandlern) ergibt sich die Notwendigkeit **alternativer Auswertungsstrategien**. Der in einem Falle ersatzweise durchgeführte post-hoc Vergleich von Inanspruchnehmern und Nicht-Inanspruchnehmern der Intervention mit Hilfe statistischer Kontrolle der Ausgangsbedingungen (Kovarianzanalyse) kann letztlich die Vergleichbarkeit der beiden Gruppen nicht garantieren. Im anderen Falle wurde die Vergleichsgruppe aus einer strukturähnlichen Klinik rekrutiert. Zwar ließen sich die beiden Gruppen statistisch über die Bildung von "matched-pairs" sehr gut angleichen, es bleiben aber Fragen nach der Vergleichbarkeit der Bedingungen in den beiden Kliniken offen.

4. Individuelle Voraussetzungen und institutionelle Rahmenbedingungen medizinpsychologischer Forschung

Ein wichtiges konstituierendes Merkmal medizinpsychologischer Forschung ist, wie eingangs bereits genannt, daß in ihr die Handlungsfelder der Medizin und der Psychologie im besonderen Maße aufeinander bezogen sind. Dabei stellt sich die Frage, wie diese beiden Disziplinen kooperieren, d.h. interdisziplinär zusammenarbeiten. Neben den im vorangegangenen Abschnitt beschriebenen zahlreichen methodischen Restriktionen sind - als weitere Problemebene - die Interaktionen der in diese Forschung eingebundenen Personen aus unterschiedlichen Disziplinen zu berücksichtigen.

Kooperationsformen zwischen Wissenschaftlern unterschiedlicher Fachrichtungen sind bisher kaum untersucht. Insofern fehlen auch empirische Analysen, die die Zusammenarbeit in der medizinpsychologischen Forschung explizit zum Gegenstand haben. Daher müssen sich die nachfolgenden Ausführungen im wesentlichen auf eigene Beobachtungen und mitgeteilte Erfahrungen der beteiligten Wissenschaftler stützen.

Individuelle Voraussetzungen   **Institutionelle Voraussetzungen**

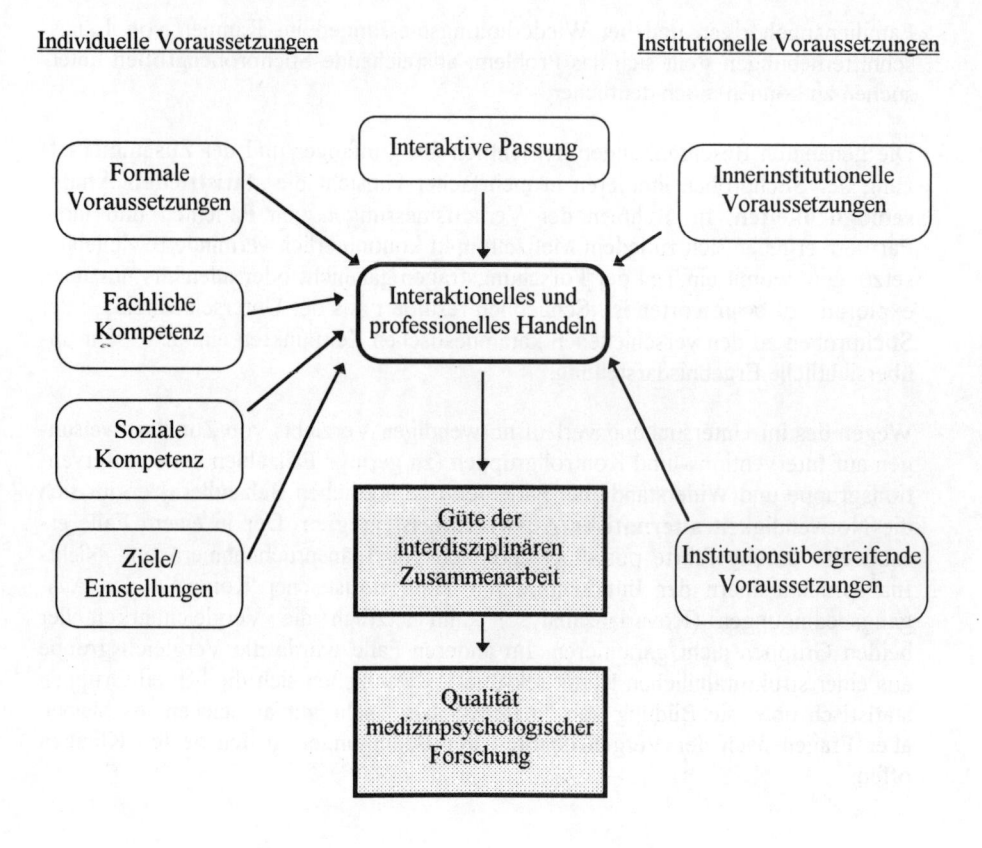

Abb. 1: Individuelle und institutionelle Voraussetzungen für interdisziplinäre medizinpsychologische Forschung

Eine Vielzahl von individuellen, interaktionellen und institutionellen Faktoren kann auf Ausmaß und Güte der interdisziplinären Zusammenarbeit - und damit auch entscheidend auf die Qualität medizinpsychologischer Forschung - Einfluß nehmen. In Abbildung 1 wird versucht, diese Faktoren in einem Blockdiagramm zu ordnen. Der Einfachheit halber wird dabei auf die graphische Darstellung von komplexeren Wechselwirkungen zwischen den einzelnen Faktoren verzichtet. Im Fokus der nachfolgenden Darstellung steht die Zusammenarbeit zwischen wissenschaftlich und/oder klinisch tätigen Ärzten und Psychologen, insbesondere deren Interaktionen im Rahmen medizinpsychologischer Forschung in einer klinischen Einrichtung.

Als **individuelle Voraussetzungen** der kooperierenden Personen sind deren formaler Status, fachliche und soziale Kompetenz sowie Ziele und Einstellungen von Bedeutung (siehe Tabelle 1).

Tabelle 1: Individuelle Voraussetzungen für interdisziplinäre medizinpsychologische Forschung

Formale Voraussetzungen
- Institutionelle Zuständigkeit
- Positionsmacht
- Qualifikationsgrad

Fachliche Kompetenz
- Vorerfahrungen
- Fachwissen und Handlungsfähigkeit bezüglich der eigenen Disziplin
- Fachwissen und Handlungsfähigkeit bezüglich anderer Disziplinen

Soziale Kompetenz
- Kenntnis von Institutionen
- Kommunikative Kompetenz (gemeinsame Sprache, Rückmeldungsprozesse)
- Planungseffizienz
- Standfestigkeit/Frustrationstoleranz
- aktive und passive Kritikfähigkeit/Fähigkeit zur Selbstkritik

Einstellungen/Ziele
- Forschungsverständnis
- Einstellung zur Zusammenarbeit
- Offenheit gegenüber anderen Disziplinen
- Inhaltliche Zielvorstellungen

Hinsichtlich der **formalen Voraussetzungen** ist für die Initiierung und Durchführung medizinpsychologischer Forschung die Klärung der Frage der institutionellen Zuständigkeit von großer Bedeutung. So trivial zunächst einmal die Aussage klingen mag, daß eine Kooperation mit einem fachlich nicht oder nicht primär zuständigen Partner wenig erfolgversprechend ist, so schwierig ist dieses gelegentlich in der Realität umzusetzen: Für den Außenstehenden sind weder die formalen Voraussetzungen noch die interaktiven bzw. hierarchischen Strukturen in der für die Kooperation vorgesehenen Institution immer zu identifizieren. Genau so geklärt sein sollte auch der formale Status bzw. die Legitimation des um Kooperation anfragenden Forschers. Dies gilt insbesondere für jüngere Mitarbeiter, die in Kontakt mit klinischen Institutionen treten, welche sehr stark von hierarchischen Strukturen geprägt sind. Gerade das Nicht-Beachten der Positionsmacht des potentiellen Kooperanden wie auch der eigenen Person stellt in medizinischen Institutionen ein erhebliches Risiko für das Scheitern von Arbeitskontakten dar. Formale akademische Grade, z.B. abgeschlossene Promotion oder Habilitation, können mit der institutionellen Position der Beteiligten zwar eng verbunden sein, sind aber keinesfalls damit identisch. Dem mit der Habilitation verbundenen Recht zur Vergabe von Dissertationen und ihrer Betreuung kommt besonders dann Bedeutung zu, wenn nur einer der beteiligten Kooperanden diesen Status besitzt. Letzteres kann, als eine Form einer strukturell asymmetrischen sozialen Beziehung, ein zusätzliches Konfliktpotential darstellen und nimmt auch Einfluß auf die Gewinnung von jüngeren Wissenschaftlern für ein interdisziplinäres Forschungsprojekt.

Die **fachliche Kompetenz** stützt sich zunächst auf qualifikatorische Voraussetzungen und Vorerfahrungen der beteiligten Kooperanden und zielt sowohl auf das Fachwissen als auch die Handlungsfähigkeit in der jeweils eigenen Fachdisziplin. Komplizierter stellen sich die Verhältnisse im Hinblick auf das erforderliche bzw. als optimal anzusehende Fachwissen und die Handlungskompetenz im Fachgebiet des jeweils kooperierenden Partners dar. So gibt es sicher ein Minimum von Kompetenzen, entweder als Basiswissen oder als Spezialwissen, das für den wissenschaftlichen Dialog, aber auch als Voraussetzung für die gegenseitige Akzeptanz zu fordern ist. Gegenwärtig ist die Situation in der interdisziplinär konzipierten medizinpsychologischen Forschung oft noch so, wenn auch in der Tendenz abnehmend, daß von Medizinpsychologen in stärkerem Maße ein Einarbeiten in genuin medizinische Themen erwartet wird. Dies kann die unterschiedliche wissenschaftliche Sozialisation der potentiellen Kooperanden widerspiegeln, liegt aber auch darin begründet, daß das Fach der Medizinischen Psychologie sich zur Zeit noch stärker um Anerkennung und Akzeptanz innerhalb medizinischer Einrichtungen bemühen muß als andere, eher somatisch ausgerichtete, kooperierende medizinische Fächer. Als ein Vorteil kann sich hierbei jedoch oft die in der Regel höhere Kompetenz in der eigenverantwortlichen Konzeptualisierung und Durchführung empirischer Studien auf Seiten der Medizinpsychologen erweisen.

Eine relativ hohe Kompetenz in Teilbereichen des jeweils anderen Feldes dürfte grundsätzlich eine günstige Voraussetzung für die interdisziplinäre Zusammenarbeit darstellen. Allerdings ist die Güte der Interaktionen auch davon abhängig, wie sozial kompetent dieses fachliche Wissen eingesetzt wird. Zu berücksichtigen ist z.B. das Risiko, daß der Kooperand sich in seinem Status als Experte des eigenen Feldes bedroht fühlen könnte.

Weitere Aspekte der **sozialen Kompetenz** beinhalten zunächst die formelle wie informelle Kenntnis über Struktur und Abläufe innerhalb der kooperierenden Institutionen. Von besonderer Bedeutung ist darüber hinaus ein angemessenes kommunikatives Verhalten. Die kommunikative Kompetenz bezieht sich wiederum auf mehrere Teilaspekte: Grundvoraussetzungen sind die verständliche Vermittlung der Ziele und Vorgehensweisen gegenüber den Kooperanden wie auch gegenüber der kooperierenden Institution sowie die Entwicklung einer gemeinsamen Sprache zwischen den Vertretern der verschiedenen Disziplinen, aber auch die kontinuierliche Rückmeldung aller für die gemeinsame Forschungsarbeit relevanten Informationen an die Partner. Sozial kompetentes Verhalten kommt darüber hinaus auch in so verschiedenen individuellen Fähigkeiten wie Planungseffizienz, klarer und selbstbewußter Vertretung der Position des eigenen Faches, Frustrationstoleranz sowie Kritikfähigkeit und Fähigkeit zur Selbstkritik zur Geltung.

Die Güte der interdisziplinären Zusammenarbeit wird auch bestimmt durch Gemeinsamkeiten im Hinblick auf für den Forschungsprozeß relevante **Einstellungen** und durch die Vereinbarung von Regelungsmechanismen für Interessenkonflikte bei sehr verschiedenen Einstellungen. Die Einstellungen können sich auf das Rollenverständnis als Forscher bzw. Kliniker, auf wissenschaftstheoretische Modelle und Positionen (z.B. biologisch-naturwissenschaftlich, sozialwissenschaftlich, hermeneutisch) sowie auf das Verständnis von Interdisziplinarität beziehen. In diesen Bereichen zeigen sich zum Teil erhebliche Unterschiede zwischen den Kooperanden innerhalb der medizinpsychologischen Forschung, die sich aus den disziplinenspezifischen Biographien (vgl. Muthny, 1992), den beruflichen Sozialisationsprozessen und unterschiedlichen institutionellen Rahmen- und Arbeitsbedingungen der Beteiligten erklären lassen (s.u.).

Sozialpsychologische Untersuchungen stützen die Annahme, daß bei Personen mit "(...) ähnlichen Einstellungen (mit ähnlichen Wertsystemen) im allgemeinen reibungslose und für beide Teile erfreuliche Interaktionsmuster zu erwarten sind" (Herkner, 1991, S. 399). Ebenfalls liegen empirische Hinweise dafür vor, daß zur Lösung von Interessenkonflikten, z.B. bei Vorliegen sehr verschiedenartiger oder sogar sehr entgegengesetzter Einstellungen, insbesondere vorab festgelegte Normen bzw. Standards beitragen.

Weniger ein individuelles Merkmal als vielmehr ein Bestimmungsstück personaler Dyaden bzw. sozialer Systeme stellt die **interaktive Passung** der Kooperanden dar. Gemeint ist damit, inwieweit die Interaktionspartner mit ihren individuellen Voraussetzungen innerhalb des gemeinsamen Handlungsfeldes störungsfrei zusammenarbeiten. Hier sind mehrere Formen der Zusammenarbeit denkbar. Exemplarisch sei kurz eingegangen auf ein *Ähnlichkeitsmodell* und ein *kompensatorisches Modell*. Im letzteren Fall sind die Vertreter der verschiedenen Berufsgruppen von ihrem Qualifikationsprofil und ihren Interessenlagen her sehr unterschiedlich und ergänzen sich bei der Erbringung ihrer wissenschaftlichen Gemeinschaftsleistung. Dabei ist zwar die Basis einer gemeinsamen Sprache und damit auch einer interdisziplinären Kooperation eingeschränkt, jedoch dürfte sich so ein die Zusammenarbeit beeinträchtigendes stark ausgeprägtes kompetitives Verhältnis seltener entwickeln. Beim Ähnlichkeitsmodell, d.h. bei Vorliegen vergleichbarer Interessenlagen und qualifikatorischer Voraussetzungen, besteht zwar eine gute Dialogchance aufgrund des gemeinsamen Erfahrungshintergrundes, zugleich aber auch das Risiko von einer die Zusammenarbeit stark beeinträchtigenden Konkurrenz. Als konfliktvorbeugend könnten sich in diesem Modell Vorkehrungen erweisen, die durch explizite vorab getroffene Vereinbarungen die Autonomie der Beteiligten sichern. Solche Vereinbarungen sollten darauf ausgerichtet sein, die Funktionalität der Interaktion in den Vordergrund zu stellen und könnten helfen, ein Gleichgewicht zwischen Eigenständigkeit und Wahrung beruflicher Identität einerseits und der Entwicklung einer gemeinsamen Identität andererseits anzustreben.

Weiterhin zeigen neuere sozialpsychologische Experimente, daß Gruppen, in denen es gelingt, eine relative Affektneutralität zu bewahren und in denen nicht die Herstellung eines guten Gruppenklimas vordringliches Ziel ist, die besseren Leistungen bei der Lösung komplexer Probleme erbringen (Badke-Schaub, 1994). Da dieses jedoch bisher nur für kurzfristig lösbare Aufgabenstellungen untersucht wurde, sind die Ergebnisse nur eingeschränkt auf längerfristig angelegte interdisziplinäre Projekte zu verallgemeinern. Ebenfalls von eher untergeordneter Bedeutung für den Bereich interdisziplinärer Zusammenarbeit erscheint u.E. auch der Aspekt der Zusammensetzung von Arbeitsgruppen nach - als relativ stabil konzipierten - Persönlichkeitsmerkmalen, wie es in organisationspsychologischen Untersuchungen mehrfach überprüft wurde (vgl. als Übersicht Driskell et al., 1988; Jackson et al., 1995).

Hinsichtlich der **institutionellen Voraussetzungen,** die die Güte der interdisziplinären Zusammenarbeit beeinflussen, sind innerinstitutionelle von institutionsübergreifenden Faktoren zu unterscheiden.

Als wichtige **innerinstitutionelle** Voraussetzungen sind die Möglichkeiten für formelle und informelle Kontakte zu nennen: Diese Möglichkeiten beziehen sich sowohl auf eine räumliche Nähe, wie auch auf die notwendigen zeitlichen Ressourcen. Die Güte der Kommunikation und die Kohäsion der beteiligten Kooperanden kann besonders von informellen und persönlichen Interaktionen abhängen, welche u.a. durch räumliche Nähe beträchtlich gefördert werden (Sundstrom, 1986). Hinsichtlich der hierfür zur Verfügung stehenden Zeit ist zu berücksichtigen, daß häufig ausgeprägte Unterschiede zwischen kooperierenden Klinikern und medizinpsychologischen Forschern bestehen, welche einerseits die Bereitschaft zu flexiblen Terminvereinbarungen voraussetzen und andererseits auch vielfach die Fähigkeit zur Durchführung schneller Kurzkontakte erfordern, wie sie einem stationären Alltag in einer Klinik am ehesten entsprechen.

Bezüglich der Gestaltung von **Kommunikationsbedingungen** in Einrichtungen ist zu fordern, daß diese "mehrkanalig" (dies bezieht sich sowohl auf Botschaften über verschiedene Funktionsträger wie auch unterschiedliche Medien) angelegt sind und sowohl formelle wie informelle Wege berücksichtigen. Ebenso wichtig wie die Form der "Kommunikationsveranstaltungen" (z.B. als Kolloquien, Kommissionen, gemeinsame wissenschaftliche Veranstaltungen, organisationsbezogene Besprechungen oder schriftliche Informationen) ist die Prüfung, inwieweit die zu übermittelnden Informationen tatsächlich die Empfänger (sowohl innerhalb, als auch außerhalb einer Einrichtung) erreicht haben, ob sie von ihnen akzeptiert und wie sie umgesetzt werden. Dies setzt erneut geregelte **Feedbackprozesse** voraus.

Für die **Regelung von Verantwortlichkeit** zwischen kooperierenden Forschern und Klinikern der gleichen wie auch unterschiedlicher Disziplinen formuliert Wöhrl (1988) einige Leitlinien. Der Autor geht dabei davon aus, daß der Zusammenhang verschiedener Bedingungen mit Ausmaß und Qualität interdisziplinärer Zusammenarbeit nicht linear sein muß, sondern vielmehr als kurvilineare Beziehung zu beschreiben ist, in der das Optimum einer Dimension zwischen den jeweiligen Extrempolen liegt. Zu vermeiden sind demnach eine zu ausgeprägte Formalisierung in der Zusammenarbeit ebenso wie deren zu starke Unverbindlichkeit. Weiterhin ist auch darauf zu achten, daß die Kooperation weder durch eine zu starke Versachlichung, noch durch eine zu starke "Verpersönlichung" interpersoneller Beziehungen bestimmt wird. Schließlich sind klare Rollenbeschreibungen notwendig, wobei der Anspruch auf Gleichberechtigung und die Verantwortlichkeit einzelner für Teilaufgaben in einem ausgewogenen Verhältnis stehen müssen. Solche eindeutigen Rollenbeschreibungen entstehen jedoch häufig erst im Laufe einer längeren Zusammenarbeit mit zunehmender Kenntnis über die jeweiligen individuellen Voraussetzungen (s.o.) und können allenfalls in Ansätzen bzw. nur sehr grob umrissen zu Beginn eines interdisziplinären Projektes festgeschrieben werden.

Die Bedeutung der Regelung von Verantwortlichkeit wird unterstrichen durch Ergebnisse sozialpsychologischer Gruppenexperimente: Planspiele, in denen Expertengruppen (Führungskräfte der öffentlichen Verwaltung) komplexe gesundheitspolitische Problemstellungen zu lösen hatten und in denen die Variable Führungsstil systematisch variiert wurde, zeigen, daß "integrative Vorgehensweisen", welche durch ressortübergreifende Lösungen, Berücksichtigung von Aspekten anderer Aufgabenbereiche sowie Verzicht auf einen Vorgesetzen zugunsten der Rolle eines Supervisors gekennzeichnet waren, besser abschnitten als ein "Vorgehen nach Zuständigkeit" oder eine "Vorgesetztenlösung" (Boos et al., 1990).

Weitere institutionelle Faktoren, die die Güte interdisziplinärer Zusammenarbeit beeinflussen können, sind Aspekte der formalen wie räumlichen Anbindung einer Forschungsgruppe: Allein hinsichtlich der Bereitstellung von Räumen, z.B. für ein neues psychosoziales Angebot zur Unterstützung von Tumorpatienten, welches evaluiert werden soll, können sich Probleme für die Durchführung des Angebotes insgesamt und damit auch der interdisziplinär angelegten Forschung ergeben. Weitere Problembereiche bestehen häufig auch hinsichtlich der Nutzung anderer Ressourcen, wie Laborkapazitäten, notwendige ergänzende finanzielle Mittel und die Unterstützung durch medizinisches, medizinisch-technisches und krankenpflegerisches Personal, z.B. bei der Durchführung von Analysen immunologischer oder endokrinologischer Parameter oder bei der Gewinnung von Patienten für ein Forschungsvorhaben.

Notwendig ist demnach ein ausreichendes Maß an **Unterstützung** der interdisziplinären Forschung durch die Leitung wie auch die Mitarbeiter der kooperierenden Einrichtungen. Eine wesentliche Voraussetzung für die Realisation einer interdisziplinären Zusammenarbeit ist, daß es gelingt, ein Mindestmaß an Interesse bei den Mitarbeitern der kooperierenden Einrichtungen zu wecken, z.B. durch die Durchführung gemeinsamer Informationsverstaltungen im Rahmen von Kolloquien oder Fortbildungen. Mögliche Reaktionen von Mitarbeitern der anderen Berufsgruppen oder Institution hinsichtlich der aufzubauenden Kooperation sind nicht selbstverständlich positiv, sie können vielmehr von ausgeprägtem Interesse, über Desinteresse bis hin zu offenem Widerstand reichen. Gründe für Widerstände gegen die Implementierung einer fachübergreifenden psychosozialen Maßnahme und ihrer Evaluation (vgl. Koch & Siegrist, 1988) können sein, daß sich einzelne Mitarbeiter in ihrer Verhaltenssicherheit beeinträchtigt fühlen, da Gesichtspunkte, die bisher von untergeordneter Bedeutung waren oder als ausreichend berücksichtigt betrachtet wurden, nunmehr stärker fokussiert werden, wie z.B. die psychosoziale Situation der Patienten, ihre Lebensqualität, ihre Krankheitsbewältigung und mögliche Wissensdefizite bezüglich der Erkrankung, der Therapie, der Ernährung oder finanzieller Unterstützungsmöglichkeiten. Weiterhin könnte damit auch der Eindruck einhergehen, hinsichtlich der eigenen bisherigen beruflichen Qualifikationen - zumindest teilweise - entwertet zu werden. Es könnte schließlich die Befürchtung entstehen, temporär mehr belastet zu werden, sowohl bezogen auf das zu implementierende Angebot selbst, wie auch hinsichtlich der Unterstützung oder Einbindung in die Evaluation der Maßnahme (z.B. durch das Verteilen von Fragebögen oder das Durchführen von Fremdratings).

Es kann sehr förderlich für interdisziplinäre medizinpsychologische Zusammenarbeit sein, wenn im Rahmen eines Forschungsprojektes auch bestimmte **Servicefunktionen**, insbesondere in der Versorgung der Patienten, von Medizinpsychologen übernommen werden. Im oben beschriebenen Beispiel können durch die Implementierung und Evaluation des zusätzlichen und - zumindest in der Erprobungsphase - kostenlos bereitgestellten psychosozialen Unterstützungsangebotes mittelfristig auch Mitarbeiter in ihrer klinischen Arbeit entlastet werden, und dieses kann sich wiederum - in Zeiten größerer Konkurrenz der Einrichtungen und erhöhter Anforderungen durch umfassende Qualitätssicherungsmaßnahmen - insgesamt positiv auf die Außendarstellung einer Klinik auswirken.

Schließlich ist zu beachten, daß konfliktträchtige Interaktionen sich insbesondere auch dann ergeben können, wenn im Rahmen eines Forschungsprojektes die Mitarbeiter bzw. bestimmte Bedingungen der kooperierenden Einrichtungen selbst Gegenstand der Forschung sind. Im gewählten psychoonkologischen Beispiel könnte die Evaluation der Einführung eines zusätzlichen Unterstützungsangebotes auch eine Überprüfung der bisherigen Versorgung der Patienten als Vergleichsmessung beinhalten, so daß eventuelle Kontrollängste der beforschten Mitarbeiter frühzeitig zu berücksichtigen sind.

Ausmaß und Güte interdisziplinärer medizinpsychologischer Forschung wird auch maßgeblich durch eine Reihe **institutionsübergreifender Faktoren** bestimmt. So wird die Bereitschaft zur Kooperation u.U. nicht nur durch eine vermehrte Präsenz von Mitarbeitern aus der Medizinpsychologie im Rahmen von Konsil- oder Liaisondiensten innerhalb einer Klinik steigen, sondern sie wird auch durch die Rezipierung und **Akzeptanz** ihrer Forschungsarbeiten im Kreis der wissenschaftlichen, speziell der medizinischen, Fachkollegen bestimmt. Arbeiten, in denen mit methodisch anspruchsvolleren Designs z.B. eine Verbesserung der Lebensqualität wie auch eine Verbesserung verschiedener Parameter des Krankheitsverlaufes bei Tumorpatienten nach psychosozialen Interventionen gezeigt werden konnten (Fawzy et al., 1993; Spiegel et al., 1989), fördern nicht nur die prinzipielle Bereitschaft zur Kooperation, sondern führen unserer Erfahrung nach auch vermehrt zu Anfragen nach Zusammenarbeit von Wissenschaftlern und Ärzten verschiedener Kliniken an Medizinpsychologische Institute oder Abteilungen.

Eine nicht nur auf den Kreis der Fachkollegen beschränkte höhere Akzeptanz medizinpsychologischer Kompetenz spiegelt sich auch in verschiedenen gesetzlichen Bestimmungen bzw. Gesetzesinitiativen wider. So sieht ein interfraktioneller Entwurf für ein Gesetz über die Spende, Entnahme und Übertragung von Organen vor, daß im Falle einer Lebendspende jeweils eine interdisziplinär unter Beteiligung von einer in psychologischen Fragen erfahrenen Person zusammengesetzte Kommission bei der Ärztekammer gutachterlich Stellung nehmen muß. Im Rahmen dieser Zusammenarbeit kann auch das Interesse und die Bereitschaft zur Forschungskooperation deutlich gefördert werden. Weitere gesetzliche Rahmenbedingungen, die Einfluß auf das Ausmaß interdisziplinärer medizinpsychologischer Forschung nehmen, stellen z.B. Erfordernisse zur Prüfung von Aspekten der Lebensqualität bei der Entwicklung von neuen Medikamenten dar (vgl. u.a. Johnson & Temple, 1985; Testa et al., 1993).

Einfluß auf die Gestaltung interdisziplinärer Forschung, insbesondere im ambulanten Bereich, nimmt auch das aus soziologischer Sicht wichtigste Ergebnis der Herausbildung der Ärzteschaft als Profession, die **Sicherung beruflicher Autonomie**. Dies äußert sich unter anderem darin, daß bei Kooperationsbeziehungen in der Behandlung von Patienten "(...) der Ärztestand mit seinem Professionalisierungvorsprung stets die Leitung, Koordination und Kontrolle des arbeitsteiligen Geschehens für sich zu beanspruchen vermochte" (Siegrist, 1995, S. 237). Voraussetzung dafür ist auch, daß im Prozeß der beruflichen Sozialisation, d.h. im Medizinstudium und in der anschließenden Berufsausübung, spezifische Einstellungsmuster erworben werden, welche, wie im Kapitel 3 beschrieben, eine interdisziplinäre Kooperation in der Forschung erschweren können und in der Zusammenarbeit zu berücksichtigen sind. Diese Situation hat sich erst in jüngster Zeit dahingehend verändert, daß in der vom 98. Deutschen Ärztetag beschlossenen (Muster-) Berufsordnung der Zusammenschluß von Ärzten mit Angehörigen anderer Fachberufe, u.a. auch Diplom-Psychologen, im Rahmen einer Kooperationsgemeinschaft für die Ausübung der Heilkunde am Menschen gestattet ist (Bundesärztekammer, 1996).

Zu den wichtigen institutionsübergreifenden Rahmenbedingungen sind schließlich auch die Möglichkeiten zur **Finanzierung** interdisziplinärer medizinpsychologischer Forschung zu zählen: Bei der Beantragung von Drittmitteln stehen die jeweiligen Gutachter häufig vor dem Problem, daß sie sich nur für einen Teil des beantragten Vorhabens auf der Basis ihres disziplinenspezifischen Fachwissens als zuständig und kompetent erachten, sich jedoch nicht ausreichend im Stande sehen, wesentliche Elemente, die die Schnittstelle zwischen den Disziplinen betreffen, wie z.B. die oben aufgeführten methodischen Besonderheiten und Probleme, angemessen zu bewerten. Dieses ist vor dem Hintergrund zu sehen, daß nicht nur in den Naturwissenschaften, sondern auch in den Sozialwissenschaften die relativ autonome Entwicklung in den letzten Jahrzehnten zu einer für den einzelnen nur noch schwer überschaubaren Aufgliederung der Wissensgebiete und damit auch zu einer "Überspezialisierung" der Wissenschaftler geführt hat (vgl. u.a. Lehr, 1995; Schwartz et al., 1995). Bei potentiellen Förderern können somit häufig Unsicherheiten sowohl bezüglich der Zuständigkeit der jeweiligen Gutachter wie aber letztlich auch hinsichtlich der Beurteilung der sachgerechten Durchführung eines interdisziplinären Projektes bestehen. Vielfach kann deshalb medizinpsychologische Forschung nur dann erfolgen, wenn sie, wie oben angeführt, mit bestimmten Serviceleistungen, wie z.B. dem Angebot psychosozialer Unterstützung für Patienten von Seiten der Medizinpsychologie, verknüpft ist; diese erfolgt dann zumeist mit Mitteln der jeweiligen Klinik. Daraus resultieren jedoch Beschränkungen hinsichtlich der einzusetzenden Ressourcen, die wiederum die Qualität der Forschungsarbeit beeinträchtigen, z.B., indem nur kleinere Stichproben untersucht, keine ausreichenden Kontroll- bzw. Vergleichsgruppen einbezogen oder weniger Parameter analysiert werden können.

5. Zusammenfassung und Fazit

Medizinpsychologische Forschung ist insgesamt durch eine Vielzahl verschiedener Forschungsaktivitäten gekennzeichnet. Sie untersucht im Sinne einer Spezialisierung und Differenzierung Grundlagen- wie Anwendungsaspekte und fokussiert als eine inhaltliche Schwerpunktsetzung Patienten aus unterschiedlichen Feldern der medizinischen Versorgung, insbesondere chronisch körperlich Kranke. Entsprechend den bearbeiteten Fragestellungen sind vielfältige methodische Zugänge erforderlich.

Auf Seiten der zu untersuchenden Patienten bestehen häufiger Einschränkungen hinsichtlich der körperlichen und psychischen Belastbarkeit und z.T. auch begrenzte Kommunikationsmöglichkeiten. Vielfach fehlen geeignete Meßinstrumente, die diesen

Einschränkungen Rechnung tragen. Auf Seiten der Institution sind das Primat der Behandlung gegenüber den wissenschaftlichen Interessen, eingeschränkte zeitliche und räumliche Bedingungen sowie die Abhängigkeit von den behandelnden Ärzten hinsichtlich des Patientenzugangs einige der limitierenden Faktoren, die bei der Planung und Durchführung medizinpsychologischer Forschung zu berücksichtigen sind. Es lassen sich weiterhin Probleme hinsichtlich der Gewinnung hinreichend großer Stichproben von Patienten mit definierten Erkrankungs- oder Therapieformen identifizieren, ebenso wie die Durchführung von Verlaufsstudien durch die verminderte Erreichbarkeit nach Entlassung oder Verlegung bzw. durch das Versterben der Patienten erschwert werden. Problematisch ist auch die Gewinnung angemessener Kontroll- und Vergleichsgruppen. Daraus resultiert eine Auswahl von **Forschungsdesigns** mit nicht immer genügend hoher interner Validität, da die angeführten Bedingungen unter anderem experimentelle Manipulationen zur strengeren Theorienprüfung mit Zufallszuweisungen erschweren, häufig aber auch keine kontrollierten quasi-experimentellen Studien erlauben. Damit ergeben sich auch Beschränkungen hinsichtlich der Möglichkeiten der Datenanalyse, so daß die Interpretation der so erhaltenen Ergebnisse Einschränkungen erhält.

Als ein wesentliches Kennzeichen medizinpsychologischer Forschung kann - wie mehrfach betont - angesehen werden, daß in ihr Handlungsfelder psychologischer und medizinischer Forscher bzw. Kliniker in besonderem Maße aufeinander bezogen sind und der interdisziplinären Kooperation somit eine besondere Bedeutung zukommt. Wichtige Faktoren für die Güte interdisziplinärer Zusammenarbeit und damit medizinpsychologischer Forschung sind **individuelle Voraussetzungen** der kooperierenden Mitarbeiter, wie vor allem deren formaler Status, ihre fachliche und soziale Kompetenz sowie ihre Ziele und Einstellungen. Als ein weiterer bedeutsamer Faktor läßt sich die **interaktive Passung** der Kooperanden, d.h. die Frage, inwieweit die Interaktionspartner mit ihren individuellen Voraussetzungen innerhalb des gemeinsamen Handlungsfeldes störungsfrei zusammenarbeiten, identifizieren. Entscheidenden Einfluß auf Ausmaß und Güte medizinpsychologischer Forschung nehmen weiterhin wichtige **innerinstitutionelle Voraussetzungen**, wie die Möglichkeiten für formelle und insbesondere informelle Interaktionen, die Regelung von Verantwortlichkeit und das Ausmaß an Unterstützung, das eine interdisziplinäre Forschergruppe durch die Leitung wie auch die Mitarbeiter einer kooperierenden klinischen Einrichtung erfährt. Einfluß üben schließlich auch **institutionsübergreifende Faktoren** aus; hier erscheinen die Akzeptanz medizinpsychologischer Forschung innerhalb der "scientific community", gesetzliche Rahmenbestimmungen und Berufsordnungen sowie Möglichkeiten der Forschungsförderung besonders wichtig.

Als ein Fazit sollen abschließend verschiedene übergreifende Maßnahmen und Strategien zur **Verbesserung** interdisziplinärer medizinpsychologischer Forschung dargelegt werden - neben den bereits in den vorangegangenen Abschnitten im Zusammenhang mit den jeweiligen individuellen und institutionellen Voraussetzungen diskutierten Vorgehensweisen (wie z.B. Erwerben von Kenntnissen über Strukturen und Zuständigkeiten in der kooperierenden Institution, Einarbeiten in genuin medizinische Themen, Etablierung kontinuierlicher Rückmeldungsprozesse, Regelung von Verantwortlichkeit).

Neben der inzwischen erfolgten Etablierung eigener Fachzeitschriften und Reihen, welche einerseits das Profil des Faches weiter akzentuieren und andererseits auch eine reputative Plattform für die Veröffentlichung von Forschungsergebnissen darstellen, erscheint insbesondere die Benennung **eigener Fachgutachter** von besonderer Bedeutung. Dieses kann eine Grundvoraussetzung sein, um den Anteil durch Drittmittel geförderter interdisziplinärer Forschung zu erhöhen und damit auch mittelfristig zu einer Verbesserung der Qualität medizinpsychologischer Forschung beizutragen.

Zur Vermeidung von Konflikten in der Phase der **Implementierung** interdisziplinärer Forschung in einer klinischen Einrichtung läßt sich ein mit "a victory" (Barth & Matt, 1984) abgekürztes Konzept adaptieren, welches u.a. auch bei der Einführung von Qualitätssicherungsprogrammen eingesetzt werden kann. Zu prüfen wäre nach diesem Konzept, welche Ressourcen für die Durchführung der Forschung notwendig sind (**ability**), wie die Einstellungen (**value**) und der Informationsstand der Mitarbeiter einer klinischen Einrichtung sind (**idea**), welche außerinstitutionellen Einflüsse bestehen (**circumstances**), wann mit der Forschung begonnen werden soll (**timing**), welche Bedingungen die Akzeptanz der interdisziplinären Zusammenarbeit fördern (**obligation**), welche Widerstände gegen die Forschung in Rechnung zu stellen sind (**resistance**) und was durch das Projekt für die kooperierende Einrichtung gewonnen werden kann (**yield**). Je nach den spezifischen Bedingungen, inbesondere dem Umfang der geplanten Kooperation, können die einzelnen Punkte dieses Konzeptes - zunächst in der Regel informell - berücksichtigt werden und als Orientierungsrahmen für eventuell notwendige weitere Maßnahmen zur Implementierung interdisziplinärer Forschung dienen.

Ebenfalls im Sinne einer Konfliktprophylaxe kann es für die Zusammenarbeit der beteiligten Forscher unterschiedlicher Disziplinen sinnvoll sein, relativ früh Vereinbarungen bezüglich der weiteren Phasen des **Forschungsprozesses** zu treffen, d.h. hinsichtlich Untersuchungsverfahren, Datenerhebung und Datenaufbereitung, Datenanalyse und -interpretation, Mitteilung und Veröffentlichung der Ergebnisse sowie schließlich ihre Umsetzung. Diese Punkte können gewissermaßen als Charta für die Gestaltung interdisziplinärer Forschung aufgefaßt werden.

Lehr (1995, S. 387) weist zu Recht darauf hin, daß sich aufgrund der anhaltenden Tendenz zur Spezialisierung der Forschung junge Wissenschaftler nur durch "Spezialisierung auf ein Detailgebiet innerhalb eines Detailbereiches eines Faches" qualifizieren und ihre Karriere durch eine längere Kooperation im Rahmen interdisziplinärer Forschung geradezu gefährden können. Andererseits verlangt die zunehmende Komplexität von Forschungsfragestellungen - und dieses keinesfalls nur auf den Bereich der Medizinischen Psychologie beschränkt - immer häufiger interdisziplinäre Zusammenarbeit, und es erscheint uns zutreffend, was die Philosophen Lenk und Marsal (1995, S. 211) im folgenden Zitat zusammenfassen: "Die Kluft zwischen Natur- und Sozial- sowie Geisteswissenschaften ist ein künstlich geschaffenes abstraktes Konzept, das im Lichte des methodologischen Interpretationskonstruktionismus heute zunehmend obsolet erscheint, weil gerade die interessanten Phänomene sich im Grenzbereich stellen und alle einschlägigen Disziplinen auf den unterschiedlichen Seiten von theoretischen Konstruktbildungen 'leben'". Gerade angesichts der zahlreichen genannten Besonderheiten und Probleme der überwiegend interdisziplinär angelegten medizinpsychologischen Forschung, die in jedem Forschungsprojekt jeweils zu berücksichtigen und zu kontrollieren sind, könnten die durch sie gewonnenen Erfahrungen und Erkenntnisse insgesamt zu einer Verbesserung interdisziplinärer Forschung beitragen.

Das Experiment in der medizinpsychologischen und psychosomatischen Forschung: Ein Plädoyer für die Belebung experimenteller Forschung

Bernhard Dahme[1]

Zusammenfassung

Sowohl in Laien-Enzyklopädien als auch in der Psychologie ist der Begriff des Experiments sehr allgemein und pragmatisch definiert. Das Experiment als bedeutsame wissenschaftliche Erkenntnismethode wurde in der deutschsprachigen medizinpsychologischen und psychosomatischen Forschung der letzten ca. 25 Jahre im Vergleich zur anglo-amerikanischen Forschung unterbewertet. Daß dies auch heute noch gilt, wird durch eine Analyse der Zeitschriften "Psychosomatic Medicine", "Journal of Psychosomatic Research", "Psychotherapie, Psychosomatik, medizinische Psychologie - PPmP" und "Zeitschrift für Medizinische Psychologie" der Jahrgänge 1992 und 1993 belegt. Sodann werden die wichtigsten methodischen Elemente psychologischer Experimente sowie ihrer Spezifikationen für klinische Interventionsprüfungen und einige grundlegende quasi-experimentelle Versuchspläne dargestellt. Besondere Aufmerksamkeit erfahren dabei das Randomisationsprinzip und die Kontrollgruppenproblematik.

Summary

Definitions of the experiment are phrased rather general and pragmatic in laymen encyclopedia as well as in psychology. There has been a definit of acknowledging the experiment as an important methodological tool in medical-psychological and psychosomatic research in the German speaking countries during the last 25 years. This deficit is still prevailing as demonstrated by an empirical comparison of the issues of 1992 and 1993 of the journals "Psychosomatic Medicine", "Journal of Psychosomatic Research", "Psychotherapie, Psychosomatik, medizinische Psychologie - PPmP" and "Zeitschrift für Medizinische Psychologie". Further, the essential methodological aspects of the psychological experiment, the randomized clinical trial, the case control study and of some basic quasi-experimental designs are presented. Specific regard is given to randomization and control groups.

---

[1] Der Autor dankt den unbekannten Gutachtern dieses Artikels für ihre Kritik und nützlichen Änderungsvorschläge, die wichtige Ergänzungen erbrachten und zu größerer Klarheit dieser Arbeit führten.

1. Die Bedeutung des psychologischen Experiments und seine Vernachlässigung

Das Experiment ist eine sehr wirksame und erfolgreiche wissenschaftliche Methode. Dies gilt nicht nur für die klassischen Naturwissenschaften, sondern auch für viele Bereiche der Medizin und der Psychologie.

Eine sehr pragmatische Definition des Experiments gibt Hofstätter (1957, S. 100): "Es ging und geht dabei um die Schaffung von Beobachtungsgelegenheiten, die sich zur Feststellung diagnostisch relevanter Verhaltensweisen besser eignen (sollen) als die im Alltagsleben gebotenen". Sodann berichtet er ein "elegantes tiefenpsychologisches Experiment" des antiken römischen Arztes Galenus (130-201 n. Chr.): "Eine an Schlaflosigkeit leidende Dame zeigte keine körperlichen Krankheitssymptome, dafür aber große Widerstände gegen eine offene Aussprache. Gelegentlich einer der Konsultationen erhielt sie die Nachricht, daß an diesem Tag der Künstler X im Theater tanzen werde. Galenus beobachtete dabei Veränderungen in Ausdruck und Farbe des Gesichts sowie einen unregelmäßigen Puls. An den nächsten drei Tagen ließ er von sich aus die Mitteilung machen, daß die Tänzer Y, Z und wieder X auftreten würden. In den ersten beiden Fällen stellten sich keine Alterationen des Gebarens ein, während es im dritten abermals zu starken Zeichen der Unruhe kam. 'So fand ich heraus, daß die Dame in den Tänzer X verliebt war; sorgfältige Beobachtungen an den folgenden Tagen bestätigten dies'". Vermutlich handelt es sich hierbei um das älteste schriftlich dokumentierte "psychophysiologische, psychosomatische" Experiment.

In der Brockhaus-Enzyklopädie von 1968 ist das Experiment auch sehr allgemein als die künstliche Herbeiführung und Abwandlung von Beobachtungsbedingungen zur Gewinnung wissenschaftlicher Unterlagen definiert. Ein Unterabsatz von ca. 1/3 der Länge des gesamten Absatzes über das Experiment widmet der damalige Brockhaus allein dem psychologischen Experiment und seinen Eigenarten: "Für das psychologische Experiment ist charakteristisch, daß Versuchsleiter (Vl) und Versuchsperson (Vp) in einem Interaktionsprozeß stehen, dessen Art vor allem durch die Versuchsanweisung (Instruktion) bestimmt wird. Der häufigste experimentelle Typ ist die Manipulation oder systematische Erfassung äußerer Reize (unabhängige Variable) in ihrem Einfluß auf das Verhalten und Erleben (abhängige Variable). Durch enge Verknüpfung mit der mathematischen Statistik ist es möglich, in einem einzigen Experiment den Einfluß mehrerer unabhängiger Variablen auf eine oder mehrere abhängige Variablen zu bestimmen."

Es werden dann mehrere dichotome Unterscheidungen psychologischer Experimente vorgenommen, nämlich hinsichtlich der Anzahl der Versuchspersonen in Gruppen- vs. Einzelexperimente, hinsichtlich des Wissens der Vp oder des Vl über die Zielsetzung des Experiments in wissentliche vs. unwissentliche Experimente (Blind- und Doppelblindversuche) und hinsichtlich des Grades der Explikation in Erkundungs- vs. Entscheidungsexperimente. "Besondere Probleme ergeben sich hinsichtlich Objektivität (Unabhängigkeit der Resultate vom Vl), Generalisierbarkeit (Übertragung der Resultate auf andere Vpn und Bedingungen), Skalierbarkeit der kontrollierenden Bedingungen, Nichtanwendbarkeit des Experiments in einzelnen Bereichen (technische und ethische Probleme)."

Hier sind - im Abstand von mehr als einem Vierteljahrhundert zu heute - die wichtigsten Aspekte des psychologischen Experiments, wenn auch sehr knapp, umrissen. Offensichtlich wurde also (vor) 1968 das psychologische Experiment als eine so bedeutsame und auch eigenständige wissenschaftliche Erkenntnismethode angesehen, daß die Autoren einer allgemeinbildenden Enzyklopädie es für notwendig hielten, den gebildeten Laien darüber aufzuklären. In der letzten Auflage der Brockhaus-Enzyklopädie aus dem Jahre 1988 fehlt dieser Unterabschnitt des psychologischen Experiments, statt dessen findet sich nur ein Verweis auf "experimentelle Psychologie". Die dortigen Ausführungen haben einen anderen, weitergefaßten Inhalt, die Ausführungen dazu sind unzusammenhängend und ziemlich unklar, es werden vorwiegend die Probleme und Gefahren des psychologischen Experiments, aber nicht wesentliche Erkenntnisse der experimentellen Psychologie berichtet.

Enzyklopädien repräsentieren Zeitgeist. In der Tat hat das psychologische Experiment im deutschsprachigen Forschungsraum im Anschluß an die kritische und antiautoritäre Bewegung im Jahre 1968 an Bedeutung, und an "Appeal" als psychologische Erkenntnismethode eingebüßt. In vielen Ausbildungsstätten für Diplompsychologen wurde das "Experimentalpraktikum" im ersten Studienabschnitt durch ein "Empirisches Praktikum" ersetzt, in dem allzuoft das Feyerabend'sche (1979) "anything goes" erkenntnistheoretisch mißverstanden und zum methodologischen Leitmotiv gemacht wurde.

Gewöhnlich wird das Experiment mit einem Laboratorium assoziiert. Diese Assoziation entspricht heute sicherlich noch weitgehend der Forschungsrealität, zumindest hinsichtlich des "strikten" Experiments. Von der grundsätzlichen Idee des Experiments her ist dies jedoch keineswegs zwingend, wie auch das Experiment des Galenus zeigt. Für Experimente außerhalb des Laboratoriums wurde der Begriff des Feldexperiments geschaffen. Ein bekanntes Beispiel sind die sozialpsychologischen Feldexperimente von Sherif und Sherif (1953), wo in einem Kinderferienlager experimentell Prozesse der Gruppenbildung und ihrer internen Organisation, der Gruppendistanzierung und -reintegration beobachtet wurden. Allerdings hat in der Psychologie in den vergangenen 42 Jahren seit den Sherif'schen Publikationen die Anzahl von Feldexperimenten nicht sehr zugenommen.

Auch das Human- und Tierexperiment im Labor sollte nicht geringgeschätzt werden: International gesehen, ist das Humanexperiment aus der Psychologie heute nicht mehr wegzudenken. Wichtige Erkenntnisse der Psychosomatischen Medizin beruhen auf Human- und Tierexperimenten: Erwähnt werden sollen hier die unter sehr strikten Laboratoriumsbedingungen durchgeführten tierexperimentellen Untersuchungen zum Zusammenhang von bedrohlichen emotionalen Belastungen und gastro-duodenalen (Magen und Zwölffingerdarm) Läsionen, so z. B. die Untersuchungen von Brady (1958) und Weiss (1972) über die spezifischen Reiz- und Reaktionsbedingungen für die Entwicklung gastro-duodenaler Läsionen aufgrund psychischen Stresses. Als klassische psychosomatische Untersuchung gilt auch das "Einzelfallexperiment" von Beaumont (1833), der bei einem schwerverletzten Soldat operativ eine Magenfistel gelegt hatte, somit Veränderungen der Magenaktivität jahrelang beobachten konnte und feststellte, daß Durchblutung, Sekretion und Motilität des Magens sowohl von der Nahrung als auch von psychischen Einflüssen abhängen. Unter etwas strikteren Bedingungen wurde dieses Einzelfallexperiment von Wolf und Wolff (1943) wiederholt und dabei wurden Durchblutungsstörungen und Erosionen in emotional belastenden Situationen systematisch beobachtet. Wiederum im Tierexperiment zeigten Henry, Meehan und Stephens (1967), daß zu dichtes Zusammenleben (engl. crowding) den Blutdruck der betroffenen Mäuse regelhaft und andauernd erhöhte.

Im psychosomatischen Humanexperiment sind zweifellos die psychophysiologischen Laborexperimente am häufigsten anzutreffen. Möglichkeiten und Grenzen von psychophysiologischen Human- und Tierexperimenten diskutiert Köhler (1995).

Heute kann man sich jedoch nicht auf das psychophysiologische Experiment beschränken, das im psychosomatischen Kontext mittlerweile vor allem durch das psycho-neuro-immunologische Experiment ergänzt wird (siehe u.a. Schedlowski, 1994). Beide erweisen sich inzwischen immer mehr als wichtige medizinpsychologische und psychosomatische Erkenntnisquellen.

Neue Möglichkeiten für das psychologische und psychophysiologische Experiment auch außerhalb des Labors sind seit einigen Jahren durch das ambulatorische Monitoring eröffnet worden (Buse, 1994; Perrez & Reicherts, 1989; Myrtek et al., 1995). Eine umfassende Darstellung des ambulatorischen Monitoring, auch mit einer eingehenden Diskussion systematischer Labor-Feld-Vergleichsstudien geben Fahrenberg und Myrtek (1996).

Generell ist die experimentelle Forschung in der deutschsprachigen medizinpsychologischen und psychosomatischen Forschung unterrepräsentiert. Dies wird u.a. aufgrund des folgenden Zeitschriftenvergleichs deutlich: Im Jahre 1994 erschien in der wichtigsten anglo-amerikanischen psychosomatischen Zeitschrift "Psychosomatic Medicine" (PM) in einem Editorial eine formale Analyse der Beiträge dieser Zeitschrift des ganzen Jahrgangs 1992 und der ersten Hälfte von 1993, aus der nur die folgenden Angaben referiert seien: Von insgesamt 95 Publikationen dieser beiden Jahrgänge waren 35 % experimentelle Studien, 31 % nicht-experimentelle, empirische Arbeiten, vorwiegend auf Befragungen (Interviews, Fragebögen, Tests) beruhend ("observational studies"), 7 % berichteten über kontrollierte klinische Studien ("clinical trials"). Dieser Begriff wurde hier für spezifische therapeutische Interventionen bei einer definierten medizinischen Krankheit (nicht bei primärer Prävention) benutzt, wobei genaue Kriterien für Ein- und Ausschluß von Patienten in diese Studien aufgelistet und eine Stichprobe von mindestens 10 Patienten gegeben sein mußten. Die restlichen 27 % der Artikel bestanden aus Übersichtsartikeln, Editorials und Fallberichten (Beobachtungen an weniger als 10 Personen). 2 der 95 Arbeiten berichteten Tierstudien. Etwa analog haben wir eine Analyse nur der Originalbeiträge der (vollständigen) Jahrgänge 1992 und 1993 für die entsprechende britische Zeitschrift "Journal of Psychosomatic Research" (JPR), die deutschsprachige medizinisch-psychologische und psychosomatische Fachzeitschrift "Psychotherapie, Psychosomatik, Medizinische Psychologie (PPmP)" und die 1992 neu herausgekommene "Zeitschrift für Medizinische Psychologie" (ZMP) vorgenommen. Aus Gründen, die weiter unten deutlich werden, haben wir dabei die experimentellen Studien noch unterteilt in "strikt experimentelle" (mit Zufallszuordnung der Probanden zu den Versuchsbedingungen oder - sehr selten - der Zufallsreihung der Versuchsbedingungen pro Proband) und quasi-experimentelle Studien (keine Zufallszuordnung von Personen oder Bedingungen, aber experimentelle Manipulationen an den Probanden).

Tabelle 1: Häufigkeit experimenteller Human- und Tierstudien im Vergleich zu anderen Artikeln aufgrund der Orginalarbeiten in 4 psychosomatischen und medizinpsychologischen Fachzeitschriften der Jahrgänge 1992 und 1993

Zeitschrift		Experimente	Quasi-Exp.	Kontr.kl.St.	Beobacht.St.	Tierversuche	Andere	Summe
JPR	n	9	34	7	81	1	15[1]	147
	%	6	23	5	55	<1	10	
	%	29						
PPmP	n	0	0	2[2]	66	0	44[3]	112
	%	0	0	2	59	0	39	
	%	0						
ZMP	n	3	4	0	11	1	11[4]	30
	%	10	13	0	37	3	37	
	%	23						
PM	n	31[5]		7	30	2[2]	3[6]	73
	%	42		10	41	3	4	

1) Vorwiegend methodische Arbeiten, 2 Meta-Analysen, 1 Fall-Kontroll-Studie.
2) Es wird ein reiner Prä-Post-Vergleich nach einer Intervention vorgenommen, es fehlt eine Kontrollgruppe. Es ist also kein "clinical trial" im strikten Sinne, sondern eine quasi-experimentelle Interventionsstudie.
3) Einige wenige Übersichtsartikel (von den Herausgebern unter Originalbeiträgen eingestuft), Fallberichte, vorwiegend "klinische Essays".
4) Übersichts- und (wenige) theoretische Artikel.
5) In der Tabelle 2 des genannten Editorials werden diese beiden Kategorien in verschiedenen Auflistungen genannt. Da es sich bei den Tierstudien um Experimente handelt, wurde die Zahl der Experimente aus der Tabelle 2 um diese 2 Studien reduziert.
6) Fallstudien.

JPR = Journal of Psychosomatic Research (GB) - PPmP = Psychotherapie, Psychosomatik, Medizinische Psychologie (D)
ZMP = Zeitschrift für Medizinische Psychologie (D) - PM = Psychosomatic Medicine (USA)

Quasi-Exp. = Quasi-Experimente - Kontr.kl.St. = kontrollierte klinische Studien - Beobacht.St. = Beobachtungsstudien.

In Tabelle 1 sind die Ergebnisse der Kategorisierung und Auszählung der drei europäischen Zeitschriften wiedergegeben, dazu die Vergleichszahlen aus dem Editorial der "Psychosomatic Medicine".

Die Zahlen belegen einen krassen Unterschied: In der deutschsprachigen PPmP wurde im Erhebungszeitraum nicht eine einzige strikt-experimentelle oder quasi-experimentelle Arbeit publiziert und auch die beiden klinischen Interventionsstudien genügen nicht den üblichen experimentellen Anforderungen an kontrollierte klinische Studien. In PM sind mehr als die Hälfte der Originalarbeiten prinzipiell experimentell angelegte Studien (Experimente, Quasi-Experimente und kontrollierte klinische Studien), im JPR immerhin ca. 1/3. Geradezu ein Merkmal der PPmP ist der "klinische Essay", ein Genre, das es in den beiden englischsprachigen Zeitschriften überhaupt nicht gibt.

Generell ist die Zahl der Beiträge in der "Zeitschrift für Medizinische Psychologie" im Vergleich zu den anderen drei Fachzeitschriften deutlich niedriger. Die insgesamt 30 "Originalarbeiten" der beiden Jahrgänge, die dort unter dem Oberbegriff "Forum" subsumiert sind (wie in der PPmP werden dort auch Übersichtsartikel etc. mitgeführt), bilden dennoch den weit überwiegenden Anteil der Beiträge insgesamt. Mit 26 % ist der relative Anteil experimenteller und quasi-experimenteller Human- und Tieruntersuchungen fast so groß wie in der britischen Fachzeitschrift. Während jedoch im JPR in diesem Zeitraum insgesamt 44 solcher Untersuchungen und 7 kontrollierte klinische Studien veröffentlicht wurden, waren es in der ZMP gerade 8 experimentelle/quasi-experimentelle Untersuchungen und keine kontrollierte klinische Studie. Leider ist in den folgenden Jahren 1994-1996 die Zahl der experimentellen Studien in der ZMP eher rückläufig.

Ein Plädoyer, mehr experimentell oder strikter quasi-experimentell in der Medizinischen Psychologie und der Psychosomatischen Medizin zu forschen, erscheint mir daher als angemessen, wobei die Unterscheidung von Experiment im strikten Sinne und verschiedenen, mehr oder minder strikten Quasi-Experimenten unten expliziert wird.

Die oben genannten pragmatischen Definitionen machen deutlich, daß es sich beim Experiment um eine Hilfsmethode wissenschaftlicher Analyse handelt, bei der dem Umstand Rechnung getragen wird, daß im Alltagsleben "Vieles mit Vielem zusammenhängt". Dann sind ursächliche Zusammenhänge von als erklärungsbedürftig angesehenen Phänomenen ohne ein geeignetes Experiment nur schwer oder gar nicht eindeutig feststell- und überprüfbar. Was aber ist ein geeignetes Experiment? Diese Frage läßt sich leider überhaupt nicht allgemein beantworten. Für eine Fragestellung ein geeignetes experimentelles, widerspruchsarmes Vorgehen zu entwerfen und zu planen, ist und bleibt eine Herausforderung wissenschaftlicher Kreativität. Es ist relativ einfach, einen geeigneten Versuchsplan zu entwickeln, um zu prüfen, ob Prüfungsstreß einen Einfluß auf bestimmte Bereiche des Immunsystems hat. Viel schwieriger ist es dagegen, vermutlich sogar unmöglich, in einem strikten Experiment festzustellen, ob feindseliges und stark wettbewerbsorientiertes Verhalten im Alltag eine koronare Herzkrankheit begünstigt. Es ist zweifellos ethisch unverantwortlich, durch ein systematisches "Dauerexperiment" jemanden so lange zu feindseligem und konkurrierendem Verhalten anzuhalten, bis die Krankheit sich einstellt. In diesem Falle wäre also die Frage, ob es quasi-experimentelle Varianten gibt, mit Hilfe derer auch diese Hypothese einigermaßen zuverlässig und gültig geprüft werden kann.

Obwohl in den vergangenen 20 Jahren eine Reihe von Vorschlägen zur Kausalanalyse mit Hilfe statistischer Regressions- und pfadanalytischer Methoden, am explizitesten im LISREL-Ansatz, (Bortz, 1993, Kap. 13.3) gemacht wurden, hat sich deren Anwendung zur Prüfung psychosomatischer Ursachen-Hypothesen empirisch als wenig problemlösend und weiterführend erwiesen. Es gilt also heute empirisch mehr denn je, daß es zur Prüfung kausaler Beziehungen unbedingt des Experiments oder Quasi-Experiments bedarf.

2. Experiment und Quasi-Experiment: Definitionen, Kriterien und Versuchspläne

Als Begründer der modernen experimentellen Psychologie wird gemeinhin Wilhelm Wundt genannt. Nach seiner Auffasssung (Wundt, 1913; zitiert nach Hofstätter, 1957) muß ein Experiment folgende drei Bedingungen erfüllen:

(1) Es muß ein willkürlicher Eingriff auf die Entstehung und den Verlauf der zu beobachtenden Erscheinungen erfolgen (Willkürlichkeitsbedingung bzw. Manipulierbarkeitsprinzip).

(2) Die untersuchten Vorgänge müssen veränderbar sein (Variierbarkeitsbedingung).

(3) Die experimentelle Prozedur muß wiederholbar sein (Wiederholbarkeitsbedingung bzw. Replizierbarkeitsprinzip).

Wie Selg, Klapprott und Kamenz (1992) zurecht ausführen, sind das zweite und dritte Kriterium logisch im ersten impliziert. Es sollen hier jedoch alle drei erläutert werden, zumal das zweite etwas erweitert wird.

Bei der Planung eines Experiments müssen also folgende Dinge gewährleistet sein: Allgemein wird im Experiment - wie es schon in der oben erwähnten Definition der Brockhaus-Enzyklopädie von 1968 zum Ausdruck kam - der Einfluß einer oder mehrerer unabhängiger Variablen auf eine oder mehrere abhängige Variable geprüft, z.B. ob die Induktion negativer Emotionen zu einer Erhöhung des Atemwiderstandes, also zu einer Atemwegsobstruktion, bei Personen beiträgt, die an einem Asthma leiden (Ritz et al., 1995). In diesem Fall ist die Emotionsinduktion die unabhängige oder experimentelle Variable, der jeweils gemessene Atemwegswiderstand die abhängige Variable.

Die ersten beiden Wundtschen Forderungen beziehen sich auf die unabhängigen Variablen: Diese müssen durch den Experimentator willkürlich herstell- und veränderbar sein. Dabei ist eine minimal hinreichende Variierbarkeit der experimentellen Bedingungen gegeben, wenn die unabhängige Variable eine zweiwertige (binäre) Merkmalsvariable im Sinne des Stevens'schen Meßkonzeptes (Stevens, 1946) ist. Für unser obiges Beispiel heißt dies, daß es genügen kann, die Obstruktionswirkung positiver und negativer Emotionsinduktion miteinander zu vergleichen.

Die zweite Wundtsche Forderung der Variierbarkeit muß logischerweise auch für die abhängige Variable gelten, daß diese nämlich in Abhängkeit von einer willkürlichen Veränderung der unabhängigen Variablen auch verschiedene Werte bzw. Zustände annehmen kann. Wiederum ist eine minimal hinreichende Variierbarkeit der abhängigen Variablen gegeben, wenn diese mindestens zwei Werte annehmen kann, in obigem Beispiel also, wenn mit Hilfe eines geeigneten Verfahrens hohe gegenüber niedriger Obstruktion unterschieden werden kann. Allerdings ist die Variierbarkeit der abhängigen Variablen nicht spezifisch für das Experiment, sondern gilt genauso für die nicht-experimentelle Beobachtung.

Das vielleicht wichtigste Merkmal des Experiments ist die prinzipielle Wiederholbarkeit. Es muß also möglich sein, das gleiche Experiment mit seinen spezifischen Randbedingungen von einer anderen Person an anderem Ort und zu anderer Zeit zu wiederholen und zu prüfen, ob bei möglichst gleicher experimenteller Manipulation, gleicher Messung und Wahrung der spezifischen Randbedingungen (z.B. Beachtung gleicher Schweregrade der asthmatischen Erkrankung) gleiche Ergebnisse gefunden werden. Eine hohe Replizierbarkeit eines Experiments ist zweifellos nur dann gegeben, wenn sowohl für die Manipulation der unabhängigen als auch die Messung der abhängigen Variablen die drei wichtigsten Testgütekriterien (Lienert & Raatz, 1994) möglichst gut erfüllt sind: Manipulation und Messung in hohem Maße objektiv, zuverlässig und gültig sind.

In jedem Experiment müssen, um den spezifischen Einfluß der ausgewählten unabhängigen auf die abhängige Variable möglichst eindeutig und genau festzustellen zu können, "Störgrößen" ausgeschaltet oder ihr (zusätzlicher) Einfluß auf die abhängige Variable reduziert oder kontrolliert werden. Ist dies der Fall, dann spricht man von hoher "interner Validität" (vgl. Bortz & Döring, 1995, S. 53). Im psychologischen oder psychosomatischen Experiment bedeutet dies zumeist, "irrelevante" Unterschiede zwischen den Versuchspersonen in geeigneter Weise vernachlässigen zu können. Dabei stellt sich gerade in der medizinpsychologischen oder psychosomatischen Forschung die Frage, ob es sinnvoll ist, solche "Störgrößen" wie interindividuelle Unterschiede in Alter und Geschlecht als "Fehlervarianz" zu betrachten, oder ob es nicht sinnvoller ist, den "Miteinfluß" dieser beiden "Organismus-Variablen" auf die abhängige Variable in geeigneter Weise systematisch mitzuuntersuchen. So wurde kürzlich von Davies-Osterkamp (1994) die Forderung vertreten, bei allen medizinpsychologischen und psychosomatischen Forschungsarbeiten auch Geschlechtsunterschiede systematisch zu prüfen. Gerade in der Psychosomatik werden ja immer wieder bedeutsame Geschlechtsunterschiede berichtet, und so verwundert es umso mehr, in wie wenigen psychosomatischen Forschungsarbeiten bisher Geschlechtsunterschiede systematisch untersucht wurden.

Im Gegensatz zu Physik und Chemie werden in der Psychologie und Medizin experimentelle Beobachtungen am lebenden Objekt, dem Tier oder dem Menschen vollzogen. In der Regel werden die Beobachtungen nicht an einem Objekt, sondern an einer "Stichprobe" vergleichbarer Objekte erhoben. Von der Repräsentativität der Personen-Stichprobe (allgemeiner: auch der Stichprobe der gewählten Situationen bzw. Zeitpunkte) hängt die Generalisierbarkeit der Ergebnisse eines Experiments ab ("externe Validität", vgl. Bortz & Döring, 1995, S. 53).

Ein weiterer wichtiger Validitätsaspekt ist die Gültigkeit der Konstruktoperationalisierung, also der adäquaten und hinreichenden Abbildung z. B. des Konstrukts Atemwegsobstruktion, das einerseits durch die Sekundenkapazität des Atemstosses andererseits durch den ganzkörperplethysmographischen Atemwegswiderstand operationalisiert wird. Damit ist also die Frage der Variablenvalidität gestellt (Hager & Westermann, 1983).

Es sind für die biologische, medizinische und psychologische Forschung eine Reihe von Standard-Versuchsplänen für das strikte Experiment oder das weniger strikte Quasi-Experiment entwickelt worden, um auch im Humanexperiment möglichst eindeutige Ursachen-Aussagen machen zu können. In der "Fähigkeit" diese Ursachenaussagen zu machen, also in der internen Validität, unterscheiden sich diese Experimente zum Teil erheblich. Es seien hier nur die wichtigsten "einfachen" Versuchspläne genannt und für komplexere mehrfaktorielle und hierarchische Versuchspläne, mit Hilfe derer der gleichzeitige Einfluß mehrerer "Ursachen" auf eine abhängige Variable untersucht werden kann, auf die einschlägige Literatur verwiesen (Bortz, 1993; Kap. 8, 9.2, 11, 14).

Der wohl elementarste Versuchsplan ist der sog. Experimental-Kontrolguppen-Plan. Die Experimentalgruppe wird einer in ihrer Wirkung zu prüfenden spezifischen experimentellen Behandlung unterzogen, während die Kontrollgruppe keine oder eine "Placebo-," also eine unspezifische Behandlung erfährt. Will man also prüfen, ob Progressive Muskelentspannung bei Hochdruck-Patienten einen blutdrucksenkenden Einfluß hat, so führt die Experimentalgruppe - etwa während eines Aufenthaltes in einer Rehabilitationsklinik - zweimal täglich ein solches Entspannungstraining durch, während die Kontrollgruppe dieses nicht tut bzw. eine "Placebo"- Behandlung erfährt, bei der sie z.B. an einer Gymnastikgruppe oder einer unstrukturierten Ruhebedingung teilnimmt.

Bei der Auswahl der Probanden und ihrer Zuordnung zu den beiden Bedingungen ist es wichtig, damit eine interne Validität gegeben ist, daß beide Gruppen in allen anderen Variablen, den "Drittvariablen", die einen Einfluß auf den Blutdruck haben könnten, möglichst gleich sind, die Gruppen sich also möglichst nur in der zu prüfenden unabhängigen Variablen: Entspannungstraining vs. Kontrollbedingung (z.B. Placebo-Behandlung) unterscheiden. Näherungsweise kann dieses Ziel mit Hilfe zweier Grundtechniken der Versuchsplanung erreicht werden:

(1) Die "Verzufallung" oder "Randomisation" (engl. randomization)

Die zu untersuchenden Probanden werden nach Zufall der Experimental- oder der Kontrollgruppe zugeordnet. Dies kann durch Münzwurf ("Zahl": Proband kommt in die Kontrollgruppe, "Wappen": Proband kommt in die Experimentalgruppe), mit Hilfe eines Würfels, einer Zufallszahlentafel (Bortz & Döring, 1995, Anhang, Tab. E 2) oder eines Zufallszahlen-Generators in einem Computer (so enthält z.B. das vielbenutzte statistische Programmpaket SPSS auch einen solchen Zufallszahlen-Generator) erreicht werden.

Das Verfahren beruht auf dem Randomisationsprinzip (Bortz & Döring, 1995, S. 53), das besagt: Bei zufälliger Zuordnung der Probanden zur Experimental- oder Kontrollgruppe hat jedes Mitglied des zu untersuchenden Kollektivs eine gleiche

Chance, in die Experimental- oder Kontrollbedingung aufgenommen zu werden. Durch die zufällige Zuordnung wird erstrebt, daß bestimmte "störende" Eigenschaften der untersuchten Probanden nicht einseitig in der Kontroll- oder Experimental-Gruppe überwiegen, daß also z.B. nicht ungewollt die älteren Personen überwiegend in die Kontrollgruppe kommen. Würde letzteres eintreten, könnte man nicht mehr feststellen, ob ein durchschnittlich niedrigerer Blutdruck in der Experimentalgruppe nach dem Trainingsprogramm auf die Wirksamkeit des Entspannungstrainings rückführbar ist oder ob aufgrund des oben genannten Selektionsfehlers dieser Unterschied zwischen Experimental- und Kontrollgruppe schon vor dem Training bestand (zur Prüfung von solchen Vorbehandlungsunterschieden s.u.).

Allgemein in der Terminologie der Statistik formuliert, garantiert das Randomisationsprinzip, daß die Erwartungswerte der abhängigen Variablen unter der Nullhypothese in Experimental- und Kontrollgruppe gleich sind, sich beide Gruppen im erwarteten Mittelwert nicht unterscheiden.

Eine gleichmäßige Verteilung von "störenden" Probandeneigenschaften auf Experimental- und Kontrollgruppe ist bei zufälliger Gruppenzuordnung nach dem Randomisationsprinzip umso eher gewährleistet, je größer die gesamte Stichprobe ist. Ein Experimental-Kontroll-Gruppen-Plan, bei der die zufällige Zuordnung der Probanden - wie geschildert - in die Experimental-bzw. Kontrollgruppe erfolgt, wird als "Randomized Groups Design" bezeichnet, was mit dem deutschen Begriff des Zufalls-Gruppen-Versuchsplan nur unscharf wiedergegeben wird.

(2) Die Parallelisierung (engl. stratification)

Das reine Randomisationsverfahren hat einen praktischen Nachteil: Um einen hinreichenden zufälligen Fehlerausgleich zwischen Experimental-und Kontrollgruppen zu erreichen, bedarf es großer Stichproben. Um in der klinischen Forschung den Untersuchungsaufwand, der mit großen Stichproben verbunden ist, zu reduzieren, empfiehlt sich oft, die Experimental- und Kontrollgruppe zu parallelisieren, um so den Einfluß der als bedeutsam erachteten "Störvariablen" zu reduzieren. Im Unterschied zur einfachen Randomisierung ist jedoch ein Vorwissen über die relevanten Variablen notwendig, aufgrund derer parallelisiert werden soll, also ein Wissen darüber, welche "Störvariablen" konkret einen Einfluß neben der zu untersuchenden unabhängigen Variablen auf die abhängige Variable haben. Hinsichtlich des Blutdrucks bestehen deutliche Alters- und Geschlechtsunterschiede. Es empfiehlt sich daher, die gesamte Probanden-Stichprobe in Paare aufzugliedern, so daß die Paarlinge jeweils eines Paares gleiches Geschlecht und möglichst gleiches Alter haben. Sodann werden die Paarlinge nach Zufall der Experimental- oder Kontrollgruppe zugeordnet. Im Prinzip kann man so die beiden Untersuchungsgruppen in beliebig vielen "Störvariablen" parallelisieren. Man stößt dabei jedoch sehr schnell an praktische Grenzen, nämlich nicht genügend viele, in den zu kontrollierenden Variablen annähernd ähnliche (homogene) Paarlinge zu finden. So muß also auch bei diesem experimentellen Verfahren durch die zufällige Zuordnung eines Paarlings zur Experimental- und des anderen zur Kontrollgruppe ebenfalls ein Fehlerausgleich weniger bedeutsamer "Störvariablen" nach dem Randomisationsprinzip erfolgen. In der englischen Fachliteratur wird der parallelisierte Versuchsplan als "Randomized Blocks Design" bezeichnet.

Bedauerlicherweise werden aber bisher in der medizinpsychologischen und psychosomatischen Forschung kaum experimentelle Untersuchungen mit Hilfe parallelisierter Versuchspläne angelegt. Das hat sicherlich seinen Grund darin, daß in der Datenerhebungsphase einer experimentellen Untersuchung oft nicht gleichzeitig jeweils zwei homogene Probanden zur Verfügung stehen. Möglicherweise wird aber oft auch diesem Gesichtspunkt der bestmöglichen Parallelisierung von Experimental- und Kontrollgruppe und damit der möglichst trennscharfen Prüfung der experimentellen Bedingung nicht die ihr gebührende Beachtung geschenkt. Jedenfalls dürfte es an psychosomatischen oder Rehabilitations-Großkliniken nicht so schwer sein, parallele Paarlinge zu finden. Zwar ist bei parallelisierten Versuchsplänen der Rekrutierungsaufwand durch den Zwang, gleichartige Paarlinge zu finden, in der Regel wohl zeit- und anstrengungsaufwendiger, die eigentliche Datenerhebung aber dann weniger aufwendig, da mit einer kleineren Stichprobe die gleiche experimentelle Effizienz (sog. Teststärke, engl. "power"; vgl. Cohen, 1988) erreicht wird, wie bei einer erheblich größeren Stichprobe beim einfachen "Randomized Groups Design".

Diese beiden Grundvarianten experimenteller Versuchspläne sind zu erheblich komplexeren Versuchsplänen erweitert worden, z.B. Plänen mit mehreren Experimental- oder Kontrollgruppen, zu sog. mehrfaktoriellen, hierarchischen Plänen, Versuchsplänen mit Meßwiederholungen verschiedener experimenteller Behandlungen am gleichen Probanden, Lateinischen Quadraten etc. Hier sei wiederum auf die einschlägigen Lehrbücher verwiesen (u.a. Bortz, 1993). Der große Vorteil der mehrfaktoriellen Pläne besteht darin, daß mit ihrer Hilfe der Einfluß mehrerer experimenteller Faktoren auf die abhängige Variable untersucht werden kann, wobei die experimentellen Faktoren selbst untereinander unabhängig (orthogonal) oder korreliert (nicht-orthogonal) sein können (Steyer, 1979). Ein praktischer Nachteil allzu komplexer Versuchspläne besteht darin, daß entweder sehr viele Probanden notwendig sind, sofern diese auf der Grundvariante des "Randomized Groups Design" beruhen, oder aber sehr restriktive, in der Forschungspraxis fast nie erfüllte Randbedingungen gegeben sein müssen, sofern diese auf der Grundvariante des "Randomized Blocks Design" beruhen. So erfordert etwa ein vollständiger 3-faktorieller "Randomized Groups Design" mit jeweils 3 experimentellen Bedingen $3 \times 3 \times 3 \times 10 = 270$ Probanden, um die gleiche Teststärke zu erreichen, wie ein einfacher Experimental-/Kontrollgruppen-Plan mit $2 \times 10 = 20$ Probanden.

Eine Spezialform des "Randomized Groups Design" ist die kontrollierte klinische Studie. Ursprünglich in der Arzneimittelforschung für pharmakologische Wirkungsstudien entworfen, wird sie heute generell zur Prüfung von klinischen Interventionen angewandt. Ihr Wesen besteht darin, daß die Patienten, für die die Interventionswirkung geprüft werden soll, nach Zufall der Behandlungs- oder der Kontrollgruppe (Placebo-Bedingung oder konventionelle Behandlung) zugeordnet werden, wobei in der ursprünglichen pharmakologischen Anwendung nach Möglichkeit diese Zuordnung im Doppelblindverfahren erfolgen soll: Untersucher und Patient sollten beide nicht wissen, ob der Patient mit dem Prüf-Medikament (Verum) oder Placebo behandelt wurde. Bei der Untersuchung psychologischer Wirkungen macht dies jedoch nur wenig Sinn. Aus der psychopharmakologischen Forschung liegen inzwischen genügend Erfahrungen vor, daß zumindest bei längerer Behandlung sowohl Patient wie

Untersucher "merken", ob eine Verum- oder Placebo-Behandlung erfolgte. Beim Vergleich zweier verschiedener psychologischer Interventionen kann allenfalls der Untersucher bzw. Datenauswerter blind, d.h. in Unkenntnis darüber gehalten werden, welcher Bedingung die Daten eines konkreten Patienten entstammen. Sehr wohl aber läßt sich in Psychotherapie-Studien das Randomisationsprinzip verwirklichen, was auch in sehr vielen Psychotherapie-Ergebnis-Studien getan wurde (s. Graw et al., 1994). Allerdings müssen nach den heute gültigen Konventionen, verbindlich festgelegt in entsprechenden Richtlinien der Europäischen Union für "good clinical practice" (GCP, 1993), die Patienten, die an einer derartigen randomisierten Untersuchung teilnehmen, explizit der Tatsache, zufällig einer der Psychotherapie-Bedingungen zugewiesen zu werden, zustimmen ("informed consent"). Dies kann zu erheblichen Selektionseffekten führen, wie wir es selbst kürzlich bei einer randomisierten Studie zum Vergleich von kognitiver Verhaltenstherapie, psychopharmakologischer und einer kombinierten Therapie der Bulimie erlebt haben (Jacobi et al., 1995).

Eine Zwischenstufe zwischen dem "Randomized Blocks Design" und den unten abgehandelten quasi-experimentellen Plänen stellt die klinische Fall-Kontroll-Studie dar: Zu jedem meist konsekutiv gewonnenen klinischen Fall (z.B. Herzinfarktpatienten) wird eine parallelisierte Kontrollperson zufällig ausgewählt, z.B. etwa gleichaltrige und -geschlechtliche Nachbarn oder Arbeitskollegen der Fälle (Falger & Schouten, 1992). Zugleich bietet ein solcher Ansatz - dazu kann man der zuletzt genannten Studie Anregungen entnehmen - eine Möglichkeit, quasi-experimentell das oben skizzierte Problem eines "ursächlichen" Zusammenhangs zwischen konkurrierendem Verhalten und koronarer Herzkrankheit zu untersuchen. Hierbei handelt es sich um einen außerordentlich effizienten Versuchsplan, der allerdings etwas aufwendig ist. Er erfordert den Zugriff auf Einwohnermeldedateien, der unter den heute in Deutschland geltenden Datenschutzbedingungen - zumindest wird es vielfach so ausgelegt - auch für ausschließlich wissenschaftliche Untersuchungen sehr erschwert ist.

In der klinischen Forschung sehr verbreitet sind Vergleiche von mehr oder minder zufällig gezogenen Stichproben aus verschiedenen Krankheitsgruppen, z.B. der Vergleich einer Gruppe von Normo- mit Hypertonikern im Laborstreß mentaler Belastung, etwa einem Rechentest. Aufgrund des Settings in einem "Experimentierlabor" werden solche Untersuchungen im landläufigen Sinne auch als Experimente bezeichnet. In der Tat sind auch durchaus wichtige Elemente eines Experiments gegeben, nämlich eine Experimental-und eine Kontrollgruppe sowie meßbare Ergebnisvariablen, wie Rechengeschwindigkeit oder Zahl der Rechenfehler. Die wichtigste Bedingung der Willkürlichkeit der Realisierung der experimentellen Bedingungen, hier also die randomisierte Zuordnung der Probanden zur Experimental- bzw. Kontrollgruppe, ist nicht erfüllt. Deswegen werden derartige Studien von Cook und Campbell (1979) als Quasi-Experimente bezeichnet.

Sie unterscheiden zwei Hauptgruppen quasi-experimenteller Versuchspläne:

(1) Versuchspläne mit nicht-äquivalenten Kontrollgruppen (engl. nonequivalent control group designs) und

(2) Versuchspläne mit Interventionen in einer Zeitreihe (engl. interrupted time series designs), für die sich im deutschen Sprachraum der Begriff "Zeitreihen-Interventions-Versuchsplan" durchgesetzt hat (Möbus & Nagl, 1983).

Hier wollen wir uns auf die ersteren beschränken, obwohl die zweiten heute als *die* Methode in der statistischen Planung und Auswertung des Einzelfallexperiments gelten, auf das hier nicht näher eingegangen werden kann. Denn obwohl schon zu Beginn der experimentellen Psychologie Ebbinghaus (1885) mit Hilfe strapaziöser Selbstversuche im Einzelfallexperiment die Gesetzmäßigkeiten des Behaltens und Vergessens studiert hat, hat das systematische Einzelfallexperiment immer nur ein sehr kümmerliches Schattendasein in der psychologischen Forschung gehabt und konnte trotz zahlreicher Appelle gerade auch in der deutschsprachigen klinisch-psychologischen Forschung (Huber, 1977; Dahme, 1977; Möbus & Nagl, 1983; Strauß, 1985; Fichter, 1989) aus diesem Schatten nicht heraustreten.

Zur Charakterisierung und Unterscheidung quasi-experimenteller Versuchspläne haben Cook und Campbell (1979) eine einfache Symbolschreibweise mit den beiden Grundelementen X (= eine spezifische "Behandlung") und O (= eine Beobachtung oder Messung an den "Objekten" der Untersuchung, z.B. Patienten) eingeführt. Cook und Campbell (1979) unterscheiden bei den Versuchsplänen mit nicht-äquivalenten Kontrollgruppen die folgenden Untertypen:

(1.1) Der *Ein-Gruppen-Nur Posttest Versuchsplan* (engl. one-group posttest-only design) - In symbolischer Schreibweise:

$$X \quad O$$

Bei diesem Plan werden also nur Messungen nach der "Behandlung" oder nach dem kritischen zu untersuchenden Ereignis, z.B. eine Krankheit, vorgenommen. Viele der in unserem o.g. Zeitschriftenvergleich unter der Kategorie Beobachtungsstudien genannten Untersuchungen sind hier subsumierbar (z.B. Rohr, 1992). Es handelt sich dabei meistens um retrospektive Studien ohne Kontrollgruppe.

Kausalaussagen in dem Sinne, daß die "ex-post-facto" Beobachtungen (Messungen) Folge einer Krankheit oder Behandlung sind, sind streng logisch nicht haltbar, können aber dennoch plausibel sein und zu weiterer strengerer Ursachenforschung anregen.

(1.2) Der *Nur-Posttest Versuchsplan mit nicht-äquivalenten Gruppen* (engl. posttest-only design with nonequivalent groups) - symbolisch:

$$\begin{array}{c} X \quad O \\ \hline O \end{array}$$

Hier werden also nur Post-Messungen bei einer Versuchs- und einer Kontrollgruppe zu einem Zeitpunkt nach der Behandlung oder dem kritischen Ereignis der Experimentalgruppe vorgenommen, wobei die Kontrollgruppe explizit keine Behandlung erfuhr. Diese gleiche logische Design-Struktur weist auch der o.g. experimentelle Versuchsplan mit randomisierten Gruppen auf. Im Falle einer randomisierten Gruppenzuweisung kann man - zumindest bei großer Probandenzahl - aufgrund des Fehlerausgleichs mit gewisser Wahrscheinlichkeit davon ausgehen, daß *im Mittel* die Experimental- und Kontrollgruppe sich nur durch die experimentelle Behandlung unterscheiden. In der Ausgangssituation vor dem Experiment sind beide Gruppen also äquivalent. Fehlt jedoch die randomisierte Zuweisung, so kann bei diesem Plan mit nicht-äquivalenten Gruppen nicht sicher festgestellt werden, ob Unterschiede in den relevanten Post-Beobachtungen oder Messungen zwischen beiden Gruppen auf die Behandlung der Versuchsgruppe oder auf vorherige unkontrollierte Selektionseffekte zwischen beiden Gruppen rückführbar sind. Bei der rationalen Plausibilitätsprüfung der Ergebnisse von Untersuchungen, die auf diesem Versuchsplan beruhen, muß also vor allem diskutiert werden, ob derartige Selektionseffekte ausgeschlossen werden können.

(1.3) Der *Ein-Gruppen-Prätest-Posttest Versuchsplan* (engl. one-group pretest-posttest design) - symbolisch:

$$O_1 \quad X \quad O_2$$

Hier werden also bei einer einzigen Versuchsgruppe zunächst *vor* der Behandlung eine oder mehrere Beobachtungen oder Messungen (Prä-Test) vorgenommen, dann folgt die zu prüfende Behandlung oder Intervention und eine wiederholte Beobachtung oder Messung (Post-Test). Auf eine Kontrollgruppe wird oft ohne hinreichenden Grund verzichtet. Dieser Versuchsplan ist in vielen klinischen Untersuchungen anzutreffen. Nach Cook und Campbell (1979) ist dieser Versuchsplan besonders hinsichtlich des zwischenzeitlichen Geschehens ("history") anfällig, d. h. längerfristige Trends können die Prä-Post-Unterschiede allein verursacht haben. Darüber hinaus kann bei diesem Versuchsplan nicht ausgeschlossen werden, daß Dritteinflüsse, die mit der Behandlung korreliert sind, die Prätest-Posttest-Veränderung bewirkt haben.

Eine zweite häufige Fehlerquelle bei diesem Versuchsplan ist der Effekt der Regression zur Mitte. Dieses Phänomen kann bei Wiederholungsmessungen unzuverlässiger Variablenwerte auftreten. Mangelhafte Zuverlässigkeit ist bei den meisten psychologischen Maßen gegeben. Wenn in der untersuchten Personenstichprobe in der Prä-Messung zufällig überwiegend *extreme* Werte gemessen wurden - bei an sich normalverteilten Meßwerten -, also zufällig eher selten zu erwartende Meßwerte resultierten, so werden die Post-Messungen dieser Stichprobe - wenn kein Behandlungseffekt gegeben ist - eher im mittleren Wertebereich liegen. Eine anschauliche Erklärung dieses Effektes der Regression zur Mitte geben Bortz und Döring (1995, S. 517 ff).

Diese drei quasi-experimentellen Versuchspläne werden von Cook und Campbell (1979, S. 95) wegen ihrer hier nur zum Teil aufgeführten Schlußfolgerungsdefizite als Pläne bezeichnet, die "oft keine vernünftige kausale Schlußfolgerungen erlauben". Diesen stellen sie einige Versuchspläne mit nicht-äquivalenten Kontrollgruppen gegenüber, die "im allgemeinen interpretierbar" sind (Cook & Campbell, 1979, S. 103). In dieser Kategorie ist am häufigsten der folgende Plan zu finden:

(1.4) Versuchsplan mit nicht-behandelter Kontrollgruppe, aber mit Prätest und Posttest in Versuchs- und Kontrollgruppe (engl. untreated control group design with pretest and posttest) - symbolisch:

$$\begin{array}{ccc} O_1 & X & O_2 \\ \hline O_1 & & O_2 \end{array}$$

Bei diesem Versuchsplan wird in der Regel erwartet, daß die Prä-und Postmessungen in der Kontrollgruppe leidlich gleiche Werte ergeben, sich in der Versuchsgruppe aber deutlich unterscheiden. Darüber hinaus sollten sich die Prä-Werte in der Versuchs- und Kontrollgruppe nicht unterscheiden. Wertet man inferenzstatistisch die Daten (O_1, O_2) eines solchen Versuchsplans mit einer 2-faktoriellen Varianzanalyse mit Meßwiederholung auf dem 2. Faktor (Bortz, 1993) aus, so kommt diese Erwartung in einer signifikanten Wechselwirkung beider Faktoren, nämlich Gruppen x Zeitpunkte, auf die Beobachtungsvariable zum Ausdruck. Zu diesem Versuchsplan sagen Cook und Campbell (1979, S. 103), daß er "glücklicherweise oft interpretierbar ist". Trotzdem ist auch dieser Plan noch von einigen möglichen Fehlern bedroht: (1) unterschiedliche "Übungs-" oder "Reifungsprozesse", die unabhängig von der experimentellen Bedingung sind, in den beiden Gruppen, die besonders bei unterschiedlichen Ausgangsniveaus (Prä-Werte) gegeben sein können, (2) selektive oder unterschiedliche statistische Regressionseffekte in beiden Gruppen, (3) unterschiedliche Skalensensitivität in verschiedenen Skalenbereichen (z.B. Decken- oder Bodeneffekte). Von diesem dritten Problem sind jedoch auch strenge "Randomized Groups Designs" bedroht. Cook und Campbell (1979, S. 117) stellen Modifikationen des hier besprochenen Versuchsplans mit unbehandelter Kontrollgruppe und Prä- und Posttest in beiden Gruppen vor, mit denen die o.g. Fehlerquellen reduziert werden können. So sind durch mindestens 2 Prä-Messungen die Fehler (1) und (2) leidlich kontrollierbar.

3. Fazit

Es ist nicht das Ziel dieses Plädoyers für mehr experimentelle Forschung in der deutschsprachigen Medizinischen Psychologie und Psychosomatik bestimmte Teilgebiete, die sich traditionellerweise experimenteller Methoden bedienen (Psychophysiologie oder neuerdings die Psychoneuroimmunologie), hervorzuheben, sondern generell wieder zu mehr experimentellem Denken anzuregen. Dafür sind hier hoffentlich einige Hinweise über experimentelle und quasi-experimentelle Strategien gegeben.

Die interne und externe Validität von psychosomatischen Grundlagenstudien zu psychischen (Mit-) Ursachen organischer Symptome oder medizinpsychologischen Untersuchungen zur spezifischen Wirkung von psychologischen Interventionen läßt sich durch möglichst präzise experimentelle oder quasi-experimentelle deutlich vergrößern. Insbesondere erfordert dies eine stärkere (Wieder-) Beachtung des Randomisationsprinzips und der Kontrollgruppenproblematik.

Möglichkeiten und Gefahren multizentrischer Studien

Jörn von Wietersheim und Doris Hartmann-Lange

Zusammenfassung

Aus den Ergebnissen von Literaturrecherchen und den per Interview gesammelten Erfahrungen von Studienleitern eines BMFT-Schwerpunkts werden Ziele und Möglichkeiten, aber auch die Probleme multizentrischer Studien im klinischen Bereich dargestellt. Neben methodischen Problemen werden vor allem Besonderheiten für die Organisations- und Kommunikationsstruktur von multizentrischen Studien beschrieben. Methodische Probleme liegen häufig in der schlechten Vergleichbarkeit der beteiligten Zentren; an Durchführungsproblemen wird oft eine mangelnde Einhaltung des Studienprotokolls berichtet. Eine intensive Kommunikation, transparente und verbindliche Entscheidungen, guter persönlicher Kontakt der Studienmitarbeiter und Teilhabe der Mitarbeiter an Publikationen gelten als günstig für den Erfolg einer multizentrischen Studie. Der Wert einer gelungenen Studie kann durch den vermehrten wissenschaftlichen Austausch sehr groß sein.

Summary

This article centers around the aims and possibilities but also the problems of multicenter studies. Data for discussion came from the literature and from the experiences of the chairmen of some studies which were sponsored by the German Ministry of Research. Problems with methodology often exist with the variety of centers, other problems come from different handling and compliance with the protocol. Intensive communication, clear and binding decisions, good personal relations among the colleagues, and participation of the researchers in the authorship are important conditions for the success of a study. As a result of the enlarged scientific communication, the value of a successful multicenter study can be very high.

1. Einleitung

Mit multizentrischen Studien werden Forschungsvorhaben bezeichnet, bei denen mindestens zwei, häufig mehr Zentren an einer gemeinsamen Fragestellung arbeiten und zur Datenerhebung beitragen. Ihnen werden häufig im Vergleich zu Studien, die nur an einem Ort durchgeführt werden, große Vorteile zugeschrieben, manchmal wird die Forschungsförderung durch öffentliche Förderer (z.B. BMFT) bevorzugt an Studien mit multizentrischer Struktur gebunden. Der folgende Beitrag soll zunächst auf Grundlage der Literatur allgemeine Gründe zur Durchführung multizentrischer Studien, methodische Besonderheiten, Organisation und Probleme dieser Studien darstellen. Anschließend folgt ein Bericht über die konkreten Erfahrungen und Schwierigkeiten bei der Durchführung von multizentrischen Studien in einem BMFT-Schwerpunkt. Es schließt sich ein Resümee an, in dem zusammenfassend die Möglichkeiten und Gefahren multizentrischer Studien diskutiert werden.

2. Multizentrische Studien im Literaturüberblick

2.1 Häufigkeit multizentrischer Studien

In der Medizin wurden multizentrische Studien bisher überwiegend zu somatischen und pharmakologischen Fragestellungen durchgeführt. Hawkins (1991a) stellte eine Literaturübersicht kontrollierter multizentrischer Studien im klinischen Bereich vor. In den Jahren von 1980 bis 1989 fand sie 444 Publikationen über große multizentrische Studien mit mehr als 100 Patienten sowie 102 Publikationen über kleinere multizentrische Studien. Sehr viele Studien wurden im Bereich der Krebs- und der Herz-Kreislauf-Erkrankungen durchgeführt. Hawkins berichtet dagegen nur von ca. 10 Studien aus dem Bereich der Psychiatrie, diese beschäftigen sich überwiegend mit der Wirkung von Psychopharmaka. Aus dem Bereich der Medizinpsychologie im weiteren Sinne liegen nur wenige Untersuchungen vor, z.B. zu Fragen der Raucherentwöhnung, Kosten im Gesundheitswesen, Betreuung von alten Menschen, Alkoholkonsum in der Allgemeinbevölkerung und zur Qualititätssicherung.

Eine Recherche in der deutschsprachigen Datenbank PSYNDEX (1973-1993) ergab Abstracts von 28 multizentrischen Studien aus den Bereichen Psychiatrie, Psychosomatik und Medizinpsychologie. Sieben Studien kommen aus der klinischen Psychopharmakologie, sechs aus dem Bereich Drogen- und Alkoholrehabilitation. Fünf Studien befassen sich vorwiegend mit Coping-Strategien chronisch-psychisch Kranker, zwei beziehen sich auf Psychotherapieforschung und jeweils eine Studie auf Diagnostik, Suizid, Sprachtherapie und Entwicklungspsychologie. Die Zahl der an der jeweiligen Studie beteiligten Zentren reicht von 2 bis maximal 70 (bei großen Zahlen fungierten meist einzelne Arztpraxen als Zentren), die Zahl der untersuchten Patienten von 67 bis 7110.

2.2 Gründe zur Durchführung multizentrischer Studien

Unterschiedliche Gründe führen zur Planung und Durchführung einer multizentrischen Studie (siehe auch Sartorius & Helmchen, 1981; Herrmann & Kern, 1987):

1. Durch den multizentrischen Ansatz ist es schneller möglich, die benötigte Anzahl von Patienten zu erreichen. So kann z.B. bei Pharmastudien die Wirksamkeit eines Medikamentes in kurzer Zeit geprüft werden, was zu einem früheren Nutzen für die Patienten führen kann. Durch die im Vergleich zu einer monozentrischen Studie kürzere Zeit der Datenerhebung bei gleicher Stichprobengröße bleiben die untersuchten therapeutischen Einflüsse (z.B. Person des Arztes, Klima auf einer Station) und mögliche Störgrößen eher konstant. Bei längerer, monozentrischer Datenerhebung ist entsprechend mit mehr Personalwechsel, unterschiedlicher Compliance des Personals oder institutionellen Veränderungen zu rechnen.

2. Die zu untersuchende Erkrankung ist so selten, daß eine Studie monozentrisch nicht in einem vorgegebenen Zeitrahmen durchgeführt werden könnte. Auch ist es multizentrisch einfacher, homogene (Teil-) Stichproben zu gewinnen.

3. Spezielle Selektionseffekte (z. B. durch den Bekanntheitsgrad oder die lokalen Gegebenheiten eines Zentrums) sollen durch die Einbeziehung verschiedener Zentren in die Studie reduziert werden, um so zu repräsentativeren Aussagen für die jeweilige Gesamtgruppe zu kommen. Die in Wirklichkeit vorkommende Varianz wird besser abgebildet, wenn gleichzeitig mehrere Stichproben aus einer Grundgesamtheit gezogen werden.

4. Verschiedene Zentren sollen verglichen werden, d. h. die Unterschiedlichkeit geht als unabhängige Variable ein (z. B. Vergleiche zwischen verschiedenen Kulturkreisen, Ländern, Stadt- und Landbevölkerung).

5. Wissenschaftler in verschiedenen Institutionen sind an einer gemeinsamen Fragestellung interessiert und möchten diese auch zusammen bearbeiten. Das Hauptanliegen für die Kooperation ist dabei der wissenschaftliche Austausch. Dieser vermehrte Austausch (z.B. Einigung auf wichtige Fragestellungen, Entwicklung eines Studiendesigns, gemeinsame Durchführung und Auswertung der Studie) sollte auch nach Abschluß einer Studie die Kommunikation untereinander und eventuelle weitere Forschungen unterstützen. Die Schaffung solcher Strukturen zum wissenschaftlichen Austausch ist häufig auch ein Anliegen der fördernden Institutionen wie DFG und BMFT.

2.3 Methodik multizentrischer Studien

Die Grundprinzipien monozentrischer Untersuchungen gelten genauso für die multizentrischen Studien, allerdings ist man aufgrund der längeren Kommunikationswege und der größeren Anzahl beteiligter Zentren und Personen noch mehr zu genauen Operationalisierungen und präzisem Arbeiten verpflichtet. Es ist ein verbindlicher Studienplan, meist Studienprotokoll genannt, zu erstellen. Im Studienprotokoll werden die Ein- und Ausschlußkriterien für die Stichprobenselektion, die durchzuführenden Therapien, die Datenerhebungsinstrumente und die beabsichtigten Auswertungsverfahren festgehalten, es muß von allen Zentren (schriftlich) akzeptiert sein. Spätere Änderungen des Studienprotokolls sind wegen der erneut notwendigen Diskussionen und Einigungsprozesse nur schwer möglich. Die Datenerhebungsinstrumente müssen operationalisiert und standardisiert sein, was bei Studien in verschiedenen Sprachen durch Übersetzungsprobleme erschwert sein kann. Bei Einsatz von Rating-Verfahren sind Ratertrainings und die Überprüfung der Interraterreliabilität unerläßlich.

Da die Auswertung meist in einem Zentrum geschieht, sind Probleme des Datenschutzes bei der Weitergabe von Daten zu berücksichtigen. So muß eine Verblindung (weitestgehende Anonymisierung der Patientendaten) erfolgen und die entsprechende Einverständniserklärung des Patienten vorliegen. Die Anonymisierung wird meist dadurch erreicht, daß das auswertende Zentrum nur die Codenummern eines Patienten erfährt, nicht aber persönliche Daten wie Name und Adresse. Bei der Auswertung ist es sinnvoll, spezifische Zentrumseinflüsse zu erkennen und diese entsprechend zu berücksichtigen. In pharmakologischen Studien wird dazu häufig ein "simultanes Replikations-Design" verwendet: Zunächst werden die Auswertungen innerhalb eines Zentrums gerechnet. Erst wenn eine Vergleichbarkeit zwischen den Zentren vorliegt, wird anschließend die Stichprobe in ihrer Gesamtheit analysiert. Hierfür müssen jedoch die Stichproben in den einzelnen Zentren groß genug sein.

Die Unterschiede zwischen Zentren einer multizentrischen Studie können manchmal beträchtlich sein. So berichten Gjertson und Terasaki (1992) von sehr unterschiedlichen Überlebenszeiten von Nierentransplantierten in den Zentren einer größeren Studie. Diese waren großteils nicht auf Selektionseffekte oder eine unterschiedliche Verteilung prognostischer Merkmale zurückzuführen. Damit war die Homogenität der Stichprobe (oder der therapeutischen Maßnahmen) nicht mehr gegeben. Solche Unterschiede führen zur Überlegung der Statistiker, ob es ohne größere Probleme überhaupt vertretbar ist, die Daten verschiedener Zentren in eine Stichprobe zusammenzuführen (siehe Fleiss, 1986; Oswald, 1987).

2.4 Organisatorische Fragen und Koordination

Gute Koordination und intensive Kommunikation zwischen den beteiligten Zentren einer Studie sind Grundvoraussetzungen für ihr Gelingen. Dazu haben sich einige organisatorische Voraussetzungen als günstig erwiesen: Eine Studienzentrale muß benannt und personell wie auch finanziell dazu ausgestattet werden, den Kontakt zu den angeschlossenen Zentren zu halten, Informationen weiterzugeben und Ansprechpartner für Anfragen aller Art zu sein. Bei drittmittelgeförderten Studien ist die Studienzentrale zugleich Ansprechpartner für den Geldgeber. Meist wird diese Funktion von einem der größeren Zentren übernommen. Zusätzlich zur Studienzentrale sollte eine unabhängige Einheit bestehen, die die Studie in methodischen Fragen bei Planung, Durchführung und Auswertung berät, ein Methodenzentrum oder "Data-Monitoring-Comitee" (siehe Hawkins, 1991b). Dies hat den Vorteil, daß die Methodiker als unabhängige Berater auftreten und auch (unangenehme) Kontrollfunktionen wahrnehmen können, ohne daß dies direkt die Beziehung zwischen den verschiedenen Zentren beeinflußt.

Ganz wesentlich sind regelmäßige Projekttreffen, an denen alle Fragen des Studienprotokolls, der Durchführung und Auswertung der Studie besprochen werden können. Auch zwischen den Treffen sind häufige gegenseitige Informationen über den Fortgang der Studie von großer Bedeutung.

Sehr zu empfehlen und bei drittmittelgeförderten Studien unumgänglich sind Kooperationsverträge zwischen den beteiligten Zentren. Eine ähnliche Funktion kann auch eine verbindliche Geschäftsordnung übernehmen. In diesen Verträgen werden die Pflichten und Rechte der beteiligten Zentren festgehalten, z.B. die Entscheidung, wer Studienzentrale ist und welche Befugnisse diese hat, in welcher Form die Mittel verwaltet und verteilt werden, wer Zugang zu welchen Daten hat. Ein wichtiger Punkt sind auch Vereinbarungen über Veröffentlichungen und Vorstellungen auf Kongressen. In den Verträgen sollte festgehalten werden, ob und wie die Teilnahme eines Zentrums gekündigt werden kann. Zusätzlich ist der Zeitplan verbindlich festzulegen. Bei Studien mit vielen Zentren wird häufig auch ein Leitungsgremium (geschäftsführender Ausschuß) bestimmt, das sich aus einigen gewählten Vertretern der beteiligten Zentren und der Studienzentrale zusammensetzt, in amerikanischen Studien sind in diesen Gremien auch Abgesandte der Geldgeber vertreten. Bei gelungener

Kooperation können sich aus einer einmaligen Studie auch Forschungsgruppen bilden, die in regelmäßiger Zusammenarbeit eine Vielzahl multizentrischer Studien durchführen, z.B. in der Krebsforschung (Carbone & Tormey, 1991).

2.5 Häufig genannte methodische und organisatorische Probleme

Bei Durchsicht der Literatur fällt auf, daß in einer Reihe von Veröffentlichungen auf spezifische Probleme multizentrischer Studien hingewiesen wird. Meistens beziehen sich diese auf die Einhaltung des Studienprotokolls. Sie beginnen bei der Patientenrekrutierung, wo es in einzelnen Zentren immer wieder zu fälschlich eingeschlossenen oder irrtümlich ausgeschlossenen Patienten kommt. Auch die Umsetzung eines vereinbarten Therapieschemas scheint oft schwierig zu sein. So berichten Vantongelen et al. (1991) von sehr unterschiedlichem Umgang mit der Chemotherapie im Rahmen einer Krebsstudie. Zur Qualitätssicherung werden von den Autoren regelmäßige Besuche (am besten durch einen externen Mitarbeiter) in den Zentren empfohlen, bei denen die Übereinstimmung der Angaben für die Studie mit den Krankenakten überprüft wird. Die Autoren weisen auch auf große Unterschiede in der Aktenführung hin und empfehlen eine Standardisierung. Als Folge solcher Durchführungsprobleme schlägt Bertelsen (1991) vor, in multizentrischen Studien nur möglichst einfache und wirklich bedeutsame Fragestellungen zu bearbeiten.

Häufig werden Schwierigkeiten mit den Zeitplänen berichtet. Multizentrische Studien brauchen wesentlich mehr Abstimmung und deshalb auch oft mehr Zeit, um zu Ergebnissen zu kommen. Da diese Studien meist langfristig angelegt sind, besteht eine besondere Schwierigkeit im Wechsel von Leitern und Personal in den Zentren. Neu hinzukommendes Personal muß eingearbeitet werden, neu hinzukommende Leiter eines Zentrums müssen das Studiumprotokoll akzeptieren und sich mit der Studie und ihren Fragestellungen identifizieren. Wenn dies nur widerwillig geschieht, sind erneute Probleme in der Durchführung absehbar.

Die Autorenschaft bei Publikationen und die Entscheidung, wer die Studie auf Kongressen vorstellt, sind Themen, die oft zu Spannungen führen. Das wissenschaftliche Renommee einer multizentrischen Studie ist sicherlich hoch, für den einzelnen Mitarbeiter ist aber die Möglichkeit, sich in Form von Publikationen oder Vorträgen wissenschaftlich weiterzuqualifizieren, geringer als in einer monozentrischen Studie, da insgesamt meist mehr Wissenschaftler beteiligt sind. Dieses Dilemma hat dazu geführt, daß einige Studien als Autor jeweils nur den Studientitel oder eine Abkürzung angeben, andere Studien lieferten extrem lange Autorenlisten. Beides ist von den Zeitschriften-Herausgebern nicht gewollt (siehe Kassirer & Angell, 1991). Daher ist es wichtig, in den Geschäftsordnungen diesen Punkt vorab zu klären.

Prozesse der Gruppendynamik im Rahmen einer multizentrischen Studie sind unseres Wissens bisher kaum untersucht worden. Besonders interessant dürften diese in Studien sein, in denen Mitarbeiter hauptamtlich für die Studie angestellt sind. Hier bestehen zum einen Kleingruppen (die Zentren), in denen die Mitarbeiter ihre feste Position und Rolle haben, die Hierarchieverhältnisse relativ klar sind und man sich untereinander gut kennt. Übergeordnet gibt es das Leitungsgremium und die Gesamtkonferenz der multizentrischen Studie. In diesen Gremien sind sich die Mitarbeiter zunächst fremd, ein gemeinsamer Kontakt und eine gute Kommunikation, die Voraussetzung für eine effektive Arbeit, müssen erst erarbeitet werden. Dann besteht die Gefahr, daß zwischen einzelnen Zentren statt kooperativem Austausch und Unterstützung eher argwöhnische Beobachtung und destruktive Rivalitäten entstehen. Besonders problematisch scheint das zu sein, wenn für die einzelnen Mitarbeiter nicht klar ist, was sie für ihre eigene Weiterqualifikation aus dieser Studie gewinnen können. Aufgrund dieser möglichen Konflikte sollten die regelmäßigen Treffen sich dann nicht nur auf das reine Arbeiten am Studienprotokoll oder die aktuellen Probleme beschränken. Sie sollten auch den informellen Austausch der Mitarbeiter, das Sich-gegenseitig-Kennenlernen, das Kennenlernen der Institutionen der jeweils anderen und die Bearbeitung von Konflikten ermöglichen.

In Tabelle 1 sind die wesentlichen Vor- und Nachteile multizentrischer Studien zusammenfassend dargestellt.

Tabelle 1: Vor- und Nachteile multizentrischer Studien

Vorteile	Nachteile
• schnelles Erreichen einer angestrebten Patientenzahl	• Probleme mit der Einhaltung des Studienprotokolls
• Erfassung seltener Patientengruppen oder homogener Teilstichproben	• hoher Zeitbedarf für Organisation, Abstimmung und Schaffung einer guten Arbeitsatmosphäre
• repräsentative Stichproben	• häufige Konflikte um Verteilung des wissenschaftlichen Nutzens aus der Studie (z.B. Publikationen)
• erhöhter wissenschaftlicher Austausch, Bündelung wissenschaftlicher Kompetenz	• methodische Probleme bei Datenunterschieden zwischen verschiedenen Zentren

2.6 Beispiele

In Tabelle 2 sind einige Beispiele deutscher multizentrischer Forschungsvorhaben im psychotherapeutisch-psychiatrischen Bereich dargestellt. Die meisten der Studien wurden durch das BMFT gefördert, es sind aber auch zwei nicht drittmittelgeförderte Projekte aufgelistet.

Tabelle 2: Beispiele multizentrischer Studien im Bereich Psychiatrie/ Psychotherapie

Studienzentrale (Projektleiter) Laufzeit	Zentren	Thema	untersuchte Patienten	Design Organisation Förderung
Universität München (Greil) 1.10.85 - 31.12.92	9 Universitätskliniken	Langzeitbehandlung bei affektiven Psychosen	378	Rand. Zent.D
Universität Konstanz (Hautzinger) 1.7.86 - 30.6.92	Konstanz Münster Kaufbeuren	Kognitive VT bei neurotischer Depression	112	Rand. Zent/ D Part.
Universität Münster (de Jong-Meyer) 1.7.86 - 31.12.92	Münster Konstanz Düsseldorf	Kognitive VT bei endogener Depression	154	Rand. Zent. D
Universität Berlin (Rudolf) 1.1.87 - 31.12.89	47 Therapeuten in eig. Praxis oder Institution	Indikationsentscheidung in therapeutischen Praxisfeldern	381	Verl. Zent. D
Universität Lübeck (Feiereis) 1.4.89 - 31.3.94	Lübeck Berlin Gießen Freiburg	Psychotherapie bei Morbus Crohn	122	Rand. Part. D
TU München (Kissling) 1.5.90 - 30.9.95	TU München Uni. München BZK München Haar	Angehörigengruppen bei Schizophrenen	250 (geplant)	Rand. Zent. D
Diabetes-Akademie Bad Mergentheim (Bergis) 1.7.91 - 30.6.95	120 Arztpraxen in Würzburg und Main-Tauber-Kreis	Verhaltensmed. Behandlung des Typ-II-Diabetes	192 (geplant)	Rand. Zent. D

Weiterführung Tabelle 2:

Studienzentrale (Projektleiter) Laufzeit	Zentren	Thema	untersuchte Patienten	Design Organisation Förderung
Forschungsstelle Psychotherapie Stuttgart (Kächele) 1.11.93 - 31.10.98	ca. 40 psychosom. Kliniken	Psychodynamische Therapie von Eßstörungen	1200 (geplant)	Verl. Part. D
Dortmund/ Uni. Lübeck (Schneider/Freyberger) Dez. 89 - Juli 92	11 psychosom. Kliniken	ICD-10-Forschungskriterien-Studie	20	Diag. Part.
Universität Kiel (Strauß/Eckert)	12 psychotherapeutische Kliniken	Prozeß und Ergebnis stationärer Gruppen-Psychotherapie	ca. 800	Verl. Part.

Anmerkung: Rand. = randomisierte Therapiestudie, Verl. = Verlaufsstudie, Diag. = Diagnostikstudie, Part. = partnerschaftliche Planung und Organisation, Zent. = zentrale Planung und Organisation, Zent/Part. = zentrale Planung, partnerschaftliche Organisation, D = BMFT-Drittmittelförderung.

3. Erfahrungen aus der Durchführung multizentrischer BMFT-Studien im Bereich Erwachsenenpsychiatrie und -psychosomatik

Seit der Bekanntmachung des BMFT über den Förderschwerpunkt "Chronische psychische Erkrankungen im Erwachsenenalter" bestand eine Hauptaufgabe der Wissenschaftlichen Koordinationsstelle in Tübingen darin, bei der Erstellung der Projektanträge zu beraten und die Studien bei der Durchführung zu begleiten. Von den insgesamt 34 geförderten Projekten waren 13 Studien im weiteren Sinne multizentrische Vorhaben (Beschreibung der Studien in Projektträger Forschung im Dienste der Gesundheit (Hrsg.) 1990). Die Besonderheiten von multizentrischen Studien bedeuteten für die Durchführenden einen erheblichen Mehraufwand an Organisation, Kooperation und damit an erforderlichen Finanzmitteln. Wir konnten die Studienleiter und Mitarbeiter aus elf laufenden Multicenterstudien (die zum Teil in Tab. 2 aufgeführt sind) persönlich nach ihren Erfahrungen befragen. Ihre Hinweise und Ratschläge können für die Planung und effektive Durchführung solcher Vorhaben sinnvoll sein.

Bei den BMFT-Studien sind drei Typen von Multicenterstudien vertreten:

A. Der Studienplan wurde von einer Arbeitsgruppe entwickelt, die zur Rekrutierung von größeren Patientenzahlen auf die Mitarbeit von anderen Zentren angewiesen war. Das Studiendesign und die Meßinstrumente wurden von der Studienzentrale entwickelt und den Zentren, die zur Mitarbeit bereit waren, zur Verfügung gestellt. Die neun Studien dieses Typs bestanden aus zwei bis neun Zentren.

B. Forscher aus verschiedenen Arbeitsgruppen haben einen gemeinsamen Projektantrag ausgearbeitet, alle Zentren waren an der theoretischen und methodischen Planung gleichermaßen beteiligt und für die spätere Durchführung gleichermaßen verantwortlich. Lediglich zur organisatorischen Abwicklung wurde eines der Zentren zur Studienzentrale (1 Studie mit 4 beteiligten Zentren).

C. Der Antrag wurde von einer Institution gestellt, die für die Durchführung auf die Zusammenarbeit mit zahlreichen niedergelassenen Ärzten und Therapeuten angewiesen war (2 Studien).

3.1 Organisationsfragen

3.1.1 Studienzentrale und -leitung

Für die Abwicklung der organisatorischen und finanziellen Bedingungen haben alle multizentrischen Studien formal eine Studienzentrale. Die beantragende Institution hat den Kontakt zum Projektträger, übernimmt die Verwaltung der Personal- und Sachmittel und schließt mit den beteiligten Zentren Kooperationsverträge ab. Bei den BMFT-Studien waren es zum Teil sehr pragmatische Gründe, die zur Wahl der Studienzentrale führten. Einmal wurde der Antrag von der Institution eingereicht, die auf dem Gebiet die größte wissenschaftliche Reputation hatte und damit die vermeintlich beste Aussicht auf Förderempfehlung, in einem anderen Fall war die vorhandene und bewährte Verwaltungsstruktur einer Universität ausschlaggebend. In einer dritten Studie schien es erfolgversprechender, niedergelassene Ärzte von einer angesehenen Fachklinik aus anzusprechen als über ein Universitätsinstitut - die Klinik wurde Studienzentrale.

Das Ausmaß der Verwaltungs- und Organisationsaufgaben, das durch die Zusammenarbeit verschiedener Mitarbeiter in verschiedenen Städten und Einrichtungen entsteht, wurde von den Studienleitern zum Teil nicht vorausgesehen. In den ersten BMFT-Studien gab es noch keine besonderen Personalmittel für diese Kooperationsaufgaben, lediglich Gelder für eine Schreibkraft, die häufig als Sekretärin arbeitete. Entsprechend belastet fühlten sich die Studienleiter. Bei späteren Studien wurde eine halbe oder ganze Stelle eines wissenschaftlichen Mitarbeiters extra für diese Funktionen beantragt und bereitgestellt.

Für die meisten Studien ist die durch den Förderer festgelegte Regelung (Studienzentrale und angegliederte Zentren) lediglich formal, intern haben die beteiligten Zentren versucht, eine partnerschaftliche Zusammenarbeit zu realisieren. So sind z.B. in zwei Studien die Leiter der einzelnen Studienzentren Mitglieder der Studienleitung. Der jeweilige Studienleiter im Zentrum hat die organisatorische und wissenschaftliche Verantwortung für sein Zentrum, auch für Verwaltung und Daten. Durch den Informationsvorsprung der Studienzentrale, die Ansprechpartner für den Projektträger ist und für die sich gelegentlich die Notwendigkeit zu schnellen Entscheidungen ergibt, entwickelt sich manchmal eine Leitungsfunktion, die nicht beabsichtigt und für die angegliederten Zentren nicht immer konfliktfrei ist. In einigen Studien wird deshalb angestrebt, möglichst alle Informationen (z.B. Protokolle der Leitersitzungen, Einladungen zu Kongressen usw.) möglichst allen Mitarbeitern möglichst schnell zukommen zu lassen, auch wenn sie zum Teil redundant zu sein scheinen.

In der Regel sind die Kompetenzen durch das Studienprotokoll und die Verträge mit den Zentren formal festgelegt. Der jeweilige Zentrumsmitarbeiter ist verantwortlich für die Datenerhebung und -kontrolle vor Ort, die Vertretung nach außen liegt beim Studienleiter in der Studienzentrale. In der praktischen Durchführung ist das weniger reibungslos. Bei den meisten Studien wollen die Zentren gleichberechtigt zusammenarbeiten, anfallende Konflikte sollen also auch partnerschaftlich geregelt werden.

3.1.2 Information und Kooperation

Das Gelingen einer multizentrischen Studie hängt wesentlich von der Qualität der Kommunikation zwischen den beteiligten Zentren ab. Nur ein Teil davon läßt sich durch Studienprotokolle und Organisationsplanung festlegen. Auf die Frage nach den Gründen für das gute Gelingen ihres Projektes gaben die meisten Studienleiter "gute persönliche Beziehungen" an.

Als organisatorische und finanzielle Voraussetzung für guten Informationsaustausch haben die Projekte in der Regel Reisemittel für Projekttreffen zur Verfügung. Während der Studienlaufzeit treffen sich in allen befragten Projekten die Mitarbeiter zweimal jährlich für 2 bis 3 Tage. Dabei werden Entscheidungen gefällt und aufgetretene Mängel angesprochen und geklärt. Einige Studien verknüpfen die Treffen noch mit einem Trainings- oder Fortbildungsangebot. Überwiegend wird die Bedeutung dieser Treffen sehr hoch angesetzt. Sie dienen dazu, das gleiche Niveau herzustellen, also die Qualität anzugleichen. Schwierigkeiten werden offengelegt, Mitarbeiter können von den Erfahrungen der anderen lernen. Vor allem zur Motivation der Zentren seien sie wichtig, die ohne diesen persönlichen Kontakt schwer aufrechtzuerhalten sei. Auch wenn der zeitliche und finanzielle Aufwand sehr hoch ist (die Kosten wurden in allen Studien bei der Planung unterschätzt), so wird von den Projektleitern die Alternative, d.h. Einzelkontakte der Studienzentrale mit den Zentren, in der Regel abgelehnt. Kritische Stimmen, die die Treffen für zu groß, uneffektiv und zum Teil redundant halten, sind selten. Auch wenn nicht alle Projektmitarbeiter von allen Punkten betroffen seien, wird der Austausch für wichtig gehalten und die Lernmöglichkeit als sehr hoch eingeschätzt. Nur eine der befragten Studie hat nach der Anfangsphase auf Gesamttreffen verzichtet.

3.1.3 Zusammenarbeit mit Methodenzentren

Schon bei den ersten BMFT-geförderten Studien wurde für multizentrische Projekte die methodische Betreuung durch ein Methodenzentrum (BZT München, ZMBT Heidelberg) empfohlen und auch finanziell gefördert. Von der Planung der Studie über die Datensammlung, -kontrolle und -auswertung war dieses für methodische Fragen zuständig. Für fast alle multizentrischen Studien war die Zusammenarbeit mit den Methodenzentren eine wichtige Bedingung des Gelingens.

3.2 Motivation von Zentren und Mitarbeitern

Von allen Projektleitern wird betont, daß eine multizentrische Studie nur Erfolg haben kann, wenn alle beteiligten Zentren in irgendeiner Weise am Gewinn der Studie beteiligt sind. In der Regel wurde bereits bei der Planung und im Kooperationsvertrag festgelegt, wie die Ergebnisse veröffentlicht werden sollen. Dabei werden verschiedene Wege realisiert:

a) Es ist festgelegt, daß alle Ergebnisse gemeinsam publiziert werden. Die Autoren waren dann meist die Studienleiter.

b) Alle Zentren sollen die Hauptfragestellung bearbeiten, sie wird gemeinsam publiziert. Für jedes Zentrum gibt es eine Reihe von Nebenfragestellungen, so daß jedes Zentrum seine eigene Profilierungsmöglichkeit hat.

c) Die einzelnen Zentren erhalten die Datensätze für ihre Patienten zur Eigenauswertung zugestellt, ebenso steht der Gesamtdatensatz für bestimmte eigene Fragestellungen zur Verfügung. Eventuelle Publikationen müssen vorher von einem gewählten Publikationsgremium besprochen und genehmigt werden; die Hauptergebnisse werden von der Studienzentrale veröffentlicht.

Wenn die angeschlossenen Zentren keine eigenen wissenschaftlichen Interessen haben, wie zum Beispiel in Landeskrankenhäusern, ist die Motivierung der Mitarbeiter besonders schwierig. Nach den Erfahrungen der Projektleiter ist ein finanzieller Ausgleich (Fallpauschalen, stundenweise Honorierung) wenig attraktiv. Hier sind die finanziellen Grenzen in BMFT-geförderten Psychotherapiestudien im Vergleich zu Pharmastudien zu eng. Die Projektleiter nennen vor allem zwei Bedingungen für eine gute Mitarbeit der Zentren:

– Der wichtigste Faktor seien persönliche Beziehungen. Multizentrische Studien seien eigentlich nur sinnvoll, wenn bereits Kooperationsbeziehungen zwischen den beteiligten Partnern bestehen, die Partner sich kennen und Erfahrungen in der Zusammenarbeit haben.

- Die Zentren müssen in irgendeiner Form eine Gegenleistung für ihre zusätzlichen Bemühungen erhalten. Das kann eine finanzielle Entschädigung sein oder ein Fortbildungs- und Qualifizierungsangebot. In einigen Studien war die Mitarbeit an der Studie verbunden mit einem Training in einer Therapie- oder Diagnostikmethode, die für die spätere berufliche Qualifikation wichtig sein könnte.

Wenn diese Bedingungen nicht gegeben sind, sei die Durchführung einer multizentrischen Studie überhaupt nur möglich, wenn die beteiligte Institution keinerlei Mehraufwand hat. Für alle Aufgaben, vom Screening über das Rekrutieren bis zum Durchführen der Untersuchungen müsse ein Projektmitarbeiter entweder fest im Zentrum eingestellt oder zeitweise anwesend und dafür verantwortlich sein.

3.3 Methodische Probleme: Zentrumsunterschiede

a) *Zeitliche Unterschiede:* In vier Studien konnten die verschiedenen Zentren nicht zeitgleich beginnen. Neben methodischen Problemen stellte das die Studienzentrale vor erhebliche Finanzierungsschwierigkeiten. Die bewilligte Laufzeit geht in der Regel von einem simultanen Verlauf aus, Verzögerungen führen zu Umstrukturierungen und umständlichen Aufstockungs- und Änderungsanträgen.

b) *Unterschiedliche Rekrutierungsbedingungen:* Bei den befragten Studien hatte fast immer die Studienzentrale die besten Rekrutierungserfolge, während die angeschlossenen Zentren oft erhebliche Mühe hatten, die angestrebten Zahlen zu erreichen. Patientenrekrutierung hängt offenbar wesentlich von der Motivation der Mitarbeiter und der Nähe zu den Patienten ab. Am leichtesten lassen sich die Patienten für die Studie dort gewinnen, wo die Leitung einer Institution persönlich an der Studie interessiert ist und wo die Projektmitarbeiter direkt in die Stationen eingebunden sind. Als wichtigste Bedingung wird genannt, daß Projektmitarbeiter in die Institution integriert sind und einen direkten Zugang zu den Patienten haben. Immer dann, wenn das Zentrum einen Mitarbeiter für die Studie freistellen kann, der sowohl in seiner Institution bekannt ist als auch selbst am Ergebnis der Studie interessiert, sind die Rekrutierungserfolge gut. Wenn Zentren nur durch Absprachen gebeten sind, Patienten für die Studie zu schicken oder Projektmitarbeiter nur sporadisch von außen kommen, sind die Erfolge äußerst gering. Diese Unterschiede stellt die Studien vor erhebliche Probleme, da die Laufzeit der Studie sich nach dem schwächsten Glied richtet. Einige Projekte mußten daraufhin verlängert, in anderen Vorhaben mußten noch zusätzliche Zentren gewonnen werden.

c) *Unterschiede in der Durchführung der Therapie:* Bei Psychotherapiestudien ist es besonders schwer, den Therapieeinfluß zu standardisieren. Aus der Forschung über Therapieeffekte ist bekannt, wie bedeutsam bereits die Unterschiede in der Person des Therapeuten sein können (Geschlecht, Erfahrung). Bei der Durchführung in verschiedenen Zentren kommen noch die unterschiedlichen Rahmenbedingungen dazu. In den von uns befragten multizentrischen Studien wurde diese Schwierigkeit gesehen und in verschiedener Weise versucht, ihr entgegenzuwirken:

- In allen multizentrischen Therapiestudien fanden zu Beginn regelmäßig Trainings der Therapeuten statt, bei denen die Therapiemanuale vorgestellt und die Durchführungsbedingungen angeglichen werden sollten.
- Während der Durchführung gab es regelmäßige Supervision der Therapie und in einigen Fällen auch Kontrollen durch Ratings der Tonband- oder Videoaufzeichnungen.
- Das Therapiemanual wurde auf den "kleinsten gemeinsamen Nenner" reduziert, so daß alle beteiligten Institutionen die Therapie unter ihren spezifischen stationären oder ambulanten Bedingungen umsetzen konnten.
- Die vorausgesehenen Zentrumsunterschiede gingen als Variable in die Auswertung ein.

4. Resümee

Die Ergebnisse der Literaturrecherchen, Befragungen von Studienleitern aus dem BMFT-Schwerpunkt "Chronische psychische Erkrankungen im Erwachsenenalter" sowie eigene Erfahrungen bei der Durchführung von multizentrischen Studien führen uns zu folgender Einschätzung: Multizentrische Studien sind sinnvoll und manchmal unumgänglich, wenn die geforderten Patientenzahlen sonst nicht erreichbar sind oder die Fragestellung ohne ein multizentrisches Vorgehen nicht bearbeitet werden könnte. Die mit ihnen gewonnenen Aussagen haben häufig einen größeren wissenschaftlichen Wert. Die Kooperation unterschiedlicher Arbeitsgruppen kann zu einem fruchtbaren wissenschaftlichen Austausch führen, evtl. können sich auch langfristige, effektive Forschungsgemeinschaften bilden.

Dennoch sind diese Untersuchungen mit vielen Problemen verbunden, die nicht unterschätzt werden sollten. Anscheinend gibt es mehr Konfliktmaterial und mehr Fehlerquellen als in monozentrischen Untersuchungen. Zu nennen sind häufige Probleme bei der Einhaltung des Studienprotokolls. Einen großen Einfluß hat auch die unterschiedliche Kompetenz der Zentren (hinsichtlich der Patientenrekrutierung, Protokolleinhaltung, persönlichem und wissenschaftlichem Engagement); die Ergebnisse einer multizentrischen Studie können durch ein schlecht mitarbeitendes Zentrum stark negativ beeinflußt werden. Fluktationen von Mitarbeitern und Leitern in den Zentren führen ebenfalls zu Schwierigkeiten. Insgesamt kann es in multizentrischen Studien deutlich mehr Ärger und Konflikte als in monozentrischen geben, zum Teil ist dieser auch unvermeidlich: "There is always plenty of unavoidable stress in performing multicenter studies" (Hogg, 1991, S. 348).

Im Unterschied zu monozentrischen Studien ist für das Gelingen von multizentrischen Studien nicht nur ein gutes Studienprotokoll erforderlich, sondern in fast größerem Ausmaß eine gute Kommunikations- und Organisationsstruktur. Neben einer sorgfältigen methodischen Planung (genaue Operationalisierung und Standardisierung, möglichst Betreuung durch ein externes Methodenzentrum) muß deshalb ein wesentlicher Augenmerk auf die Motivationslage und die Organisationsstruktur der beteiligten Zentren gelegt werden. Hierzu gehört besonders die Motivation der Mitarbeiter, entscheidend dürfte die Identifikation der Mitarbeiter und der Zentren mit dem Projekt und den untersuchten Fragestellungen sein. Eine angemessene Beteiligung der Mitarbeiter am wissenschaftlichen Output einer Studie erhöht deren Motivation. Häufig wird empfohlen, multizentrische Studien nur mit Partnern zu planen, mit denen von vornherein gute und erprobte Koordinationsbeziehungen bestehen. Studien, die aufgrund äußerer Zwänge (zu geringe Patientenzahl im eigenen Bereich) multizentrisch arbeiten müssen, sind häufig wenig erfolgreich.

Wenn es gelingt, den impliziten Schwierigkeiten und Konflikten mit Engagement und offener Kommunikation zu begegnen, können multizentrische Studien, auch im Bereich der Medizinpsychologie, durch die Bündelung wissenschaftlicher Kompetenz und höherer, repräsentativer Fallzahlen zu bedeutendem wissenschaftlichen Fortschritt führen.

Evaluationsforschung am Beispiel einer Präventionskampagne

Jürgen Bengel und Bernhard Bührlen-Armstrong

Zusammenfassung

Die Evaluationsforschung unterstützt Entscheidungsprozesse bei der Planung und Durchführung von Programmen im Ausbildungs-, Sozial- und Gesundheitsbereich. Der vorliegende Beitrag geht auf die Notwendigkeit einer umfassenden Beschreibung des zu untersuchenden Programms, die Klärung der Ziele und Aufgaben der Evaluation, die Auswahl des Evaluationsdesigns, die Unabhängigkeit des Evaluationsteams, die Berücksichtigung aller relevanten Interessengruppen sowie die Darstellung und Nutzung der Ergebnisse ein. Zur Illustration dieser Aspekte wird die Evaluation einer Aids-Aufklärungskampagne der Bundeszentrale für gesundheitliche Aufklärung beschrieben. Die evaluativen Fragestellungen umfassen den Aufwand und die Qualität der Intervention, die Akzeptanz des Angebots durch die Teilnehmer, die Effektivität der Kampagne hinsichtlich der Zielgruppen und in bezug auf die Gemeindeebene wie auch die Angemessenheit und Effizienz der Maßnahmen. Nach einer kurzen und selektiven Ergebnisdarstellung werden die Implementierung der Evaluation sowie deren Relevanz und Nutzung diskutiert. Die Verwendung multipler Ergebniskriterien und verschiedener methodische Zugänge sowie die Berücksichtigung der relevanten Interessengruppen sind unabdingbare Voraussetzungen im Rahmen von Programmevaluationen.

Summary

Evaluation research provides support for decision-making processes in the planning and implementation of education, social, and health programs. The study addresses the necessity of a comprehensive description of the program being evaluated, clarification of the evaluation objectives and tasks, selection of the evaluation design, neutrality of the evaluation team, consideration of all relevant interest groups, as well as the presentation and application of the results. To illustrate these aspects the evaluation of an AIDS prevention campaign initiated by the German Federal Center for Health Education is described. The evaluation deals with the extent and quality of the intervention, the response of the participants, the effectiveness of the campaign for the target groups and for the community level, as well as the appropriateness and efficiency of the measures. The results are briefly and selectively presented and the implementation of the evaluation along with its relevance and application are discussed. Program evaluation requires the use of multiple results criteria and different methodological approaches and it must take into account the relevant interest groups.

Einleitung

Die Begriffe Evaluation und Evaluationsforschung sowie Qualitätssicherung und Qualitätsmanagement haben Hochkonjunktur. Maßnahmen, Angebote und Programme der Gesundheitsversorgung müssen evaluiert, die Einhaltung von Qualitätsstandards muß laufend überprüft werden. Die Möglichkeiten einer Evaluationsstudie werden häufig entweder über- oder unterschätzt, selten jedoch von den Auftraggebern oder vom Personal der durchführenden Maßnahme realistisch beurteilt. In diesem Beitrag sollen die Möglichkeiten und Probleme von Evaluationsstudien am Beispiel der Evaluation einer bundesweiten Präventionskampagne zur Aids-Aufklärung illustriert und diskutiert werden. Im ersten Abschnitt wird eine praxisorientierte Einführung in die Evaluationsforschung gegeben. Bei einem inzwischen so komplexen und nicht mehr überschaubaren interdisziplinären Arbeitsfeld kann dies nur ein selektiver Überblick sein. Die Ausführungen zur Evaluation der Präventionskampagne im zweiten Abschnitt konzentrieren sich auf den Evaluationsansatz, das Vorgehen und exemplarische Ergebnisse. Einzelheiten des Designs und der Realisierung der Teilstudien werden nur insoweit berichtet, als sie zum Verständnis der Ergebnisse notwendig sind.

1. Aufgaben und Möglichkeiten der Evaluationsforschung

1.1 Definitionen und Entwicklungen

Evaluationsforschung ist die systematische Anwendung von sozial- und wirtschaftswissenschaftlichen Forschungsstrategien zur Unterstützung von Entscheidungsprozessen bei der Planung und Durchführung von Angeboten oder Programmen im Ausbildungs-, Sozial- und Gesundheitsbereich. Als anwendungsorientierter Forschungszweig mit Schwerpunkt in den Sozialwissenschaften verwendet die Evaluationsforschung wissenschaftliche Methoden und Techniken zur Bewertung von Maßnahmen mit dem Ziel, den Nutzen oder Schaden dieser Maßnahmen empirisch aufzuzeigen und zu einer rationalen Planung und Entscheidungsfindung beizutragen (nach Barth & Bengel, 1993). Eine frühe Definition von Weiss (1972) betont die Wechselwirkung von Theorie und Praxis: Evaluation prüft die Wirksamkeit von sozialen Interventionsprogrammen und wird durch Rückkoppelungsprozesse an die beteiligten Personen und Institutionen zu einem Bindeglied zwischen Theorie und Praxis. Wottawa und Thierau (1990) kennzeichnen Evaluation als Beurteilung des Wertes eines Produkts, Prozesses oder Programms ohne die Anwendung systematischer Verfahren. Dem stellen sie die Evaluationsforschung als Ansatz, der explizit wissenschaftliche Forschungsmethoden einsetzt, gegenüber. Der Gebrauch der Begriffe ist jedoch in der Evaluationspraxis nicht immer eindeutig bzw. einheitlich.

Die Entwicklung der Evaluationsforschung begann in den USA Mitte der 60er Jahre mit den sozialpolitischen Reformprogrammen unter Kennedy und Johnson zur Verbesserung der Lebens- und Arbeitsbedingungen benachteiligter Bevölkerungsgruppen. Sie betrafen Bereiche wie psychosoziale Versorgung, Verringerung der Armut, Erziehung, Vorschule und Strafvollzug (z.B. Head Start, Community Action Program). Für diese Dienstleistungen oder Programme wurde der Nachweis ihrer Effektivität, ihrer Angemessenheit und einer günstigen Kosten-Nutzen-Relation gefordert. Die Entwicklung der Evaluationsforschung in den USA läßt sich nach Cook und Matt (1990) in drei Phasen einteilen:

1. Phase der objektivistischen Modelle (1965 – 1975): Eng verknüpft mit den Arbeiten von D.T. Campbell und M. Scriven orientiert sich die Evaluationsforschung an einem experimentellen Paradigma und konzentriert sich auf die Erfassung von Programmeffekten.

2. Phase der kritischen Reaktion (1975 – 1982): Verbunden z.B. mit den Arbeiten von C. Weiss und L.J. Cronbach konzentriert sich die Evaluationsforschung auf den Prozeß, die Kontextbedingungen, den Bedarf und die Verwertbarkeit der Ergebnisse.
3. Phase der Synthese (nach 1982): Eine Synthese der genannten Phasen wird nach 1982 versucht. Die Evaluationsforschung ist dabei mehr pragmatisch ausgerichtet. Die Entwicklung einer Theorie der Evaluationspraxis ist vordringliche Zielsetzung.

In Deutschland beginnt die Entwicklung der Evaluationsforschung mehr als zehn Jahre später. Vorreiter sind hier die Erziehungswissenschaften: 1971 vereinbart die Bund Länder-Kommission die koordinierte Vorbereitung, Durchführung und wissenschaftliche Begleitung von Modellversuchen im Bildungswesen (z.B. Aurin & Stolz, 1990). Verschiedene Reformprojekte im Gesundheitswesen dokumentieren die Notwendigkeit von Qualitätssicherung und Effizienzmessung. Die wissenschaftliche Begleitung von staatlich geförderten Modellprojekten ist zwischenzeitlich Standard (Dietzel & v. Troschke, 1988; Koch & Wittmann, 1990). Die Evaluationsstudien werden von universitären und außeruniversitären Einrichtungen als Auftragsforschung übernommen. Trotz vielfältiger Bemühungen fehlen in Deutschland bisher weitgehend adäquate Arbeitsbedingungen und Kommunikationsinstrumente sowie Aus- oder Weiterbildungsgänge.

Ein Großteil der Literatur und der evaluativen Vorhaben erscheint unter dem Oberbegriff der Programmevaluation. Programme sind dabei Maßnahmen und Projekte, in denen das Personal (z.B. Psychotherapeuten[1], Präventionsberater) für bestimmte Zielgruppen (z.B. Patienten, Zielgruppen der Bevölkerung) festgelegte Tätigkeiten (z.B. psychotherapeutische Gespräche, Maßnahmen zur Gesundheitsaufklärung) unter Nutzung bestimmter Ressourcen und Rahmenbedingungen (z.B. Zeit, Räumlichkeiten, Material) anbietet, von denen angenommen wird, daß sie Veränderungen in der erwarteten Zielrichtung bewirken. Wittmann (1985, S. 23f.) definiert Programmevaluation als "...ein(en) Prozeß der Durchführung rational- und vernunftgeleiteter Beurteilungen eines Programms hinsichtlich Aufwand, Effektivität, Wirksamkeit und Angemessenheit auf der Grundlage systematischer Datenerhebung und Datenanalyse, konzipiert für die Verwendung beim Programm-Management, beim Rechenschaftsbericht für Auftraggeber und Öffentlichkeit und zur Planung zukünftiger Maßnahmen. Dies schließt spezielles Augenmerk auf die Zugänglichkeit, Annehmbarkeit, Reichhaltigkeit, Anwendungsbreite, Generalisierbarkeit, Integration der Dienstleistungen, Wissensstand, Verfügbarkeit, Kontinuität und Kosten der Dienstleistungen ein. Evaluationen können Legitimations-, Steuerungs- und Kontrollfunktionen haben".

Aus dem Spektrum der vielen Systematiken soll die von Rossi et al. (1988) erwähnt werden. Sie unterscheiden drei Haupttypen von Evaluationsstudien: (1) Analysen zur Programmentwicklung incl. Konzeptualisierung und Ausarbeitung einer geplanten Intervention – Planungsevaluierung, (2) Begleitforschung oder Monitoring als laufende Überwachung der Umsetzung und Ausführung eines Programms – Prozeßevaluierung und (3) Abschätzung von Programmwirkungen und Programmnutzen –

---

[1] Wenn nicht ausdrücklich auf das weibliche oder männliche Geschlecht hingewiesen wird, sind personenbezogene Begriffe wie 'Psychotherapeut' oder 'Patient' generisch gemeint.

Ergebnisevaluierung oder Nutzenevaluierung. Beispiele für (1) wären die Entwicklung und Implementierung eines psychosozialen Dienstes für onkologische Patienten, für (2) die Dokumentation und Auswertung eines Modellversuchs zur Einführung einer schulischen Fördermaßnahme für behinderte Kinder, in den auch optimierend eingegriffen werden kann, und für (3) der Vergleich zweier konservativer Behandlungsmethoden bei kindlicher Zerebralparese. Die inzwischen zumindest bei größeren Modellprojekten übliche wissenschaftliche Begleitung von Modellen und Programmen entspricht am ehesten dem Typ 2 nach Rossi et al. (1988). Eine wissenschaftliche Begleitung kann je nach Fragestellung der Evaluation auch bereits in der Konzeption und Planung eines Programms einsetzen (Typ 1), bezieht sich jedoch häufiger vorwiegend auf Fragen der Ergebnisbewertung (Typ 3) (siehe dazu auch Dietzel & v. Troschke, 1988). Qualitätssicherung bzw. – umfassender – Qualitätsmanagement bezeichnet die laufende kriterienorientierte Kontrolle und Steuerung mit den Aspekten der Struktur-, Behandlungs- und Ergebnisqualität und wäre ebenfalls unter Typ 2 einzuordnen (siehe auch Schwartz, 1992; Selbmann, 1992; Spörkel et al., 1995).

In den vergangenen Jahren wurde in Evaluationsstudien vermehrt auf die konkrete Umsetzung oder Implementation von Programmen eingegangen. Die Untersuchung der Bedingungen für die Implementation eines Programms ist Aufgabe der Prozeßevaluation. Informationen über die praktische Umsetzung unterstützen die Interpretation der Ergebnisse eines Programms und liefern Informationen für spätere Anwendungen in ähnlichen Bereichen. Zentrale Fragestellungen sind dabei nach Dehar et al. (1993)

– die chronologische Abfolge der Planung und Implementation des Programms
– Struktur und Komponenten des Programms und des Versorgungssystems
– die 'Umgebung' des Programms
– Teilnehmerzahlen und -charakteristika
– Beurteilung durch die Teilnehmer
– Bekanntheitsgrad in der Region
– bei der Durchführung benutzte Ressourcen.

Damit können Schwierigkeiten in der Konzeption und der Umsetzung eines Programms identifiziert und Verbesserungsvorschläge erarbeitet werden.

Die Begriffspaare formative versus summative und interne versus externe Evaluation haben sich als grob charakterisierende Merkmale durchgesetzt. Formative Evaluation macht sich in Abgrenzung zur Prozeßevaluation zur Aufgabe, durch begleitende Analysen bereits in der Phase der Entwicklung eines Programms zu dessen Optimierung beizutragen. Damit übernimmt die Evaluation bereits zu einem frühen Zeitpunkt eine beratende Rolle. Themenschwerpunkte sind dabei nach Dehar et al. (1993) die Entwicklung von Programm-Konzept, Zielen und Vorgehensweisen, Literaturanalysen, Bedarfsanalysen und weitere explorative Untersuchungen, die Vortestung der einzusetzenden Materialien, die Leitung erster Interventionen, die Erhebung von Teilnehmer-Rückmeldungen, eine Messung erster Effekte sowie die Entwicklung von Evaluationsstrategien.

Summative Evaluation dagegen bezeichnet die Überprüfung und Bewertung bereits laufender oder abgeschlossener Programme hinsichtlich ihrer Zielerreichung und Effektivität bzw. Effizienz. Nach Chambers (1994) ist formative Evaluation nicht auf die Anfangsphase einer Intervention beschränkt. Zur Unterscheidung formativer von summativer Evaluation schlägt er statt eines zeitlichen Kriteriums die unterschiedlichen Zwecke vor. Evaluationsergebnisse, die zur Optimierung eines Programms genutzt werden, sollten als formativ bezeichnet werden, auch wenn sie aus abgeschlossenen Programmen stammen und die Nutzung sich auf die Planung zukünftiger Maßnahmen bezieht. Tragen die Evaluationsergebnisse jedoch nicht primär zur Weiterentwicklung eines Programms bei, werden sie nach Chambers (1994) als summativ bezeichnet.

Die Unterscheidung von interner und externer Evaluation beschreibt die institutionelle Zugehörigkeit des Evaluationsteams. Bei strikt externer Evaluation besteht eine völlige Unabhängigkeit zwischen Evaluationsteam und dem Programmpersonal bzw. der Einrichtung; bei einer internen Evaluation wird der Forschungsauftrag nicht nach außen vergeben, sondern vom Personal selbst durchgeführt. Dlugosch und Wottawa (1994) unterscheiden ferner parteiliche von überparteilicher Evaluation und Selbst- bzw. Fremdevaluation. Der erstgenannte Aspekt thematisiert die Frage der Objektivität und die mögliche Verzerrung durch Parteilichkeit des Evaluationsteams. Die Gegenüberstellung von Selbst- und Fremdevaluation ist nahezu deckungsgleich mit der Unterscheidung von interner und externer Evaluation.

Evaluationsforschung stellt einen Modellfall für interdisziplinäres Arbeiten in zweifacher Hinsicht dar: Die Aufgaben der Evaluation sind erstens meist nur in Zusammenarbeit mehrerer Disziplinen zu lösen, wobei eine optimale Kooperation in der Evaluationspraxis bisher noch eher die Ausnahme ist. Die eingesetzten Methoden bzw. Datengewinnungstechniken stammen zweitens aus unterschiedlichen Forschungsrichtungen, wenn auch zum großen Teil aus dem Kanon der sozialwissenschaftlichen Methodik: Teilnehmende Beobachtung, Gruppendiskussion, Fallstudie, Fragebogen, Interview, Expertenrating, Dokumentenanalyse und Kosten-Effektivitätsanalyse. Darüberhinaus werden auch Verfahren verwendet, die im Kontext der Evaluationsforschung entwickelt oder weiterentwickelt wurden, wie z.B. Zielfindungs- und -analysemethoden (s. Abschnitt 1.3). Die Besonderheiten der Evaluationsforschung liegen im Vergleich zu anderer sozialwissenschaftlicher Forschung in der Breite der Kontingenzen bzw. der Vielfalt der einwirkenden Bedingungen, der notwendigen Akzeptanz der natürlichen Umfeldbedingungen und der Varianz in unabhängigen Variablen. Die Fragestellungen, Datenerhebungen, Datenanalysen und Interpretationen sind immer nur partiell valide. Die Evaluationsstrategien müssen insbesondere in Bezug auf ihre praktische Relevanz bzw. Aussagekraft, ihre Angemessenheit und ihre praktische Durchführbarkeit diskutiert werden.

Die künftige Entwicklung in der Evaluationsforschung muß sich verstärkt um die Frage der Angemessenheit von Methodenkombinationen bzw. evaluationsspezifischer Methodik bemühen. Die Konzentration auf eine Ergebnisevaluation (Effektforschung, Vergleich von behandelten und nicht bzw. alternativ behandelten Gruppen) muß zugunsten einer stärkeren Diskussion und Analyse der impliziten Zielsetzungen und Forschungsinteressen (Auftraggeber, Politiker, Zielgruppen, Personal) sowie einer Weiterentwicklung von metaanalytischen und metaevaluativen Ansätzen reduziert werden.

1.2 Fragestellungen und evaluative Bewertungsdimensionen

Eine umfassende Evaluation eines Programms oder einer Maßnahme ist in der Regel aufgrund der Vielfalt der möglichen Bewertungsdimensionen, zeitlicher und ökonomischer Begrenzungen sowie methodischer Probleme nicht möglich. Der Evaluationsforscher muß daher zu Beginn die Aufgaben und Ziele der Evaluationsstudie definieren und die Beantwortbarkeit der Fragestellungen bzw. Durchführbarkeit der Studie mit dem Auftraggeber und dem Personal diskutieren. Meist fehlen den zu evaluierenden Programmen ausreichend präzise definierte Ziele und Programmbeschreibungen als Voraussetzung für evaluatives Arbeiten. Verschiedene Interessengruppen wie politische Entscheidungsträger, Auftraggeber, Programmträger, Programmpersonal, Zielgruppen bzw. Betroffene müssen berücksichtigt werden. Bei der Evaluation des Behandlungsangebotes in einer klinischen Einrichtung können beispielsweise folgende Interessengruppen eine Rolle spielen: Patienten, Klinikpersonal, Angehörige, Klinikbetreiber, Kostenträger, Klinikverwaltung und Gesundheitsbehörden.

Der Evaluationsforscher muß gemeinsam mit dem Auftraggeber die Zielsetzung und die zentralen inhaltlichen Fragen definieren. Als wichtige Bewertungsdimensionen der Evaluationsvorhaben lassen sich die folgenden übergeordneten Aspekte nennen:

- Bedarf und Bedürfnisse
- Zielsetzungen und Indikation
- Voraussetzungen und Aufwand
- Prozeß der Implementierung
- Akzeptanz und Inanspruchnahme
- Auswirkungen und Effekte
- Effizienz der Maßnahmen
- Qualität und Angemessenheit
- Relevanz bzw. Nutzen.

Bevor ein Programm implementiert wird, sollte geklärt werden, ob in einer definierten Zielgruppe Bedarf an spezifischen Maßnahmen der Gesundheitsversorgung besteht. In die Bedarfsabklärung fließen idealerweise nicht nur die Sicht von Experten des Gesundheitssystems und der Kostenträger, sondern auch die der Betroffenen ein. Eine Abklärung konkreter Bedürfnisse der definierten Zielgruppe im Vorfeld kann von Vorteil sein, um die Motivation der Betroffenen zur Inanspruchnahme der Maßnahme zu gewährleisten. Die Zielsetzungen eines Programms sind im Vorfeld konzeptuell zu verankern, können sich im Laufe des Behandlungs- und Evaluationsprozesses jedoch verändern. Neben Globalzielen sind Teil- oder Nahziele zu definieren und Kriterien zu erarbeiten, die eine Kontrolle der Zielerreichung ermöglichen. Zu Zielen eines Programmes gehören beispielsweise die angestrebten positiven gesundheitlichen Auswirkungen in der Zielgruppe oder die Verringerung der Morbiditätsrate. Zu den Aufgaben der Evaluationsforschung gehört die exakte und umfassende Beschreibung des Programmkonzeptes, der beteiligten Personengruppen und der Organisation der Durchführung. Es können z.B. Daten über finanzielle Aufwendungen für Personal, Ausbildung bzw. Weiterbildung, für die eingesetzen Arbeitsmaterialien und für Räumlichkeiten erhoben werden.

In der Programmkonzeption sind Zielgruppen festgelegt, die durch die Maßnahmen erreicht werden sollen. Zielgruppen können Patienten mit spezifischen Krankheitsbildern oder bestimmten Diagnosen sein, aber auch die Allgemeinbevölkerung, Institutionen oder Berufsgruppen. Die Evaluation prüft, von welchen Zielgruppen und in welchem Ausmaß das Angebot in Anspruch genommen wird, welche Personengruppen sich durch das Angebot nicht angesprochen fühlen bzw. welche Gründe eine Akzeptanz verhindern. Ebenso ist von Interesse, ob die Maßnahmen bei den beteiligten Institutionen, dem Personal und der Öffentlichkeit auf Akzeptanz stoßen. Die Qualität eines Programmes bemißt sich nach dem Ausmaß, in dem die konzeptuellen Vorgaben des Programmes umgesetzt werden konnten. Unter Qualitätsgesichtspunkten kann ebenso überprüft werden, inwieweit die eingesetzten Therapieprogramme dem neuesten Forschungsstand entsprechen, in ausreichendem Maße theoretisch fundiert sind, bzw. nach Einschätzung von Experten geeignet sind, die angestrebten Ergebnisse zu erzielen. Die Evaluation untersucht, ob bzw. in welchem Ausmaß die im Vorfeld festgelegten Ziele der Maßnahme erreicht werden. Zu den Auswirkungen zählen aber auch solche Effekte, die nicht intendiert sind. Geprüft werden muß, ob das Programm möglicherweise negative Auswirkungen auf die Zielgruppe oder andere Bevölkerungsgruppen hat. Effektivität bezeichnet die erreichten Verbesserungen für die Zielgruppe, also beispielsweise die Wiederherstellung der Arbeitsfähigkeit von Patienten. Bei der Betrachtung der Effizienz sind zusätzlich die wirtschaftlichen Aspekte einbezogen. Die Effizienz berechnet sich aus dem Verhältnis des Aufwandes einer Maßnahme zu deren Nutzen. Meist wird versucht, Kosten und Nutzen des zu evaluierenden Programmes mit alternativen Behandlungsprogrammen zu vergleichen. Der Nutzen wird z.B. über die Anzahl von Arbeitsunfähigkeitstagen, die Reduktion von Arztkosten oder die Verkürzung eines stationären Aufenthaltes berechnet. Für Rehabilitationsmaßnahmen relevante Kosten- und Nutzenkomponenten sind Veränderungen in der Inanspruchnahme von Leistungen, Veränderungen im Gesundheitszustand der Patienten sowie Veränderungen im Bereich sogenannter Primärgüter wie beispielsweise Einkommen und im Bereich der Produktivität (Heidenberger, 1989).

1.3 Wichtige Erfahrungen und Problembereiche

Die Evaluationsforschung sieht sich häufig dem Problem gegenüber, daß Zielsetzungen des zu evaluierenden Programms nicht, nur ungenügend oder zu global definiert sind. Darüberhinaus sind sie häufig heterogen und nur schwer operationalisierbar. Die Ziele des Programms sind von den Zielen der Evaluation zu differenzieren. Wichtig ist eine Unterscheidung in kurzfristige und langfristige Ziele, in verhaltensnahe und konstruktorientierte Ziele. Die Evaluationsforschung hat vor allem für die Operationalisierung und Quantifizierung von Zielen und Bedürfnissen neue Methoden vorgelegt: 'Delphi-Technik', 'Multiattributive Nutzentechnik' (MAUT), 'Goal-attainment-scaling' (GAS) und 'Social-Judgment-Technik' (SJT; für Beschreibungen dieser Methoden vgl. Wittmann, 1985). Sie dienen der Systematisierung und Integration von Wissen, Meinungen und Einstellungen von Experten und Betroffenen und versuchen, kognitive Schwächen in der Urteilsbildung zu reduzieren.

Bei der Auswahl des Evaluationsdesigns und der Methodik ist zu beachten, daß für viele Programme eine geringe Treatmentstärke der Intervention typisch ist. Ferner ist die Manipulierbarkeit der Bedingungen (experimentelle Variation) eingeschränkt oder unmöglich; die Erhebung erfolgt meist unter natürlichen Kontextbedingungen im Feld und soll die Intervention nicht beeinflussen. Häufig reicht der zur Verfügung stehende Beobachtungszeitraum für die Erfassung langfristiger und relevanter Effekte des Programms nicht aus. Da die Programme häufig nur geringe Effekte aufweisen, stellt die Entwicklung sensitiver Meßinstrumente eine Hauptaufgabe dar. Diesen Rahmenbedingungen muß die Auswahl der Forschungsmethoden Rechnung tragen. Unter Feldbedingungen ist der Datenrücklauf oft gering und infolgedessen die Selektion hoch. Oft fehlen Vergleichsgrößen und Kontrollgruppen.

Potentiell konflikthafte Interaktionen können sich zwischen den Evaluationsforschern und dem Programmpersonal ergeben: Das Personal betont den Primat des Programms und akzeptiert die Rolle als Forschungsgegenstand nicht. Es erlebt die Evaluation als Kontrolle seiner Arbeit, was zu mangelnder Kooperationsbereitschaft führen kann. Zwischen Forscher und Auftraggeber ergeben sich ebenfalls häufig Konflikte: Je nach Selbstverständnis des Forschers und Aufgabenstellung bzw. untersuchtem Programm orientiert sich der Evaluationsforscher weniger am Evaluationsauftrag und mehr am Behandlungsprogramm als vom Auftraggeber gewünscht. Je nach Auftragsvergabe besteht eine finanzielle Abhängigkeit des Evaluationsteams vom Auftraggeber. Weitere Divergenzen können sich bei der Interpretation der Evaluationsergebnisse und den daraus zu ziehenden Schlußfolgerungen ergeben. Schließlich sind auch Konflikte zwischen den Forschern und den Patienten bzw. den Zielgruppen möglich: Beispielsweise kann die Hilfeerwartung der Patienten dem Forschungsinteresse gegenüberstehen. Die Betroffenen erleben die evaluativen Befragungen u.U. als störend und sind nicht über mögliche Konsequenzen der Evaluation informiert. Auch dies kann zu einer ablehnenden Haltung gegenüber der Evaluation führen.

Aufgrund der bisherigen Erfahrungen müssen bei der Planung, Durchführung und Interpretation von Evaluationsstudien die folgenden Aspekte berücksichtigt bzw. vorab diskutiert werden (siehe auch Standards der Evaluation Research Society, dt. in Koch & Wittmann, 1990; Bengel & Koch, 1988; Shadish, 1990; Wottawa, 1991):

- Das zu evaluierende Programm muß umfassend beschrieben werden. Insbesondere dessen Zielsetzungen sollten in operationalisierter Form vorliegen.

- Die Ziele und Aufgaben der Evaluation müssen vorab präzise festgelegt werden, die evaluativen Fragestellungen müssen auf ihre Beantwortbarkeit hin überprüft werden. Das Evaluationsdesign sollte auf seine Umsetzbarkeit und Adäquatheit untersucht werden.

- Die Unabhängigkeit des Evaluationsteams bzw. der Forscher sollte gewährleistet sein.

- Bei der Auswahl der Forschungsstrategie ist u.a. auf die folgenden zentralen Aspekte zu achten: adäquates Design, notwendige Fallzahlen, Einsatz reliabler, valider und sensitiver Meßinstrumente, Kontrolle der Randbedingungen, Aufdeckung kleiner Effekte.

- Politische Entscheidungsprozesse nehmen Einfluß auf die Evaluation. Alle Interessengruppen sollten über Zielsetzung und Vorgehen der Evaluation informiert werden. Auftraggeber und Personal sollten bei der Planung und Durchführung der Evaluation beteiligt werden.

- Im Evaluationsprozeß sind die Interaktionen zwischen vier Interessengruppen zu berücksichtigen: Auftraggeber, Personal, Zielgruppe, Forscher. Vor allem der Kommunikation zwischen Forscher und Personal sowie zwischen Forscher und Auftraggeber kommt zentrale Bedeutung zu. Eine kontinuierliche Rückmeldung an Auftraggeber und Personal über den Fortgang der Evaluation ist notwendig.
- Die Darstellung der Ergebnisse ist von entscheidender Bedeutung für deren Akzeptanz. Die Forscher sind mitverantwortlich für die Interpretation und Verwertung der Evaluationsbefunde. Die Einbettung in die Forschungsliteratur und der Bezug auf Wirkmodelle ist ebenfalls eine Aufgabe des Evaluationsteams.
- Häufige Probleme stellen der Wandel der beteiligten Institution und des Programms sowie die zeitliche Latenz der Evaluationsbefunde dar.
- Auftraggeber und Forscher müssen sich über die Relativität einer einzigen Evaluationsstudie bewußt sein.

Zu Beginn einer Evaluationsstudie sollten die folgenden Fragen beantwortet werden:

- Was sind die Ziele des zu evaluierenden Programms?
- Welche Effekte werden vom Programm erwartet?
- Lassen sich diese Ziele in beforschbaren Fragestellungen ausdrücken?
- Für wen wird die Evaluation durchgeführt?
- Was sind die Ziele der Evaluation, was wird von ihr erwartet?
- In welchem Zeitraum soll die Evaluation durchgeführt werden bzw. wann sollen die Ergebnisse vorliegen?
- Kann die Evaluationsstudie die relevanten Fragestellungen in der zur Verfügung stehenden Zeit beantworten?
- Wer führt die Evaluation durch?
- Was darf die Evaluation kosten?
- Welchen Einfluß haben die Ergebnisse auf die Meinungsbildung über das Programm?

Überregionale und größere Programme sowie staatlich geförderte Modellvorhaben sollten in der Regel durch eine externe Evaluation begleitet werden, während kleinere Vorhaben und Programme nach einer Evaluationsberatung intern durch das Team evaluiert werden können. In beiden Fällen müssen jedoch die Funktion und die Fragestellung der Evaluation vor Beginn der Maßnahmen festgelegt und evaluative Bemühungen initiiert werden.

2. Evaluation einer Aids-Präventionskampagne

Zur Illustration der Vielfalt der Perspektiven, unter denen eine Evaluationsstudie ein Programm zu betrachten hat, werden im zweiten Teil ausgewählte Aspekte aus der Evaluation einer personalkommunikativen Aids-Aufklärungskampagne der Bundeszentrale für gesundheitliche Aufklärung dargestellt (Bundeszentrale für gesundheitliche Aufklärung, 1993). Die Bundeszentrale für gesundheitliche Aufklärung beauftragte die Arbeitsgruppe Sozialwissenschaftliche Aids-Forschung am Psychologischen Institut der Universität Freiburg mit der Evaluation und Qualitätssicherung der Personalkommunikativen Aids-Aufklärung. Die Evaluation begann im Jahr 1988 und läuft nunmehr seit über acht Jahren.

Die Konzeption dieser Kampagne wurde in der Vergangenheit mehrfach modifiziert und erweitert (vgl. Bundeszentrale für gesundheitliche Aufklärung, 1993; Damm et al., 1990). Damit verbunden war eine große Breite von evaluativen Teilstudien, von denen hier nur eine Auswahl dargestellt werden kann. Ausführlich wiedergegeben sind die Evaluationsbefunde in den Berichten des Evaluationsteams (Arbeitsgruppe Sozialwissenschaftliche Aids-Forschung, 1990, 1992, 1993, 1994, 1995 sowie Bengel & Koch, 1989; Bengel et al., 1990; Koch & Bengel, 1989). Zunächst wird die Konzeption der Personalkommunikativen Aids-Aufklärung dargestellt (Abschnitt 2.1). Es folgen eine Beschreibung des Vorgehens der Evaluation (Abschnitt 2.2) und eine Auswahl von Ergebnissen der Evaluation (Abschnitt 2.3).

2.1 Personalkommunikative Aids-Aufklärung

Die Hauptbotschaften der von der Bundeszentrale für gesundheitliche Aufklärung (BZgA) im Auftrag des Bundesministeriums für Gesundheit entwickelten und durchgeführten Aids-Präventionsmaßnahmen in Deutschland sind „Informiere Dich", „Schütze Dich und andere" und „Übe Solidarität mit Betroffenen". Die Strategie umfaßt sowohl massenmediale als auch personalkommunikative Maßnahmen. Die massenmedialen Maßnahmen sind vorrangig darauf ausgerichtet, die Gesamtbevölkerung und auch die Hauptbetroffenengruppen über die Erkrankung, Infektionsrisiken und Schutzmöglichkeiten u.a. durch TV-Spots, Anzeigen, Plakate, Informationsbroschüren zu informieren, in der Allgemeinbevölkerung Kommunikationsprozesse zum Thema HIV und Aids anzuregen und auf Beratungsangebote hinzuweisen. Die Benutzung von Kondomen bei sexuellen Interaktionen mit nicht näher bekannten Partnerinnen und Partnern wird empfohlen, ferner soll ein gesellschaftliches Klima geschaffen werden, das sich gegen die Ausgrenzung von Betroffenen richtet (Bundeszentrale für gesundheitliche Aufklärung, 1993, 1995; siehe Bengel, 1993; Strittmatter, 1995). Der Grenzbereich zwischen massen- und personalkommunikativem Angebot der BZgA wird durch die anonyme Telefonberatung markiert. Massenmediale Angebote allein reichen nicht aus, um die erwünschten Veränderungsprozesse hinsichtlich Einstellungen und Verhalten zu erzielen. Deshalb wird die personalkommunikative Strategie seit 1988 bundesweit eingesetzt, um eine direktere und stärker auf emotionale Aspekte gerichtete Ansprache der Bevölkerung zu erreichen (Bundeszentrale für gesundheitliche Aufklärung, 1993). Thematisch beziehen sich die Maßnahmen der personalkommunikativen Kampagne auf Übertragungswege, Schutzmöglichkeiten, Wünsche und Ängste verbunden mit Sexualität und Aids, Vertrauen in der Partnerschaft und verantwortliche Sexualität.

Die Bundeszentrale für gesundheitliche Aufklärung hat drei Public-Relations-Agenturen (seit 1993 nur noch eine Agentur) beauftragt, im gesamten Bundesgebiet in Absprache mit den Bundesländern, den örtlichen Gesundheitsämtern und anderen

Aids-spezifischen Versorgungseinrichtungen, v.a. den Aids-Hilfen, Aufklärungsaktionen in einzelnen Regionen und Kommunen zu organisieren (Tabelle 2.1). Diese Aktionen sind jeweils auf eine Region oder Gemeinde begrenzt und umfassen Veranstaltungen für unterschiedliche Zielgruppen, deren Aufgabe neben der Informationsvermittlung die Auseinandersetzung mit den persönlichen Fragen der Teilnehmer ist. Damit soll ein enger Bezug der Teilnehmer zu den Botschaften der Aids-Prävention geschaffen werden. Neben geschlossenen Veranstaltungen für Endadressaten, mit denen typischerweise Gruppen von ca. 20 Personen mittels der personalkommunikativen Methodik zur intensiveren Auseinandersetzung mit dem Thema Aids und Schutzmöglichkeiten angeregt werden, und öffentlichen Großveranstaltungen wie z.B. Filmvorführungen oder Veranstaltungen in Diskotheken, werden Schulungen für Multiplikatoren angeboten.

Die verschiedenen Phasen der Kampagne bzw. die verschiedenen Konzeptionen unterscheiden sich v.a. in Ausmaß und Art der Beteiligung lokaler Kooperationspartner und Multiplikatoren. Nachfolgend werden drei abgrenzbare Kampagnenphasen beschrieben. In der ersten Phase der Kampagne (1988–1992) wurden sog. Aids-Aktionstage angeboten. Diese umfaßten in jeder Region ca. 30 Aufklärungsveranstaltungen für sehr unterschiedliche Zielgruppen (z.B. Schulklassen, Jugendgruppen, Krankenpflegepersonal). Der größte Teil der Planung und Durchführung der Aktionstage wurde in dieser Phase von den Präventionsberatern der PR-Agenturen im Auftrag der BZgA getragen. Schwerpunktmäßig sollte mit diesem Konzept versucht werden, mit Teilgruppen der Allgemeinbevölkerung als Endadressaten ins Gespräch über Aids und Schutzmöglichkeiten zu kommen, die Schulung von Multiplikatoren stand weniger im Vordergrund.

In der zweiten Phase der Kampagne (1991–1992) lag ein Schwerpunkt der Aktivitäten auf der Qualifizierung von Multiplikatoren zur eigenständigen Durchführung von Aktionstagen und Endadressatenveranstaltungen. Durch Schulungen und Beratungsarbeit im Vorfeld der Aktionstage sowie Nachfolgeveranstaltungen zur Verstetigung der präventiven Arbeit in der Region erstreckte sich der zeitliche Rahmen der Zusammenarbeit mit den lokalen Kooperationspartnern teilweise über mehrere Monate. Mindestens die Hälfte der Veranstaltungen sollte durch Kooperationspartner geleitet werden.

Ab 1993 werden in der dritten Phase sowohl Aktionstage durch eine PR-Agentur als auch ein eigenständiges Trainingsprogramm für Multiplikatoren angeboten. Die so ausgebildeten Multiplikatoren sollten die Trainingsinhalte anschließend in Aufklärungsveranstaltungen für Endadressaten in ihrer Heimatregion umsetzen. Das Programm bestand aus drei Seminarphasen mit insgesamt 15 Tagen Dauer, einer Praxisphase und einer Auswertungsphase. 1995 schließlich wurden die Aids-Aktionstage zugunsten des neu entwickelten 'Mitmachparcours' ganz eingestellt. Dieser Veranstaltungstyp besteht aus fünf Stationen, an denen Kleingruppen oder in Einzelfällen auch Einzelpersonen spielerische Aufgaben erledigen und auf diesem Weg Aids-relevante Themen diskutieren. Die offene Gestaltung des Angebots läßt einen Einsatz in unterschiedlichen Settings und mit verschiedenen Zielgruppen zu.

Tabelle 2.1: Übersicht zur Personalkommunikativen Aids-Aufklärung

Trägerin	Bundeszentrale für gesundheitliche Aufklärung (BZgA)
Koordination und Durchführung	Public-Relations-Agenturen
Interventoren	Teams mit jeweils ca. sechs Präventionsberatern (Sozialarbeiter, (Sozial-)Pädagogen, Sozialwissenschaftler, Psychologen, Theologen u.a.)
Interventionsgebiet	Regionen im gesamten Bundesgebiet
Interventionszeitraum	Seit Mitte 1988
Zielgruppen	(Nicht-infizierte) Personengruppen der Allgemeinbevölkerung als Endadressaten sowie Multiplikatoren
Kooperation auf Gemeindeebene	Einbeziehung von Gesundheitsämtern, Aids-Hilfen, Beratungsstellen, Schulen, Krankenkassen, etc. bei Planung und Durchführung
Angebote	• Meist einwöchige, regional konzentrierte Aids-Aktionstage mit öffentlichen Großveranstaltungen und geschlossenen Zielgruppenveranstaltungen • 'Mitmachparcours' als Angebot für Endadressaten • Trainingsprogramm für Multiplikatoren

2.2 Konzeption der Evaluation

Im folgenden sollen Zielsetzungen und Fragestellungen der Evaluation sowie die dafür entwickelte Evaluationsstrategie erläutert werden. Da bis 1994 die sog. Aids-Aktionstage zentrales Instrument der Kampagne waren, beschränkt sich die Darstellung auf die Evaluation dieses Angebotstyps.

Zielsetzungen und Fragestellungen

Die übergeordneten Zielsetzungen der Evaluation lagen in der Untersuchung der Durchführbarkeit einer solchen innovativen Präventionsstrategie, ihrer Akzeptanz bei den Kooperationspartnern und den Endadressaten sowie ihrer Auswirkungen auf die Veranstaltungsteilnehmer und auf die Vernetzung des regionalen und lokalen Angebots zur Aids-Prävention. Mit der BZgA und den durchführenden Agenturen wurden auf der Grundlage von zwei Vorstudien die evaluierbaren Fragestellungen diskutiert, die organisatorischen und methodischen Zugangswege abgeklärt und vier zentrale Fragestellungen definiert. Diese stellen gleichzeitig die wichtigsten Evaluationsdimensionen dar:

(1) Aufwand und Qualität der Durchführung der Intervention (Qualitätsmanagement)
(2) Akzeptanz des Angebots und Motivation zur Teilnahme an der Kampagne
(3) Auswirkungen (Effektivität) der Kampagne bei den Zielgruppen und auf Gemeindeebene
(4) Angemessenheit und Effizienz der Maßnahmen

Mit diesen Fragestellungen waren sowohl die Implementation als auch die Effekte der Kampagne angesprochen. Die Evaluation des Präventionsprogramms auf diesen beiden Ebenen erforderte die Einbeziehung aller beteiligten Interessengruppen und den Einsatz verschiedener forschungsmethodischer Zugänge (s. Abschnitt 1).

Die quantitative und qualitative Analyse der Aktivitäten der Präventionsberater (Fragestellung 1) umfaßte das Veranstaltungsangebot während der lokalen Aktionen. Zur Untersuchung des Aufwands wurde das eingesetzte Personal, die Organisation der lokalen Aktionen und die Zusammenarbeit der Interventoren mit lokalen Anbietern von Aids-Prävention dokumentiert. Der finanzielle Aufwand der Personalen Aids-Kommunikation ließ sich auf der Basis der vorliegenden Informationen der Agenturen und der Angaben der Kooperationspartner nur bedingt abschätzen. Bei der Frage der Qualität der Intervention wurde überprüft, inwieweit die konzeptionellen Vorgaben realisiert und die dort definierten Zielgruppen erreicht werden konnten. Hier erfüllte die Evaluation eine Kontrollfunktion gegenüber den Interventoren. Schwierigkeiten bei der Implementierung wurden aufgedeckt und die Praktikabilität der Kampagne wurde überprüft. Schließlich wurden die von der BZgA im Interventionszeitraum beschlossenen konzeptionellen Änderungen und deren Auswirkungen auf das aktuelle interventive Geschehen analysiert.

Die zweite Fragestellung zu Akzeptanz und Motivation bezog sich sowohl auf die Endadressaten als auch auf die lokalen Kooperationspartner. Im Vordergrund stand eine Bewertung der Organisation und Durchführung der lokalen Aktionen durch die beteiligten Interessengruppen. Diese wurden zu ihrer Motivation bzw. zu den Erwartungen befragt, die sie zur Teilnahme bzw. Mitarbeit bei lokalen Aktionen bewegt hatten, und inwieweit diese Erwartungen im Rückblick auf die Veranstaltungen erfüllt worden waren. Daneben wurden zur Bewertung der Akzeptanz die Teilnehmerzahlen nach Veranstaltungstyp aufgeschlüsselt und auf die jeweilige konzeptionelle Phase bezogen ausgewertet. Dieses Vorgehen lieferte Hinweise auf Veränderungen in der Erreichbarkeit der Zielgruppen und der Kooperationspartner, welche sowohl im Angebot selbst als auch in den Kontextbedingungen begründet sein können.

Mit der Beurteilung der Wirksamkeit der Intervention (Fragestellung 3) wurden sowohl kurz- und mittelfristige Veränderungen bei den Teilnehmern als auch Einflüsse auf die kommunale Präventionsstruktur berücksichtigt. Die Personalkommunikative Aids-Aufklärung hat Einstellungs- und Verhaltensänderungen bei den Veranstaltungsteilnehmern zum Ziel. Übergeordnetes Ziel ist die Reduktion der Prävalenz der HIV-Infektion. Die Vernetzung der Einrichtungen, die in den Regionen präventiv arbeiten, und die Verstetigung des lokalen Angebots an Aids-Prävention waren weitere Ziele der Kampagne, die in die Wirksamkeitsanalyse einbezogen wurden.

Die Bewertung der Angemessenheit und Effizienz der Kampagne (Fragestellung 4) schließlich setzte die Ergebnisse zu dem bestehenden Aufklärungsbedarf in Beziehung. Die Nachfrage nach weiteren Aufklärungsmaßnahmen war ein ebenso wichtiges Kriterium für die bedarfsgerechte Weiterentwicklung der Intervention wie die Bewertung der Zielerreichung durch die lokalen Kooperationspartner. Regional bedingte Unterschiede in den Voraussetzungen für Präventionsmaßnahmen, insbesondere zwischen den alten und den neuen Bundesländern, sowie damit verbundene Differenzen in der Effizienz wurden untersucht. Schließlich wurde die Frage der Übertragbarkeit des personalkommunikativen Konzeptes auf andere Bereiche der Gesundheitsvorsorge wie z.B. auf die Suchtprävention diskutiert.

Design und Methodik

Die gewählte Evaluationsstrategie entsprach einer Mischung aus Typ 2 (Prozeßevaluierung) und Typ 3 (Ergebnis- oder Nutzenevaluierung) nach Rossi et al. (1988) und kombinierte formative und summative Elemente (Beratung in bezug auf konzeptionelle Weiterentwicklungen, Bewertung von laufenden oder abgeschlossenen Kampagnenphasen bzw. der einzelnen Interventionen) mit Aspekten aus dem Bereich der Qualitätssicherung und des Qualitätsmanagements (Dokumentation des Angebots, Einhaltung von Qualitätsstandards).

Die genannten Fragestellungen bzw. Evaluationsdimensionen wurden zwischen 1988 und 1995 mit mehreren evaluativen Teilstudien untersucht (Tabelle 2.2). Alle relevanten Ziel- und Interessengruppen stellten Untersuchungseinheiten dar: Veranstaltungsteilnehmer, nichtteilnehmende Personen, lokale Kooperationspartner, Präventionsberater. Zusätzlich wurden lokale Aktionen unabhängig von diesen Gruppen durch teilnehmende Beobachtung untersucht. Ein 'Standarddesign' zur Bewertung der Aids-Aktionstage und anderer Präventionsmaßnahmen wurde entwickelt und eingesetzt (Bührlen et al., 1995). Bei der Datengewinnung lassen sich drei methodische Zugänge unterscheiden: Basisdokumentation (Datenzugang 1), Befragungen: Fragebogen, Telefoninterviews, persönliche Interviews (Datenzugang 2) sowie Vor-Ort-Untersuchungen (Datenzugang 3). Die Erhebungsmethoden werden im folgenden näher erläutert, ohne auf Details der Operationalisierung der Bewertungsdimensionen einzugehen (für eine ausführlichere Beschreibung der Methoden vgl. Arbeitsgruppe Sozialwissenschaftliche Aids-Forschung, 1992).

Tabelle 2.2: Untersuchungseinheiten, methodische Zugänge und Fragestellungen

Daten-zugang	Untersuchungs-einheit	Methodischer Zugang	Zentrale Fragestellung
1	Präventionsberater	Basisdokumentation	Aufwand der Intervention, Beschreibung der Interventionsgebiete, Veranstaltungs- und Teilnehmerzahlen
2	Präventionsberater	Halbstrukturiertes Interview und Fragebogen	Besonderheiten der Interventionsgebiete, Organisation und Aufwand lokaler Aktionen, Bewertung des Interventionskonzepts, Probleme der Tätigkeit als Präventionsberater
	Veranstaltungsteilnehmer	Fragebogen zu zwei Zeitpunkten	Akzeptanz, Qualität der Organisation und Durchführung der Veranstaltungen, Angemessenheit und Effektivität der Kampagne
	Nichtteilnehmende Personen	Fragebogen	Bedarf und Inanspruchnahme von Aids-Prävention, Einstellungen zur Aids-Prävention, Vergleich mit Veranstaltungsteilnehmern
	Lokale Kooperationspartner	Fragebogen für Mitarbeiter von Gesundheitsämtern	Strukturelle Voraussetzungen der Aids-Prävention, Bedarf und Inanspruchnahme, Zielerreichung, Veränderungswünsche bezüglich der Kampagne
		Fragebogen zur lokalen Aktion zu drei Zeitpunkten	Präventive Infrastruktur, Zielgruppenspezifischer Aufklärungsbedarf, Akzeptanz und Motivation, Gründe für die Teilnahme, Qualität der Planung, Durchführung und Organisation; Effekte auf Teilnehmer und Präventionsstruktur, später: Zielerreichung
		Telefonische Nachbefragung	Längerfristige Effekte der Kampagne auf die präventive Infrastruktur
3	Gesamte lokale Aktion	Teilnehmende Beobachtung der Veranstaltungen	Aufwand und Qualität der Durchführung, förderliche und hinderliche Bedingungen

(1) Basisdokumentation

Seit Anfang 1990 wurden alle lokalen Aktionen, die von den drei Agenturen im Rahmen der Personalkommunikativen Aids-Aufklärung durchgeführt werden, mittels einer von der Evaluationsgruppe entwickelten Basisdokumentation erfaßt. Dieses Dokumentationssystem wurde von den Präventionsberatern ausgefüllt und lieferte Informationen über durchgeführte Veranstaltungen, angesprochene und erreichte Kooperationspartner sowie Veranstaltungsteilnehmer. Zusätzlich wurden Besonderheiten und Schwierigkeiten bei der Planung und Durchführung der lokalen Aktionen in der jeweiligen Region berücksichtigt.

Die Basisdokumentation gliedert sich in folgende Themenbereiche:

- Beschreibung der Interventionsgebiete
- Aufbau der Präventionsstruktur
- Durchführung der lokalen Aktion
- Veranstaltungsberichte der Präventionsberater
- Nachbereitung der lokalen Aktion
- Resonanz der Presse.

(2) Befragungen mit Fragebogen, Telefoninterview und persönlichem Interview

Die Teilnehmerbefragung mittels Fragebogen erhob neben soziodemographischen Parametern u.a. die Erwartungen der Teilnehmer an die Veranstaltung und das Ausmaß der Erfüllung dieser Erwartungen sowie die Bewertung von Organisation und Durchführung. Enthalten waren ferner Skalen zum Informationsstand und zu Einstellungen bezüglich HIV-Infektion, Aufklärungsangeboten, Aids-präventiven Maßnahmen sowie zu Verhaltensänderungen infolge von Aids (Bengel, 1993; Brungs, 1992). In der Wiederholungsbefragung der Teilnehmer sechs Monate nach den lokalen Aktionen kamen eine rückblickende Bewertung der besuchten Veranstaltung sowie eine Selbsteinschätzung von Veränderungen im Aids-bezogenen Informationsstand, in den Einstellungen und im Aids-bezogenen Vorsorgeverhalten hinzu. Zur Bewertung der Effeke der Aids-Aktionstage wurden nach soziodemographischen Parametern parallelisierte Stichproben von Personen, die an einer Veranstaltung der Personalkommunikativen Aids-Aufklärung teilgenommen hatten (N=380), mit nichtteilnehmenden Personen (N=437) verglichen. Die Stabilität der berichteten Einstellungs- und Verhaltensänderungen wurde mit einer Wiederholungsbefragung sechs Monate nach der Aufklärungsaktion erhoben.

Die Gesundheitsämter wurden 1990 in einer bundesweiten schriftlichen Erhebung zu strukturellen Voraussetzungen der Aids-Prävention, zu Art und Ausmaß der Beteiligung, zu zielgruppenspezifischem Aufklärungsbedarf und zu Auswirkungen der Kampagne auf lokaler Ebene befragt (Arbeitsgruppe Sozialwissenschaftliche Aids-Forschung, 1990; siehe auch ISG Sozialforschung und Gesellschaftspolitik, 1993).

Zu Beginn der wissenschaftlichen Begleitung wurden Kooperationspartner von lokalen Aktionen direkt im Anschluß an die Intervention sowie sechs Monate danach zu Fragen des Kampagnenkonzepts, zur Art ihrer Beteiligung sowie zu kurz- und mittelfristigen Auswirkungen der Kampagne auf die Teilnehmer und die Präventionsstruktur befragt. Ab 1994 wurde direkt nach Ende der Aktionstage sowie ein Jahr nach der Aktion die Erreichung der Interventionsziele erfragt, die im Kreis der Kooperationspartner und Präventionsberater während der Planungsphase festgelegt wurden.

Zur Bestimmung von Langzeiteffekten der Aufklärungskampagne auf die regionale Präventionsstruktur wurden Kooperationspartner zwei Jahre nach den Aids-Aktionstagen telefonisch zum Ausmaß der erfolgten Vernetzung der anbietenden Einrichtungen und zum Aids-präventiven Angebot in der Region interviewt. Die Präventionsberater wurden in einer kombinierten Fragebogen- und Interviewstudie u.a. nach ihren Erfahrungen mit der Durchführung gefragt und um eine Bewertung des Interventionskonzepts gebeten.

(3) Beobachtung der Veranstaltungen

Ein Teil der lokalen Aktionen wurde durch Mitglieder des Evaluationsteams in der Durchführungsphase besucht. Ziel dieser Untersuchungen war es, durch teilnehmende Beobachtung und Interviews mit allen beteiligten Interessengruppen die Implementierung und die Qualität des Angebots zu beschreiben. Darüberhinaus ist erst über den direkten Kontakt mit den beteiligten Personengruppen eine an den örtlichen Gegebenheiten und vorhandenen Möglichkeiten orientierte Diskussion von förderlichen und hinderlichen Bedingungen für die Maßnahmen der Personalkommunikativen Aids-Aufklärung möglich.

Bei der Beschreibung des Evaluationsdesigns und der methodischen Zugänge konnte nicht auf alle durchgeführten Teilstudien eingegangen werden. Insbesondere kann die aufgrund von Konzept- und Programmänderungen notwendig werdende Anpassung der Evaluationsstrategie hier nicht im einzelnen ausgeführt werden.

2.3 Ergebnisse der Evaluation

Die folgende Ergebnisdarstellung konzentriert sich wie bereits erwähnt auf die Aktionstage und auf die Dimension der Effektivität der Maßnahmen. Sie orientiert sich an drei zentralen Interessengruppen des Programms: lokale Kooperationspartner, Veranstaltungsteilnehmer und Präventionsberater.

2.3.1 Die Perspektive der lokalen Kooperationspartner

Die lokalen Kooperationspartner gaben einen hohen Bedarf für Aids-präventive Maßnahmen in ihrer Region an und nahmen die von der BZgA angebotene Konzeption und Organisation sehr positiv auf. Die Beteiligung von Kooperationspartnern nahm jedoch zwischen 1988 und 1993 ab, da das Konzept hohe Anforderungen an das zeitliche und organisatorische Engagement der lokalen Kooperationspartner stellte. Nach einer Modifikation der Kampagnenkonzeption war ab 1994 wieder eine deutliche Steigerung der Zahl beteiligter Kooperationspartner pro Aktion zu verzeichnen. Dies ist auf den neu eingeführten Veranstaltungstyp 'Mitmachparcours' zurückzuführen. Er bietet einer großen Anzahl von Kooperationspartnern ein Präventionsinstrument, das im Vergleich zur selbständigen Durchführung von Aids-Aktionstagen geringere Anforderungen an die Multiplikatoren stellt.

Die vor Ort befragten Kooperationspartner betrachteten das Erreichen bestimmter Zielgruppen (z.B. Schülerinnen und Schüler, Jugend- und Berufsgruppen) oder Multiplikatoren als Haupteffekte der Aktionstage. Das Ziel der Verstetigung und Vernetzung des regionalen Angebots konnte partiell erreicht werden: 30-40% der beteiligten

Kooperationspartner hatten auch nach einem Zeitraum von sechs Monaten nach den Aktionswochen weiterhin Kontakte untereinander. Ein gleicher Prozentsatz der Kooperationspartner berichtete ein halbes Jahr nach Abschluß der Aktionstage von weiteren durchgeführten Aufklärungsveranstaltungen, ebenfalls ein Drittel plante weitere Angebote im darauf folgenden Jahr.

Längerfristige Effekte, die mehr als ein halbes Jahr nach einer lokalen Aktion anhalten, waren nur in begrenztem Umfang feststellbar. Die hierzu Befragten waren etwa zwei Jahre zuvor an Aktionstagen der BZgA beteiligt gewesen. Dabei zeigte sich, daß viele der früheren Ansprechpartner nicht mehr in der Aids-Prävention beschäftigt waren, da ihre Beschäftigungsverhältnisse durch das Auslaufen des Bundesmodellprogramms 'Aids-Fachkraft am Gesundheitsamt' oder – in den östlichen Bundesländern – durch Kreisgebietsreformen entfallen oder von anderen Personen übernommen worden waren. Bei den Aktionstagen neu entstandene Kooperationsbeziehungen hatten den langen Nachbefragungszeitraum häufig nicht überdauert. Die anhaltenden strukturellen Effekte waren umso größer, je besser die bei der Durchführung der Aktionstage bereits vorgefundene präventive Ausgangslage in der Region war. Das Ausmaß der Aids-präventiven Aktivitäten in der Region hing neben strukturellen Bedingungen oft von relevanten und engagierten Einzelpersonen ab.

Qualifizierungsmaßnahmen für Multiplikatoren stellten im Rahmen der Aktionstage ein zentrales Mittel zur Unterstützung der regionalen präventiven Infrastruktur dar. Die befragten Teilnehmer an Multiplikatorenschulungen beschrieben eine Kompetenzerweiterung, bessere Kontakte untereinander und die Durchführung eigener Aids-präventiver Veranstaltungen als Effekte der Schulungsmaßnahmen, dennoch sahen 63% bei sich weiteren Fortbildungsbedarf.

2.3.2 Die Perspektive der Teilnehmer

Die im Rahmen der Vor-Ort-Untersuchungen beobachteten Aids-präventiven Veranstaltungen wurden von den Teilnehmern in der Regel als adäquat und gelungen bezeichnet. Probleme bei der Veranstaltungsdurchführung oder Unzufriedenheit der Teilnehmer gingen meist auf eine Diskrepanz zwischen den Teilnehmererwartungen und den Möglichkeiten der Veranstaltungsgestaltung zurück. Im Vergleich zu den Teilnehmern hatten Nichtteilnehmer mehr Informationslücken (z.B. bezüglich Infektionswegen, Unterscheidung zwischen Infektion und Erkrankung, Kenntnis von lokalen Angeboten an Aids-Aufklärung oder -Beratung). Die Teilnehmer besaßen eine liberalere Haltung in der Präferenz von Strategien zur Aids-Bekämpfung sowie eine größere Solidarität gegenüber HIV-Infizierten und Aids-Patienten als die Nichtteilnehmer. Teilnehmer schätzten das Infektionsrisiko in sozialen und sexuellen Situationen realistischer ein als Nichtteilnehmer. Die Teilnehmer gaben signifikant häufiger die Verwendung von Kondomen an, während die Nichtteilnehmer von ihrem Partner häufiger einen HIV-Antikörpertest wünschten. Barrieren gegenüber einer Kondomanwendung wurden von Nichtteilnehmern häufiger genannt als von Teilnehmern (Brungs, 1992). Alle berichteten Unterschiede zwischen Veranstaltungsteilnehmern und Nichtteilnehmenden weisen in die von der Kampagne beabsichtigte Richtung und können unabhängig von methodischen Einschränkungen und Selektionsprozessen als Effekte der Intervention interpretiert werden.

2.3.3 Die Perspektive der durchführenden Präventionsberater

Die Präventionsberater, die im Auftrag der BZgA eine lokale Aufklärungsaktion planen, sind auf die Zusammenarbeit mit regional vorhandenen Präventionsangeboten angewiesen. Die Daten zur regionalen Präventionsstruktur wurden der Basisdokumentation entnommen, für eine Deskription des Implementationsprozesses waren jedoch Vor-Ort-Untersuchungen des Evaluationsteams bei lokalen Veranstaltungen und Befragungen der durchführenden Berater unabdingbar. Aufgabe der PR-Agentur war die Etablierung eines regionalen Koordinationskreises, um Absprachen und Planungen zu erleichtern. In der Regel nahm daran eine große Zahl von Kooperationspartnern teil. Trotzdem waren weiterhin viele Einzelkontakte und -absprachen erforderlich. Häufig mußten die Präventionsberater Widerstände ausräumen, die aus Konkurrenzverhältnissen zwischen den regionalen Anbietern von Gesundheitsvorsorge (z.B. zwischen Krankenkassen) bestanden. Der Großteil der Aufklärungsveranstaltungen wurde nur von Präventionsberatern oder von Präventionsberatern und Kooperationspartnern gemeinsam bestritten. Nur selten konnten Kooperationspartner gewonnen werden, die im Rahmen einer Aktionswoche Veranstaltungen alleine anbieten konnten oder wollten. Um dies zu erreichen, wäre eine wesentlich längere Vorlaufzeit mit intensiven Multiplikatorenschulungen notwendig gewesen, was jedoch im Rahmen der Aktionstage – mit Ausnahme der Phase der Praxisbegleitung bzw. Praxismitgestaltung – konzeptionell nicht vorgesehen war.

Die Akzeptanz der Präventionsberater in den Regionen war in der Regel sehr gut, in den meisten Fällen wurde eine Weiterführung der Zusammenarbeit auch nach den lokalen Aktionen gewünscht. Nur selten wurde befürchtet, daß eine von außen in die Region getragene Aufklärungsaktion einen zu hohen Bedarf nach Folgeveranstaltungen wecken könnte, den die lokalen Anbieter alleine später nicht decken könnten.

In einer kombinierten Fragebogen- und Interviewerhebung wurden die Präventionsberater u.a. zu ihrer Bewertung der Effektivität der unterschiedlichen Veranstaltungstypen befragt. Die Wirkung von öffentlichen Großveranstaltungen wurde dabei v.a. im Bereich der Bekanntmachung der Aktionstage und der lokalen Angebote gesehen. Die Auswirkungen auf der Teilnehmerebene im Sinne einer intensiven Auseinandersetzung mit dem Thema Aids und Schutzmöglichkeiten wurden dagegen geringer eingeschätzt. Zudem bewerteten die Präventionsberater den mit öffentlichen Veranstaltungen verbundenen organisatorischen und finanziellen Aufwand als zu hoch. Sie favorisierten Zielgruppenveranstaltungen für einen kleineren Personenkreis. Diese Beurteilung korrespondiert mit den Beratungskonzepten und der beruflichen Sozialisation der Präventionsberater.

3. Schlußfolgerungen

Abschließend sollen einige Bewertungskriterien der Evaluationsforschung am Beispiel der Evaluation der Personalkommunikativen Aids-Aufklärung diskutiert werden: Implementierung und Durchführung der Evaluation sowie Relevanz und Nutzen der Evaluation.

3.1 Implementierung und Durchführung der Evaluation

Systeme zur Basisdokumentation werden insbesondere im Bereich stationärer Therapie (z.B. Suchttherapie), aber auch bei ambulanten Versorgungsangeboten und bei Maßnahmen der Gesundheitsförderung zur Erhebung von Daten über das Angebot sowie über die Akzeptanz und Inanspruchnahme als Instrument der Evaluation und der Qualitätssicherung eingesetzt. Im vorliegenden Fall konnten mehr als 200 Aktionstage erfaßt und hinsichtlich konzeptioneller Veränderungen, verschiedener Veranstaltungstypen und weiterer Merkmale ausgewertet werden. Zur Analyse des Implementationsprozesses und für den direkten Kontakt mit Teilnehmern, Programmpersonal und Kooperationspartnern war die persönliche Anwesenheit des Evaluationsteams bei einem Teil der Aufklärungsmaßnahmen unerläßlich. Unterschiedliche Stichproben von Teilnehmern und Nichtteilnehmern, Mitarbeitern von Gesundheitsämtern, Kooperationspartnern und durchführenden Präventionsberatern wurden befragt. Mit diesen Teilstudien konnte in Abhängigkeit von der jeweiligen Entwicklungsphase des Programms zu Fragen des Bedarfs, der Effektivität, der Qualität der Planung und Durchführung sowie der Zielerreichung Stellung genommen werden.

Dem Selbstverständnis der Auftraggeberin entsprechend und aufgrund gesundheits- und finanzpolitischer Rahmenbedingungen sowie der Ergebnisse der Evaluation wurde die Präventionskampagne laufend modifiziert und weiterentwickelt. In enger Abstimmung mit der Auftraggeberin wurden die evaluativen Fragestellungen jeweils an die veränderte Kampagnenkonzeption adaptiert. Dies entspricht einerseits dem überwiegend formativen Charakter des Evaluationsauftrags. Andererseits mußte der Auftraggeberin vermittelt werden, daß deshalb ein Teil der interessierenden Fragestellungen nicht beantwortbar war. Beispielsweise können bei der Veränderung von Programmelementen Fragestellungen formuliert werden, zu deren Beantwortung Ausgangsdaten aus einer früheren Programmphase erforderlich wären, die jedoch zum damaligen Zeitpunkt nicht erhoben wurden. Auch zeitliche und finanzielle Vorgaben begrenzen die evaluativen Möglichkeiten. Bei jeder Fragestellung muß das Evaluationsteam erneut prüfen, ob die gestellten Fragen beantwortbar sind und es unter den gegebenen Rahmenbedingungen den Evaluationsauftrag übernehmen kann.

3.2 Relevanz und Nutzen der Evaluation

Nur in Ausnahmefällen ist es möglich, eine Maßnahme nach sämtlichen der oben genannten evaluativen Bewertungsdimensionen zu beurteilen. Auch wenn, wie häufig gefordert, 10% des Programmbudgets für Aufgaben der Evaluationsforschung eingesetzt werden können, müssen Evaluationsforscher, Träger und Programmpersonal die Fragestellungen gemeinsam auf ein praktikables und notwendiges Maß beschränken. Die Evaluation der Personalkommunikativen Aids-Aufklärung konnte Daten zum Bedarf, zu Voraussetzungen und Aufwand, zur Qualität der Umsetzung, zu Akzeptanz und Inanspruchnahme sowie zur Effektivität der Maßnahmen erheben und analysieren. Es war möglich, verschiedene methodische Zugänge zu kombinieren, deren Befunde einander ergänzen und teilweise eine Kontrolle der Qualität der erhobenen Daten erlauben. Den Möglichkeiten der Evaluation steht dabei ein umfangreiches Interventionsprogramm mit verschiedenen Komponenten (Aktionstage mit unterschiedlichen

Veranstaltungstypen und heterogenen Zielgruppen, Trainingsprogramm für Multiplikatoren, Mitmachparcours) gegenüber, das mehrfach grundlegenden Modifikationen in der Konzeption bzw. Weiterentwicklungen unterworfen war. Im vorliegenden Fall konnten anhand der evaluativen Teilstudien die Vor- und Nachteile verschiedener Programmkomponenten dokumentiert werden. So wurde z.B. eine Schwerpunktsetzung auf die Qualifizierung von Multiplikatoren und gleichzeitig eine Reduktion von Veranstaltungen für Endadressaten empfohlen und in der Kampagne realisiert. Ebenso konnten die Auswirkungen einer möglichst flächendeckenden Aufklärung großer Bevölkerungsgruppen den möglichen Effekten gegenübergestellt werden, die mit einem intensiveren Angebot für entsprechend kleinere Teilnehmerzahlen erzielt werden können.

Das Beispiel der Evaluation der Personalkommunikativen Aids-Aufklärung verdeutlicht die Wechselwirkungen zwischen Evaluationsforschung und untersuchtem Programm. Das Programm steckt den Rahmen ab, innerhalb dessen die Evaluationsergebnisse erzielt und genutzt werden können, gleichzeitig tragen die Ergebnisse zusammen mit sich verändernden Rahmenbedingungen zur Modifikation des Programms bei.

Um möglichst valide und relevante Ergebnisse zu erzielen, ist es notwendig, die folgenden Voraussetzungen zu beachten: Zur Interpretation der Evaluationsbefunde benötigen Programm und Evaluation eine theoretische Fundierung. Die Zielsetzungen müssen möglichst eindeutig definiert und operationalisierbar sein. Das Programm benötigt eine fixierte und präzise Programmbeschreibung.

Die eingesetzte Methodik bestimmt in hohem Maß die Qualität und den Nutzen der Ergebnisse. Auch wenn die Methodendiskussion in der Evaluationsforschung im allgemeinen in die Richtung einer Methodenvielfalt und Methodenkombination tendiert, müssen die Vor- und Nachteile der methodischen Zugänge im Einzelfall immer neu abgewogen werden. Im vorliegenden Fall wurde eine Kombination unterschiedlicher Erhebungsschritte gewählt, die Aussagen zu vielen Fragestellungen erlaubt, deren Begrenzungen v.a. hinsichtlich der methodischen Qualität jedoch an mehreren Punkten sichtbar werden. Die verschiedenen Aspekte eines Programms können nur durch multiple Ergebniskriterien adäquat erfaßt werden, die Perspektiven der beteiligten Interessengruppen müssen integriert werden. Globale Effektivitätsaussagen sind für politische Entscheidungsträger zwar essentiell, für die Programmsteuerung jedoch meist wenig hilfreich, wenn ein Programm innerhalb seiner vorgegebenen Rahmenbedingungen optimiert werden soll.

Qualitative Forschung in der Medizinischen Psychologie

Dietrich Klusmann

Zusammenfassung

Grundzüge qualitativer Forschungsmethoden werden am Beispiel der Grounded Theory als eines Prototyps dieser Methodik beschrieben. Anhand der Durchsicht einer repräsentativen medizinpsychologischen Zeitschrift und mit Hilfe von Beispielen aus der Forschung kommt der Autor zu folgenden Ergebnissen:

- Qualitative Forschungsmethoden sind in der wissenschaftlichen Gemeinschaft der Medizinpsychologie wenig verbreitet,
- am häufigsten wird die Methode der Einzelfallstudie eingesetzt.
- Wenn qualitative Forschungsmethodik auf medizinpsychologische Themen angewandt wird, dann oft von Forschern aus anderen Disziplinen wie Soziologie, klinische Psychologie und Sozialpsychologie.

Zwei Fragen werden diskutiert: Was macht qualitative Forschung so schwierig? Warum sind solche Methoden trotz ihrer attraktiven Möglichkeiten nicht stärker verbreitet?

Summary

This article describes basic features of qualitative research using grounded theory as a prototype. From a review of a representative journal for medical psychology and from research examples the author arrives at the following conclusions:

- Qualitative research methods are rarely used in the scientific community of medical psychology.
- If so, single case studies are mostly employed.
- Qualitative research in the topical domain of medical psychology is often done by researchers from other disciplines such as sociology, clinical or social psychology.

Two questions are discussed: What makes qualitative methods so difficult? Why do they spread so slowly in spite of their attractive promises?

Einleitung

In deutschen Lehrbüchern zur qualitativen Sozialforschung (z.B. Flick et al., 1991) findet man eine verwirrende Vielfalt methodischer Zugänge zu Materialerhebung und Analyse, die nur lose durch einige allgemeine Prinzipien zusammengehalten werden. Es scheint, als wäre qualitative Forschung am besten negativ zu definieren: alle Forschungsmethoden, die ohne die Quantifizierung von Variablen auskommen. Diese Definition ist klar, bestimmt den Gegenstand aber nicht inhaltlich. Was ist also qualitative Forschung? Für mich persönlich ist die Antwort zunächst ähnlich willkürlich wie die

Definition des "wahren Österreich", die General Stumm von Bordwehr in Musils Roman "Der Mann ohne Eigenschaften" gibt. Wenn der General über Österreich etwas erfährt, was ihm nicht gefällt, dann ruft er aus: "Das ist nicht das wahre Österreich!" Ebenso wie das "wahre Österreich" ist auch die "wahre" qualitative Analyse sowohl Ansichtssache als auch nicht ganz beliebig.

Der Begriff "qualitative Forschung" hat sich als Bezeichnung für eine Gruppe von Forschungsmethoden durchgesetzt. Dazu gehören qualitative Inhaltsanalyse, Gesprächsanalyse (synonym: Diskursanalyse, Konversationsanalyse), biographische Forschung, narratives Interview, objektive Hermeneutik, ethnographische Feldforschung, Ethnomethodologie, Grounded Theory und andere Verfahren. Diese Methoden haben gemeinsam, daß sie die sinnhafte Repräsentation der sozialen Wirklichkeit beschreiben und analysieren, divergieren aber darin, welche Aspekte sie herausgreifen, wie sie vorgehen und was sie darüberhinaus noch tun. Sie basieren auf den epistemologischen Prinzipien der Phänomenologie, der hermeneutischen Wissenschaften, der verstehenden Soziologie und des Symbolischen Interaktionismus. Qualitative Methoden bilden eine Kategorie von Methoden, die durch Familienähnlichkeit zusammengehalten wird, eine radiale Kategorie in dem von Lakoff (1987) beschriebenen Sinn, in der es Prototypen gibt, die als besonders gute Beispiele im Zentrum der Kategorie stehen, und weniger gute Beispiele, bis hin zu Grenzfällen, über deren Zugehörigkeit kein Konsens besteht.

Ein Prototyp qualitativer Forschung, vielleicht das "beste Beispiel" im Sinne einer radialen Kategorie, ist die Methode der Grounded Theory (Strauss, 1991; Böhm et al., 1992). Ich möchte an diesem Beispiel einige Grundzüge qualitativer Methodik bestimmen und dann ihren Stellenwert in der Medizinpsychologie beschreiben.

1. Grounded Theory

Das Interesse für qualitative Forschung in den letzten Jahrzehnten ging zunächst von der Soziologie aus. Besonders einflußreich war die 1967 erschienene Monographie von Glaser und Strauss: "The discovery of grounded theory". Die Autoren, ausgebildet im down-to-earth-Forschungsstil der Chicagoer Schule, wenden sich in diesem Buch gegen die Vorherrschaft der "großen Theorien", deren Begrifflichkeit mit der sozialen Wirklichkeit oft nicht korrespondiert und die einen einseitigen Akzent auf die Prüfung von Hypothesen legen. Grounded Theory (manchmal übersetzt mit "gegenstandsbezogene Theorie") bietet dagegen eine Forschungsstrategie, mit der Konzepte und Hypothesen "entdeckt" werden können. Diese Konzepte sollen in der lebendigen Erfahrung des Forschers mit seinem Gegenstand "gegründet" sein und somit "passen", also nicht der empirischen Wirklichkeit künstlich aufgezwungen werden. Das Buch hat auch einen deutlich rebellischen Ton, z.B. "it should also help students to defend themselves against verifiers who would teach them to deny the validity of their own scientific intelligence" (S. 7). Grounded Theory entwickelt eine neue Auffassung zu Fragen in der Stichprobengewinnung, des Kodierens, der Validität, der Konstruktion von Konzepten und Hypothesen und der Vermittlung von Fakten. Alles zusammen bildet eine kohärente Forschungsstrategie, die von Arbeitsgruppen um die genannten

Autoren praktisch angewandt wurde (methodische Darstellungen siehe Schatzmann & Strauss, 1973; Glaser, 1978; Strauss & Corbin, 1990; Strauss, 1991).

1.1 Induktivität

Die Strategie der Grounded Theory besteht darin, durch systematische Sammlung und fortwährenden Vergleich der gesammelten Beobachtungen Konzepte und schließlich ganze Theorien zu bilden. Dieser Weg ist im Prinzip induktiv und daher mit allen Argumenten angreifbar, die sich gegen induktive Forschung richten[1] (siehe Medawar, 1982). Tatsächlich entspricht die Vorstellung einer induktiven Theoriebildung auch nicht ganz der Forschungswirklichkeit. Fagerhaugh und Strauss (1981) schreiben z.B., daß ihre wichtigsten Ideen nicht einem geordneten Prozeß der Datensammlung und des Vergleichs zu verdanken sind, sondern oft auf unerwartete externe Informationen, Geistesblitze, Gerüchte usw. zurückzuführen waren, also eher den methodisch schwer systematisierbaren Charakter von intuitiven Kreationen hatten. Ein Korrelat dieses Vertrauens auf Induktion war in "The discovery of grounded theory" die zuversichtliche Behauptung, daß gegründete Theorie fast von selbst entstehen würde, wenn man sich nur systematisch mit Datensammlung, Kodierung und fortwährenden Vergleichen beschäftigte. Diese Zusicherung gehörte wohl zu dem Ermutigungsprogramm, mit dem die Autoren einen neuen Aufbruch soziologischer Forschung fördern wollten. Heute wird das Problem der Konzeptbildung stärker als ein kreativer Vorgang gesehen (siehe Lofland & Lofland, 1984; Strauss, 1991; Strauss & Corbin, 1990).

Konzepte oder gar eine zusammenhängende Theorie aus Beobachtungsmaterial zu schaffen, ist m.E. das schwierigste Problem der qualitativen Forschung und gleichzeitig das größte Versprechen. Sehr viel kann über den Zugang zum Feld, das Sammeln von Gesprächsaufzeichnungen und Feldbeobachtungen, das Ordnen und Kategorisieren gesagt werden, dann aber beginnt eine Phase, in der die Leitlinien schwächer werden oder ganz ausbleiben. Es ist ähnlich wie beim Schachspiel: über die Eröffnungszüge weiß man viel, und wer sie gut studiert hat, ist auf jeden Fall im Vorteil; irgendwann jedoch beginnt das eigentliche Spiel, und da muß jeder seinen eigenen

---

[1] Paul Medawar (1982) beschreibt den Standpunkt induktiver Forschung mit folgenden Worten: "The intellectual processes that conduct us towards a generalization are themselves the grounds for supposing it to be true" (S. 87). Wenn man in diesem Satz das Wort "true" durch "credible, plausible, relevant" oder "interesting" ersetzt, die Aussage also abschwächt, dann ergibt sich eine treffende Beschreibung für die Position der Grounded Theory. Medawars Kritik am induktiven Schema konzentriert sich darauf, daß es für induktive Theoriebildung keinen Weg gibt, zu entscheiden, warum man die eine Beobachtung und nicht eine andere macht. Das induktive Schema gibt auch keine Erklärung dafür, weshalb Irrtümer vorkommen können und weshalb der Glücksfall wissenschaftlicher Entdeckungen (serendipity) eintreten kann. Der Prozeß wissenschaftlicher Entdeckung ist nach Medawars Ansicht nicht durch einen einzigen induktiven Vorgang zu verstehen, sondern durch das Wechselspiel zweier Denkepisoden, einer imaginativen und einer kritischen. Die kritische Denkepisode deduziert aus dem Ergebnis der imaginativen Episode Vorhersagen und vergleicht sie mit einschlägigen Beobachtungen. Zwar meinen Glaser und Strauss (1967) gerade dieses Wechselspiel, wenn sie fordern, daß die Konzepte der Forschung zu den beobachteten Phänomen "passen" sollen, sie erwecken aber an anderen Stellen immer wieder den Eindruck, daß zutreffende Theorien geradezu zwangsläufig entstehen müssen, wenn man das von ihnen beschriebene Verfahren einhält, kurz, sie spielen die Rolle der Intuition herunter.

Weg finden. Aber wie beim Schachspiel gibt es auch hier Hilfen. Besonders Lofland und Lofland (1984) beschreiben ein umfassendes Repertoire von theoretischen Basisideen, die man zunächst spielerisch an das Material herantragen kann. Der Theorieentwicklungsprozeß ist dann im wesentlichen deduktiv: Der Forscher hat eine Idee und prüft, ob sein Beobachtungsmaterial diese Idee trägt. Damit kann er allerdings einer Gefahr erliegen, die Glaser und Strauss (1967) als "exampling" beschrieben haben: "A researcher can easily find examples for dreamed-up, speculative or logically deduced theory after the idea has occured" (S. 5). Da aber der induktive Vorgang, wonach die Daten dem Forscher geradezu aufzwingen, wie sie konzeptualisiert werden wollen, nicht zu funktionieren scheint, muß die Gefahr des "exampling" ins Auge gefaßt werden. Dies ist in der Tat der gravierendste Vorwurf, der von den Gegnern dieser Methodik erhoben wird. Es gibt m.E. für die qualitative Methodik auch kein logisches Mittel, sich dieses Vorwurfs zu erwehren. Das einzige, was helfen kann, ist der Rekurs auf Kriterien des Forschungsprozesses, (a) wie sie überall gelten, ob in der quantitativen oder in der qualitativen Welt und (b) wie sie für qualitative Forschung charakteristisch sind.

1.2 Glaubwürdigkeit

Eine Möglichkeit, Glaubwürdigkeit zu schaffen, besteht darin, die mit qualitativen Methoden gebildete Theorie erst zu akzeptieren, wenn ihre Aussagen einer rigorosen Überprüfung durch logisch deduktive Verfahren standgehalten haben. Qualitative Forschung wäre damit eine Vorstufe zum quantitativen Forschungsprozeß. Die meisten qualitativen Forscher würden hier nicht zustimmen, denn viele Aussagen qualitativer Forschung sind mit Hilfe quantifizierter Variablen einfach nicht zureichend prüfbar, sondern nur selbst wieder durch qualitative Verfahren oder durch eine Kombination verschiedenartiger Datenquellen (Triangulierung), zu denen natürlich quantitative Messungen gehören können.

Schatzmann und Strauss (1973) benutzen bei der Frage der Glaubwürdigkeit das englische Wort "discretion", welches im Deutschen am besten übersetzt ist mit der Gesamtheit der Begriffe: Umsicht, Klugheit, Besonnenheit, Verschwiegenheit, Rücksichtnahme, Ermessen. Diese Qualitäten, soweit sie den Forschungsprozeß betreffen, sollte ein Wissenschaftler durch seine Ausbildung erwerben. Sie machen eine grundsätzliche Einstellung zu seiner Tätigkeit aus, die vor dem Hintergrund seiner Zugehörigkeit zu einer wissenschaftlichen Gemeinschaft unterstützt und geformt wird. Entscheidend dabei ist die fortlaufende Diskussion mit einem Kreis von Kollegen, denen die eigene Arbeit zur Kritik vorgelegt wird. Auf diese Weise entsteht Intersubjektivität und Plausibilität, die natürlich auch in die Irre gehen kann; aber das trifft auch auf statistische Beweisführungen zu, die zwar in ihrer Mechanik unangreifbar sein mögen, aber nicht in ihrem qualitativen Teil, nämlich der Konzeptualisierung des Gegenstandsbereichs. Der Verweis auf einen Bildungs-und Interaktionsprozeß hat etwas Appellatives, Idealisierendes und kann daher die Zweifel nicht ganz besänftigen. Woher soll man wissen, ob ein Forscher den Bildungsprozeß, der Glaubwürdigkeit schafft, vernünftig durchlaufen hat? Daher kann dies noch nicht die ganze Antwort sein. Der vertrauenerweckendere Weg besteht darin, das Verfahren transparenter zu machen, es in kleine, nachvollziehbare Schritte aufzugliedern, Regeln aufzustellen und, eventuell mit Computerhilfe, die Korrespondenz des Materials mit den Resultaten systematisch zu demonstrieren.

1.3 Glaubwürdigkeit durch Verfahren

Eine wissenschaftliche Behauptung ist zwar nicht bewiesen, aber zumindest glaubwürdig, wenn sie durch ein akzeptierbares Verfahren hervorgebracht wurde. Wie sieht ein solches Verfahren für die qualitative Forschung aus? Ziel der Analyse ist es, eine theoretische Form zu finden, die die vorgefundenen sozialen Phänomene erhellend beschreibt, ein Modell, einen Leitgedanken oder eine Metapher. Es ist klar, daß ein qualitativer Forscher weniger handfeste methodische Orientierung zur Verfügung hat als ein quantitativer Forscher. Obendrein ist sein Material auch vielschichtiger und reichhaltiger, als dies für quantitative Daten typisch ist. Er braucht daher mehr von einer menschlichen Eigenschaft, die sich schlecht methodisch formalisieren läßt: Kreativität. C.W. Mills (1959) beschreibt in seinem Aufsatz "Intellectual craftmanship" einige Strategien, um kreativ mit qualitativem Material umzugehen:

- viele verschiedene Perspektiven einnehmen,
- das Material umarrangieren,
- in spielerischer Einstellung neue Konzepte an das Material herantragen und auf Haltbarkeit prüfen,
- Typen bilden,
- Extreme beachten,
- die Dinge von ihrem Gegenteil her betrachten.

Das sind natürlich keine methodischen Regeln, sondern nur Ratschläge. Es gibt jedoch auch genaue Beschreibungen einzelner Schritte, die besonders gründlich und praxisnah in folgenden Quellen beschrieben sind: Schatzmann und Strauss, 1973; Lofland und Lofland, 1984; Whyte, 1984; Strauss, 1991; Strauss und Corbin, 1990; Flick, 1991a; Böhm et al., 1992. Zu diesen Schritten zählen die Klärung des Ziels, der Zugang zum Feld, das Erlernen der Beobachterrolle, Techniken der Aufzeichnung. Hier möchte ich mich auf die Frage beschränken, wie Theoriebildung zustande kommt.

Analytisches Denken unterscheidet sich nicht grundsätzlich vom gewöhnlichen Denken, es ist nicht ein Akt des Genius, sondern eine handwerkliche Kunst. Wie überall in der Wissenschaft erfordert auch der Umgang mit qualitativem Material einen Denkstil, der systematisch ist, organisiert, instrumentell auf ein Ziel ausgerichtet und selbstreflexiv. Der Denkprozeß ist aktiv und wird über längere Zeit durchgehalten - im Unterschied zum gewöhnlichen Denken. Dieses Durchhalten ist besonders wichtig, weil die Materialfülle über eine gewisse Zeit im Bewußtsein präsent gehalten werden muß, z.B. in Form wiederholter Lektüre von Feldnotizen oder fortlaufender Neukategorisierung von Passagen aus einer Serie von Interviews, mit dem Ziel, eine befriedigende Ordnung zu erzielen. Der Schlüsselbegriff hierfür lautet: Kodieren, ein Begriff mit vielen Bedeutungen. Strauss und Corbin (1990) unterscheiden drei Stufen:

a) Offenes Kodieren. Das Material wird in Einheiten zerlegt, die abgrenzbare Phänomene repräsentieren.

b) Axiales Kodieren. Die bezeichneten Phänomene werden in einen Zusammenhang gebracht, etwa durch Vergleich, Beschreibung in einem Kontext oder unter einem bestimmten Blickwinkel. Hier wird also weniger registriert als kreativ miteinander verbunden.

c) Höhere Integration. Gesucht ist eine Grundidee, der sich alle anderen Ideen unterordnen, eine "storyline" oder ein "Kernkonzept".

1.3.1 Beispiel

In der Untersuchung "Psychiatric Ideologies and Institutions" (Strauss et al., 1964) zeichneten die teilnehmenden Beobachter zunächst alle möglichen Interaktionssituationen zwischen Ärzten, Schwestern und anderen Funktionsträgern des Krankenhauses auf. Die erste grobe Kodierung dieser Aufzeichnungen bestand darin, vorausgeplante regelmäßige Interaktionen wie z.B. die Stationsübergabe von ad hoc Interaktionen zu unterscheiden z.B. anläßlich der Verlegung von Patienten, der Medikation, der Vergabe von Privilegien an Patienten. Auf dieser Ebene begannen die stillschweigenden Regeln und Normen des Stationslebens deutlich zu werden. Als zu Anfang der Untersuchung das Stationspersonal explizit über solche Regeln befragt wurde, kamen nur wenige und vage Antworten, die selten über den Inhalt schriftlicher Verordnungen hinausgingen. Später entwickelten die Untersucher Begriffe wie "Bündnisse", "Sondervereinbarungen", "Verstöße gegen Abmachungen", um verschiedene wiederkehrende Abläufe aus dem Interaktionsgeschehen hervorzuheben. Die erste Zeit im Feld hatte etwas von einer Entdeckerstimmung. So heißt es an einer Stelle "it seemed that we were on something, but we still weren't certain, of what it was". Schließlich bildete sich aus der Analyse der Bündnisse und Vereinbarungen ein analytischer Rahmen, der durch die Schlüsselkonzepte "differentielle Behandlungsideologie" und "operationale Philosophie" gekennzeichnet wurde. Die weitere theoretische Ausarbeitung betraf die Frage aus welchen Gründen es zu unterschiedlichen Behandlungideologien kommt und wie diese sich zu den typischen Karrierewegen in einem Krankenhaus verhalten. An die Spitze der konzeptuellen Hierarchie wurde dann der Begriff der Arena gesetzt. Die Untersucher betrachteten die Krankenhausstation als eine Arena, in der verschiedene professionelle Rollenträger in unterschiedlichen Stadien ihrer Karriere, die unterschiedlichen Behandlungsideologien anhängen, im Alltag einen Ausgleich finden müssen. Das zentrale Schlüsselkonzept hieß schließlich: "ausgehandelte Ordnung" (negotiated order).

1.3.2 Theoriegeleitete Erhebung

Der analytische Prozeß muß vom ersten Tag der Feldbeobachtung an beginnen. Es ist ein Fehler zu warten, bis sich eine Masse von Material angesammelt hat, weil dann der Zyklus gegenseitiger Modifikation von Beobachtung und Theoriebildung nicht in Gang kommt. Der Forscher soll also neben seinen Beobachtungen auch ständig Notizen zur konzeptuellen Entwicklung aufzeichnen (Memos). Diese Gleichzeitigkeit von Analyse und Datensammlung hat zwei Vorteile:

a) Die Schwerpunkte der Beobachtung können sich den bereits entwickelten Konzepten anpassen und auf diese zurückwirken.

b) Am Ende der Feldbeobachtungsphase liegt nicht nur ein umfangreiches Beobachtungsmaterial vor, sondern auch schon eine entwickelte theoretische Struktur. Dadurch wird eine Situation vermieden, in die Anfänger oft geraten, wenn sie sich einer Flut von qualitativem Material gegenübersehen, das zwar interessant ist, dessen Ordnung aber eine übermenschliche Aufgabe zu sein scheint.

1.3.3 Die Daten "verhören"

Mit der Metapher des "Verhörens der Daten" ist das Ausprobieren von Konzepten gemeint. Wird das Konzept von den Daten gestützt? Die Antwort darauf kann nicht in so entschiedener Form gegeben werden, wie dies bei quantitativen Analysen möglich ist. Ein quantitativer Aspekt ist jedoch darin enthalten, denn ein Konzept, das nicht durch eine gewisse Zahl von Beobachtungen belegt werden kann, ist wahrscheinlich nicht fruchtbar. Die Brauchbarkeit bemißt sich jedoch in erster Linie an heuristischen Kriterien, nämlich daran, ob das Konzept verschiedenartige Beobachtungen zu einem sinnvollen Ganzen organisiert.

1.3.4 Kommunikation mit Fachkollegen

Der Inhalt eines Textes hängt davon ab, worin die vorgestellte Leserschaft besteht. Diese entscheidet darüber, welche Inhalte einbezogen werden, welche Schwerpunkte gesetzt werden, welches Maß an Abstraktion zugelassen wird. Die Leserschaft engt also die Möglichkeiten der Darstellung ein und hilft auf diese Weise, eine Struktur zu finden. Wenn das Material dann tatsächlich einem realen Auditorium vorgetragen wird, kommen noch weitere katalytische Funktionen hinzu, die sich aus den Fragen und Vorschlägen der Zuhörer ergeben. Gewagte Generalisierungen und ungewöhnliche Perspektiven sollten sich idealerweise erst vor einem kleinen Kreis sachkundiger Kollegen bewähren, bevor sie einem breiteren Publikum vorgestellt werden.

1.3.5 Sensitivierende Konzepte

Nicht nur die aus der Felderfahrung entstandenen Konzepte, sondern auch das abstrakte Vokabular der Sozialwissenschaften kann an die Daten herangetragen werden. Begriffe wie "Rolle", "Ideologie", "Statuspassage" wecken bei einem geübten Sozialwissenschaftler gleich die mit dem Begriff gekoppelten Fragen, z.B.: welcher Rollentyp ist dies im Unterschied zu anderen?

1.3.6 Vergleiche

Das wichtigste heuristische Verfahren ist der Vergleich. Dabei kann es sich z.B. um verschiedene Situationen handeln, verschiedene Typen von Personen, unterschiedliche

Arbeitseinheiten in einer Organisation, Stadien eines historischen Prozesses. Gute Theoriebildung lebt von einer geschickten Kombination von Zusammenfassungen und Differenzierungen, die sich aus Vergleichen ergeben.

Das Gemeinsame aller analytischen Techniken ist die Arbeit mit abstrakten Formen. Kognitive Modelle, wie z.B. metaphorische Konzepte, werden benutzt, um wie mit einer Optik die soziale Wirklichkeit zu betrachten - eine Fähigkeit, die sich erst im Laufe wachsender sozialwissenschaftlicher Erfahrung heranbildet. Der Anfänger, so Schatzmann und Strauss (1973), neigt dazu, Abstraktionen in einem essentialistischen Sinn zu verstehen und damit ihre Verbindung mit konkreten empirischen Phänomenen aus dem Blick zu verlieren. Abstrakte Begriffe greifen erst, wenn ihre Begründung in wirklichen Beobachtungen gezeigt werden kann, wenn sie also "grounded" sind. Dies ist die besondere Chance einer qualitativen Methodik.

1.4 Qualitativ und quantitativ

Der Dichotomie qualitativ vs. quantitativ entspricht die Unterschiedlichkeit von Natur- und Geisteswissenschaften. Auch wenn beide Wissenschaftszweige viele Basisprinzipien teilen, so sind es doch ganz unterschiedliche Denkwelten oder Denkspiele, in denen verschiedenartige Annahmen und Regeln gelten (siehe z.B. Schütz, 1954; Mills, 1963; Wilson, 1982), vielleicht auch unterschiedliche Temperamente sich ausdrücken (Brown, 1973). Natürlich handelt es sich in beiden Fällen um wissenschaftliche Methodik, es gelten also die Grundregeln jeder wissenschaftlichen Tätigkeit, was Beobachtung, Anwendung rationalen Denkens, Nachvollziehbarkeit, Widerlegbarkeit betrifft, und natürlich sind qualitative Methoden mit quantitativen Verfahren kombinierbar - man muß daraus keine Glaubensfrage machen. Es sind unterschiedliche Modi, in denen der Sozialwissenschaftler operieren kann, zwischen denen er hin- und herschalten kann, die er aber nicht vermischen sollte, weil sie nur als komplette, in sich konsistente Systeme funktionieren.

Das Verhältnis von qualitativer und quantitativer Forschung kann man sich als ein Vexierbild vorstellen: Ebenso wie ein hierfür geeignetes Bild bei längerer Betrachtung umspringt, etwa eine Vase zeigt und dann zwei Profile, kann man einen sozialwissenschaftlichen Untersuchungsgegenstand einmal als ein Geflecht von Relationen zwischen quantifizierten Variablen auffassen und ein anderes Mal durch kognitive Konstruktionen repräsentieren, die nicht unbedingt die Eigenschaft einer dimensionalen Ausdehnung besitzen, wie z.B. Themen, Typen, Modelle, leitende Metaphern oder idealtypische Geschichten.[2]

---

[2] Das Konzept der Quantität ist für qualitative Forscher natürlich kein Tabu, denn schließlich quantifizieren nicht nur Wissenschaftler, sondern jeder tut es, wenn er z.B. von einem Mehr oder Weniger an Vertrauen, Schuldigkeit, Loyalität, Schönheit usw. spricht, wobei die genaue Definition solcher Dimensionen im Alltagsleben nicht nötig ist. Beispielsweise führen Glaser und Strauss (1974) den Begriff des social loss calculus ein - eine stillschweigende Einschätzung der Größe des sozialen Verlustes, der mit dem Tode eines Patienten entstehen würde. Marvin Minsky (1985) analysiert die kognitiven Operationen, die das Konzept "Mehr" konstituieren sehr ausführlich mit den Mitteln der Künstliche-Intelligenz-Forschung.

1.5 Epistemologische Position

Qualitative Forscher haben ein besonderes Interesse daran, wie Menschen die Welt, in der sie leben, sinnhaft repräsentieren, wie sie auf der Grundlage von Bedeutungen handeln, und wie diese Bedeutungen in Interaktionsprozessen entstehen. Dieses Interesse ist zugleich eine epistemologische Position, deren Varianten als verstehende Soziologie, symbolischer Interaktionismus, naturalistische Soziologie, Ethnomethodologie, phänomenologische Psychologie u.a. vielfältig beschrieben wurden, exemplarisch und noch immer gültig (Soeffner, 1992) in dem klassischen Werk von Berger und Luckmann (1969) mit dem Titel "Die gesellschaftliche Konstruktion der Wirklichkeit". Aus der Annahme dieser Position folgt zwar nicht zwingend die Entscheidung für qualitative Verfahren, tatsächlich sind jedoch epistemologischer Rahmen und Methode eng korreliert. Eine wichtige Grundlage ist das phänomenologische Konzept des Verstehens. Wir verstehen menschliches Handeln, weil wir in eine soziale Lebenswelt hineingeboren werden, in ihr aufwachsen und einen Wissensvorrat über mögliche Bedeutungen erwerben. Die Konzepte der Sozialwissenschaften basieren auf diesen vorgefundenen Deutungsschemata: Sie sind Konstrukte zweiter Ordnung. "The thought objects constructed by the social scientist, in order to grasp this social reality, have to be founded upon the thought objects constructed by the common-sense thinking of men, living their daily life within their social world." (Schütz, 1954, S. 267).

Während in der qualitativen Forschung "Verstehen" als Grundlage und als Aktivum des Forschers behandelt wird, sieht die quantitative Methodik darin ein methodisches Problem: das Risiko der unkontrollierten subjektiven Interpretation. Ihr schwebt der objektive Beobachter der Naturwissenschaften vor, der seinem Forschungsgegenstand keine Intentionalität unterstellen muß. Z.B. mußte der Biologe Karl v. Frisch für seine Beschreibung der sozialen Interaktion in einem Bienenstock nicht die subjektiven Vorgänge verstehen, die sich in den Bienen abspielen. Auch menschliche Interaktion kann mit dieser Einstellung beschrieben werden, vielleicht aber nicht ganz befriedigend, jedenfalls dann nicht, wenn das Diktum Howard Beckers richtig ist, wonach wir das Tun unserer Mitmenschen nur interpretierend erfassen können. Wenn es sich so verhält, fragt Becker, warum interpretieren wir dann nicht auch mit vollem Wissen und Bewußtsein? Selbst im radikalsten Behaviorismus können Akte des Verstehens nicht vermieden werden, sie werden nur verborgen (Schütz, 1954).

1.6 Theoriebildung

Qualitative Forscher machen meist geltend, daß Theoriebildung ihr eigentliches Ziel sei, doch ist oft fraglich, ob das Ergebnis tatsächlich als eine Theorie bezeichnet werden kann. Die Beurteilung hängt natürlich davon ab, was man unter Theorie versteht. Qualitative Forschungsarbeiten lassen sich auf einem Kontinuum lokalisieren, das mit einfacher Beschreibung beginnt und bei komplexer Theoriebildung aufhört. Einfache Beschreibung genügt oft, um die soziale Welt einer schwer zugänglichen Szene oder Subkultur für die Wissenschaft oder für die Öffentlichkeit zu erhellen, damit das Verständnis für ein verborgenes Segment der Gesellschaft wächst. Der Forscher versteht sich hier in erster Linie als ein Sprachrohr für Menschen oder Gruppen, die sich normalerweise nicht selbst artikulieren können. Auch die einfachste Beschreibung enthält jedoch analysierende und interpretierende Elemente. Daher gibt es keine echte Diskontinuität zwischen Deskription und Theoriebildung. Schon eine einfache Taxonomie kann als theoretische Behauptung angesehen werden, denn sie gruppiert gewisse Phänomene als gleichartig und akzentuiert den Unterschied zu anderen. Die konzeptuelle Ordnung ist das bescheidenste und häufig auch das realistisch erreichbare Ziel qualitativer Forschung. Selbst eine so umfangreiche Studie wie die von Fagerhaugh und Strauss (1981) über Schmerzbehandlung liefert im wesentlichen eine Art kognitive Landkarte der typischen Situationen, Interaktionen und Erlebnisweisen, in denen das Schmerzproblem eine Rolle spielt. Aussagen über Ursache-Wirkungs-Beziehungen sind meist Teil der Wirklichkeitskonstruktionen der untersuchten Personen. Zum Beispiel wissen erfahrene Patienten, wie man sich auf der medizinischen Station unbeliebt machen kann; sie versuchen, dies zu vermeiden und dennoch ihre Ansprüche durchzusetzen. Ein weiteres Beispiel: Wenn ein Patient davon ausgeht, daß Ärzte und Schwestern ihm die Wahrheit über seinen Zustand vorenthalten, dann ist dies ein Erklärungsgrund für sein Verhalten; er wird z.B. nach Hinweisen Ausschau halten, die seinen Verdacht erhärten oder zerstreuen könnten (Glaser & Strauss, 1974). Die Ursache-Wirkungs-Beziehung im Sinne unpersönlicher Einflußfaktoren ist nicht die Stärke qualitativer Theoriebildung. Um z.B. eine Behauptung wie: "je höher der soziale Status, desto intensiver der Einsatz medizinischer Geräte" zu prüfen, müßte man schon beide hier angesprochenen Quantitäten messen. Eine qualitative Studie kann diese Hypothese nur vorschlagen. Die Hauptarbeit besteht nicht darin, ein kausales Geflecht nach Art eines Pfaddiagramms hervorzubringen, sondern Begriffe zu finden, die die wesentlichen Eigenschaften des Gegenstandsbereichs hervortreten lassen. Hier ist durchaus eine Verbindung zu den philosophischen Wurzeln zu bemerken, zu denen die Husserlsche Phänomenologie mit ihrer "Wesensschau" gehört; auch wenn dieser Begriff leicht mißverstanden werden kann, weil ihm (zu Unrecht, siehe Schütz, 1962) eine metaphysische Bedeutung beigefügt wird. Gemeint ist das Problem der zutreffenden Repräsentation, wie Simon (1962) es in technischer Sprache ausdrückt: "How complex or simple a structure is depends critically upon the way in which we describe it. Most of the complex structures found in the world are enormously redundant, and we can use this redundancy to simplify their description. But to use it, to achieve the simplification, we must find the right representation" (S. 481). Was bedeutet aber "right" in diesem Satz: vielleicht "grounded" oder als praktische Orientierung brauchbar, nachvollziehbar, sparsam an Begriffen, erhellend? Die Kriterien für eine gute Theorie auf Grundlage qualitativer Methodik sind weder beliebig noch sehr präzise.

2. Die Vielfalt qualitativer Methoden

Das methodische Arsenal, das als qualitativ bezeichnet wird, ist historisch in verschiedenen wissenschaftlichen Disziplinen entstanden, die jeweils ihre eigene Variante entwickelt haben, die Hermeneutik in den Literaturwissenschaften, die Diskurs- oder Gesprächsanalyse in den Sprachwissenschaften, Ethnographie in der Anthropologie, Biographieforschung, Ethnomethodologie und Grounded Theory in der Soziologie. Die Psychologie hat ihre geisteswissenschaftlich-phänomenologische Tradition in den 60er Jahren fast restlos abgelegt. Sie scheint zwar heute wieder daran anzuknüpfen, etwa in der Biographieforschung, importiert jedoch qualitative Methodik hauptsächlich aus der Soziologie.

Wie läßt sich eine Ordnung in das Spektrum der Methoden bringen? Es gibt hier kein allgemein anerkanntes Raster, und für die Zwecke dieser kurzen Darstellung möchte ich mich an die Kategorien von Tesch (1992) anlehnen. Die Methoden unterscheiden sich zunächst darin, von welchem Material sie ausgehen. In Frage kommen

- Antworten auf offene Fragen,
- Transkripte offener Interviews,
- Ton- oder Videoaufzeichnungen natürlicher Gespräche oder anderer sozialer Situationen,
- Feldnotizen nach teilnehmender Beobachtung,
- persönliche Aufzeichnungen, z. B. Tagebücher,
- öffentliche Dokumente,
- andere Quellen wie Photos, künstlerische Gegenstände.

Das weitere Vorgehen kann daraufhin beurteilt werden, (a) wie sehr es auf die Sprache ausgerichtet ist und (b) wie weit es sich von einfacher Beschreibung in Richtung auf theoretische Abstraktion bewegt.

2.1 Bedeutung der Sprache

Fast alle qualitativen Untersuchungen basieren auf sprachlichem Material. Der Gebrauch der Sprache selbst kann aber mehr oder weniger das Forschungsinteresse bestimmen. Qualitative Inhaltsanalyse und Gesprächsanalyse beschäftigen sich natürlich damit, wie Phänomene sprachlich repräsentiert werden und wie die Sprache benutzt wird, um kommunikative Ziele zu erreichen. Bei teilnehmender Beobachtung kann Sprache eine relativ untergeordnete Rolle spielen. Z. B. berichten Schatzmann und Strauss et al. (1973), daß in den psychiatrischen Kliniken, die sie untersuchten, das Personal kaum in der Lage war, die Regeln, nach denen die Arbeit ablief, sprachlich zu beschreiben, denn diese waren als Selbstverständlichkeiten der Reflexion weitgehend entzogen. Sie wurden erst durch eine genaue Beobachtung der täglichen Ereignisse deutlich.

2.2 Das Kontinuum Beschreibung - Theorie

Ethnographische und biographische Studien begnügen sich meist mit einer geordneten und detaillierten Beschreibung der Phänomene, die sie zum Gegenstand haben. Die wesentlichen Züge einer sozialen Welt oder einer Biographie werden herausgearbeitet, aber nicht unbedingt zum Ausgangspunkt theoretischer Generalisierungen gemacht, es sei denn, der theoretische Rahmen kommt von Anfang an mit einem großen Gewicht hinein, wie dies z. B. bei Studien mit psychoanalytischen Konzepten der Fall ist. Das Programm der Grounded Theory ist ausdrücklich auf Theoriebildung ausgerichtet. Durch fortlaufende Hinzunahme von Vergleichsgruppen soll die entstehende Theorie abstrakter und reicher an Konzepten werden. Methoden wie die objektive oder strukturale Hermeneutik haben einen fixierten theoretischen Rahmen, der durch die jeweilige Textanalyse immer wieder neu ausgefüllt wird, andere Methoden, wie die qualitative Inhaltsanalyse, gehen wenig über ein schrittweises Verfahren zur Textverdichtung hinaus. Es ist kaum möglich, alle geläufigen qualitativen Verfahren genau auf ihr theoriebildendes Potential einzuschätzen, dazu ist auch der Theoriebegriff zu unpräzise. Kompakte Beschreibungen einzelner Verfahren sind in Flick et al. (1991) zu finden. Um die Bedeutung qualitativer Methoden in der Medizinpsychologie zu untersuchen, ist eine genauere Systematik nicht erforderlich; schauen wir also, was es in diesem Feld gibt.

3. Qualitative Analyse in der Medizinischen Psychologie

Um einen Eindruck von der Verbreitung qualitativer Methoden in der medizinischen Psychologie zu gewinnen, habe ich die Jahrgänge 1989 bis 1992 der Zeitschrift "Psychotherapie, Psychosomatik, medizinische Psychologie" durchgesehen.

3.1 Kriterien der Zählung

Zunächst zur Definition: Was zählt als qualitative Methodik? Die Grenzen verschwimmen in zwei Richtungen:

a) Untersuchungen mit überwiegend quantitativer Methodik, die daneben auch qualitative Elemente (z.B. offene Fragen) enthalten.

b) Konzeptuelle oder theoretische Betrachtungen, die durch Beobachtungen und Fallgeschichten nur illustriert werden.

Diese Fälle wurden nicht als Beispiele qualitativer Methodik gezählt, auch wenn einige Elemente vorhanden waren. Weitere Grenzfälle:

3.1.1 Inhaltsanalyse

Inhaltsanalyse wurde nur dann als qualitative Methodik gezählt, wenn die Untersuchung über das stichworthafte Kategorisieren und Auszählen von Inhalten hinausging.

3.1.2 Ratings

In einigen Untersuchungen werden Ratings auf der Grundlage aufgezeichneter Visitengespräche bzw. halbstrukturierter Interviews vorgenommen. Dabei spielen Ratings jedoch nur eine Nebenrolle und die Methodik wird meist nur knapp beschrieben. Daher habe ich solche Fälle nicht als qualitative Methodik gezählt. Soll man Rating-Methoden überhaupt als qualitative Verfahren bezeichnen? Vielleicht dann, wenn der Übergang von Tonaufzeichnungen oder Transkripten zu Quantifizierungen sehr differenziert ist. Das gilt für die von Mayring (1983) beschriebene qualitative Inhaltsanalyse und auch für die Rating-Methodik zur Einschätzung von Lebensereignissen der Arbeitsgruppe um G.W. Brown (Brown & Harris, 1989)[3].

3.1.3 Psychoanalytische Arbeiten

sind qualitativ in einem sehr weiten Sinne. Schließlich war auch Freuds ursprüngliche Konzeptbildung auf der Grundlage seiner Erfahrungen mit zwölf Patientinnen ein Forschungsakt, den man heute als einen geglückten Fall von Theoriebildung mit qualitativen Mitteln bezeichnen könnte. Dennoch gelten psychoanalytische Arbeiten im geläufigen Sprachgebrauch nicht als qualitative Forschung. Der Weg vom Beobachtungsmaterial zur Theorie wird meist wenig expliziert, der theoretische Rahmen ist bereits vorgegeben und die meisten Arbeiten tragen einen essayhaften Charakter. Streng genommen können diese Kriterien jedoch noch nicht ausreichen, um einer Arbeit das Prädikat qualitativ vorzuenthalten; schließlich sind auch qualitative Arbeiten sui generis, wie die von Goffman, essayhaft oder lehnen sich an bereits vorhandene Theorien an. Vielleicht ist die Psychoanalyse einfach so markant definiert, daß man sie nicht unter einen anderen Oberbegriff subsummieren möchte.

3.1.4 Fallstudien

werden als qualitative Arbeiten gezählt, wenn sie nicht nur als bloße Illustration dienen. Die Grenze ist jedoch schwer zu ziehen. Die Studie von Clement (1990) über ungeschützten Geschlechtsverkehr bei HIV-Positiven basiert z. B. auf Fallmaterial, das auch berichtet wird, ist aber im wesentlichen eine Stellungnahme aufgrund klinischer Erfahrungen. Was eine gute qualitative Studie ausmacht, nämlich die wesentlichen Züge eines Phänomens herauszuarbeiten und eine klare Konzeptbildung vorzulegen, ist vorhanden, mehr noch als bei anderen Studien, die ich wiederum als qualitativ eingestuft habe. Dennoch widerstrebt es mir, diese und ähnliche Arbeiten hinzuzuzählen, aus einem ähnlichen Grunde, aus dem auch die meisten psychoanalytischen Arbeiten nicht hinzuzuzählen sind. Entscheidend ist der Umgang mit dem Material: Von einer qualitativen Analyse im engeren Sinne muß man verlangen, daß der Übergang von Beobachtungen hin zur Konzeptbildung einen gewissen Grad der Elaboriertheit besitzt. Das beginnt mit dem Zugang zum Feld, der Materialsammlung, eventueller Transkriptionen, eines Kategorienschemas zur Ordnung des Materials, der Beschreibung der Theoriebildung als einen Prozeß fortlaufender Differenzierung, Vereinfachung und Fokusbildung. Diese Elemente fehlen in den ausgesprochen klinischen Erörterungen auf der Basis von Fallmaterial. Hier sprechen vielmehr versierte Prakti-

---

[3] G.W. Brown würde diese Methodik wahrscheinlich nicht als "qualitativ" bezeichnen, denn er hat sich deutlich von der Forschungstradition der Grounded Theory abgegrenzt (Brown, 1973). Andererseits ist Brown ein Kritiker der Methode der schriftlichen Befragung. Sein Ratingverfahren gründet sich auf Prinzipien der verstehenden Soziologie, besonders der Arbeiten von Alfred Schütz (Brown & Harris, 1989). Diese Quellen sind eigentlich charakteristisch für die qualitative Forschung, werden aber bei Brown genutzt, um sehr elaborierte Quantifizierungen, besonders in der Lebensereignisforschung, zu begründen.

ker aus ihren Erfahrungen, die sie im Rahmen ihrer therapeutischen Aufgaben gesammelt haben und oft nicht mit dem Ziel, qualitative Forschung zu betreiben.

3.2 Ergebnis der Zählung

Die Jahrgänge 1989 bis 1992 der Zeitschrift "Psychotherapie, Psychosomatik und Medizinische Psychologie" (PPmP) enthalten 127 empirische und 120 nicht-empirische Beiträge. Von den 127 empirischen Beiträgen benutzen 15 (Tabelle 1) eine Methodik, die man mit breiter Auslegung als qualitativ bezeichnen kann. Die meisten dieser Arbeiten sind Fallstudien.

Tabelle 1: *Arbeiten mit qualitativer Methodik in den Jahrgängen 1989 bis 1992 der Zeitschrift "Psychotherapie, Psychosomatik und Medizinische Psychologie" (PPmP)*

Jahr	S*	Thema	Material, Methode
92	339	Krankheitsbewältigung	10 Interviews
92	191	Krankheitsbewältigung	Fallstudie
91	437	Wiedereingliederung	Fallstudie, objektive Hermeneutik
91	419	Diagnoseübermittlung	49 Interviews, Typisierung
91	77	Musiktherapie	Fallstudie
91	61	Psychotherapie	Fallstudie, linguistisch
91	22	Psychotherapie	Fallstudie, Erzählanalyse
90	423	Psychotherapie	Fallstudie
90	178	Psychotherapie	Fallstudie, zentraler Beziehungskonflikt
90	123	Psychosomatik	12 Fallstudien
90	115	Musiktherapie	2 Fallstudien
90	57	Psychosomatik	Fallstudie
90	27	Genetische Beratung	22 Beratungsgespräche, qual. Inhaltsanalyse
89	471	Psychotherapie	Fallstudie
89	444	Psychotherapie	Fallstudie

* Seitenangabe im Jahrgang der Zeitschrift

Nicht jedes Thema kann gleich gut mit qualitativen oder quantitativen Methoden behandelt werden. Viele Forschungsprobleme erzwingen einfach eine Quantifizierung, wie z.B. die Bestimmung von Therapieeffekten, epidemiologischen Verteilungen, Einstellungsunterschieden. Für ein breites Feld von Themen kann man sich jedoch eine qualitative und eine quantitative Variante vorstellen, z.B.: Krankheitsverständnis und

Krankheitsbewältigung. Von den 28 Arbeiten hierzu gehen nur zwei qualitativ vor. Das Verfahren, Variablen zu operationalisieren, zu messen und statistisch zu verarbeiten, ist ganz klar die vorherrschende Methode, auch dann, wenn die subjektive Welt der Untersuchten das Hauptthema ist.

3.3 Weitere Beobachtungen

- Von den 112 Beiträgen zum Kongreß der ESPO (European Society of Psychooncology) 1993 in Jerusalem hatten vier mit qualitativer Methodik zu tun. Der einleitende Vortrag von Tami Peretz drückte zwar den Wunsch nach einer Methodik aus, die der Alltagserfahrung näher ist, das Thema wurde jedoch während des Kongresses kaum diskutiert.
- Das 785 Seiten starke Handbook of Psychooncology (Holland & Rowland, 1990) enthält auch einen Aufsatz über Forschungsmethoden in der Psychoonkologie (Cella et al., 1990). In diesem Aufsatz werden qualitative Methoden weder direkt noch indirekt erwähnt. Forschung ist hier gleichbedeutend mit dem quantitativen Paradigma.
- Im Handbuch für qualitative Sozialforschung (Flick et al., 1991) gibt es ein Literaturverzeichnis mit ungefähr 980 Eingängen. Die Arbeiten in diesem Verzeichnis sind überwiegend methodischer Art, die deutschsprachigen inhaltlichen Beiträge kommen hauptsächlich aus den Gebieten der Psychiatrie, Pädagogik, Soziologie und Ethnographie. Nur eine Arbeit berührt einen Gegenstand der medizinischen Psychologie (Schumacher, 1980).
- Der Sammelband "Alltagswissen über Gesundheit und Krankheit" (Flick, 1991b) enthält überwiegend Arbeiten mit qualitativer Methodik zu diesem Thema. Das ausführliche Autorenverzeichnis gibt Auskunft über die institutionelle Anbindung der Autoren: 6 von 24 arbeiten an einem medizinpsychologischen, psychosomatischen, oder gemeindepsychologischen Institut, und von diesen 6 benutzen nur 2 schwerpunktmäßig qualitative Verfahren. Die Mehrheit der Autoren mit ausgeprägt qualitativen Beiträgen kommt aus anderen psychologischen und sozialwissenschaftlichen Instituten.

3.4 Schlußfolgerung

Diese Beobachtungen sind zwar unsystematisch, sie sollen aber dafür ausreichen, eine These zum Stellenwert qualitativer Methoden in der medizinischen Psychologie zu stützen. Dazu muß zunächst geklärt werden, was Medizinpsychologie ist. Zwei Definitionen oder besser Perspektiven:

a) Medizinpsychologie ist ein Forschungs- und Tätigkeitsfeld, das sich mit psychologischen Aspekten der somatischen Medizin beschäftigt.

b) Medizinpsychologie ist eine wissenschaftliche Gemeinschaft mit einer sozialen Struktur. Medizinpsychologen sind oft Mitarbeiter an medizinpsychologischen Institutionen, sie sind in Gesellschaften organisiert, treffen sich regelmäßig zu Tagungen und Kongressen, haben Anschauungen gemeinsam oder sind sich zumindest in der Definition strittiger Fragen einig; es gibt Statusdifferenzierungen, interne Fraktionen, Leitfiguren und unterschiedliche Grade der Zugehörigkeit, wie bei jeder Organisation. Viele Medizinpsychologen gehören natürlich auch anderen wissenschaftlichen Gemeinschaften an.

Eine wissenschaftliche Arbeit ist medizinpsychologisch, wenn sie Definition a) erfüllt, also inhaltlich den Gegenstand betrifft. Man kann jetzt vereinfachend die Menge der medizinpsychologischen Arbeiten (die ich natürlich nicht überschauen kann) in zwei Gruppen einteilen: solche, die aus dem engeren Kreis der wissenschaftlichen Gemeinschaft der Medizinpsychologie stammen, und solche, die aus anderen wissenschaftlichen Gemeinschaften kommen. Jetzt die These: Wenn man diese beiden Gruppen daraufhin untersucht, welche Rolle qualitative Methoden spielen, wird man finden, daß diese Methodik vornehmlich nicht von Medizinpsychologen, sondern von Außenstehenden, die sich thematisch auf das medizinpsychologische Feld begeben haben, eingesetzt wird. Das beste Beispiel hierfür ist die Soziologie mit den klassischen Arbeiten der Grounded Theory Schule, die fast immer Themen der Medizinpsychologie berühren (Glaser & Strauss, 1974 über Sterben im Krankenhaus; Strauss & Glaser, 1975 über chronische Krankheit; Fagerhaugh & Strauss, 1981 über Schmerzbehandlung; Strauss et al., 1986 über medizinisches Personal). Hier handelt es sich zwar nicht um Psychologie sondern um Soziologie, doch die Gegenstände überschneiden sich. Kurz gesagt: Qualitative Methodik ist für die wissenschaftliche Gemeinschaft der Medizinpsychologie ein Außenseiterverfahren; wer zum Kern gehört, arbeitet selten auf diese Weise. Das quantitative Paradigma beherrscht die Szene.

3.5 Beispiele

Ich möchte nun einige Beispiele für qualitative Forschungsarbeiten geben. Zunächst drei Arbeiten aus der in Tabelle 1 aufgeführten Liste, die willkürlich ausgewählt sind, um einen groben Eindruck von typischen Verwendungen qualitativer Methoden in der Medizinpsychologie zu geben, anschließend eine Arbeit zum Krankheitsverständnis, dann zwei große soziologische Studien aus der Grounded Theory Schule.

Kächele et al. (1990) untersuchen die zentralen Beziehungs-Konflikt-Themen, die im Verlauf einer Kurzpsychotherapie auftauchen. Gesprächsepisoden, die über Beziehungen Aufschluß geben, werden unter folgenden Gesichtspunkten untersucht: (a) Wünsche, Bedürfnisse und Absichten des erzählenden Subjektes, (b) Reaktionen der anderen Personen und (c) Reaktionen des Subjektes. Daraus wird eine summarische Formulierung des zentralen Beziehungskonflikts abgeleitet. Bei dieser Methode ist das Thema, unter dem das Gespräch betrachtet wird, vorgegeben; Themen müssen also nicht erst entdeckt werden, wie dies für einen Grounded Theory-Ansatz typisch wäre. Für jeden Patienten entsteht jedoch im vorgegebenen Rahmen immer wieder eine besondere Theorie.

Barth und Sender (1991) schildern die Probleme der Wiedereingliederung eines Herzinfarktpatienten (Herr B.) vor dem Hintergrund seiner biographischen Entwicklung. Methodischer Rahmen ist das Verfahren der objektiven Hermeneutik, doch die tatsächliche Beschreibung der Biographie folgt nicht strikt einer sequentiellen Auslegung des Interviewtextes, sie ähnelt vielmehr einer psychodiagnostischen Fallbeschreibung, die zwar einiges über die innere Welt des Herrn B. ausdrückt, diese jedoch weniger nachzeichnet, als darüber spekuliert. Die Studie mutet an wie eine Mischung aus Elementen qualitativer Forschung und einem Stil, der für klinische Falldarstellungen charakteristisch ist.

Bunzel et al. (1991) befragten 49 Patienten nach Herztransplantation darüber, wie die Operation angekündigt wurde. Fast zwei Drittel waren auf die Nachricht nicht vorbereitet gewesen, nur drei berichteten über ein einfühlsames Gespräch mit dem Arzt. Dem vorherrschenden Bewältigungsstil nach gab es drei Gruppen: Verleugner, Bagatellisierer und als größte Gruppe die Resignierer, also Patienten, die mit hilfloser Lähmung auf die Nachricht reagierten. Die Autoren zeigen sich überrascht von der mangelnden Vorbereitung der Patienten und diskutieren ausführlich Probleme der ärztlichen Gesprächsführung. Diese Arbeit ist lebensnah und von praktischer Relevanz. Die Autoren lösen sich in der Auswertung jedoch relativ früh von ihrem Material, um dann allgemeine Fragen der Krankheitsbewältigung und der ärztlichen Gesprächsführung zu erörtern.

Verres (1991) beschreibt Krankheitswissen mit Hilfe einer Reihe von Themen, die sich im Laufe der Forschungsarbeit herauskristallisiert haben. Dazu gehören: Aufklärung als Orientierungshilfe und als Verunsicherung, Spekulationen über die Ursachen, die Frage nach der Krebspersönlichkeit, die Lust am Risiko, die Angst vor den Mühlen der Medizin. Diese Themen sind miteinander verbunden; sie bilden aber insgesamt keine Theorie, sondern eher eine gut informierte Bestandsaufnahme, eine allgemeine Definition der Situation, die als Resumee einer Vielzahl individueller Situationsdefinitionen der Patienten gelten kann. Sie systematisieren Grundzüge des individuellen Erlebens so wie es immer wieder anzutreffen ist. In diesem Sinne enthält die thematisch strukturierte Beschreibung ein Element von Grounded Theory. Als Untersuchungsmethode wurde hauptsächlich eine Kombination von offenen Interviews, Selbsteinschätzungen und Interviewer-Ratings benutzt. Die Auswertungsmethode lehnt sich eng an die von Mayering (1983) beschriebene qualitative Inhaltsanalyse an. Wir haben hier ein Beispiel dafür, wie praktisch Ergebnisse qualitativer Forschung sein können: Ein für den Außenstehenden zunächst amorphes Feld wird strukturiert. Die Denkarbeit setzt sich allerdings nicht in Richtung auf weitere Generalisierung und Integration der Theorie fort, sondern wendet sich praktischen Schlußfolgerungen zu. Hierzu werden zwei idealisierte Wirklichkeitskonstruktionen kontrastiert: die Krankheitsvorstellungen der Patienten selbst und die bei den Fachleuten der Präventivmedizin verbreiteten Anschauungen darüber, wie Patienten gewöhnlich denken. Aus den Diskrepanzen zwischen diesen beiden Konstruktionen gewinnt der Aufsatz einen großen Teil seiner Spannung. Vielleicht liegt in dieser Beobachtung auch eine methodische Lehre: Diskrepanzen zwischen verschiedenartigen Wirklichkeitskonstruktionen können einer qualitativen Analyse Dynamik und Interessantheit verleihen, ähnlich wie deutliche statistische Kontraste die Interpretation einer quantitativen Studie erleichtern.

Fagerhaugh und Strauss (1981) untersuchen die Schmerzbehandlung im Krankenhaus. Die Vorbereitungen zu dieser Studie begannen während der Arbeit zur Interaktion mit Sterbenden (Glaser & Strauss, 1974). Damals bildete sich ein erfahrenes Team, das später in zwei Kliniken mit 20 Stationen die zweijährige Feldarbeit für die Schmerzstudie leistete. Die Analyse bewegt sich auf einer Makro- und auf einer Mikroebene. Auf der Makroebene wird die Entwicklungsgeschichte des Krankenhauses als medizinischer Arbeitsplatz nachvollzogen, eine Entwicklung, die zu einer Zeit begann, als das Krankenhaus hauptsächlich die Funktion hatte, akute Erkrankungen zu behandeln. Da sich heute das Aufgabenspektrum des Krankenhauses gewandelt hat, besonders weil chronische Erkrankungen zugenommen haben, entsprechen die früher entstandenen Organisationsformen den gegenwärtigen Anforderungen nicht mehr ganz. Das heutige Krankenhaus kann mit allen Situationen gut fertig werden, die dem Modell der Akutbehandlung nahe kommen, weniger gut kommt es mit Chronizität, der Sterbephase, Schmerzen und psychologischen Problemen zurecht. Dies ist der gedankliche Rahmen, in dem die alltäglichen Interaktionen zwischen Patienten und Pflegepersonal beschrieben werden. Die leitende Metapher: Es ist eine Art Kampf, der auf dem Heimfeld des Personals stattfindet, ein Aushandeln unterschiedlicher Interessen, Bedürfnisse und Behandlungsideologien. Wichtige Themen: Welche Anzeichen interpretiert das Personal zur Einschätzung von Schmerzen? Wie werden die Prioritäten gesetzt? Welche Konsequenzen hat Schmerzbehandlung für das emotionale Klima auf der Station? Wie zurechenbar ist Schmerzbehandlung (accountability)?

Methodisch erfüllt diese Untersuchung zumindest in der eigenen Darstellung sehr gut das Konzept einer Grounded Theory Studie. Die Autoren haben tatsächlich eine theoriegeleitete Erhebung (theoretical sampling) durchgeführt, d.h. einen zyklischen Prozeß von Informationssammlung, Analyse und erneuter Fokussierung (pin pointing) durch gezielte Interviews und Beobachtungsprojekte. Analytische Memos wurden von Anfang an geschrieben und in einer erweiterten Projektgruppe diskutiert. Nur in einem Punkt scheinen die Autoren vom Credo der Grounded Theory abzuweichen: sie betonen, daß ihre Ideen nicht unbedingt aus dem Material stammen, sondern aus allen möglichen Quellen, wie privaten Anregungen, Gerüchten usw. Das Entscheidende ist für sie die Prüfung dieser Einfälle auf ihre Haltbarkeit durch Konfrontation mit dem Beobachtungsmaterial. Die Vorstellung, es gäbe einen induktiven Prozeß der Theoriebildung, wird hier also zurückgewiesen, zumindest, wenn damit mehr gemeint ist, als daß man mit der sozialen Welt vertraut sein muß, um überhaupt passende Ideen zu haben. Die Autoren äußern sich auch zur Glaubwürdigkeit ihrer Resultate. Hier wird das Zusammenpassen der einzelnen theoretischen Konzepte und das Gefühl der Realitätsnähe betont, was aber eigentlich kein Beweis für Glaubwürdigkeit sein kann, denn auch irreführende Darstellungen können gut zusammenpassen und realistisch erscheinen. Auch das Kriterium der theoretischen Sättigung hat wohl nur eine lose Verbindung zur Glaubwürdigkeit: Wenn die Forscher das Gefühl haben, daß einlaufendes Material nicht zu neuen Konzeptbildungen oder Revisionen zwingt, sondern zunehmend die bereits vorhandenen Konzepte ausfüllt und bestätigt, dann kann man das als einen Gestaltbildungsprozeß bezeichnen; wie glaubwürdig die Konzepte sind, steht auf einem anderen Blatt, denn schließlich sind auch Wahnsysteme gesättigte Theorien - wer daran glaubt, kann jede neue Information darin einordnen und sieht keinen Bedarf, sein System zu ändern. Hier ist nun einmal ein wunder Punkt der qualitativen Forschung, der wohl nie ganz überdeckt werden kann.

Interessant ist auch der Gebrauch des Begriffs "Theorie". Schon die Thematisierung eines Problembereichs, auf den man sich konzentrieren möchte, wird als Akt der Theoriebildung bezeichnet, z.B. die Entscheidung, gewisse schmerzhafte Behandlungsformen unter die Lupe zu nehmen. Ein großer Teil dessen, was im Ergebnisbericht als Theorie bezeichnet wird, hat den Charakter thematischer Schwerpunkte, die den Rahmen für gezielte Erörterungen liefern und ähnliche Abläufe in eine gemeinsame Perspektive bringen. Das Ergebnis ist eine Art Kartographie der interaktionellen Situationen, die im Zusammenhang mit Schmerz auftreten können, ein kognitives Mapping.

Strauss et al. (1986) beschreiben in einer Studie zur sozialen Organisation medizinischer Arbeit besonders differenziert das Konzept der Gefühlsarbeit (sentimental work). Gefühlsarbeit ist der Oberbegriff für alle Situationen und Aktivitäten, in denen das medizinische Personal auf Gefühle und auf persönliche Anliegen des Patienten reagiert. Gefühlsarbeit ist zum einen notwendig, um die spezifisch medizinische Arbeit überhaupt durchführen zu können (z.B. ein ängstliches Kind beruhigen, damit eine Spritze gegeben werden kann), zum anderen aus humanitären Gründen. Die Autoren unterscheiden folgende Formen von Gefühlsarbeit:

– Interaktionelle Arbeit, z.B. sich vorstellen, ankündigen, was man macht, den Patienten ausreden lassen, ihn an die fremde Umgebung gewöhnen,

– Vertrauen aufbauen, z.B. Termine und andere Vereinbarungen einhalten, vertrauenswürdig aufklären,

– Haltung stützen, z.B. die Hand halten, Zeit geben, wenn jemand weint, Taschentuch reichen, die Situation strukturieren,

– Identitätsarbeit, besonders Trauerarbeit bei Patienten, die sich damit abfinden müssen, daß sie nicht mehr so weiterleben können wie bisher,

– Umgang mit der Information über die Schwere der Krankheit,

– Wiedergutmachungsarbeit, um Brüskierungen, die andere Kollegen verursacht haben auszubügeln,

– Biographische Arbeit, z.B. die Vorgeschichte der Schmerzbehandlung erheben.

Diese verschiedenen Typen der Gefühlsarbeit sind nicht im gleichen Sinne Arbeiten wie die medizinische Behandlung. Man findet in den Patientenakten selten Hinweise darauf, nicht einmal dann, wenn ein Patient gegen ärztlichen Rat entlassen wurde. Nur in Abteilungen mit einer entsprechenden Behandlungsideologie, z.B. in der Psychiatrie und der Pädiatrie, wird Gefühlsarbeit als Teil der Behandlung dokumentiert. Gefühlsarbeit hängt stärker als die medizinische Behandlungsarbeit von Zufällen der personellen Besetzung ab, z.B. ob ein Arzt an psychologischen Fragen oder an ganzheitlicher Medizin interessiert ist. Sie ist nur schwach institutionalisiert, etwa als Konsildienst mit Psychiatern und Psychologen, bei Übergaben, vereinzelt auch durch Balint-Gruppen. Gefühlsarbeit steht selten im Mittelpunkt der Aufmerksamkeit, sie läuft so nebenher als begleitender Zusatzaufwand für die medizinischen Leistungen. Sie ist meist für andere nicht sichtbar und findet daher keinen direkten Eingang in die stillschweigende Kalkulation der Arbeitsleistung, die die Kollegen gegenseitig vornehmen. Wenn Gefühlsarbeit nicht oder schlecht gemacht wird, z.B. der Patient das Vertrauen verliert, sich verletzt fühlt, bloßgestellt oder von Angst beherrscht, so hat das eine sichtbare Konsequenz nur, wenn es die Behandlung behindert, eine weniger sichtbare, aber spürbare jedoch auf das Klima der Station und langfristig auf ihren Ruf und auf die Arbeitszufriedenheit. Dies könnte man als die intrinsischen Konsequenzen bezeichnen. Die moralischen Konsequenzen unterlassener Gefühlsarbeit sind natürlich, daß vermeidbares Leid geduldet wird.

Dieses Beispiel zeigt, wie ein Produkt qualitativer Forschung aussehen kann. Es ist eine ordnende Idee, eine mehr oder weniger neue und brauchbare Art, die Dinge zu benennen und in einen Zusammenhang zu bringen.

4. Spezielle Methoden

Die beiden letzten, sehr elaborierten Studien basieren auf teilnehmender Beobachtung. Psychologen setzen diese Methode selten ein. Sie benutzen befragende Erhebungstechniken oder zeichnen natürliche Gepräche auf. Das scheint auch auf deutschsprachige qualitative Sozialforscher generell zuzutreffen (Fleck, 1992, S. 759). Ich möchte nun drei Methoden kurz darstellen, die bei der Untersuchung medizinpsychologischer Themen häufig eingesetzt werden: biographische Methoden, qualitative Inhaltsanalyse und Gesprächsanalyse.

4.1 Biographische Methoden

Da die Lebensgeschichte eines Menschen unter einer Vielzahl von Aspekten untersucht und beschrieben werden kann, unterscheiden sich biographische Methoden vor allem darin, welches besondere Licht sie auf ihren Gegenstand werfen, in dem dann bestimmte Phänomene sichtbar werden und andere nicht. Solche Perspektiven kommen beispielsweise aus der Entwicklungspsychologie, Psychoanalyse, Kriminologie, Lebensereignisforschung, Psychiatrischen Nosologie. Theorien der Krankheitsverarbeitung. Das Interesse liegt dabei hauptsächlich darin, eine Theorie zu exemplifizieren, einen Einblick in ihre Entwicklung zu geben und ihre Anwendbarkeit zu demonstrieren. In der Soziologie wird biographische Forschung auch dazu benutzt, gesellschaftliche Makro-Phänomene auf einer Mikro-Ebene zu beschreiben, wie z.B. Immigration, Modernisierung, Arbeitslosigkeit.

Ist jede Fallgeschichte ein Beispiel für qualitative Methodik? Ich glaube, der Begriff wäre damit überdehnt. Ein Spezifikum qualitativer Forschung besteht im Anspruch, Theorie aus dem Material selbst zu entwickeln. Es ist klar, daß dies kein sehr scharfes Kriterium ist und die Grenzen zu anderen Verwendungen von Fallmaterial fließen. Ein zweites Kriterium ist die Gedankenwelt des Symbolischen Interaktionismus. Sozialforscher, die ausdrücklich qualitativ arbeiten, benutzen spezifische theoretische Konzepte, die Prozesse der Typisierung und der Zuschreibung von Bedeutung ausdrücken, wie z.B. "Patientenkarriere" (Goffman), "Statuspassage" (Strauss), "Verlaufsbahn" (Glaser & Strauss). Hildenbrandt (1991) nennt als Spezifikum die Rekonstruktion eines zeitlichen Ablaufs. Jede Station einer biographischen Entwicklung kann auch als eine Wahl betrachtet werden, die auf dem Hintergrund anderer Möglichkeiten getroffen wird. Die Aufgabe des qualitativen Forschers besteht darin, den eigentümlichen Charakter dieser Wahlentscheidungen zu erkennen, um damit die Regelhaftigkeit, mit der der Proband die Welt sieht und in ihr handelt, herauszuarbeiten.

Auf der elementarsten Ebene biographischer Forschung wird eine Biographie oder ein Ausschnitt daraus sorgfältig aufgezeichnet und mit einem Minimum an Theorie editiert. Z.B. beschreiben Bogdan und Taylor (1975, S. 163) auf der Grundlage von etwa 100 Stunden offener Interviews die Erfahrung eines Transsexuellen nach einer geschlechtsumwandelnden Operation. Fagerhaugh und Strauss (1981) stellen in ihrer Untersuchung zur Schmerzbehandlung sehr ausführlich die Biographie einer schwierigen Patientin dar. Diese Fallgeschichte war für die Theoriebildung wichtig, weil die keineswegs typische Patientin durch ihr extremes Verhalten die Aufmerksamkeit auf viele allgemeine Probleme der Schmerzbehandlung gelenkt hat. Außerdem sollte die Dramatik von Schmerzbehandlungen vermittelt werden. Kleinmann (1988) behandelt in seiner Arbeit "The Illness Narratives" ein Kernthema der Medizinpsychologie. Er untersucht verschiedene Schilderungen von Krankheitsgeschichten auf ihre gemeinsamen Züge. Jeder Patient versucht mit seiner Krankheitsgeschichte die Ereignisse, die um seine Krankheit herum geschehen sind, in einen sinnvollen Zusammenhang zu bringen. Die Begriffe und Metaphern dieser Geschichte spiegeln das Erleben wider, und sie bestimmen es auch zugleich. Kleinman beschreibt die Vielfalt dieser Erfahrungswelten und ihre Abhängigkeit vom kulturellen Rahmen. Auf ähnliche Weise arbeiten Mages und Mendelsohn (1979).

Biographische Einzelfallstudien sind von allen methodischen Varianten der qualitativen Forschung noch am ehesten vorbereitende Studien zu Beginn weitergehender Forschung. Doch man kann auch die Möglichkeit akzeptieren, die Auckenthaler (1991) vorschlägt: "Der Weg ist das Ziel".

4.2 Qualitative Inhaltsanalyse

Inhaltsanalyse ist ein quantitatives Verfahren. Dabei werden sprachliche Äußerungen oder Gesprächspassagen Kategorien zugeordnet und diese dann ausgezählt. Qualitative Inhaltsanalyse (Mayring, 1983, 1991) ist eine Variante, die für den Schritt von der Analyse der Inhalte zur Kategorisierung besondere Sorgfalt verwendet. Die wichtigsten Strategien dabei sind (a) das Paraphrasieren, Abstrahieren und Zusammenfassen von Textpassagen, (b) die Strukturierung des Materials nach festgelegten Kriterien, im wesentlichen eine Rating-Prozedur mit Ankerbeispielen, und (c) das Explizieren einzelner Textstellen durch die Analyse ihrer Kontexte.

Die ersten beiden Strategien liefern eine Verdichtung und Systematik des Materials. Man kann nun die kategorisierten Inhalte quantitativ auswerten, um die Variationsbreite der aufgefundenen Phänomene zu beschreiben, oder sie zur Grundlage weitergehender Theoriebildung machen. Die Methode selbst ist ganz auf die sorgfältige Kategorisierung von Inhalten ausgerichtet. Sie wird daher häufig in einem überwiegend quantitativen Kontext angewandt (z.B. Faller, 1990), oder sie ist Grundlage einer geordneten Beschreibung des Textmaterials (Verres, 1986). Von der Grounded Theory-

Strategie unterscheidet sie sich hauptsächlich dadurch, daß der Nachdruck auf Theoriebildung fehlt. Es gibt auch kein zyklisches Wechselspiel von Theoriebildung und Datensammlung, sondern das einmal gesammelte Material wird in einem Zuge kategorisiert. Die Methode ist qualitativ, insofern begriffliche Reduktion durch Interpretation zustandekommt, treibt aber die Konzeptbildung nicht weiter. Wenn das Material einmal geordnet ist, ist der Vorgang beendet. Diese Theorieabstinenz und ihre Anschlußfähigkeit für eine quantitative Analyse plaziert die Methode in ein Mittelfeld zwischen den beiden methodischen Strömungen. Sie besitzt nicht die Radikalität und auch nicht die Probleme des Grounded Theory-Ansatzes, aber sie arbeitet differenzierter mit sinnhaftem Material, als es sonst in der quantitativen Methodik üblich ist.

4.3 Gesprächsanalyse

Ziel der Gesprächsanalyse ist nach Bliesener und Köhler (1986) aufzudecken, "welche Techniken, Strategien der Gesprächsführung die einzelnen Teilnehmer anwenden, welche momentanen Effekte sie erzielen und welche Formen oder Entgleisungen des Gesamtprozesses sie auf lange Sicht hervorbringen" (S.26). Gesprächsanalyse, synonym Diskursanalyse oder Konversationsanalyse, ist ebenso wie die quantitative Inhaltsanalyse ein Vorgang der Abstraktion. Nur geschieht hier die Zusammenfassung nicht auf der Basis von ausgezählten Elementen des Gesprächs, die statistisch verarbeitet werden, sondern bleibt auf der begrifflichen Ebene. Die Autoren verdeutlichen diesen Unterschied am Beispiel des Schachspiels: "Würde ein Schachspiel auf quantitative Weise beschrieben, so würde etwa abgezählt, wieviele Bauern, Läufer, Springer und so weiter die Spieler noch haben oder wieviele Züge sie mit ihren jeweiligen Figuren gemacht haben. Man bekäme einen Überblick über die Stärke ihrer Ressourcen. Würde dasselbe Spiel aber qualitativ beschrieben, so erführe man etwas über eine "spanische Eröffnung", einen "vergifteten Bauern", oder eine "große Rochade". Man bekäme einen Überblick über Spielprozeß und Spielerstrategien" (S.27). Auf ähnliche Art werden in Gesprächen durch Vereinfachung, Überakzentuierung und Idealisierung spezifische Formen beschrieben, z. B. Eskalation, Zickzackbewegung, Pendeln, Bogen, Zyklus. Solche Muster charakterisieren einzelne Gesprächsphasen oder auch individuelle Strategien der Gesprächsteilnehmer. Gesprächsstrategien können auch miteinander in Konflikt geraten z.B. dann, wenn ein Klient eine sachliche Dienstleistung erwartet, der Experte jedoch auf ein psychologisches Problemgespräch hinsteuert (analysiert von Jefferson & Lee, 1981).

Die Gesprächsanalyse ist, wie Bliesener und Köhler sagen, "unheilbar interpretativ". Sie geht von den interpretatorischen Fähigkeiten aus, die jeder Teilnehmer unserer sozialen Welt normalerweise hat, nämlich ein differenziertes Wahrnehmungsvermögen für Bedeutungen und ein Vorstellungsvermögen über andere Möglichkeiten. Was den Prozeß der Gesprächsanalyse über das alltagsweltliche Interpretieren heraushebt, sind die methodischen Kontrollen, Sicherungen gegen Vorurteile und die Möglichkeiten, die Wahrnehmungsspanne durch wiederholtes Abhören des Gesprächs zu erweitern.

Wie sehen nun die methodischen Kontrollen aus? Auf der allgemeinsten Ebene ist es die Systematik der Fragen, die an den Text gestellt werden, z.B.: Was wissen die Gesprächsteilnehmer? Was sagen sie aus? Welchen Bezug stellen sie her? Welche Redetechnik wenden sie an? (z.B. Abwehr gegen Redeunterbrechung, Selbstkorrektur usw.). Diese Fragen stellen Gesichtspunkte her, unter denen der Text interpretiert wird. Weitere Techniken sind die Untergliederung des Textes in Phasen, um die Analyse auf praktikable Einheiten zu beschränken und Techniken zum spielerischen Umgang mit dem Material, die das Verständnis vertiefen sollen: Paraphrasieren und Umstellen von Sätzen, Vervollständigen und Weiterführen von unausgesprochenen Ansätzen, Verkürzung und Pointierung. Solche Techniken dienen letztlich dem Ziel, die wesentlichen kommunikativen Abläufe im Gespräch in Form von Strategien und Mustern zu beschreiben. Dies ist ein normaler wissenschaftlicher Prozeß, der mit Arbeitshypothesen beginnt, die solange ersetzt oder modifiziert werden, bis sie wirklich vom Textmaterial getragen werden. Arbeitshypothesen können falsch oder schwach sein, weil sie nicht wesentliche Aspekte des Materials reflektieren, sie sind das Ergebnis eines Suchprozesses, der prinzipiell zusammen mit dem Material offengelegt werden kann.

5. Warum sind qualitative Studien in der Medizinpsychologie nicht stärker verbreitet?

Qualitative Arbeiten der Medizinpsychologie sind selten qualitativ in einem voll entwickelten Sinne, wenn man darunter das Programm der Grounded Theory versteht. Sie muten an wie vorsichtige Ausflüge auf dieses Gebiet, ohne daß sie das methodische Potential voll realisieren. In anderen Bereichen, besonders in der Pädagogik, der Frauenforschung und der Sozialpsychiatrie, sind qualitative Methoden schon weiter vorgedrungen. Warum nicht auch in der Medizinpsychologie? Von den möglichen Antworten möchte ich drei ausführen:

5.1 Methodische Sozialisation

Die quasi naturwissenschaftliche, quantitative Ausrichtung des Faches in Ausbildung und Forschung ist auch eine Art Realitätsdefinition. Sie bestimmt die angemessene und anerkannte Auffassung eines Forschungsgegenstandes; wer sie beherrscht, möchte sie auch anwenden und nicht etwa eine Methode, die ihm nicht vertraut ist. Allerdings gibt es, wie generell im deutschen Universitätssystem (Fleck, 1992, S. 760), kaum Anzeichen dafür, daß qualitative Methoden diskriminiert würden - im Gegenteil, man findet oft ein wohlwollendes Interesse an Methoden, die der Erlebniswelt näher sein wollen, als die geläufigen Verfahren.

5.2 Überzeugende Demonstrationen der Fruchtbarkeit qualitativer Arbeiten in der Medizinpsychologie sind relativ selten

Der Soziologe Fleck (1992) kommt in einer Übersichtsarbeit zu folgendem Schluß über die Besonderheit der deutschsprachigen qualitativen Sozialforscher: "Sie schreiben Methodenbücher vor dem Hintergrund relativ geringer Forschungserfahrung" (S. 759). Diese Feststellung ist von jedem leicht nachzuvollziehen, der die methodischen Arbeiten amerikanischer Autoren wie Strauss, Lofland oder Whyte liest, welche durchgehend auf einem breiten Fundus eigener Felderfahrung basieren, und diese mit den relativ schwachen Bezügen zur Forschungspraxis in deutschen Lehrbüchern vergleicht. Die besten Beweise für die Fruchtbarkeit qualitativer Analyse stammen aus der anglo-amerikanischen Literatur. In Deutschland gibt es noch nicht jene großen Studien, in denen ein erfahrenes Team lange Zeit an einem Thema arbeitet, wie z.B. die Forschungsgruppe um Strauss. Stattdessen begegnet man kleineren Arbeiten, bei denen es sich oft um erste Erfahrungen handelt, die nicht selten in einem Niemandsland zwischen quantitativen und qualitativen Methoden angesiedelt sind. Sie wurzeln nicht tief genug in einem souveränen Verständnis qualitativer Verfahren, als daß sie als solche völlig überzeugend sein könnten, haben aber die Sicherheit eines quantitativen Rahmens schon aufgegeben. Solche "Hybridmethodik" scheint für die gegenwärtige Phase charakteristisch zu sein.

5.3 Die Methode ist schwierig

Qualitative Methodik scheint auf den ersten Blick nicht viel vorauszusetzen - man braucht in der Regel keine repräsentative Stichprobe, keine großen Fallzahlen, Erhebungsinstrumente, Statistik usw. Damit entfällt aber auch eine hilfreiche Struktur. Der qualitative Forscher ist der Komplexität seines Feldes ungeschützter ausgeliefert als der quantitative. Diese Überlegung möchte ich weiter ausführen.

5.4 Komplexität

Jede Forschung ist auch ein Versuch, dem Untersuchungsgegenstand mehr Klarheit oder Gewissheit abzugewinnen. Auch Kritiker gestehen gern zu, daß qualitative Methoden akzeptabel sind, wenn über das Untersuchungsfeld wenig bekannt ist. Sie hat dann die Funktion, das Forschungsproblem überhaupt erst zu bestimmen, in den Worten von Agar (1992) "The building through experience of a way of *seeing* the research problem" (Hervorhebung im Original, S. 186). Das bedeutet für den Forscher psychologisch oft eine höchst unangenehme Situation: die Konfrontation mit der Komplexität der sozialen Welt, die um so massiver ist, als zum Stil qualitativer Forschung gehört, möglichst viel ungefilterte Information aufzunehmen, also die Barriere zwischen Forscher und Untersuchungsgegenstand sehr niedrig zu halten. Das schafft fast unvermeidlich eine Situation, die offenbar schon der Klassiker phänomenologischer Psychologie, William James, erfahren hat, wenn er seine Position beschreibt als "standing in the midst of booming and buzzing confusion" (zitiert nach Marty im Vorwort zu James, 1985). Selbst wenn man es vermag, durch resolute Theoriebildung Ordnung zu schaffen, bleiben oft nagende Zweifel. William James im Epilog zu seinen "Principles of Psychology": "a loathsome, tumefied, bloated, dropsical mass, testifying to nothing but two facts. 1st that there is no such thing as a science of psychology, and 2nd that W. J. is an incapable" (James, 1983, S. 5). Diese Art von psychologischem Stress scheint in der Natur der Sache zu liegen. Eine gute neue Idee ist fast immer zunächst unklar und seltsam (Mills, 1959), ihr Wert ist zweifelhaft und sie trennt den Forscher von den Denkgewohnheiten der Gemeinschaft, der er zugehört. Sie könnte sich auch als aberwitziger Irrweg herausstellen, mit dem man Zeit und Energie vergeudet oder seine Inkompetenz bloßstellt, während der Rest des Materials, dessen Reichtum unbezweifelbar ist, dem aber die organisierenden Begriffe fehlen, liegen bleibt und wartet.

Der Stress entsteht jedoch nicht allein durch schiere Komplexität, sondern auch durch ihre besondere Qualität. Devereux (1973) hat sich damit in seinem Buch "Angst und Methode in den Verhaltenswissenschaften" beschäftigt. Nach seiner Ansicht ist das Spezifikum, welches Verhaltenswissenschaften von Naturwissenschaften unterscheidet, die Möglichkeit der Gegenübertragung, der nicht bewußt verarbeiteten Vorerfahrungen also, die die Kommunikation zwischen Objekt und Beobachter beeinflussen. Nach Devereux werden die daraus entstehenden Störungen oder Gegenübertragungswiderstände oft durch Zuflucht zu einer Pseudomethodologie abgewehrt. Dieses Manöver, so Devereux, "ist für nahezu alle Mängel der Verhaltenswissenschaft verantwortlich" (S. 18). Dem mag man zustimmen oder nicht, auf jeden Fall ist da für den Forscher das ungute Gefühl, daß seine Subjektivität ihn in die Irre führen könnte. Gleichzeitig braucht er diese aber, wenn er etwas Neues schaffen will. William James: "If you have intuitions at all, they come from a deeper level of your nature than the loquatious level which rationalism inhabits" (James, 1985, S. 73). Daher scheint es ein unvermeidbarer Bestandteil der Arbeit zu sein, die unangenehme Spannung auszuhalten, die von der eigenen Subjektivität verursacht wird. Wer persistiert, hat die Chance, aber nicht die Gewähr, zu einem interessanten wissenschaftlichen Ergebnis zu kommen. Wie immer, wenn es darum geht, eine Unlustspannung zu bewältigen, gibt es zahlreiche Möglichkeiten zu flüchten. Schatzmann und Strauss (1973) beschreiben zwei Formen: den theoretischen und den deskriptiven Exzeß.

5.4.1 Deskriptiver Exzeß

Jede qualitative Analyse erfordert eine geschickte Balancierung der Fülle des recherchierten Materials mit strukturellen theoretischen Überlegungen, die darauf aufbauen. Der Leser soll im Sinne einer dichten Beschreibung die Vorgänge im sozialen Feld erlebnismäßig nachvollziehen können, er soll aber nicht das Material vor die Füße geworfen bekommen mit der Aufforderung, die sozialwissenschaftliche Arbeit selbst zu leisten. Das einfache Dokumentieren von Texten und Beobachtungen ist ein Vermeidungsverhalten, oft unter dem Mantel einer besonders skrupulösen Haltung gegenüber den Befragten oder "Betroffenen", denen der Sozialwissenschaftler durch die Theorien (die er gar nicht hat) keine Gewalt antun möchte.

5.4.2 Theoretischer Exzeß

Auch das genaue Gegenteil ist Vermeidungsverhalten. Der Wunsch, unbedingt etwas wissenschaftlich Akzeptables zu liefern, kann die Absicht, dem Material treu zu sein, letztlich zunichte machen. Das durch die scheinbar unbeherrschbare Komplexität unterminierte Kompetenzgefühl erneuert sich dann wieder durch die Ausübung gut gelernter theoretischer Gedankenspiele, wobei der Bezug zu den Daten verloren geht. Der Forscher nimmt Zuflucht zu gängigen Kategorien und Denkmodellen, die er mechanisch seinem Material aufprägt, ohne dessen Eigentümlichkeiten herauszuarbeiten. Die bewährten Begriffe stellen dann die ersehnte Verknüpfung mit der wissenschaftlichen Gemeinschaft wieder her, sie reduzieren die Angst, die ein Alleingang verursacht hätte, und geben der Arbeit den Glanz, den sie andernorts schon verstrahlt haben.

5.4.3 Computerprogramme

Einen weiteren Fluchtweg haben in neuerer Zeit die Computerprogramme zur Unterstützung qualitativer Analyse geöffnet. Sie ermöglichen es, große Textmengen zu segmentieren, mit Etiketten zu versehen und auf diese Weise schnell wiederzufinden (Fielding & Lee, 1992). Diese Hilfe für den mechanischen Teil des Analyseprozesses ist natürlich sehr nützlich, aber es ist nur eine Hilfe, nicht der Vorgang selbst. John Seidel (1992), der Autor eines der elaboriertesten Programme zur Analyse qualitativer Daten (Ethnograph), berichtet selbst Beispiele für solche computergestützte Verkürzung des Analyseprozesses, ebenso Agar (1992), einer der Pioniere im Feld: "I didn't need more computational power; I didn't need software better suited to the problem. I need a sense of what the problem was and how to begin to think about it".

6. Entwicklung und Möglichkeiten qualitativer Forschung

Obwohl es in Deutschland inzwischen auch eine wissenschaftliche Gemeinschaft qualitativer Forscher gibt (Fleck 1992), zeichnet sich noch nicht ab, welches Eindringungsvermögen dieser Forschungsstil in die verschiedenen Unterdisziplinen der Psychologie hat. Blicken wir einmal nach Amerika: die Grounded Theory Schule ist dort in der Soziologie zwar gut etabliert, hat sich aber, in den Jahrzehnten ihres Bestehens, nicht sehr ausgeweitet. Es scheint sogar, als zeigten deutsche Wissenschaftler gegenwärtig größeres Interesse an diesem Ansatz als amerikanische. Ein expansives Feld ist zur Zeit die Entwicklung von Programmen zur Computerunterstützung (Fielding & Lee, 1992), in Deutschland besonders das von einer Arbeitsgruppe der FU Berlin entwickelte Programm Atlas ti (Muhr, 1991). Solche Programme sind nicht nur eine Hilfe bei der Bewältigung großer Textmengen, sie explizieren auch die ersten Schritte des Analysevorgangs mit jener Eindeutigkeit, die durch Computersprachen erzwungen wird. Sie sind in dieser Hinsicht den Programmen der Künstliche-Intelligenz-Forschung ähnlich, die geschrieben werden, um theoretische Konzepte klar auszudrücken (Minsky, 1985).

6.1 Kumulative Wissenschaft?

Zu den Nachteilen qualitativer Forschung gegenüber dem naturwissenschaftlichen Verfahren gehört, daß es schwieriger ist, zwischen einzelnen Forschungsarbeiten Anschlüsse herzustellen, sie also kumulativ im Sinne eines fortschreitenden Wissenszuwachses zu machen. Zwar geben Glaser und Strauss ein Schema an, mit dessen Hilfe aus Theorien geringer Reichweite durch Hinzunahme neuer Beobachtungsfelder und Vergleiche auf höherer abstrakter Ebene schließlich ein Prozeß der systematischen Weiterentwicklung von Theorien bis hin zur Formalisierung entstehen soll. Dieses Programm tritt aber in der konkreten qualitativen Arbeit bisher wenig hervor. Ausnahme: die aufeinander bezogenen Studien der Arbeitsgruppe um Strauss. Kumulativität scheint hier mehr als in der quantitativen Forschung von der Forschungskultur einer über längere Zeit operierenden Arbeitsgruppe abzuhängen. Das Problem der intersubjektiven Anknüpfung im Forschungsprozeß wird schon deutlich, wenn man die Situation eines einzelnen Forschungsprojektes betrachtet. Wenn unterschiedliche Beobachter qualitatives Material sammeln, ist es sehr schwierig, diese Materialsammlungen in einen einzigen Pool zu vereinigen, so wie dies bei quantitativen Erhebungen ganz unproblematisch ist. Aufzeichnungen von Feldbeobachtungen, langen Interviews oder von Therapieverläufen sind am besten von demjenigen zu analysieren, der sie selbst gemacht hat, weil andere nicht den Assoziationshof um das Material besitzen. Für das Zahlenfeld, das eine schriftliche Befragung hervorbringt, gibt es keinen solchen Assoziationshof. Die Bindung des Materials an den Untersucher hat auch Konsequenzen für die Arbeitsteilung innerhalb eines Forschungsprojekts. In einer quantitativen Studie können Spezialisten die Datenauswertung übernehmen. Ein Projektleiter kann z.B. die Daten, die er wünscht, sammeln lassen, statistisch aufbereiten und dann mit diesem Material eine Arbeit schreiben. In einer qualitativen Studie dagegen wird es umso schwieriger, eine Arbeitsteilung zwischen Auswertung und Datensammlung zu etablieren, je stärker die Idee des Wechselspiels zwischen Datenerhebung und Interpretation realisiert wird. Das vermindert die Attraktivität qualitativer Projekte für Projektleiter, die nicht selbst die Zeit haben, Felderfahrungen zu sammeln, denn sie können meist nicht ohne weiteres das Material übernehmen, das die Mitarbeiter aus der Feldbeobachtung oder aus Interviewserien aufzeichnen.

6.2 Attraktivität

Die Anziehungskraft qualitativer Methoden liegt nicht allein in der Überzeugungskraft der Arbeiten, die mit diesem Verfahren hergestellt wurden, sondern sie hat auch andere Wurzeln. Da ist zunächst die Unzufriedenheit mit der Wirklichkeitsferne und der Erstarrung des quantitativen Forschungsbetriebes (siehe auch Deutscher, 1973, Kap. 5). Allein diese Unzufriedenheit motiviert schon die Suche nach einer Psychologie, die näher am seelischen Geschehen ist. Daher ist es kein Zufall, daß in der Neuen Gesellschaft der Psychologie, die eine Erneuerung anstrebt (Legewie, 1991), qualitative Verfahren eine große Rolle spielen.

Wissenschaftliche Methoden, besonders in den Sozialwissenschaften, reflektieren oft soziokulturelle Entwicklungen in der Gesamtgesellschaft. So wurde z.B. das Netzwerkkonzept, abgesehen von seiner methodischen Bedeutung, auch als Ausdruck einer wirklich vorhandenen Tendenz zur Vernetzung in der Gesellschaft verstanden (Keupp & Rerrich, 1982). Qualitative Methoden legen einen besonderen Nachdruck auf die Souveränität des subjektiven Erlebens und auf die Unterschiedlichkeit individueller Wirklichkeitsdefinitionen. Das ist zugleich auch ein charakteristischer Zug der modernen Lebenswelt (Berger et al., 1974). Qualitative Methoden befinden sich also in einer gewissen Harmonie mit dem Zeitgeist.

Man kann qualitative Methodik auch als einen "band waggon" ansehen, der in Bewegung ist und auf den man aufspringen kann. Erneuerungsbewegungen haben auch immer den Charakter alternativer Karriereschienen. Sie bieten Außenseitern die Möglichkeit, auf anderen als auf den etablierten Wegen einen Platz im System zu erringen, indem sie die Regeln des Spiels neu definieren. Je größer und selbstbewußter die qualitative Gemeinschaft wird, desto stärker tritt dieses Moment der Karrieremöglichkeit hervor. Gegenwärtig kann man jedoch schwer sagen, ob qualitative Forschung ein Pferd ist, auf das man der Karriere wegen setzen sollte.

Qualitative Forschung ist durchaus keine Lösung für alle Plagen, die der quantitativen Methodik gern zugeschrieben werden: sie sei steril, ritualisiert, langweilig. Das können qualitative Studien auch sein. Die Methodik befindet sich m.E. noch in einer Aufbruchsphase, in der die Spreu schwer vom Weizen zu trennen ist, besonders hinsichtlich der Frage, was methodisch funktioniert und was nicht. Sie läuft ebenso wie die quantitative Methodik Gefahr, sich selbst zu bespiegeln und darüber zu vergessen, daß Methoden letztlich nur Mittel sind, um Resultate zu erzielen, die für sich selbst stehen können, die also auch jene überzeugen, deren methodische Interessen gering sind.

Zum Schluß möchte ich zu den Worten des eingangs zitierten General Stumm von Bordwehr zurückkehren: Was ist nun die wahre qualitative Analyse? Zu Beginn der Arbeit habe ich mich das tatsächlich ernsthaft gefragt, weil die Frage das Problem vereinfacht: sie setzt voraus, daß es eine Art platonisches Idealbild gibt, welches als Maßstab dienen kann. Jede Arbeit, die mit qualitativer Analyse operiert, ist in dieser platonischen Sicht nur eine unvollkommene Realisierung des Ideals. Das ist natürlich eine ziemlich unmoderne Denkweise, aber sie hat den Vorteil der Einfachheit, denn man kann immer wieder auf einen einzigen Punkt zurückkommen. Diese Haltung entspricht dem immer wieder neuen Ansetzen der Analyse in der phänomenologischen Philosophie (prima philosophia, Schütz, 1962, S. 100). Mit ihr bewahrt die Methodik den Charakter einer Suche, der Suche nach Methoden, die unserem Verständnis der menschlichen Sozialwelt besser entsprechen als die den Naturwissenschaften entlehnten Verfahrensweisen.

III. Spezielle Methoden

Das Konzept der klinischen Signifikanz in der Psychotherapieforschung

Hans Kordy

Zusammenfassung

Die Frage, ob Psychotherapie wirkt, kann als positiv entschieden angesehen werden. Psychotherapie wirkt! Was sie bewirkt, ist jedoch nach wie vor weit weniger klar. Sicher ist diese Frage in mancherlei Hinsicht schwieriger zu beantworten. Offensichtlich ist aber auch, daß viele Wissenschaftler ihre Aufmerksamkeit zu einseitig auf die Herstellung exakter Zahlen gelegt haben und dafür die Vermittlung der klinischen Bedeutung dieser Zahlen vernachlässigt haben.

In der vorliegenden Arbeit wird für den Fall der Anwendung psychometrischer Skalen, die häufigste methodische Strategie, das Konzept der klinischen Signifikanz vorgestellt und an einem Datensatz illustriert. Es geht zurück auf das wohlbekannte Prinzip der "kritischen Differenz" in der psychologischen Diagnostik, das erstaunlicherweise in der Psychotherapieergebnisforschung in Vergessenheit geraten zu sein scheint. Unter dem Stichwort "clinical significance" erlebt dieser klassische Ansatz, bereits 1911 von W. Stern beschrieben, eine begründete Renaissance.

Summary

The question, whether psychotherapy works, can be considered as positively answered. Psychotherapy works! What it effects, however, remains still less clear. Certainly, the latter question is more difficult to answer. Obviously, many researchers were biased and payed too much attention on producing exact numbers and, correspondingly, neglected communicating the clinical meaning of such numbers.

In this chapter the concept of clinical significance is presented as a suitable approach for that case, in which psychometric scales are applied, the still most common methical strategy. The procedure is illustrated by an empirical dataset. The concept refers to the well known principle of "critical difference" in psychological diagnoses which surprisingly seems to be forgotten in psychotherapy outcome research. Via the catch-word "clinical significance" a theoretical approach, described by W. Stern in 1911 already, comes to a reasonable renaissance.

Die wissenschaftliche Evaluation von psychosozialen Therapieprogrammen oder einzelnen therapeutischen Maßnahmen ist heute alltäglich: So sind Methoden und Strategien der Evaluation Bestandteil der neuen Studienpläne für Psychologen, und unter dem modischen Stichwort 'Qualitätssicherung der Medizin' dringen Prinzipien und Ergebnisse der Evaluationsforschung in den klinischen Alltag ein - und verändern ihn. Trotz dieses stetigen Vordringens bleibt es strittig, ob diese so selbstverständlich anmutende Entwicklung mehr Vorteile oder mehr Nachteile bringt. Unstrittig ist, daß jede Form der systematischen Überprüfung einen Aufwand bedeutet. Entsprechende Daten liegen nicht 'herum' (und brauchten deshalb 'nur' gesammelt zu werden); aussagekräftige Daten müssen vielmehr mit erheblichen intellektuellen und - oft noch größeren - emotionalen Anstrengungen hergestellt werden. Es wundert also nicht, wenn die Betroffenen fragen: Wem nützt es? Und wozu?

Psychotherapieforscher verweisen stolz auf den Erfolg ihrer Forschungsbemühungen. In weit über Tausend empirischen (Teil-)Studien konnte belegt werden, daß viele PatientInnen von einer Psychotherapie profitieren. Die Frage nach der Wirksamkeit von Psychotherapie gilt als positiv beantwortet. Meta-Analysen (s. den Beitrag von Farin in diesem Band) erlauben darüber hinaus die Abschätzung des durchschnittlichen Effektes. So kommen beispielsweise Smith, Glass und Miller in der ersten modernen Meta-Analyse für die Psychotherapie zu einer Schätzung von 0,85 für die mittlere Effektstärke (Smith et al., 1980). Doch der Transfer dieser Botschaft in die klinische Welt ist alles andere als trivial. Fragte man einen Kliniker etwa, ob er glaube, daß er eine Veränderung in der Größenordnung von .85 Standardabweichungen für das Leben seines Patienten bewirke (Saunders et al., 1988), erntete man wohl pure Ratlosigkeit. Im vorliegenden Beitrag wird ein Konzept vorgestellt, das für sich in Anspruch nimmt, eine operationale Definition 'klinisch bedeutsamer Veränderungen' unter Verwendung psychometrischer Skalen leisten zu können. Überraschenderweise reicht dazu eine Adaptation traditioneller Prinzipien der psychologischen Diagnostik, die anscheinend gleich an Attraktivität gewinnen, wenn sie in englischer Terminologie den Anschein einer Neuigkeit erwecken.

1. Ziel der Therapieevaluation und die Zweckmäßigkeit der Darstellung ihrer Ergebnisse

Folgt man Westmeyer, dann geht es in der Therapieevaluation ganz allgemein darum, begründetes therapeutisches Handeln von unbegründetem zu unterscheiden (Westmeyer, 1979, 1981). *Eine therapeutische Maßnahme ist für einen bestimmten Patienten dann begründet, wenn dadurch **für diesen** wichtige Ziele mit möglichst hoher Wahrscheinlichkeit erreicht werden - bei minimalen 'Kosten'*, wie man derzeit betont. Die Aufgabe empirischer Ergebnisforschung liegt darin, Argumente für solcherart begründete therapeutische Entscheidungen bereitzustellen (vgl. Beutler & Clarkin, 1990; Kordy & Senf, 1987). Das klingt 'vernünftig' - und ist es vermutlich auch. Diese Einschätzung ändert jedoch nichts daran, daß solche Begründungen äußerst kompliziert sind. Geht es doch darum, den Nutzen allgemeiner Therapieansätze für individuelle Patienten zu bestimmen und Wahrscheinlichkeiten für das Erreichen von solchen Zielen zu schätzen, die für bestimmte Menschen von Bedeutung sind. Und dabei sollen dann auch noch auf der abstrakten Dimension 'Kosten' diese Wahrscheinlichkeiten optimiert werden. Es geht also wieder einmal darum, einen Interessenausgleich zu finden zwischen einer empirisch statistischen Beschreibung des klinischen Alltags, die immer auf das Allgemeine zielt, und dem therapeutischen Selbstverständnis, für den einzelnen Patienten das Bestmögliche zu tun.

Beide Sichtweisen sind an ihre je eigene Logik gebunden, will man nicht den Wert potentieller Erkenntnisse von vornherein schmälern. Der Ausgleich kann daher nur so verstanden werden, daß dem jeweils anderen die eigene Sicht zugänglich gemacht wird, die Ergebnisse somit verbindlicher kommunizierbar werden (vgl. Kordy, 1989).

Wo Interessen angesprochen sind, sind Zielsetzungen und Zwecke im Spiel. Es geht also nicht darum, falsche Perspektiven oder Darstellungen zu korrigieren oder abzulösen, sondern für bestimmte - evtl. neue - Fragen oder Frager zweckmäßige Antworten zu finden.

Welche Art Antworten geben empirische Studien? "Nur in wenigen Fällen wollen wir wissen, daß irgendwo in einer Kreuztabelle eine oder mehrere beobachtete Häufigkeiten stärker von der Häufigkeit abweichen, als es für diese Zelle unter der Nullhypothese erwartet wird ..., daß irgendwo in dem Dickicht von Freiheitsgraden [z.B. bei varianzanalytischen Versuchsplänen, H.K.] eine oder mehrere bedeutsame Antworten auf bedeutsame Fragen versteckt sind, wo uns die Voraussicht gefehlt hat, sie an unsere Daten zu stellen. ... Was wir suchen, ist eine Antwort auf die Frage: Was ist die Beziehung zwischen einer Variablen X und einer Variablen Y? Die Variablen X und Y sind dabei unter der einzigen Bedingung gewählt, daß ihre Beziehung uns interessiert" (Rosenthal, 1991; S. 13f). Die Antwort empirischer Studien besteht unter dieser Voraussetzung aus drei Teilen: (1) einer konkreten Auswahl interessanter Variablen X und Y, (2) einer Schätzung für die Stärke der Beziehung zwischen X und Y, z.B. als sogenannte Effektstärke ausgedrückt und (3) einer Aussage über die Zuverlässigkeit dieser Schätzung, einer 'Signifikanzangabe' z.B. in Form eines Konfidenzintervalls (vgl. a.a.O. S. 14).

Bei einem Blick in die Literatur der Therapieevaluation entsteht der Eindruck, als versuchten bis in die jüngste Zeit viele Forscher, den dritten Schritt zu tun, ohne die beiden ersten getan oder sich viel Gedanken über die Richtung gemacht zu haben. Große Aufmerksamkeit wird der Signifikanz gewidmet. Dabei kommt die Mitteilung oft zu kurz, was denn da 'signifikant' ist. Die Frage nach der klinischen Bedeutung von statistischen Befunden lenkt also die Aufmerksamkeit lediglich wieder auf elementare Schritte der Untersuchungsplanung zurück:

- Welche Variablen sind von Interesse?
- Wie sieht die Beziehung zwischen diesen Variablen aus?
- Wie sind die Befunde statistisch zu bewerten?

2. Das Konzept der 'Klinischen Signifikanz' (Clinical Significance)

Klinisch bedeutsame Aussagen im Kontext der Therapieevaluation zielen auf die Frage von Therapieerfolg bzw. -mißerfolg (vgl. oben). Diese wiederum umfaßt zwei Aspekte: Messen und Bewerten. Es ist zunächst festzulegen, was als Therapieerfolg bzw. -mißerfolg gewertet werden soll; dann kann gemessen werden, ob eine Behandlung in einem konkreten Fall erfolgreich war. Für diese Schlüsselaufgabe der Therapieevaluation werden unterschiedliche Lösungswege vorgeschlagen (vgl. z.B. Kordy & Scheibler, 1984). Aufgrund der Attraktivität, die psychometrische Skalen für Evaluatoren und deren Auftraggeber haben, kommt solchen Vorschlägen eine besondere praktische Bedeutung zu, mit denen explizit wird, welche Änderung von Skalenwerten als klinisch bedeutsam gewertet werden kann, und es sind Verfahren gesucht, mit denen solche bedeutsamen Änderungen gemessen werden können. Einen simplen Weg haben Kordy und Senf (1985) vor einiger Zeit vorgeschlagen, wobei im wesentlichen traditionelle Prinzipien für die Anwendung psychometrischer Skalen in der psychologischen Diagnostik empfohlen werden (die in der Psychotherapieergebnisforschung fast vergessen zu sein scheinen).

Mehr Aufmerksamkeit hat ein verwandter Lösungsvorschlag gefunden, der unter dem Stichwort 'Clinical Significance' von Jacobson und Mitarbeitern (z.B. Jacobson et al., 1984; Jacobson & Revenstorf, 1988; Jacobson & Truax, 1991) in die Diskussion gebracht wurde. In der Einführung zu einem Special Issue (Behavioral Assessment 1988) über diese Thematik formuliert Jacobson das Programm wie folgt: "In dem Maße, in dem in unserem Feld zunehmend zur Kenntnis genommen wurde, daß es wichtig ist, 'clinical significance' [im folgenden: Klinische Signifikanz, H.K.] zu definieren, wuchs parallel die Erkenntnis, daß solche Definitionen des Konstruktes irgendwie standardisiert sein sollten, wenn dies einen spürbaren Einfluß auf die klinische Forschung haben soll." Das Konzept der 'Klinischen Signifikanz' wird von Anhängern gefeiert als ein "Quantensprung voran in Richtung auf das Ziel, Therapien in solchen Begriffen zu evaluieren, die Praktiker anwenden können" (Saunders et al., 1988). Nun mag dahingestellt bleiben, welche Größenordnung Quantensprünge, die ja sonst in der Mikrophysik diskutiert werden, in der Psychotherapieforschung haben; von praktischer Bedeutung ist, daß Jacobson und Mitarbeiter das Konzept 'Clinical Significance' operational definieren und damit explizit machen, was man als klinisch bedeutsame Veränderung bewerten kann und wie eine solche gemessen werden kann.

3. Die Herstellung klinisch bedeutsamer Aussagen

3.1 Die Auswahl interessanter Variablen für die Therapieevaluation

Die Auswahl psychometrischer Skalen für die Evaluation einer Therapie hängt im konkreten Fall von der jeweiligen Therapie und insbesondere von den Interessen der Evaluatoren bzw. ihrer Auftraggeber ab. "Die Wahl des geeigneten Zielkriteriums ist besonders wichtig und häufig schwierig ... Es besteht hier für den nicht in das Sachproblem eindringenden Methodiker die Gefahr, Wirkung und Wirksamkeit zu verwechseln. Unter Wirkung versteht man die Beeinflussung eines [z.B., H.K.] biologischen Parameters durch eine Therapie. Wirksamkeit ist die Wiederherstellung der Gesundheit eines Patienten, die Verbesserung seines Befindens, die Erleichterung seiner Beschwerden oder die Verzögerung von Verschlechterungsprozessen", warnt Victor (1990, S.12) als biometrischer Berater eines langjährigen Forschungsprogrammes des BMFT für die Psychiatrie, Psychotherapie und Psychosomatische Medizin. Das Auswahlproblem ist gerade in diesen Bereichen alles andere als trivial. Der Ausweg, das vorzuziehen, was man exakt messen kann, birgt Risiken: "Schließlich sollen die Methodiker vor der falschen Annahme gewarnt werden, durch Drängen nach harten Zielkriterien stets der Beurteilung des erstrebenswerten Therapieerfolges näherzukommen" (Victor, 1990, S. 13). Eine Auseinandersetzung konkurrierender Therapieverfahren - genauer: ihrer Anbieter - über das, was ein erstrebenswerter Therapieerfolg in einer bestimmten Anwendung ist, ist nicht nur unvermeidbar, sondern auch unverzichtbar. Zu groß ist die Gefahr, daß schulenspezifische Effekte ("Wirkungen"), so wichtig sie für die Erforschung von Wirkweisen sein mögen (vgl.

z.B. Grawe et al., 1990), für die Beurteilung der Effektivität ("Wirksamkeit") überschätzt werden (vgl. auch Kish & Kroll, 1980). Die Konsequenz daraus ist, daß wissenschaftliche Entscheidungsversuche in diesem Feld notwendigerweise immer durch 'Vermarktungsaspekte' verzerrt werden. "Die Festlegung von Therapiezielen ist nur sehr bedingt ein wissenschaftliches Problem. Man dringt dabei sehr schnell in einen Bereich persönlicher, subjektiver Wertungen ein, der - so meine ich - in dieser seiner Qualität erkannt und respektiert, nicht etwa als Problem begriffen und deshalb eliminiert werden sollte" (Westmeyer, 1981; S. 192).

Gerade aufgrund der Konkurrenzsituation psychotherapeutischer bzw. psychosozialer Behandlungen untereinander ist die Vielfalt der verwendeten Konstrukte kaum noch überschaubar. Dies wird noch vervielfacht, da einige Konstrukte für viele verschiedene Interessenten so attraktiv sind, daß diese mehr oder weniger stark modifizierte Operationalisierungen nachfragen. Der 'Marktcharakter' der psychotherapeutischen bzw. -sozialen Versorgungsrealität schafft durch Nachfrage eine bunte, ständig neu gebündelte Angebotspalette von psychometrischen Skalen. Damit wird die Verbindlichkeit potentieller Ergebnisse von Therapievergleichsstudien gefährdet, und die Frage nach 'der besten' Therapieform droht als ein wissenschaftliches Scheinproblem erkannt zu werden (Westmeyer, 1981). Starke 'Marktteilnehmer' neigen daher dazu, 'ihre' Skalenauswahl als verbindlich zu erklären. Von Zeit zu Zeit werden Initiativen gestartet, eine allgemeine Standardtestbatterie für alle Therapien festzulegen (z.B. die Konferenz der APA im März 1994). Trotz der prinzipiellen Vorbehalte gegenüber der Normierungsabsicht solcher Initiativen sind m. E. die erarbeiteten Vorschläge als Referenzlisten von großem praktischen Nutzen, wie die Erfahrung mit entsprechenden Vorläufern belegen (vgl. z.B. CIPS, Lambert et al., 1983; Schulte, 1993).

Die Eignung psychometrischer Skalen für die Therapieevaluation ist eine Validitätsfrage. "Wenn man weiß, warum man ein Verhalten ändert, weiß man, wann man es genügend geändert hat" (Baer, 1988). D. h.: Psychometrische Skalen sind für die Evaluation dann geeignet, wenn sie zu einer adäquaten Explikation von Therapieerfolg bzw. -mißerfolg genutzt werden können.

3.2 Prinzipien und Techniken

Die häufigste Anwendung psychometrischer Skalen geschieht im Rahmen von Prä-Post-Designs bzw. bei Mehrzeitpunktmessungen. Die Grundidee ist dabei die, daß der Erfolg der Behandlung eines Patienten sich als (oBdA: dichotome) Funktion seiner Skalenwerte darstellen läßt:

$$(S_i, S_j) \longrightarrow \begin{cases} 1: \text{Erfolg} \\ 0: \text{Mißerfolg} \end{cases}, \quad S_i \text{ bzw. } S_j: \text{Skalenwert zur Zeit i bzw. j}$$

Als Ausgangspunkt für die Analyse des Zusammenhangs zwischen zwei Variablen in einer gegebenen Population empfiehlt sich generell eine graphische Darstellung (vgl. z.B. Cleveland, 1985), im gegebenen Kontext etwa in Form von Abb. 1.

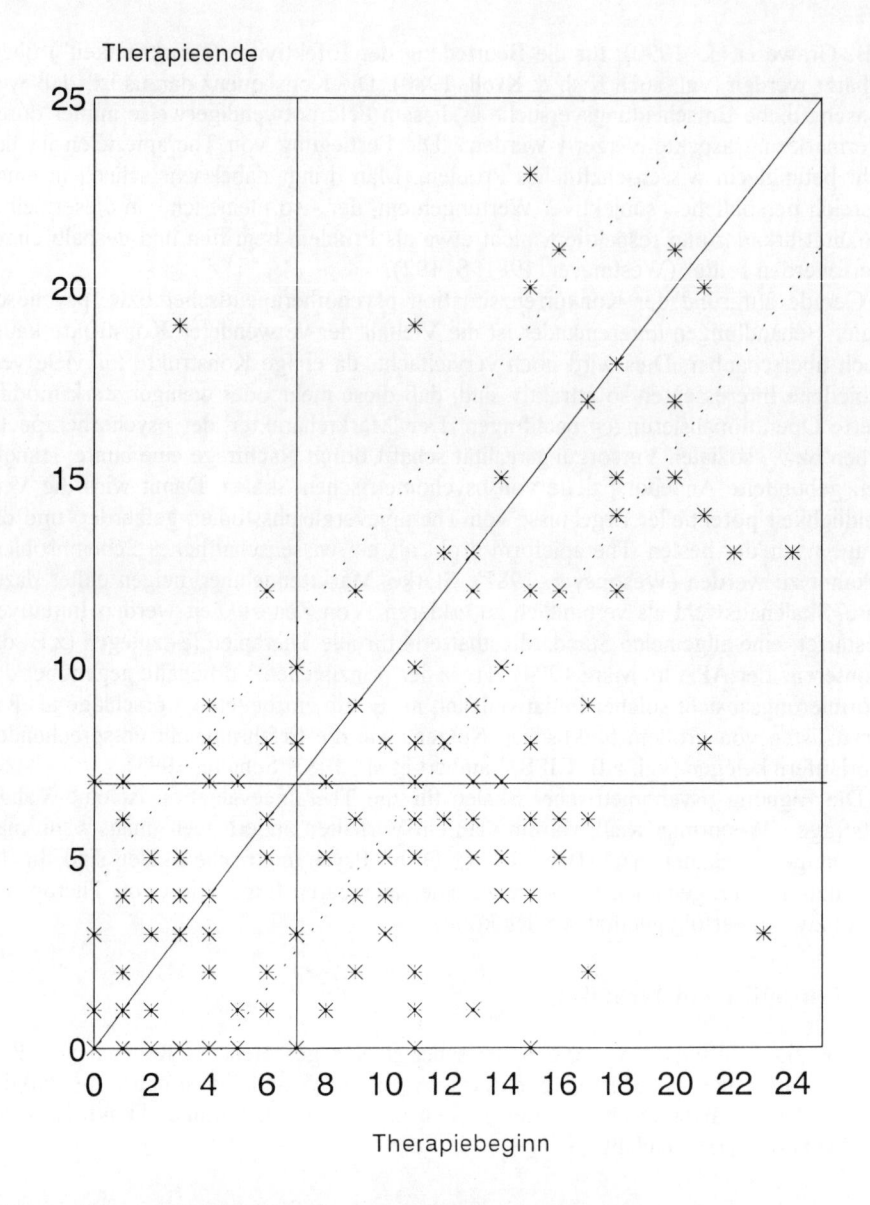

Abb. 1: *Erzeugung klinisch bedeutsamer Evaluationskriterien*
  - Beipiel: Gießener Beschwerdebogen (GBB) -
  109 Patienten des Heidelberger Katamneseprojektes

Das Beispiel nutzt Daten aus dem Heidelberger Katamneseprojekt (z.B. Bräutigam et al., 1980; Engel et al., 1979), und zwar hier zum Gießener Beschwerdebogen - GBB (Brähler & Scheer, 1983). Die Initiatoren des Heidelberger Projektes hatten (u.a.) die Skalen des Gießener Beschwerdebogens gewählt, um Therapieerfolg bzw. -mißerfolg zu untersuchen.

In Abb. 1 sind die Werte zu Therapiebeginn (Horizontale) und Therapieende (Vertikale) von N=109 Patienten (zur Zusammensetzung der Stichprobe vgl. z.B. Senf et al., 1984) auf der Erschöpfungsskala dargestellt. Wie kann dieses unübersichtliche Bild geordnet werden, damit die klinisch bedeutsamen Informationen sichtbar werden?

(1) Explikation der angestrebten Veränderungsrichtung

Die Skalen des GBB messen die subjektive Beeinträchtigung eines Patienten durch bestimmte Beschwerdenkomplexe (Erschöpfung, Magenbeschwerden, Gliederschmerzen, Herzbeschwerden). Hohe Werte korrespondieren mit hoher Beeinträchtigung. Das legt nahe, eine Abnahme der Beeinträchtigung als Indikator für ein positives Therapieergebnis zu betrachten. Graphisch läßt sich dies sichtbar machen, indem man eine 45°-Diagonale einzeichnet (Abb. 1): **Auf** der Diagonalen liegen die unveränderten Fälle; **oberhalb** liegen die Werte für diejenigen Patienten, deren Beeinträchtigung während der Behandlung zugenommen hat und **unterhalb** schließlich findet man die Patienten, deren Beeinträchtigung nach der Therapie niedriger als zu Therapiebeginn ist. Diese einfache Hilfslinie verdeutlicht also die Veränderungs**richtung** der Skalenwerte für jeden einzelnen Patienten.

Interessiert man sich lediglich für die Rate positiver bzw. negativer Veränderungen, ist das Schätzproblem einfach. Es sind lediglich die Fälle unterhalb und oberhalb der Diagonalen auszuzählen. Schon ein flüchtiger Blick auf das Diagramm zeigt, daß deutlich mehr Werte unterhalb der Diagonalen zu finden sind, der Anteil der positiven Veränderungen also überwiegt. Auch für die statistische Bewertung gibt es eine einfache Lösung: das Konfidenzintervall für Prozentwerte (genauer: Multinomialverteilung) ist leicht zu berechnen. Weiterhin ist unter den in der diagnostischen Praxis[1] üblichen Annahmen der klassischen Testtheorie der Psychologie zu erwarten, daß unter der Nullhypothese 'kein Einfluß der Therapie' positive und negative Veränderungen gleichhäufig auftreten. Es bietet sich also an, einen Vorzeichentest (oder, falls die asymptotischen Voraussetzungen erfüllt sind, einen entsprechenden chi^2-Test) zur Ableitung einer Signifikanzbewertung einzusetzen. Die Antwort auf die Frage nach dem Therapieerfolg sieht also in diesem Beispiel wie folgt aus: *Die Beeinträchtigung von Patienten, gemessen auf der Erschöpfungsskala des GBB, vermindert sich zwischen Therapiebeginn und Therapieende für 63,6% der Patienten und erhöht sich für 27,1% (9,3% bleiben gleich). Die Rate positiver Veränderungen liegt signifikant über der Rate der negativen.*

Nun ist ein solcher Befund durchaus eine klinisch bedeutsame Aussage, gibt jedoch wenig Aufschluß über den klinischen Wert solcher positiven oder negativen Veränderungen für einen einzelnen Patienten. Die klinische Bedeutung wird in diesem Kontext über eine 'ausreichend große' Veränderung operationalisiert. Dabei werden zwei Lö-

---

[1] An dieser Stelle wird Gebrauch gemacht von der Annahme, daß der Meßfehler und damit die Reliabilität für alle Skalenwerte identisch sei. Diese Annahme gehört nicht zu den notwendigen Annahmen der Klassischen Testtheorie, wird aber oft aus Bequemlichkeit für die praktische Anwendung von Testskalen angenommen (Reliabilitätsschätzungen für alle Testwerte sind naturgemäß sehr aufwendig). Eine Verletzung dieser Annahme ist nicht nur theoretisch möglich, sondern durchaus empirischer Forschung zugänglich (vgl. das Stichwort von der 'Regression zur Mitte').

sungsansätze vorgeschlagen, die getrennt oder in Kombination angewendet werden können. Der eine nimmt Bezug auf die Reliabilität der benutzten Skalen, der andere auf Normen (und damit 'Normalität').

(2) Reliable Veränderungen

Psychometrische Skalen messen mit beschränkter Genauigkeit. Man wird daher vermeiden wollen, eine Differenz zwischen zwei - z.B. prä/post - Skalenwerten als klinisch bedeutsam zu bewerten, wenn diese durch die Ungenauigkeit der Messung erklärt werden kann. In der psychologischen Diagnostik operationalisiert man dies bekanntlich über das Konzept der "Kritischen Differenz". Zur Erinnerung: In der Klassischen Testtheorie nimmt man an, daß der Meßwert x_i einer Person i sich als Summe des für diese Person 'wahren Wertes' t_i und einem Meßfehler e verstehen läßt:

$$x_i = t_i + e$$

Dabei wird weiter angenommen, daß der Meßfehler eine Zufallsvariable mit Erwartungswert 0 ist. Die Standardabweichung des Meßfehlers bezeichnet man als Standardmeßfehler SE. Trifft man nun zusätzlich die Annahme, daß der Fehler normalverteilt sei, läßt sich ein Konfidenzintervall für den 'wahren Wert' schätzen, nämlich z.B. für ein 95%-Konfidenzintervall als:

$$x_i \pm 1{,}96 \text{ SE}$$

Für die Differenz zweier Meßwerte findet man unter den üblichen Annahmen (Unabhängigkeit der Meßfehler, gleiche Standardabweichungen) ein 95%-Konfidenzintervall wie folgt:

$$(x_{i1} - x_{i2}) \pm 1{,}96 * 2^{1/2} \text{ SE}$$

In diesem Falle weiß man, daß die Differenz zwischen zwei Testwerten bei gleichem 'wahren Wert' mit einer Wahrscheinlichkeit von 95% nicht größer als $(2^{1/2} * 1{,}96)$ SE ist. Hält man eine Wahrscheinlichkeit von max 5% für eine 'fälschliche' Bewertung für ein tolerables Risiko[2], wird man einen Index RC, in Anlehnung an Jacobson's und Truax' (1991) Reliable Chance Index, als klinisch bedeutsam bewerten, wenn

$$RC = (x_{post} - x_{prä}) / 2^{1/2} \text{ SE} > 1{,}96$$

---

[2] Für die Wahl einer tolerablen Risikowahrscheinlichkeit, d.h. eines Signifikanzniveaus, gibt es in diesem Kontext wie in anderen Anwendungen von Statistik keine mathematisch begründbare Lösung. Inhaltliche Überlegungen müssen die jeweilige Entscheidung stützen. Die Tradition, 5% der 1% als Schranke zu wählen, ist nicht mehr als eine Gewohnheit - und wie jede Gewohnheit entscheidet die Situation, ob diese Gewohnheit günstig oder ungünstig ist.

Der Standardmeßfehler ist eine theoretische Größe, die nicht direkt beobachtet werden kann. Er läßt sich jedoch aus der Reliabilität, beispielweise über die Retest-Reliabilität R_{tt}, und der Standardabweichung S der Testwerte errechnen:

$$SE = S\,(1-R_{tt})^{1/2}$$

Die vorstehenden Überlegungen lassen sich recht einfach in die graphische Repräsentation der Beziehung zwischen Prä- und Post-Skalenwerten (Abb. 1) übernehmen. Ein Konfidenzintervall läßt sich als ein Streifen mit der Breite ($2^{1/2} * 1,96$) SE um die 45°-Diagonale darstellen. Dieser ist in Abb. 1 durch die punktierten Subdiagonalen gekennzeichnet. Innerhalb des Streifens liegen Werte der Patienten, die sich möglicherweise zwar zwischen Therapiebeginn und -ende unterscheiden, deren Differenz jedoch mit einer Wahrscheinlichkeit $\geq 5\%$ durch Ungenauigkeiten des Meßinstrumentes erklärt werden kann. Dagegen findet man unterhalb und oberhalb solche Werte, deren Auftreten auch unter Berücksichtigung der Ungenauigkeiten unwahrscheinlich ist ($<5\%$). Die Punkte unterhalb bzw. oberhalb der punktierten Linie kennzeichnen daher Patienten, die eine reliable positive bzw. negative Veränderung ihrer Beeinträchtigung angeben.

Nun werden viele Kliniker - und vermutlich ebenso viele Patienten - zustimmen, daß es interessant ist zu erfahren, ob sich die Beeinträchtigung zwischen Therapiebeginn und -ende bedeutsam ändert (d. h. daß man dies nicht mehr auf die Ungenauigkeit der Messung zurückführen kann), ob dies jedoch klinisch von Bedeutung ist, werden sie möglicherweise doch von der Größe dieser bedeutsamen Veränderung abhängig machen wollen. Dazu bietet der folgende Ansatz eine Lösung:

(3) Norm, Normalität und Klinische Bedeutsamkeit

Psychometrische Skalen dienen im Kontext der Therapieevaluation ähnlich wie in der Diagnostik dazu, Personen auf bestimmten Dimensionen zu vergleichen. Der Skalenwert bekommt seine Bedeutung aus dem Vergleich mit einer Referenzgruppe. Ohne diese Referenz bliebe der Skalenwert eine formale Größe, eine Zahl ohne inhaltliche Bedeutung. Die Wahl der Referenzgruppe hängt wiederum von den Anwendungszielen ab. So wird man bei der Diagnose der Schuleignung einen Vergleich mit den Referenzgruppen der jeweiligen Schultypen durchführen; in der klinischen Diagnostik vergleicht man häufig mit 'Normalen' oder 'Gesunden' (im allgemeinen besser als Nicht-Patienten beschrieben). Die gleiche Logik empfiehlt sich auch für die Therapieevaluation. Von einer geeigneten Skala erwartet man hier, daß Gesundheit mit einem Skalenwert 'wie bei Gesunden' einhergeht bzw. eine Symptombesserung mit einer Annäherung des Skalenwertes an die Werte von 'Gesunden'. Es bleibt zu präzisieren, was 'wie bei Gesunden' heißen kann und wie dies technisch entschieden werden kann.

Vorausgesetzt, Evaluatoren und ihre Auftraggeber haben sich auf Skalen verständigt, deren Validität sie als für ihre Zwecke ausreichend ansehen (die Diskussion über die Messung von Lebensqualität zeigt, daß dies längst nicht für alle wichtigen Fragen therapeutischer Versorgungsqualität gelöst ist), dann bietet sich folgende Strategie an: Für jede Skala wird ein Skalenabschnitt als Zielintervall Z ausgezeichnet, d.h. es sind ein bzw. zwei geeignete Cut-Off-Werte c_1, c_2 zu wählen, so daß:

$$Z = [c_1, c_2].$$

Wie findet man geeignete Cut-Off-Werte? Bei einer Anwendung der Erschöpfungsskala des GBB wie z.B. im Heidelberger Katamneseprojekt wird man leicht Konsens darüber erreichen, daß 'Gesunde' sich wenig beeinträchtigt fühlen. Nun streut allerdings die Beeinträchtigung auch bei Gesunden, gerade wenn man gesund pragmatisch als 'Nicht-Patient' expliziert. So liegen die Beeinträchtigungswerte für die Erschöpfungsskala bei einer Befragung von Nicht-Patienten für 75% der Befragten im Intervall [0,7] (Brähler & Scheer, 1983). Hält man es also beispielsweise für therapeutisch anstrebenswert, daß es Patienten nach einer Therapie nicht schlechter geht als der wenig beeinträchtigten Mehrheit, z.B. 3/4 der Nicht-Patienten, so wird man das Zielintervall wie folgt wählen:

$$Z = [0, 7].$$

Festlegungen wie 3/4 der Nicht-Patienten sind immer willkürlich; sie werden zwischen den interessierten Beteiligten vereinbart. So könnte man im angeführten Beispiel die Cut-Off-Werte mit gleicher Plausibilität beim 50. Percentil der Referenzgruppe setzen, also etwa[3]

$$Z' = [0, 4].$$

Graphisch läßt sich ein solches Zielintervall durch eine horizontale Linie darstellen (Abb. 1). Unterhalb der Horizontalen findet man die Werte der Patienten, die sich nicht stärker beeinträchtigt fühlen als die Mehrheit (im Beispiel: 75%) der Nicht-Patienten; Patienten mit Werten oberhalb der Horizontalen fühlen sich stärker beeinträchtigt als ein Großteil von Nicht-Patienten. Auch wenn wohl ein Konsens darüber zu erreichen ist, daß es anstrebenswert ist, daß Patienten nach einer Therapie ihren Zustand nicht schlechter beurteilen als die Mehrheit der - vergleichbaren[4] - Nicht-Patienten, wird man dies noch nicht als Verbesserung bewerten wollen. Dazu wird man als notwendig (nicht unbedingt hinreichend) voraussetzen, daß die Patienten vor Therapie in einem schlechteren Zustand waren.

---

[3] Wie die Auswahl valider Skalen ist auch die Entscheidung für ein bestimmtes Zielintervall bzw. bestimmte Cut-Off-Werte nicht durch wissenschaftliche Ableitungen zu lösen. Wie dort lassen sich aber durch Analyse der Beziehung solcher Cut-Off-Werte zu anderen für das Evaluationsfeld wichtigen Kriterien (z.B. soziale Integration, Arztbesuche, Medikamentengebrauch) Argumente bereitstellen, die das Finden eines Konsens erleichtern. Dem Autor sind solche Versuche allerdings nicht bekannt.

[4] Für die Wahl einer adäquaten Referenzgruppe wird in manchen Evaluationsstudien Alter und Geschlecht berücksichtigt werden: Man wird z.B., sofern die entsprechenden Informationen im Testmanual enthalten sind, bei Langzeitkatamnesen die zum jeweiligen Meßzeitpunkt adäquate Referenzgruppe wählen, und die mag ein oder zwei Altersgruppen über derjenigen der Anfangsmessung liegen. Das kann z.B. bei Beschwerdeskalen einen nicht unerheblichen Unterschied für die Erfolgsbewertung ausmachen. Es ist daher dringend zu empfehlen, die zum jeweiligen Meßzeitpunkt vorliegende Information möglichst auszuschöpfen.

Nach der Logik der Skalenkonstruktion sind - analog zu der psychologischen Diagnostik - Skalen dann relevant für einen bestimmten Patienten, wenn seine Skalenwerte außerhalb eines für 'Gesunde' wahrscheinlichen Intervalls liegen. Von daher spricht nichts dagegen, das gleiche Intervall zu wählen wie bei der Zielexplikation.

Graphisch läßt sich dies durch eine vertikale Linie darstellen (Abb. 1). Links dieser Linie liegen die Werte der Patienten, die nicht stärker beeinträchtigt sind als die Mehrheit der - wenig beeinträchtigten - Nicht-Patienten. Für diese Patienten ist die Skala irrelevant. Rechts von der vertikalen Linie findet man Patienten mit höheren Ausgangswerten, als sie die Mehrheit der Nicht-Patienten zeigt. Für diese kann man die Skala relevant nennen.

Das Vorgehen läßt sich wieder am Beispiel der Erschöpfungsskala des GBB demonstrieren (Abb. 1): das gesamte Spektrum möglicher Kombinationen von Skalenwerten prä- und post-Therapie ist in 4 Felder aufgeteilt:

I   klinisch bedeutsame Verbesserung:

In Feld I finden sich Patienten (n=34), deren Skalenwerte zu Therapiebeginn außerhalb und zu Therapieende innerhalb des gewählten Zielintervalls liegen, wobei das Zielintervall durch die Referenzgruppe der 75% von Nicht-Patienten mit geringerer Beeinträchtigung inhaltlich expliziert wird.

II   klinisch irrelevante Veränderung:

In diesem Feld finden sich Patienten (n=34), deren Werte zwar zu Therapieende im Zielintervall liegen, die aber bereits zu Therapiebeginn über keine höhere Beeinträchtigung klagten als die Referenzgruppe.

III   klinisch nicht ausreichende Veränderung:

In Feld III finden sich Patienten (n=33), deren Werte zu Therapiebeginn und Therapieende außerhalb des Zielbereiches liegen. Die Werte unterhalb der 45°-Diagonalen kennzeichnen Patienten, deren Beeinträchtigung sich verringert hat, aber immer noch höher ist als in der Referenzgruppe; die Werte oberhalb zeigen eine Verschlechterungstendenz an.

IV   klinisch bedeutsame Verschlechterung:

In Feld IV finden sich Patienten (n=8), deren Werte zu Therapiebeginn im Vergleich zur Referenzgruppe unauffällig waren, die sich jedoch zu Therapieende stärker beeinträchtigt beschreiben als die Referenzgruppe.

In einer gut geplanten Evaluationsstudie wird man sich gute Skalen wünschen, d.h. solche, die für möglichst viele Patienten klinisch bedeutsame Aussagen erlauben. Möglichst alle Patienten sollten mit ihren Werten in den Feldern I und IV liegen, die Felder II und III sollten möglichst leer sein. Formal sind solche Skalen zwar nicht ausgeschlossen, in der Realität sind sie wohl selten. Abbildung 1 macht den Planungskonflikt deutlich: Interessiert man sich vor allem für die Besserungschancen, wird man

Skalen wünschen, die für die zur Untersuchung anstehenden Patienten zu Therapiebeginn möglichst wenige Werte innerhalb des Zielintervalls zeigen; interessiert man sich vor allem für das Risiko von Verschlechterungen, wird man Skalen wünschen, die zu Therapiebeginn möglichst viele Werte innerhalb des Zielintervalls ('unauffällige' Werte) erlauben.

In vielen Studien versucht man dem Problem durch Auswahl der Patienten zu begegnen, da sich die jeweilig preferierte Perspektive in homogenen Stichproben durch Wahl spezifischer Instrumente leichter umsetzen läßt. So werden beispielsweise in dem Treatment of Depression Collaborative Research Program (TDCRP) des NIMH nur Patienten in die Studie aufgenommen, die zu Therapiebeginn auf der Hamilton Skala einen Depressionswert > 14 zeigen. Ein Punktwert von 14 nach Therapie wurde in der TDCRP gleichzeitig als Cut-Off-Wert für einen Therapieerfolg verabredet (Elkin et al., 1985; Elkin et al., 1989). Für alle Patienten dieser Studie war daher per Studienprotokoll die Hamilton-Skala relevant. Bei allen Studienpatienten besteht daher auch eine Chance, auf dieser Skala einen Behandlungserfolg zu demonstrieren. Eine klinisch bedeutsame Verschlechterung konnte - zumindest so lange das gleiche Zielintervall beibehalten wird - nicht auftreten.

In vielen Evaluationsstudien, gerade wenn es um eine Evaluation von therapeutischer Alltagspraxis geht, wird man Homogenität auf diese Weise nicht herstellen wollen. In solchen Studien werden sehr häufig unspezifische Meßinstrumente wie z.B. die SCL-90 (Derogatis, 1977) oder der im Beispiel angeführte GBB eingesetzt. Das führt dann dazu, daß für einen beträchtlichen Teil der Patienten (im Beispiel: 31%) die Skalenwerte in das Feld II fallen und so für klinisch bedeutsame Aussagen irrelevant sind (z.B. Abb. 1).

Das unter (3) beschriebene Vorgehen läßt sich einfach mit der Forderung nach reliablen Veränderungen kombinieren. Dazu wird man für die Bewertung als klinisch bedeutsame Besserung bzw. Verschlechterung lediglich zusätzlich verlangen, daß die Änderungen reliabel sind, d.h. größer als die 'kritische Differenz' wie sie unter (2) expliziert wurde. In der Graphik ist das wieder durch den Streifen um die 45°-Diagonale dargestellt.

Ebenso schlicht wie die graphische Darstellung der Herstellung von klinisch bedeutsamen Aussagen auf der Basis von psychometrischen Skalen ist die algorithmische Umsetzung. In Tabelle 1 sind zwei Varianten angegeben. In der ersten liegt das gewählte Zielintervall an einem Ende der Skala. Beispiele sind hier die Skalen des GBB oder der SCL-90. Der zweite Bewertungsalgorithmus ist für Skalen geeignet, bei denen das Zielintervall in der Skalenmitte liegt, während der linke und der rechte Rand 'unerwünschte' Skalenabschnitte bezeichnen (z.B. der Gießen-Test, Beckmann & Richter, 1972).

*Tabelle 1: Algorithmus für die Herstellung klinisch bedeutsamer Evaluations-
kriterien bei Verwendung psychometrischer Skalen*

Bezeichnungen:

- Z: Ziel(-intervall)
- X_b: Skalenwert zu Therapiebeginn
- X_e: Skalenwert zu Therapieende
- SE: Standardmeßfehler (geschätzt aus der Retest-Reliabilität)
- a: reelle Zahl

(1) Zielintervall am Skalenrand - Beispiel: GBB

Wenn $\quad X_b \notin Z$ und $(X_b - X_e) = a\ SE$, dann (*)

(2) Zielintervall in der Skalenmitte - Beispiel: GT

Wenn $\quad X_b \notin Z$ und $|X_b - 50| - |X_e - 50| = a\ SE$, dann (*)

(*) Erfolg = $\begin{cases} 0, \text{ wenn } a \leq 1.96 \\ 1, \text{ wenn } a > 1.96 \text{ und } X_b \in Z \end{cases}$

0: kein klinisch bedeutsamer Erfolg
1: klinisch bedeutsamer, reliabler Erfolg

3.3 Alternative Ansätze

(1) Parametrischer Ansatz (Jacobson und Mitarbeiter):

Einen prinzipiell vergleichbaren Weg schlagen Jacobson und Mitarbeiter (Jacobson & Truax, 1991; Jacobson et al., 1988, 1984) vor, allerdings bestimmen sie die Cut-Off-Werte in einer etwas anderen Weise. Sie gehen von den *Verteilungsparametern* der Patienten- und Nicht-Patienten-Populationen aus und schlagen drei Varianten für die Wahl von Cut-Off-Werten vor:

1) Bezeichne M_0 bzw. S_0 den Mittelwert bzw. die Standardabweichung der Referenzstichprobe (bei Jacobson und Mitarbeitern: die 'Functional-Group') und M_1 bzw. S_1 die entsprechenden Parameter der Patientenstichprobe (bei Jacobson und Mitarbeitern: die 'Dysfunctional-Group'), dann schlagen sie als Cut-Off-Wert c^1 vor:

$$c^1 = \frac{S_0 M_1 + S_1 M_0}{S_0 + S_1}$$

D. h. im Spezialfall, in dem Referenz- und Patientenstichprobe die gleiche Standardabweichung haben, gilt:

$$c^1 = \frac{M_1 + M_0}{2}$$

Der Cut-Off-Wert c^1 liegt also in der 'Mitte' zwischen der Referenzgruppe und der Patientenstichprobe. Werte $> c^1$ liegen näher an dem Mittelwert der Referenzgruppe als am Mittelwert der Patientenstichprobe; entsprechend liegen Werte $< c^1$ näher an dem Mittelwert der Patientenstichprobe. Jacobson und Mitarbeiter schlagen nun - in Analogie zu vielen Klassifikationsverfahren - weiter vor, Skalenwerte jeweils der Stichprobe zuzuordnen, der sie näher benachbart sind. D.h. Werte $> c^1$ betrachten sie als der Referenzgruppe zugehörig, Werte $< c^1$ als der Patientenstichprobe zugehörig.

2) Variante 1) setzt voraus, daß Parameter einer geeigneten Referenzgruppe zur Verfügung stehen. Dies ist jedoch längst nicht für alle in der Therapieevaluation gebräuchlichen Skalen der Fall. In einer solchen Situation schlagen Jacobson und Mitarbeiter vor, als Cut-Off-Wert einen Wert c^2 zu wählen, der für die Patientenstichprobe 'unwahrscheinlich' ist:

$$c^2 = M_1 + 2 S_1$$

Nimmt man beispielsweise an, daß die Werte der gewählten Skala in der Patientenpopulation normalverteilt sind, weiß man, daß Werte $> c^2$ mit einer kleinen Wahrscheinlichkeit ($p < 4.5\%$) auftreten. D.h., Patienten mit Skalenwerten $> c^2$ liegen in diesem Sinne 'außerhalb' der Patientenstichprobe.

3) In bestimmten Situationen mag es keinen Sinn machen, von den Parametern einer Patientenstichprobe auszugehen bzw. mögen solche nicht verfügbar sein, z.B. wenn man für einen einzelnen Patienten beurteilen möchte, ob er eine klinisch bedeutsame Veränderung während einer Therapie zeigt. Für diesen Fall schlagen Jacobson und Mitarbeiter vor, einen Cut-Off-Wert c^3 so zu wählen, daß Werte $> c^3$

in der Referenzpopulation eine Mindestwahrscheinlichkeit (im folgenden Beispiel: p>4.5%) haben:

$$c^3 = M_0 - 2S_0$$

D.h., Patienten mit Skalenwerten > c^3 liegen innerhalb, wenn auch evtl. nur am Rande, der Referenzpopulation.

(2) Reliabilität und Regression zur Mitte (Speer):

Auf eine Differenzierung des Reliabilitätsmodells zielt die Alternative von Speer (1992). Er hebt das Problem der 'statistischen Regression zur Mitte' hervor. Aus zahlreichen empirischen Studien ist bekannt, daß hohe Skalenwerte eine 'Tendenz zur Mitte' zeigen. Es ist also wahrscheinlicher, bei einer wiederholten Messung Werte zu beobachten, die näher zur Mitte liegen als solche, die noch weiter entfernt liegen als die der ersten Messung. Speer weist ausdrücklich darauf hin, daß es eine empirische Frage ist, ob und wie stark eine 'Regression zur Mitte' in einer gegebenen Anwendung vorliegt (ein Hinweis, den zu viele Autoren gerne vergessen). Stellt man eine 'Regression zur Mitte' in der eigenen Studie fest, dann schlägt Speer eine Variante für den Reliable Change Index vor. Statt ein Konfidenzintervall - symmetrisch - um den beobachteten Meßwert zu legen, geht er von einer Verzerrung des Schätzwertes für den 'wahren' Testwert aus:

$$t' = r_{tt}(x - \bar{x}) - \bar{x}$$

und betrachtet dann für die Beurteilung einer reliablen Veränderung das Konfidenzintervall um t'.

(3) Individuelle Effektstärken (Grawe):

Mit einer anderen Zielsetzung startet Grawe (1991). In seinem Bemühen um den 'richtigen' Umgang mit Zahlen in der Psychotherapie hebt auch er den Vergleich von Individuen als einen Hauptzweck der Anwendung von Zahlen in der Evaluationsforschung hervor. Für diesen Vergleich fehlt eine geeignete Norm: Individuen zeigen unterschiedliche Änderungen auf verschiedenen Skalen mit unterschiedlicher Skalierung. Um dennoch Vergleichbarkeit herzustellen, macht Grawe eine begriffliche und rechentechnische Anleihe bei den 'Klassikern' der Meta-Analyse Smith, Glass und Miller. Er schlägt vor, individuelle Skalenwertdifferenzen wie folgt zu normieren:

$$d = \frac{x_{post} - x_{prä}}{s},$$

wobei s die Standardabweichung der Stichprobe bezeichnet, und diesen Quotienten "individuelle Effektstärke" (Grawe, 1991; S. 102) zu nennen. Diese Umrechnung ermöglicht zwar einen Vergleich der individuellen Skalenwertdifferenzen mit der durchschnittlichen Effektstärke (für den Fall, daß die Effektstärke in dieser Grawe'schen Variante geschätzt wird), läßt aber offen, wie groß eine solche 'individuelle Effektstärke' sein soll, damit sie als klinisch bedeutsam gewertet werden kann. Es mag dahingestellt bleiben, ob es hilfreich ist, von individuellen Effektstärken zu sprechen, doch verdient der grundlegende Unterschied dieses Vorschlags im Vergleich zu den anderen hier vorgestellten Varianten eine Anmerkung. Der Grawe'sche Vorschlag stellt ein relatives Maß her, während die Varianten, die klinisch bedeutsame Veränderungen explizieren wollen, durch Bezug zu einer Referenzgruppe einen 'absoluten' Standard setzen (um so mehr, wenn sie zu 'Normpopulationen' Bezug nehmen). Die relative Bedeutung einer individuellen Effektstärke hängt eben von der Streuung der individuellen Effektstärken in der Stichprobe ab. Ohne zusätzliche Interpretationshilfen (z.B. eine Einteilung von Effektstärken als 'klein', 'mittel' und 'groß') bleiben die so errechneten Zahlen vieldeutig. Bei kleiner (bzw. großer) durchschnittlicher Effektstärke kann eine individuelle 'Effektstärke' überschätzt (bzw. unterschätzt) werden, obwohl ihre klinische Bedeutung eher irrelevant (bzw. relevant) ist.

4. Schluß

Die Lücke zwischen klinischer Sicht und wissenschaftlicher Evaluation ist durch den beiderseitigen Nutzen, den Klinik und Evaluationsforschung aus den Ergebnissen von Evaluationsstudien der 70er und 80er Jahre für ihre Etablierung ziehen konnten, nicht kleiner geworden. Evaluationsforscher tun gut daran, weiterhin davon auszugehen, daß viele Kliniker eine Antinomie zwischen Therapie und Evaluation sehen, wie der Sachverständigenrat zur Konzertierten Aktion im Gesundheitswesen seiner Programmperspektive "Evaluation und Ökonomie" für die 90er Jahre voranstellte: Die Grenzenlosigkeit der Bedürfnisse im Gesundheitswesen folgt daraus, daß jede Inanspruchnahme des Versorgungssystems grundsätzlich einen, wenn auch oft nur sehr kleinen, Nutzen haben kann. Ein objektiver Bedarf läßt sich nicht ableiten. Am nächsten kommt man dem Objektiven, wenn Sachverhalte epidemiologisch gesichert werden können. D. h., daß mit statistischen Methoden und durch die Beobachtung großer Zahlen von der Erfahrung des Einzelfalles abstrahiert wird. Aus der Sicht vieler Kliniker wird man dann aber nicht mehr den individuellen Bedürfnissen und damit der Sozialfunktion der Medizin gerecht (vgl. Sachverständigenrat, 1989).

Die Sorge ist nicht unbegründet. Viele Wissenschaftler neigen, wenn man die entsprechende Literatur als Maßstab nimmt, offensichtlich dazu, sich auf die Herstellung von exakten Zahlen zu konzentrieren und die Vermittlung ihrer Bedeutung zu vernachlässigen. Auch Grawe verzichtet bei seinem Vorschlag, dem 'richtigen' Umgang mit Zahlen durch individuelle Effektstärken näherzukommen, auf jeden Hinweis, sich doch auch über die Bedeutung des Effektes zu verständigen. In dem Bemühen, Zahlen unterschiedlicher Bedeutung vergleichbar zu machen, muß man zwangsläufig zu abstrakten Begriffen übergehen. Effektstärken sind ein typisches Beispiel für diese Strategie in diesem Kontext: "Was bedeutet eine Besserung von 0,85 Standardabweichung für einen bestimmten Patienten? .. Wie wichtig ist es, einen Skalenwert 0,85 Standardabweichung oberhalb dem Mittelwert einer Kontrollgruppe in einem Papier-und-

Bleistift-Test zum Selbstwert oder zur Angst zu erreichen?" hinterfragt Gallo (1978) die Ergebnisse von Meta-Analysen.

Der Wert einer Therapie wird - vielleicht nicht ausschließlich, doch mit starkem Gewicht - daran gemessen, welche Chance sie bietet, subjektives Leiden zu verringern oder gar Heilung zu erreichen. Für die Evaluation psycho-sozialer Behandlungen werden häufig psychometrische Skalen eingesetzt. Diese erlauben, wenn sie gut konstruiert sind, genaue Messungen von Veränderungen. Es bleibt dem Dialog zwischen den Betroffenen überlassen, sich darauf zu verständigen, was die relevanten Dimensionen sind und wie groß die Veränderungen sein sollen, um klinisch bedeutsam genannt zu werden (vgl. Baer, 1988; Blanchard & Schwartz, 1988; Kordy & Kächele, 1995).

Es liegt in der Konstruktionslogik psychometrischer Skalen, daß der Maßstab durch Bezug auf eine Referenzgruppe hergestellt wird. Dies definiert einen statistischen Begriff von 'Normalität', der (a) für den einzelnen Patienten aus dessen persönlicher Sicht wie aus der Sicht seines Therapeuten inadäquat sein kann und (b) nur selten mit einer "utopischen Normalität" (Saunders et al., 1988) zusammenfällt. Die Wahl von Cut-Off-Werten ist trotz der Plausibilität, die man jeder in einer Anwendungssituation konkret gewählten Festlegung geben mag, immer willkürlich. Ob ein Patient eine klinisch bedeutsame Veränderung zeigt, wenn er nach Therapieende nicht schlechter dran ist als 50%, 75% oder 95% einer Population von Nicht-Patienten, ist eine Entscheidung, die zwischen den Beteiligten (z.B. Patienten, Therapeuten, Evaluatoren, Krankenkassen etc.) ausgehandelt wird. Dennoch sind Explikationen wie die von Jacobson und Mitarbeitern (z.B. 1991, 1988, 1984) oder Kordy und Senf (1985) ein wesentlicher Fortschritt, nicht weil sie den notwendigen Dialog zwischen den Beteiligten ersetzen, sondern weil sie ihn durch Offenlegung der - in dem genannten Sinne willkürlichen - Maßstäbe fördern.

Die Diskussion über Normalität bzw. Erreichen von Normalität ist nun wahrlich nicht neu. Erstaunlich ist eher, daß traditionelle Prinzipien der Psychologie erst durch neue Ettikette, wie "reliable clinically significant change" wieder attraktiv für Wissenschaftler werden: "Daß das normale Verhalten auch das am häufigsten vorkommende ist, trifft wohl fast ausnahmslos zu, dennoch ist die Häufigkeit als primäres Merkmal der Normalität nicht ausreichend. ... Aber selbst in den Fällen ungefährer Deckung von maximaler Häufigkeit mit Normalität enthält die bloße Statistik keinerlei Kriterium dafür, wo die Grenzen der Normalität gegen das Nicht-Normale liegen. ... In Wirklichkeit aber bilden die Varianten fast immer eine kontinuierliche Reihe; und ob man nun die mittleren 50% oder 75% oder 90% aller Fälle als 'normale' rechnen müsse, ist aus dem Gesichtspunkte der Häufigkeit allein nicht zu entnehmen", kann man immerhin schon in "Die Differentielle Psychologie in ihren methodischen Grundlagen" (Stern, 1911) lesen.

Konzeption und Evaluation multipler Regressionsanalysen in der anwendungsorientierten klinisch-psychologischen Forschung

Michael Barth

Zusammenfassung

Der Beitrag behandelt zentrale Aspekte der Planung, Evaluation und Durchführung multipler Regressionsanalysen in der anwendungsorientierten klinisch-psychologischen Forschung. Unter Bezugnahme auf die Prozedur der kleinsten Quadrate bei der Parameterschätzung wird die Notwendigkeit von Effektstärkenberechnung, Poweranalyse und Bestimmung des erforderlichen Stichprobenumfangs aufgezeigt. Ferner wird in diesem Zusammenhang auf die mit der Präselektion von Variablen betriebene Inflationierung des α-Fehlers hingewiesen. Im Hinblick auf die Durchführung multipler Regressionsanalysen werden sechs Schritte vorgestellt, die die Reliabilität der Regressionsgleichung und die statistische Validität der Ergebnisse erhöhen.

Summary

The paper discusses important features of multiple regressions analysis which should be regarded in clinical and evaluation research. In the first step the need of effect size estimation, power analysis and sample size determination are shown. Also ways of selecting a good set of predictors are presented and their implications on a positively biased α-level are discussed. The paper shows six steps in doing a multiple regression analysis. The common focus of this salient points is the reliability of the regression equation, i.e., its statistical validation and the shrinkage of the correlation coefficients.

Einleitung

In der anwendungsbezogenen klinisch-psychologischen Forschung suchen wir häufig nach einem Modell, mit dem wir die Abhängigkeit zwischen einer oder mehreren Kriteriumsvariablen und mehreren Einflußgrößen (Prädiktorvariablen) angemessen beschreiben und statistisch absichern können. Die beiden generellen Ziele, die wir dabei verfolgen, sind die Vorhersage und die Erklärung des Zustandekommens von Kriterienwerten durch die Wirkungen der von uns ausgewählten Prädiktoren. Die grundlegenden Operationen, mit denen wir diese Ziele zu erreichen versuchen, bilden mathematische Gleichungssysteme, mit denen wir die Merkmalsausprägung einer Person in den Kriteriumsvariablen als eine Linearkombination aus den verschiedenen Prädiktoren schätzen. Eine exemplarische Fragestellung, die auf dieser Grundlage beantwortet werden kann, könnte beispielsweise untersuchen, inwieweit die Entscheidungen von Versicherten, an einer medizinischen Vorsorgeuntersuchung teilzunehmen, beeinflußt werden von ihren gesundheitsbezogenen Überzeugungen, ihren evaluativen Einstellungen gegenüber dieser Maßnahme, dem damit assoziierten zeitlichen Aufwand und den ärztlichen Empfehlungen.

Für die Untersuchung solcher oder ähnlicher Fragestellungen stehen je nach Anzahl der zu berücksichtigenden Kriteriumsvariablen, den Skalenniveaus von Kriteriums- und Prädiktorvariablen, dem Stichprobenumfang etc. unterschiedliche statistische Verfahren zur Verfügung (z.B. die multiple, multivariate und log-lineare Regressionsanalyse, die Diskriminanzanalyse, LISREL etc.). Bevor man sich im konkreten Anwendungsfall für ein bestimmtes Auswertungsverfahren entscheidet, sind zunächst die jeweiligen Rahmenbedingungen der Untersuchung zu reflektieren.

Die überwiegende Anzahl anwendungsbezogener klinisch-psychologischer Forschungsvorhaben werden unter Feldbedingungen und in Praxiseinrichtungen mit definierten Behandlungsaufträgen durchgeführt. Diese institutionellen Einbettungen haben zur Folge, daß die wissenschaftlichen Gestaltungs- und Kontrollmöglichkeiten zur Herstellung und Umsetzung eines angemessenen Untersuchungsdesigns zwangsläufig begrenzt und der klinisch-therapeutischen oder administrativen Zwecksetzung untergeordnet sind (vgl. Koch & Barth, 1992). Typische methodologische Konsequenzen dieser Rahmenbedingungen sind:

- keine oder nur sehr eingeschränkte zufallsgesteuerte Stichprobenerhebungen von Probanden, Therapeuten, Behandlungsbedingungen, Settings oder Einrichtungen
- begrenzte Kontrollmöglichkeiten der Variabilität in Umsetzung und Durchführung bestimmter Treatments
- begrenzte Kontrollmöglichkeiten im Hinblick auf die eindeutige Feststellung des Zusammenhangs zwischen bestimmten Treatments und den erzielten Effekten
- unzureichende Parallelität zwischen "natürlichen" Behandlungs- und quasi-experimentellen Kontrollgruppen (z.B. Wartekontrollgruppen).

Um die sich hieraus ergebende prinzipielle Schwächung der internen Validität des jeweiligen Designs (vgl. Cook & Campbell, 1979) kontrollieren zu können, ist meist ein hoher Aufwand zur Erfassung und Beschreibung relevanter Kontrollvariablen erforderlich. Hinzu kommt, daß häufig für die Beantwortung der eigentlichen Forschungsfrage ein breites Spektrum an Variablen berücksichtigt werden muß. Dies gilt besonders, wenn eine Vielzahl von potentiellen Zusammenhängen bei unterschiedlichen Aspekten einer Intervention erfaßt werden sollen und Kontexteigenschaften von großer Bedeutung sind. Für die Beschreibung und Integration der sich bei diesem Vorgehen zwangsläufig ergebenden vielschichtigen Zusammenhänge wird häufig das *korrelativ-naturalistische Design* gewählt. Mit diesem Design können unter "normalen", vergleichsweise gering manipulierten Feldbedingungen verschiedene, für die Fragestellung als relevant erachtete Merkmale erhoben und zueinander in Beziehung gesetzt werden. Auf diesem allgemeinen methodologischen Hintergrund beruhen u. a. zahlreiche theoretische Konzeptionen zur Vorhersage und Erklärung gesundheitsbezogenen Verhaltens (vgl. Schwarzer, 1992), wie die Theorie der Handlungsveranlassung von Ajzen und Fishbein (1980), die Theorie des geplanten Verhaltens von Ajzen (1985), die Theorie der Schutzmotivation von Rogers (1985) oder das Modell der gesundheitsbezogenen Überzeugungen (Mullen et al., 1987).

Im folgenden sollen nun anhand der Verfahren der multiplen Regressionsanalyse exemplarisch die einzelnen Planungsschritte vorgestellt werden, die erforderlich sind, um mit korrelativ-naturalistischen Analysen zu statistisch stabilen, reliablen und validen

Ergebnissen zu gelangen. Dabei werden unter Bezugnahme auf die erwähnten Konzeptionen zur Vorhersage und Erklärung gesundheitsbezogenen Verhaltens sowie angesichts der häufigen Verwendungen von multiplen Regressionsanalysen in der gesundheitspsychologischen Evaluationsforschung vor allem die beiden Verfahren schrittweise ("stepwise") und hierarchische Regression behandelt (vgl. Ajzen & Timko, 1986; Barth, 1989; DeVries et al., 1988; Rippetoe & Rogers, 1987; Van der Velde et al., 1992; Süß, 1988). Zur praktischen Durchführung multipler Regressionsanalysen unter Benutzung einschlägiger Statistikprogramme (z.B BMDP, SPSS, SAS) sei auf die entsprechende Literatur verwiesen. Auf einzelnen Prozeduren und SPSS-Listings wird im Kontext der Beurteilung von Kennwerten oder Graphen exemplarisch hingewiesen.

Das Grundprinzip der multiplen Regressionsanalyse

Mit Hilfe multipler Regressionsanalysen werden Beziehungen zwischen zwei und mehreren Prädiktorvariablen und einer einzelnen Kriteriumsvariablen analysiert. Ziel dieser Verfahren ist es, jene Kombination aus Prädiktoren zu prüfen, die mit dem beobachteten Kriterium *maximal* korreliert. Das hier zugrundeliegende Modell lautet bei zwei und mehr Prädiktoren:

$$y_i = \beta_0 + \beta_1 * x_{i1} + \beta_2 * x_{i2} + ... + \beta_k * x_{ik} + e_i$$

Legende:

$y_i =$ (vorhergesagter Wert der) abhängigen, intervallskalierten Kriteriumsvariablen der i-ten Person ($i = 1,2,...,N$)

$x_{ij} =$ (Wert des) j-ten unabhängigen, intervallskalierten oder dichotom-nominalskalierten Prädiktors der i-ten Person ($i = 1,2,...,N; j = 1,2,...,k$)

$\beta_0 =$ additive Konstante

$\beta_i =$ (unbekannte Regressions-)Parameter (β-Gewichte), die mittels der Regressionsgleichung zu schätzen sind

$e_i =$ Fehleranteile, die bei der Vorhersage bzw. Varianzaufklärung der Kriteriumsvariablen y_i entstehen

Die unbekannten Parameter (β-Gewichte) werden mit der Methode der kleinsten Quadrate ('Least squares') geschätzt und zwar derart, daß die Summe der quadrierten Differenzen zwischen vorhergesagten bzw. berechneten oder beobachteten Kriteriumswerten minimiert wird:

$$\sum_{i=1}^{N} (y_{ibeob} - y_{iber})^2 \Rightarrow \min$$

Dieses Vorgehen impliziert, daß die Korrelation zwischen den beobachteten (y_{ibeob}) und den mittels einer Regressionsanalyse vorhergesagten Kriteriumswerten (y_{iber}) an

Konzeption und Evaluation multipler Regressionsanalysen

dem vorliegenden Datensatz maximiert wird. Den auf diese Weise optimierten Zusammenhang zwischen y_{ibeob} und y_{iber} dokumentiert die multiple Korrelation (R). Konsequenzen dieses Verfahrens sind:

- Der errechnete multiple Korrelationskoeffizient R ist immer größer als der ("wahre") multiple Korrelationskoeffizient ρ in der Grundgesamtheit.
- Werden die geschätzten Regressionsparameter (β-Gewichte) auf eine zweite, unabhängige Stichprobe aus der gleichen Population angewendet (Kreuzvalidierung), kommt es zu einem deutlichen Verlust an eben dieser "prädiktiven Power", d.h. einer Schrumpfung der multiplen Korrelation.

Die zentrale Größe, die am stärksten zu einer Überschätzung des Zusammenhangs in der Grundgesamtheit beitragen kann und gleichzeitig das Ausmaß der Schrumpfung einer multiplen Korrelation in einer Kreuzvalidierung bestimmt, ist die Relation zwischen dem Stichprobenumfang (n) und der Prädiktorenanzahl (k). Es ist daher naheliegend, als ersten Aspekt dieses Verhältnis sowohl bei der Bewertung als auch bei der Planung multipler Regressionsanalysen zu berücksichtigen.

Das Verhältnis von Stichprobenumfang und Prädiktorenanzahl

Das Verhältnis des Stichprobenumfangs (n) zu der Anzahl an Prädiktoren (k), die in eine Regressionsgleichung Eingang finden, ist, wie die Ergebnisse aus Tabelle 1 zeigen, für die *Stabilität* des berechneten Korrelationskoeffizienten entscheidend. Diese aus Stevens (1986, S.81) entnommenen Werte illustrieren anschaulich, daß je ungünstiger das k:n Verhältnis ist, desto stärker unterscheidet sich der in einer ersten Stichprobe berechnete quadrierte multiple Korrelationskoeffizient R^2 von dem in einer zweiten, unabhängigen Stichprobe ermittelten Koeffizienten.

Tabelle 1: Die in einer Kreuzvalidierung zu erwartende Schrumpfung quadrierter multipler Korrelationskoeffizienten R^2

k:n Verhältnis		R^2 der Originalstichprobe	R^2 der Validierungsstichprobe	Ausmaß der Schrumpfung in %[1]
(10:50)	1:5	.50	.234	53.2
(10:100)	1:10	.50	.383	23.4
(10:150)	1:15	.50	.427	14.6

[1] Die Daten basieren auf Modellrechnungen nach Herzberg (1969).

Um das Ausmaß der zu erwartenden Schrumpfung in der zweiten Validierungsstichprobe möglichst klein zu halten, sollte nach Stevens (1986) und Cohen und Cohen (1983) das k:n Verhältnis ≤ 1:15 sein. Orientiert man sich an dieser Empfehlung, so benötigt man bei 10 Prädiktoren einen Stichprobenumfang von mindestens 150 Personen. Selbst in diesem Fall ist noch eine Schrumpfung des ermittelten R^2 von ca. 15 % zu erwarten.

Neben Stabilität und Schrumpfung determiniert das Verhältnis aus Stichprobenumfang (n) und Prädiktorenanzahl (k) auch die Höhe *der per Zufall zu erwartenden Korrelation*. Unter der Annahme, daß in der Grundgesamtheit kein Zusammenhang besteht (H_0: $\rho = 0$), ergibt sich aufgrund der Methode der kleinsten Quadrate immer ein per Zufall zu erwartendes R_E^2. Dieses R_E^2 kann nach folgender Formel von Morrison (1976, S. 108) geschätzt werden:

$$R_E^2 = \frac{k}{n-1}$$

Die Formel besagt, daß beispielsweise bei einem Stichprobenumfang von n = 100 Personen und einer Prädiktorenanzahl von k = 20 eine quadrierte multiple Korrelation von $R_E^2 = .20$ per Zufall zu erwarten ist. Dieses Resultat ist unabhängig davon, ob in der Grundgesamtheit ein Zusammenhang besteht oder nicht. Angenommen man hätte eine Untersuchung mit diesem ungünstigen k:n Verhältnis durchgeführt und mit einer Regressionsanalyse ein R^2 von .30 ermitteln können, - eine Größe, die nach Wittmann (1987) in anwendungsbezogenen Untersuchungen selten übertroffen wird -, dann wäre gegenüber dem per Zufall zu erwartenden Ergebnis lediglich 10% mehr an Varianz durch die Untersuchung aufgeklärt worden, ein Anteil, der angesichts des erforderlichen Aufwands kaum als substantiell bezeichnet werden könnte.

Wie dieses Beispiel zeigt, ist es für die statistische Validität einer multiplen Regressionsanalyse von größter Wichtigkeit, daß das Verhältnis aus Prädiktorenanzahl und Stichprobenumfang die von Stevens (1986) vorgeschlagene Quote von 1 zu 15 nicht unterschreitet. In all jenen Fällen, in denen diese Quote nicht erreicht werden kann, ist in der Planungsphase zu prüfen, ob entweder die Zahl der Prädiktoren durch eine geeignete Aggregation reduziert oder der Stichprobenumfang entsprechend erhöht werden kann. Zu warnen ist allerdings in diesem Zusammenhang vor der Strategie, eine Präselektion der Prädiktoren mittels einer schrittweisen Regression durchzuführen. Das dabei verfolgte Ziel, für die letztlich ausgewertete und interpretierte Regressionsgleichung ein adäquates k:n Verhältnis herzustellen, kann, wie die folgenden Ausführungen zeigen, so nicht erreicht werden.

Präselektion von Prädiktoren mittels schrittweiser Regression und die Akkumulation des α-Fehlers

Angesichts fehlender Kenntnisse und unzureichender theoretischer Konzepte, die entweder keine oder nur unklare Aussagen über die zwischen einzelnen Prädiktoren bestehenden Relationen sowie deren Zusammenhang mit dem Kriterium machen, erscheint es häufig naheliegend, mittels der schrittweisen Regression eine Präselektion von Prädiktoren vorzunehmen. Dabei wird so vorgegangen, daß aus einer Menge potentiell effektiver Prädiktoren jene Teilmenge ausgewählt wird, die die beste Varianzaufklärung am Kriterium leistet.

Bei der schrittweisen Regressionsanalyse wird zunächst derjenige Prädiktor in die Regressionsgleichung aufgenommen, der am höchsten mit dem Kriterium korreliert. Wenn dieser Prädiktor signifikant ist, wird aus den verbliebenen (k-1) Prädiktoren jener ausgewählt, der die höchste semipartiale Korrelation[1] mit dem Kriterium aufweist. Ist der Beitrag dieses Prädiktors signifikant, wird als nächster Prädiktor derjenige ausgewählt, der von den restlichen (k-2) Prädiktoren die höchste Semipartialkorrelation mit dem Kriterium aufweist usw. Je mehr Prädiktoren bei diesem Prozedere in die ursprüngliche Regressionsgleichung eingehen, desto größer wird die Wahrscheinlichkeit, daß sich Variablen finden, die zu zufallsbedingten Effekten und zu einer stichprobenabhängigen Maximierung der Korrelationskoeffizienten führen. Wie Wilkinson (1979) mit einer Monte Carlo Simulation zeigen konnte, ist diese Wahrscheinlichkeit direkt proportional der ursprünglichen in eine schrittweise Regression eingegangenen Prädiktorenanzahl und führt zu einer Akkumulation des α-Fehler-Niveaus. *Das heißt: nicht die reduzierte Anzahl der Prädiktoren j, die sich letztlich als effektiv erwiesen haben, bildet die Grundlage für die Berechnung des quadrierten multiplen Korrelationskoeffizienten, sondern die Anzahl aller in der Untersuchung getesteten Prädiktoren k (mit $k \geq j$).* Dieser Befund sowie der Sachverhalt, daß sich zufallsbedingt immer ein Zusammenhang ergibt (vgl. R_E^2), ist von mehreren Autoren zum Anlaß genommen worden, Korrekturformeln zu entwickeln, welche die Überschätzung des wahren multiplen Zusammenhangs kompensieren. Carter (1979) kommt nach einer Evaluation verschiedener Formeln zur Schrumpfungskorrektur zu dem Ergebnis, daß die von Olkin und Pratt (1958) entwickelte Korrekturformel zu den genauesten Schätzungen des wahren multiplen Korrelationskoeffizienten ρ^2 führt. Die Korrekturformel lautet:

$$R_{korr}^2 = 1 - (\frac{n-3}{n-k-1})*((1-R^2)+(\frac{2}{n-k+1})*(1-R^2)^2)$$

Cohen und Cohen (1983, S. 124, vgl. auch Bortz, 1984; S. 502) empfehlen grundsätzlich die Ergebnisse einer Regressionsanalyse mit dieser Formel zu korrigieren[2]. Neben der Zahl der Prädiktoren ist für die Planung und Evaluation einer Regressionsanalyse auch der Stichprobenumfang relevant. Für dessen a priori Festlegung bildet die mit dem Design zu realisierende Teststärke die zentrale Ausgangsgröße.

---

[1] Die quadrierte semipartiale Korrelation sr_i^2 ist gleich dem Anteil an der Kriteriumsvarianz, der ausschließlich durch den Prädiktor x_i erklärt wird. Durch die Hinzunahme des Prädiktors x_i in die Regressionsgleichung mit den k-1 Prädiktoren steigt R^2 um den Betrag von sr_i^2 an: $R_{y.12...i...k}^2 = R_{y.12...(i)...k}^2 + sr_i^2$ (das eingeklammerte i kennzeichnet die Nichtberücksichtigung des Prädiktors x_i in der Berechnung von R^2; Cohen & Cohen, 1983; S. 101)

[2] Diese Korrektur ist auch auf Ergebnisse von Statistikprogrammen (z.B. SPSS) anzuwenden, wenn sie diese Korrekturformel nicht enthalten.

Stichprobenumfang, α-Fehler-Niveau, Test- und Effektstärke

Die *Teststärke (power)* eines Untersuchungsdesigns ist diejenige Wahrscheinlichkeit (1-β)[*], mit der ein in der Grundgesamtheit vorhandener Zusammenhang mit diesem Design überhaupt festgestellt werden kann, d.h. daß bei einer richtigen Alternativhypothese H_1 auch zugunsten dieser H_1 und gegen die Nullhypothese H_0 entschieden wird. Es ist naheliegend, wenn auch faktisch selten der Fall, daß die Teststärke eines korrelativ-naturalistischen Designs grundsätzlich zur Beurteilung der damit erzielten Befunde herangezogen und bei deren Publikation mitgeteilt werden sollte (Cohen, 1992; Sedlmeier & Gigerenzer, 1989). Aber nicht nur bei der Beurteilung der Ergebnisse, sondern bereits bei der Designplanung ist die Teststärke, die man zu erzielen beabsichtigt, eine wichtige Größe für die Festlegung einer unteren Grenze des benötigten Stichprobenumfangs.

Neben der Teststärke bildet in diesem Zusammenhang die Effektstärke die zweite wichtige Größe. Als *Effektstärke* (f^2) bezeichnet man das Ergebnis einer Regressionsanalyse, das unter den gegebenen Rahmenbedingungen und dem aktuellen Forschungsstand als praktisch bedeutsam bewertet werden kann (Cohen, 1992). Kann bei der Festlegung der Effektstärke weder auf bereits durchgeführte empirische Arbeiten noch auf Ergebnisse aus Metaanalysen zurückgegriffen werden, leisten die Empfehlungen Cohens (1988, S. 412ff.) eine gute Orientierungshilfe. Hiernach werden schrumpfungskorrigierte quadrierte Korrelationskoeffizienten den folgenden drei Effektbereichen zugeordnet: $R^2_{korr} \approx 0.02 \Rightarrow$ schwacher Effekt, $R^2_{korr} \approx .13 \Rightarrow$ mittlerer Effekt, $R^2_{korr} \approx .26 \Rightarrow$ starker Effekt. Mit der folgenden von Cohen (1988, S. 415) vorgeschlagenen Formel kann unter Berücksichtigung einer zu erzielenden Test- und Effektstärke sowie der Zahl der zu testenden Prädiktoren der erforderliche Stichprobenumfang berechnet werden.

$$n^* = \frac{L}{f^2} + k + 1 \text{ mit } f^2 = \frac{R^2_{korr}}{1 - R^2_{korr}}$$

Legende:
n^* = der für die Studie benötigte Stichprobenumfang
L = Nonzentralitätsparameter einer nicht zentralen F-Verteilung
f^2 = Effektstärke
k = Zahl der unabhängigen Variablen (Prädiktoren)
R^2_{korr} = das mittels der Formel von Olkin und Pratt (1958, s.o.) schrumpfungskorrigierte R^2

Die zentrale Prüfgröße des *Nonzentralitätsparameters L* ist abhängig vom gewählten α-Fehler-Niveau, der Teststärke (1-β) und der in der Untersuchung zu testenden Gesamtzahl an Prädiktoren (k). Die jeweiligen Kennwerte können dem von Cohen

---

[*] β bezeichnet hier den Fehler 2-ter Art, den sogenannte β-Fehler

(1988, S. 417ff.) vorgestellten Tafelwerk entnommen werden. In diesem Zusammenhang gilt es eine Empfehlung Shadishs (1990, S. 170) zu beherzigen, wonach bei anwendungsorientierten Fragestellungen aus methodischen (mangelnde Reliabilitäten der Messungen) wie inhaltlichen Gründen (geringe und eher langfristige Auswirkungen von Maßnahmen) prinzipiell von kleinen bis mittleren Effektstärken auszugehen ist. Um solche Effekte jedoch überhaupt abbilden zu können, bedarf es allerdings entsprechend teststarker Designs.

Beispiel zur Bestimmung des Stichprobenumfangs

Auf der Grundlage der Theorie der Handlungsveranlassung (Ajzen & Fishbein 1980) soll die Intentionsbildung von Versicherten, eine rehabilitative Maßnahme (MMR) in Anspruch nehmen zu wollen, durch 8 Prädiktoren "erklärt" werden (vgl. Barth et al. 1991). Aufgrund erfolgreicher Theorieanwendungen und vorhandener Befunde gehen die Forscherinnen und Forscher bei ihrer Planung von einer mittleren Effektstärke f^2 = .15 (entspricht einem ρ von .13) aus. Die Erklärung der Intentionsbildung soll auf einem α-Niveau von 0.05 und einer Teststärke (1-β) von .90, mit der die Nullhypothese (kein Zusammenhang) zurückgewiesen wird, sichergestellt werden. Aus dem von Cohen (1988, S. 417ff., Bortz 1984, S. 501) entwickelten Tafelwerk ergibt sich für α = .05, Teststärke (1-β) = .90 und k = 8 ein L von 19.08. Setzt man diesen Wert in obige Gleichung ein, dann resultiert ein n^* von 137 Personen. Dieser Stichprobenumfang muß also mindestens erhoben werden, wenn eine praktisch bedeutsame Rekonstruktion der Intentionsbildung durch die Untersuchung sichergestellt werden soll. Mit dieser Größe kann zudem der zeitliche und finanzielle Aufwand für die repräsentative Stichprobenziehung präziser geschätzt werden. Die Berechnung von n^* ist ferner hilfreich bei der a priori Entscheidung über die maximal mögliche Anzahl von Prädiktoren, die im Rahmen eines konkreten Untersuchungskontextes überhaupt getestet werden können.

Mit der Entscheidung für die zu testende Anzahl an Prädiktoren, dem gewählten α-Niveau, der intendierten Teststärke, der zu erwartenden Effektstärke bzw. des Zusammenhangs und dem benötigten Stichprobenumfang liegen alle erforderlichen Größen vor, die für die Planung eines korrelativ-naturalistischen Designs benötigt werden. Berücksichtigt man die häufig bei diesen Designs geltenden Rahmenbedingungen wie begrenzte Ressourcen, relativ kurze Projektlaufzeiten und aufwendige Verfahren zu Gewinnung einer einigermaßen repräsentativen Stichprobe, dann unterstützen diese Größen die Designplanung sehr. Die Berücksichtigung dieser Größen ist allerdings unerläßlich, wenn es darum geht, die mit dem jeweiligen Design erzielten Ergebnisse im Hinblick auf ihre Geltung und Generalisierbarkeit adäquat zu beurteilen.

Sechs Schritte der Datenanalyse mittels multipler Regressionsanalysen

1. Kontrolle der Rohdaten und das Missing Data Handling

Die ersten Analysen gelten der Überprüfung der Rohdaten. Da die multiple Regressionsanalyse eine mathematische Maximierungsstrategie ist, ist das Verfahren sehr sensitiv gegenüber fehlerhaften Dateneintragungen und Extremwerten (vgl. hierzu auch Punkt 5). Deswegen sind zunächst Eintragungen im Datenfile zu prüfen. In einem zweiten Schritt ist dann das Problem der "Missing Data" zu behandeln. Wird diesen fehlenden Daten keine Aufmerksamkeit geschenkt und überläßt man die "Lösung" dieses Problems dem jeweiligen Statistikprogramm, hat dies zur Folge, daß jeweils wechselnde Stichprobenumfänge den Berechnungen der einzelnen Semipartialkorrelationen zugrunde liegen und es somit zu einer deutlichen Überschätzung der multiplen Korrelation R kommt. Als Strategie empfiehlt sich folgendes Vorgehen (vgl. Cohen & Cohen, 1983): Zunächst ist festzustellen, wie sich die fehlenden Werte bei den einzelnen Variablen verteilen. In den Fällen, in denen der Anteil fehlender Werte weniger als $\approx 10\%$ beträgt, werden diese Werte durch den Mittelwert der betreffenden Variablen ersetzt. In allen anderen Fällen ist zu prüfen, ob das betreffende Item angemessen operationalisiert wurde. Kann dies bejaht werden, ist als nächstes zu fragen, ob die Nichtbeantwortung des betreffenden Items in einem systematischen Zusammenhang mit dem Kriterium stehen könnte. In den Fällen, für die diese Vermutung plausibel ist, werden in einem ersten Schritt die fehlenden Werte durch die Mittelwerte der betreffenden Variablen (X_i) ersetzt. Im zweiten Schritt wird dann eine sogenannte dummy-Variable (dX) eingeführt, die den Wert 1 erhält, wenn ein Proband auf der betreffenden Variablen (X) den Mittelwert zugewiesen bekam, das Item also nicht beantwortet hat. In allen anderen Fällen, in denen die Probanden das Item beantwortet haben, erhält diese neue Variable den Wert 0. Um nun den Effekt des Nichtantwortens auf das Kriterium testen zu können, muß die dummy-Variable (dX; Item beantwortet ja/nein) immer vor (!) der eigentlichen inhaltlichen Variablen (X) in die Regressionsgleichung eingehen. Durch dieses Substituieren fehlender Werte wird sichergestellt, daß alle Berechnungen auf demselben Stichprobenumfang basieren. Zusätzlich können mögliche Effekte eines systematischen Antwortvermeidens abgebildet werden.

2. Auswahl von Prädiktoren

Auf der Grundlage einer Interkorrelationsmatrix sind die bivariaten Interkorrelationen von Prädiktoren und Kriterium zu überprüfen. Entscheidend ist hierbei, wie Prädiktoren, die in die Regressionsgleichung aufgenommen werden sollen, sowohl untereinander wie auch mit dem Kriterium korrelieren. Für die Auswahl "guter" Prädiktoren empfehlen Lord und Novick (1968) die folgenden beiden Faustregeln:

1. Wähle solche Prädiktoren, die hoch mit dem Kriterium korrelieren, aber nicht oder nur gering mit anderen Prädiktoren.
2. Füge zu diesen Prädiktoren solche hinzu, die nicht oder nur gering mit dem Kriterium korrelieren, aber dafür hoch mit den unter Schritt 1 ausgewählten Prädikto-

ren. Durch solche Suppressorvariablen[3] wird die prädiktive Kraft der Regressionsanalyse erhöht und deren Interpretierbarkeit erleichtert.

3. Linearkombinationen von Prädiktoren: Standardverfahren, schrittweise und hierarchische Strategien

Beim *Standardverfahren* gehen alle zuvor festgelegten Prädiktoren gleichzeitig in die Regressionsgleichung ein. Einziges Ziel des Verfahrens ist es, die durch die Prädiktorenmenge erklärte Kriterienvarianz zu ermitteln. Die inkrementellen Beiträge der einzelnen Prädiktoren, deren Wechselwirkungen oder Suppressionseffekte werden hierbei nicht untersucht. Diese Analysen leisten mit unterschiedlicher statistischer Validität die bereits erwähnte schrittweise Regression und die hierarchische Regression. Bei der *schrittweisen Regression* übernimmt das Rechenprogramm auf der Grundlage der jeweils höchsten Semipartialkorrelation quasi automatisch die Reihung der Prädiktoren. Dabei wird im Hinblick auf diese Stichprobe eine maximale Varianzaufklärung am Kriterium generiert. Die Forscherinnen und Forscher haben dann die Aufgabe, diese Regressionsgleichung sachlogisch a posteriori zu interpretieren und zu plausibilisieren. Generell ist hier anzumerken, daß die auf diese Weise produzierten Ergebnisse kreuzvalidiert werden sollten, da hier stichprobenbezogen die prädiktive Power der Prädiktoren maximiert wird.

Bei der *hierarchischen Korrelation* formulieren die Untersucher auf der Grundlage theoretischer oder sachlogischer Überlegungen a priori die zu prüfenden Modelle, die dann empirisch überprüft werden. Dieses Vorgehen hat Vorteile. Erstens sind die bestätigten oder falsifizierten Relationen leichter zu interpretieren, da sie im Kontext vorab explizierter Hypothesen stehen. Zweitens wird durch die von den Untersuchern vorgegebene Reihenfolge das Risiko, den multiplen Zusammenhang zu überschätzen, im Vergleich zur schrittweisen Regression begrenzt. Damit zusammenhängend ergibt sich eine kleinere Menge alternativer Linearkombinationen, so daß die Gefahr einer Inflationierung des α-Fehlers ebenfalls verringert wird. Drittens eröffnet ein theoriegeleitetes Vorgehen die Möglichkeit, eine für die betreffende Fragestellung angemessene Auswahl und gegebenenfalls erforderliche Reduktion von Prädiktoren begründet vornehmen zu können. Eine solche Selektion, die die Teststärke einer Untersuchung verbessert, ist abhängig vom Strukturiertheitsgrad einer Theorie sowie von den vorliegenden Befunden über erfolgreiche, nicht erfolgreiche oder zweifelhafte Theorieanwendungen. In all den Fällen, in denen aufgrund des Wissensstandes eine streng hierarchische Regressionsgleichung nicht formuliert werden kann, sollte jedoch zumindest eine *Mischstrategie* versucht werden. Hierzu bildet man verschiedene Variablensets, in denen Variablen zu bestimmten Inhaltsbereichen zusammengefaßt werden. Die interne Reihung der einzelnen Variablen in einem solchen Set erfolgt nach statistischen Kriterien (schrittweises Vorgehen), hingegen wird die Abfolge der verschiedenen Sets von den Untersuchern festgelegt (hierarchisches Vorgehen). Die Prüfung, ob

---

[3] Dieser Suppressionseffekt ist darauf zurückzuführen, daß die Suppressorvariable die Vorhersage der anderen Prädiktoren verbessert, indem sie solche Varianzanteile in diesen Prädiktoren unterdrückt, die deren Vorhersagepotential mindern (vgl. Bortz, 1977; S. 598).

das jeweils nachfolgende Set noch einen inkrementellen Beitrag zur Varianzaufklärung des Kriteriums leistet, läßt sich durch die folgende Formel berechnen (Cohen & Cohen, 1983; S. 145):

$$F = \frac{(R^2_{Y.AB} - R^2_{Y.A}) / k_B}{(1 - R^2_{Y.AB}) / (n - k_A - k_B - 1)}$$

$$\text{mit } df_{Zaehler} = k_B \text{ und } df_{Nenner} = n - k_A - k_B - 1$$

Legende:

F= berechneter F-Wert, der angibt, ob durch die Hinzunahme des Prädiktorensets B ein inkrementeller Zuwachs resultiert

Y= Kriteriumsvariable

A= Prädiktorenset A, das aus k_A Prädiktoren besteht

B= Prädiktorenset B, das aus k_B Prädiktoren besteht

$R^2_{Y.AB}$= quadrierter Korrelationskoeffizient, der sich ergibt, wenn Set A und Set B in die Regressionsgleichung aufgenommen werden

$R^2_{Y.A}$= quadrierter Korrelationskoeffizient, der sich ergibt, wenn nur Set A in die Regressionsgleichung eingeht

n= Stichprobenumfang

Beispiel zur Bestimmung des inkrementellen Beitrags eines Prädiktorensets

In der Studie zum "Antragsverhalten hinsichtlich medizinischer Maßnahmen zur Rehabilitation (MMR)" (Barth et al., 1991) wurde bei 148 Versicherten geprüft, ob neben den beiden Prädiktoren "Einstellungen der Versicherten gegenüber MMR" und "familiäre Unterstützung" (Prädiktorenset A mit $k_A = 2$) der Prädiktor "Beurteilung der eigenen Rehabilitationsbedürftigkeit" (Prädiktorenset B mit $k_B = 1$) einen inkrementellen Beitrag bei der Varianzaufklärung der Intention, eine MMR in Anspruch zu nehmen, leistet. Die Ergebnisse zeigen, daß die beiden Prädiktorensets ein $R^2_{Y.AB}$ von .428 erzielen, wovon das Prädiktorenset A allein einen Beitrag von $R^2_{Y.A}$ = .376 erbringt. Bei der Prüfung, ob der durch das Prädiktorenset B geleistete inkrementelle Beitrag von $R^2_{Y.AB} - R^2_{Y.A}$ = .052 signifikant ist, ergibt sich unter Anwendung der obigen Formel ein signifikanter F-Wert von 13.09 ($df_{Zähler}$ = 144, df_{Nenner} = 1 und p < .01). Der Prädiktor "Beurteilung der eigenen Rehabilitationsbedürftigkeit" erklärt somit zusätzliche Kriterienvarianz auf, die durch das Prädiktorenset A nicht erfaßt wird.

4. Prüfung der Voraussetzungen

Das grundlegende Postulat des linearen Regressionsmodells lautet, daß die Prädiktoren additiv verknüpft werden können und daß der zwischen den Prädiktoren und dem Kriterium bestehende Zusammenhang durch eine Linearkombination der Prädiktoren abgebildet werden kann. Ferner setzt die Geltung des linearen Regressionsmodells voraus, daß die Residuen, also die nicht durch die Regression erklärten Anteile des Kriteriums, unkorreliert sind und einer Normalverteilung mit konstanter Varianz folgen.

Für eine erste und in vielen Fällen auch ausreichende Überprüfung dieser Prämissen ist die Betrachtung der *Residuenverteilungen*, wie sie von gängigen Statistikprogrammen ausgegeben werden, unerläßlich. So läßt sich die Annahme der Normalverteilung unmittelbar anhand des Histogramms der standardisierten Residuen feststellen. Die Verteilung der Residuen über der standardisierten Kriteriumsvariablen (dem sog. standardized scatterplot) gibt beispielsweise Hinweise, ob Modellverletzungen hinsichtlich Nicht-Linearität (umgekehrte U-Funktion), systematischer Varianzzunahme (Trichter) oder einer Kombination dieser beiden Verletzungen vorliegen (wellenförmig verlaufender Trichter). Bei der Betrachtung dieser "plots" gilt generell: Läßt sich im Cluster der Residuen ein Muster erkennen, ist eine Modellverletzung naheliegend. In diesen Fällen sind entsprechende Datentransformationen unerläßlich (vgl. hierzu Weisberg, 1980; Kap. 6). In allen anderen Fällen, bei denen sich die Residuen annähernd kreisförmig verteilen, sind die Modellvoraussetzungen in der Regel gegeben.

Zur Beurteilung der *Unkorreliertheit der Residuen* ist der Durbon/Watson Test, den die gängigen Statistikprogramme auf Anfrage berechnen, heranzuziehen. Für dessen Beurteilung läßt sich folgende Faustregel formulieren (Backhaus et al. 1990, S. 38): Bewegt sich die errechnete Testgröße d um den Wert ≈ 2, dann sind die Residuen unkorreliert. Nähert sich d hingegen den Werten ≈ 0 oder ≈ 4, dann liegen Autokorrelationen vor. Diese Autokorrelationen, die besonders bei Meßwiederholungen auftreten können, führen zu einer Inflationierung des α-Fehlers; d.h. statt in 5% der Fälle wird in einem Vielfachen hiervon die H_0 fälschlicherweise zurückgewiesen.

Ferner sollten die Interkorrelationen von Prädiktoren betrachtet werden, die gleichzeitig moderat mit dem Kriterium korrelieren. Diese *Multikollinearitäten* verzerren nicht nur den multiplen Zusammenhang und bilden eine Quelle für Modellverletzungen sondern verhindern auch die Interpretation der Effekte einzelner Prädiktoren. Zur Prüfung der Multikollinearität teilen Statistikprogramme die sog. "Toleranz" eines Prädiktors mit. Dieses Maß gibt an, inwieweit dessen Informationen bereits durch die anderen Prädiktoren abgedeckt werden. Beträgt die Toleranz 1, dann ist dies nicht der Fall. Beträgt sie hingegen 0, dann bringt dieser Prädiktor keine neuen Informationen und sollte aus der Gleichung entfernt werden (vgl. hierzu auch die unter Punkt 2 zitierten Empfehlungen von Lord und Novick (1968)).

5. Stabilität der Ergebnisse

Das der multiplen Regressionsanalyse zugrundeliegende mathematische Maximierungsprinzip bedingt, daß Stichprobenzusammensetzung und Extremwerte (sog. Ausreißer) die Regressionskoeffizienten stark verzerren können. Es ist daher erforderlich, die Stabilität dieser Koeffizienten zu kontrollieren. Ein nützliches und vielseitig einsetzbares Verfahren ist in diesem Zusammenhang die *Jackknife-Technik* nach Mosteller und Tukey (1977, exemplarische Anwendungen bei Myrtek & Welsch, 1990; Süß, 1988). Bei diesem Prozedere wird die ursprüngliche Analysestichprobe per Zufall in »10 Teilstichproben unterteilt, deren Umfänge sich je nach k:n Verhältnis zwischen 50% und 90% bewegen. Diese zufallsbedingten Teilstichproben können ferner durch zusätzliche Teilstichproben ergänzt werden, die nach inhaltlichen Überlegungen gebildet wurden, wie z.B. Geschlecht oder Diagnosen. Analysiert man nun die sich bei diesen Teilstichproben ergebenden schrumpfungskorrigierten multiplen Korrelationskoeffizienten und die Streuung der Standardpartialregressionskoeffizienten (β-Gewichte) durch Berechnung der jeweiligen Vertrauensintervalle (vgl. Cohen, 1990), dann erhält man valide Hinweise über die Stabilität dieser Koeffizienten sowie über mögliche Verzerrungen, die durch einzelne Ausreißer verursacht werden. Ob letztere als bedeutsam eingestuft werden sollen, kann anhand des *Cook'schen Distanzmaßes (CD)*, wie es beispielsweise das SPSS oder das BMDP auf Anforderung berechnen, geprüft werden. Wird CD größer 1, dann handelt es sich bei diesem Probanden um einen das Resultat bedeutsam beeinflussenden Ausreißer und es ist zu prüfen, wie dieser Extremwert zustandekommt und wie mit ihm in der weiteren Analyse verfahren werden soll. Ist hingegen CD kleiner 1, liegt kein bedeutsamer Ausreißer vor. Zur weiteren Identifikation von Ausreißern sowie deren Handhabung sei auf die Arbeit von Weisberg (1980, Kap. 5 und 6) verwiesen.

6. Kreuzvalidierung

Ergebnisse multipler Regressionsanalysen sollten wegen ihrer Optimierung an der Analysestichprobe an einer unabhängigen Stichprobe repliziert werden. Für diese Validierung ist der F-Test der multiplen Regression kein Ersatz, da er ausschließlich auf den Daten der Analysestichprobe basiert, wie der folgenden Formel zu entnehmen ist:

$$F = \frac{R_{korr}^2 / k}{(1 - R_{korr}^2) / n - k - 1} \quad mit\, df_{Zaehler} = k \,und\, df_{Nenner} = n - k - 1$$

Unter forschungspragmatischen Bedingungen sind jedoch Replikationsstudien in der anwendungsorientierten klinisch-psychologischen Forschung selten und können häufig nur unter großem finanziellen und organisatorischen Aufwand realisiert werden. Um jedoch dennoch eine einigermaßen gesicherte Aussage über die Generalisierbarkeit der Ergebnisse vornehmen zu können, bieten sich *zwei Strategien* an. Die *erste Strategie*, ein hinreichend günstiges k:n Verhältnis vorausgesetzt, unterteilt die Ausgangsstichprobe per Zufall in zwei annähernd gleichgroße Teilstichproben. An der ersten Stichprobe wird sodann das Regressionsmodell entwickelt oder getestet, während die zweite Teilstichprobe zur Kreuzvalidierung herangezogen wird. Hierzu werden die Standardpartialregressionskoeffizienten (β-Gewichte) aus der ersten Stichprobe in die Regressionsgleichung der zweiten Stichprobe eingesetzt und umgekehrt. Der Vergleich der auf diese Weise berechneten Kriteriumswerte oder multiplen Regressionkoeffizienten zeigt dann, inwieweit die Regressionsgleichung mit ihren β-Gewichten generalisiert werden kann. Die *zweite Strategie* bedient sich der bereits unter Punkt 4 vorgestellten Jackknife-Technik. Hier wird die Analysestichprobe im nachhinein nochmals per Zufall in mehrere Teilstichproben unterteilt, und die sich dabei ergebenden Variationen der Koeffizienten werden dann evaluiert.

Checkliste zur Evaluation multipler Regressionsanalysen

Nachdem der Beitrag vielfältige Aspekte multipler Regressionsanalysen vorgestellt hat, werden abschließend die wichtigsten Punkte, die es bei der Beurteilung von Ergebnissen vorliegender oder publizierter multipler Regressionsanalysen zu beachten gilt, in einer Checkliste zusammengefaßt:

1. Mitteilung wichtiger Kennwerte

Für die Beurteilung multipler Regressionsanalysen sollten mitgeteilt werden: der Stichprobenumfang (n), die Gesamtanzahl der in der Regressionsgleichung getesteten Prädiktoren (k), das α-Niveau, der rechnerisch ermittelte, der korrigierte und der per Zufall zu erwartende multiple quadrierte Korrelationskoeffizient (R^2, R^2_{korr}, R^2_E), die Teststärke der Untersuchung (1-β) und die mit ihr erzielte Effektstärke (f^2).

2. Angaben zum Daten Handling

Hier ist die Lösung des Missing Data Problems zu spezifizieren und mitzuteilen, ob alle Berechnungen auf demselben Stichprobenumfang beruhen. Ferner sollte auf die Diagnose von Ausreißern (Cooksche Distanz) und das Problem der Multikollinearität eingegangen werden, und es sollten die Strategien angegeben werden, wie mit diesen Fällen verfahren wurde.

3. Präselektion von Prädiktoren

Es sollten die Verfahrensweisen bei der Prädiktorenauswahl beschrieben werden. Für den Fall, daß eine Präselektion von Prädiktoren mittels dem Verfahren der schrittweisen Regressionsanalyse vorgenommen wurde, sollten die Anzahl der ursprünglich berücksichtigten Prädiktoren, die Anzahl der durchgeführten Selektionen und die vorgenommene Adjustierung des α-Fehlers mitgeteilt werden.

4. Stabilität und Generalisierbarkeit der Ergebnisse

Letztlich ist zu prüfen, inwieweit durch Kreuzvalidierung, Jackknife-Technik oder andere Verfahren die Stabilität und Generalisierbarkeit der Befunde gewährleistet ist. Gelingt es in einer korrelativen Studie, diesen hier am Beispiel der Verfahren der multiplen Regressionsanalyse aufgezeigten Kriterien angemessen Rechnung zu tragen, dann können die typischen Vorteile korrelativ-naturalistischer Designs, wie die gleichzeitige Erfassung verschiedener Merkmale und ihrer Relationen unter vergleichsweise gering manipulierten Bedingungen, die Kombinierbarkeit von Prädiktoren unterschiedlicher Skalenniveaus und die gute Interpretierbarkeit der Ergebnisse optimiert werden. Gleichzeitig gelingt es, die typischen Risiken korrelativer Studien wie Stichprobenabhängigkeit, Instabilität und geringe Replizierbarkeit der Ergebnisse sowie eine methodenbedingte Schwächung der Teststärke zu minimieren.

Metaanalysen: Methodologische Grundlagen und praktische Durchführung

Erik Farin

Zusammenfassung

Metaanalysen ermöglichen auf der Basis quantitativ-statistischer Techniken die Zusammenfassung der Befunde empirischer Studien. Sie tragen damit der Notwendigkeit eines wissenschaftlich fundierten Vorgehens bei der Integration von Forschungsresultaten Rechnung. In diesem Beitrag wird zunächst eine Einführung in die Forschungsperspektive der Metaanalyse und deren methodologische Implikationen gegeben. Nach der exemplarischen Darstellung einiger Schwerpunkte bisheriger medizinpsychologischer Metaanalysen werden aus dem aktuellen Forschungsstand Konsequenzen für die praktische Durchführung einer Metaanalyse abgeleitet. Die Gliederung der Darstellung ergibt sich aus den Arbeitsphasen im Ablauf einer Metaanalyse: Problemformulierung, Datensammlung, Datenevaluation, Datenanalyse und -interpretation sowie Ergebnisdarstellung.

Summary

Meta-analyses allow the results of empirical studies to be combined using statistical techniques. They therefore take into account the necessity of a scientifically based method of integrating research findings. This article provides an introduction to the research perspective of meta-analysis and its methodological implications. After an exemplary presentation of some focal points of former medical-psychological meta-analyses consequences for conducting a meta-analysis will be derived from the state-of-the-art in research. The outline of the paper corresponds to the working phases that comprise a meta-analysis: problem formulation, data collection, data evaluation, data analysis and interpretation, and presentation of results.

Einleitung: Methodologische Grundlagen der Metaanalyse

"Meta-analysis is not merely a new way of doing literature reviews. It is a new way of thinking about the meaning of data, requiring that we change our views of the individual empirical study and perhaps even our views of the basic nature of scientific discovery" (Schmidt, 1992; S. 1173).

Die Wahl zwischen der Durchführung einer Primärstudie[1] und der Anfertigung einer metaanalytischen Arbeit stellt, wie es mittlerweile auch in einführenden Werken zur sozial-wissenschaftlichen Methodenlehre dargestellt wird (vgl. z.B. Rosenthal & Rosnow, 1991; Selg et al., 1992), eine grundlegende forschungsstrategische Entscheidung dar. Angesichts der immer stärkeren Ausbreitung wissenschaftlichen Arbeitens in den letzten Jahrzehnten und der damit einhergehenden Erhöhung personeller Kapazitäten - es wird geschätzt, daß 60% der gesamten wissenschaftlichen und tech-

---

[1] Mit "Primärstudien" werden empirische Arbeiten bezeichnet, deren Resultate zum Gegenstand einer Metaanalyse gemacht werden.

nischen Information in der Zeit nach dem 2. Weltkrieg produziert wurden und daß 80% aller jemals lebenden Wissenschaftler in der Gegenwart leben (Kreibich, 1986) - kommt es immer seltener vor, daß ein Forschungsgebiet so neu und unerforscht ist, daß eine einzelne Studie für sich in Anspruch nehmen kann, einen Großteil der für den Forschungsstand relevanten Information zu repräsentieren. Während die Pionierarbeit noch 100% der verfügbaren Information enthält, reduziert sich mit jeder weiteren Arbeit, die zu diesem Thema durchgeführt wird, die Bedeutung der einzelnen Untersuchung. Dies hat zwar immer schon gegolten, gestiegen ist jedoch aufgrund der Intensität der Forschung die Geschwindigkeit, mit der der relative Informationsgehalt, den eine einzelne Studie repräsentiert, abnimmt.

Der Notwendigkeit eines wissenschaftlich fundierten Vorgehens bei der Integration von Forschungsresultaten tragen die traditionellen Reviewformen nur in ungenügendem Maße Rechnung. Aufgrund der subjektiven Präferenzen und der nur begrenzten Informationsverarbeitungskapazität des Reviewers gehen sie oft von einzelnen als besonders relevant erachteten Untersuchungen aus und sind zudem hinsichtlich verschiedener methodischer Gütekriterien (Reliabilität und Validität) den Primärstudien unterlegen. Metaanalysen ermöglichen auf der Basis quantitativer Techniken, die spezifisch für metaanalytische Probleme entwickelt wurden (vgl. z.B. Hedges & Olkin, 1985; Hunter & Schmidt, 1990), eine objektivere und reliablere Zusammenfassung der Resultate empirischer Studien. Metaanalytische Arbeiten betonen die Bedeutung von Stichprobenfehler, Meßfehler und anderen Artefakten (Hunter & Schmidt, 1990). Damit werden die prinzipiellen Grenzen einzelner empirischer Erhebungen explizit gemacht und auf die Notwendigkeit einer Artefaktkorrektur im Rahmen einer Integration der Resultate hingewiesen. Metaanalysen berücksichtigen - im Gegensatz zu der bisher üblichen Praxis bei Primärstudien (Sedlmeier & Gigerenzer, 1989) - die Stärke eines Variablenzusammenhangs und umgehen damit die Probleme, die sich bei der Durchführung und Interpretation von Signifikanztests stellen (Rosnow & Rosenthal, 1989; Cohen, 1990) und bisher in vielen Bereichen nur ungenügend reflektiert wurden. Da Effektstärken, Stichprobengröße, Signifikanzniveau und Teststärke funktional verknüpft sind (Cohen, 1992), ermöglicht die Orientierung an Effektstärken zudem die verstärkte Berücksichtigung von Teststärkeanalysen und damit des statistischen Fehlers 2. Art (ß-Fehler). Schmidt (1992) führt diese Gedanken zur Überlegenheit des metaanalytischen Vorgehens fort und kommt zu der Schlußfolgerung: "Aus diesem Grund ist die einzelne Studie nur als ein Datenelement anzusehen, welches einer zukünftigen Metaanalyse beizufügen sein wird." (S. 1179, Übers. vom Verf.).

Aus der Sicht des metaanalytisch arbeitenden Forschers stellen die Daten, die der einzelne Primärforscher liefert, keine endgültigen Resultate wissenschaftlicher Arbeit dar, sondern bilden die Zwischenstufe eines Forschungsprozesses, der sich mit Metaanalysen erster, zweiter, dritter usw. Ordnung fortsetzt. Die Annahme der Vorläufigkeit empirischer Resultate und der prinzipiellen Unabgeschlossenheit wissenschaftlicher Erkenntnisgewinnung ist zwar schon immer Element wissenschaftsphilosophischer Anschauungen gewesen, mit dem Ansatz der Metaanalyse verbunden ist jedoch auch eine Konzeption und normative Vorstellung bezüglich der Struktur des Forschungsprozesses, der dem Erkenntnisgewinn zugrundeliegt. Dieser besitzt einen hierarchischen Aufbau (s. Abb. 1) und ist durch Kommunikations- bzw. Entscheidungsprozesse gekennzeichnet, die sowohl "bottom-up" (Daten von Primärstudien werden zu Metaanalysen integriert) als auch "top-down" (metaanalytische Resultate dienen zur Identifizierung von Forschungslücken und motivieren neue Primärstudien bzw. Metaanalysen niedrigerer Ordnung) verlaufen. Durch diese beiden Vorgänge wird die in Abb. 1 dargestellte Struktur sowohl in der Horizontalen als auch in der Vertikalen erweitert und vernetzt.

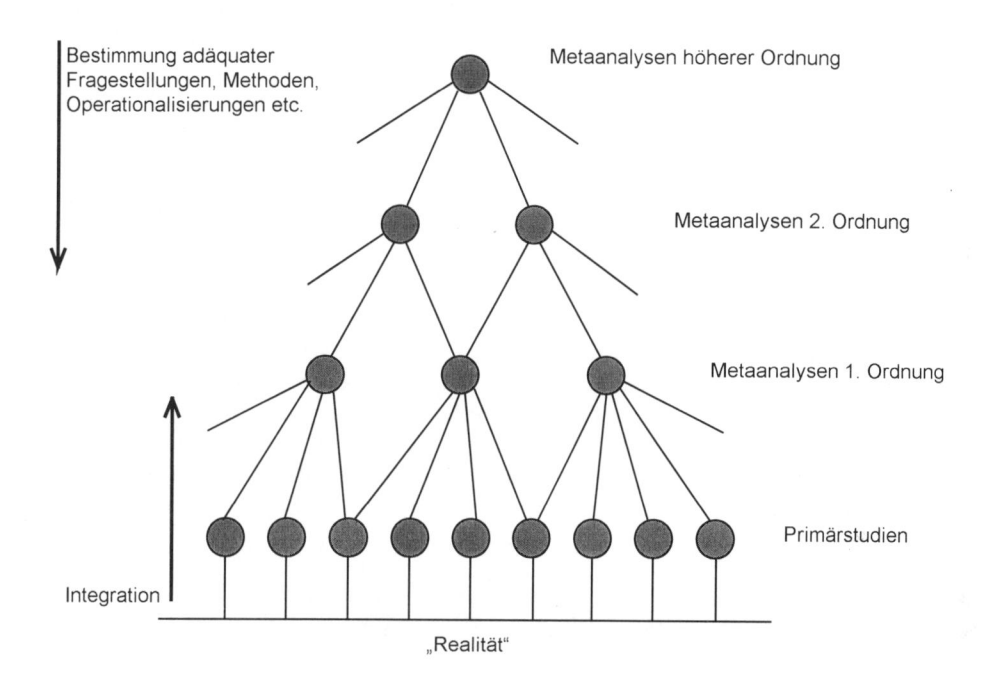

Abb. 1: Struktur des Forschungsprozesses aus der Sicht der Befürworter metaanalytischer Forschung

Doch ist dieses Bild, welches von der Metaanalyse gezeichnet wurde, eine Idealvorstellung. Auch eine Metaanalyse kann schlecht durchgeführt werden, es können Primärstudien vorliegen, aus denen die für die Durchführung einer Metaanalyse erforderlichen Ergebniswerte nicht ersichtlich sind, oder es können die zahlreichen Probleme, die im folgenden noch behandelt werden, eine sinnvolle Interpretation metaanalytischer Befunde erschweren bzw. unmöglich machen. Von ihren Befürwortern wird die Metaanalyse dennoch euphorisch als "wave of the future" (Chalmers, zitiert nach Mann, 1990; S. 476) bezeichnet und als revolutionärer Fortschritt dargestellt (Bausell, 1993; Fiske, 1983). Tatsächlich ist sie schon längst nicht mehr auf den "klassischen" Bereich der Psychotherapieforschung (z.B. Matt & Wittmann, 1985; Smith et al., 1980; Wittmann & Matt, 1986) beschränkt, sondern hat auch in der Arbeits-, Betriebs- und Organisationspsychologie, in der Erziehungswissenschaft, der Medizin und den Naturwissenschaften zu Anwendungen geführt (für eine Darstellung zur gegenwärtigen Verbreitung der Metaanalyse vgl. z.B. Farin, 1995). Die Kritik an der Methode ist jedoch nicht verstummt, sie ist nur im Laufe der Zeit differenzierter geworden. Während kurz nach der Veröffentlichung der Arbeit von Glass (1976), in der der Begriff der "Metaanalyse" geprägt wurde, relativ globale Kritik geübt wurde (Eysenck, 1978: "An exercise in mega-silliness"; Grawe, 1981: "Extrem eines Irrwegs"), scheint der Ansatz mittlerweile in seinen grundlegenden Prinzipien akzeptiert. Die derzeit stattfindenden Diskussionen um statistische und konzeptionelle Aspekte dienen der optimalen Ausgestaltung des Verfahrens, z.B. im Hinblick auf die Verbindung von quantitativen und qualitativen Aspekten bei der Studienintegration oder hinsichtlich einer statistisch exakten Fundierung von Techniken der Parameterkombination (vgl. z.B. Beelmann & Bliesener, 1994).

Metaanalysen in der medizinpsychologischen und gesundheitspsychologischen Forschung

Im Rahmen der zunehmenden Verbreitung metaanalytischer Verfahren wurden auch zu medizin- und gesundheitspsychologischen Themen verstärkt Metaanalysen durchgeführt. Es kann hier kein vollständiger Überblick über diese metaanalytischen Arbeiten gegeben werden, es sollen jedoch exemplarisch einige Schwerpunkte dargestellt und die Möglichkeiten medizinpsychologischer Metaanalysen verdeutlicht werden. In Tab. 1 (folgende Seite) sind fünf mehrfach mittels metaanalytischer Integrationsverfahren untersuchte Fragestellungen sowie die wichtigsten Ergebnisse ausgewählter Studien wiedergegeben.

Tabelle 1: *Anwendungsgebiete metaanalytischer Verfahren in der medizin- und gesundheitspsychologischen Forschung*

Thema	Auswahl meta-analytischer Studien	Wichtige Ergebnisse
Effektivität psychologischer Schmerzbehandlung	Fernandez & Turk (1989)	Kognitive Copingstrategien lindern die Schmerzempfindung.
	Holroyd & Penzien (1990)	Muskelentspannung/Biofeedback und pharmakologische Behandlung der Migräne sind gleichermaßen wirksam.
	Malone & Strube (1988)	Psychologische Maßnahmen reduzieren Verstimmungen und die Angst vor Schmerzen, weniger jedoch die Intensität und Frequenz der Schmerzempfindung.
Effektivität psychologischer Vorbereitung auf medizinische Maßnahmen	Johnston & Vögele (1992)	Die psychologische Vorbereitung ist wirksam; am effektivsten sind Prozedurinformationen und Verhaltensinstruktionen.
	Saile et al. (1988)	Die Wirkung psychologischer Vorbereitung bei Kindern ist nicht sehr groß; bezüglich bestimmter Zielgruppen mangelt es an Studien.
	Suls & Wan (1989)	Die Kombination von Prozedurinformationen mit Informationen über die zu erwartenden Wahrnehmungen und Empfindungen ist am wirksamsten.
Zusammenhang zwischen Typ A-Verhalten und koronaren Herzerkrankungen	Matthews (1988)	In Risikopopulationen ist das Typ A-Verhalten kein Prädiktor koronarer Herzerkrankungen, wohl aber in Normalpopulationen.
	Miller et al. (1991)	Typ A-Verhalten ist mit koronarer Herzerkrankung verbunden, wenn man von bestimmten Teilpopulationen und speziellen Kriteriumsoperationalisierungen absieht.

Weiterführung Tabelle 1:

Thema	Auswahl meta-analytischer Studien	Wichtige Ergebnisse
Effektivität psychologischer Interventionen bei Nikotin- und Alkoholkonsum von Jugendlichen	Bruvold & Rundall (1988)	Interventionsprogramme, die von einem rationalen Modell ausgehen, führen zu geringeren Einstellungs- und Verhaltensänderungen, aber zu größeren Wissenszuwächsen als Programme, die nicht-rationale Modelle zugrundelegen.
	Bruvold (1993)	Programme auf der Basis sozialer Lerntheorien sind effektiver als andere Programme.
Geltung sozialkognitiver Modelle des Gesundheitsverhaltens	Harrison et al. (1992)	Es besteht ein signifikanter, aber geringer Zusammenhang zwischen den vier zentralen Konstrukten des *Health Belief Model* und dem Gesundheitsverhalten.
	Farin (1995)	Die vier für die *Protection Motivation Theory* zentralen Konstrukte weisen nur geringe Zusammenhänge (r=0.11 bis r=0.15) zum HIV-Schutzverhalten auf; für Jugendliche ist dieser Zusammenhang deutlich niedriger als für homo- und heterosexuelle Erwachsene.

Integrationen von Studien zur Effektivität psychologischer Interventionen im medizinischen Kontext (man könnte hier auch von "Metaevaluationen" sprechen), nehmen innerhalb der medizinpsychologischen Metaanalysen den wohl breitesten Raum ein. In der Tabelle 1 sind beispielhaft einige Studien zu psychologischen Maßnahmen und Programmen bei der Schmerzbehandlung, bei der Gesundheitserziehung und bei der Operationsvorbereitung angeführt. Ein weiterer wichtiger Themenbereich ist die Analyse des Zusammenhangs zwischen individuellen Ausgangsbedingungen (z.B. Depressivität, soziale Unterstützung, Sozialverhalten) und der Inzidenz multifaktoriell bedingter Erkrankungen. Hierzu zählt z.B. die Untersuchung der Vorhersagekraft des Typ A-Verhaltens für das Auftreten koronarer Herzerkrankungen. Für die Theorienentwicklung bedeutsam ist die Verwendung der Metaanalyse zur Überprüfung von medizinpsychologischen Modellen wie z.B. sozialkognitiver Modelle des Gesundheitsverhaltens.

Schon anhand der schlagwortartigen und notwendigerweise verkürzten Ergebnisse der Studien in Tabelle 1 wird deutlich, daß medizinpsychologische Metaanalysen viele verschiedene Funktionen erfüllen können:

- Sie können Hinweise liefern zur Zielgruppenspezifität und differentiellen Indikation psychologischer Interventionen.
- Sie können wirksame Komponenten komplexer psychologischer Maßnahmen von wirkneutralen Komponenten trennen.
- Sie liefern unter Umständen Hinweise auf Zielpopulationen, die von der Forschung vernachlässigt wurden und machen den diesbezüglichen Mangel an Wissen explizit.
- Medizinpsychologische Metaanalysen können ferner über die Analyse der Zusammenhänge zwischen individuellen Ausgangsbedingungen und Krankheitsinzidenz sowie die Untersuchung von Moderatoren dieses Zusammenhanges erfolgversprechende Ansatzpunkte für Präventionsbemühungen aufzeigen.
- Sie bieten zudem die Möglichkeit, über eine Analyse der Populations-, Prozeß- und Konstruktspezifität zu einer Differenzierung gesundheitspsychologischer Theorien beizutragen.

Will man sich diese Möglichkeiten erschließen, ist es jedoch erforderlich, die Vielzahl methodischer und konzeptioneller Probleme der Metaanalyse zu reflektieren und bei der Planung einer Ergebnisintegration zu berücksichtigen. Im folgenden sollen deshalb die methodischen Schwierigkeiten der Metaanalyse unter einem praxisnahen Gesichtspunkt betrachtet und im Hinblick auf die konkrete Durchführung einer metaanalytischen Arbeit erörtert werden. Nicht eingegangen wird auf statistische Verfahren zur quantitativen Integration von Ergebnisparametern. Diese werden häufig mit der Metaanalyse gleichgesetzt, so daß sich mancher Leser wundern wird, in dieser Arbeit nichts darüber zu finden. Sie wurden hier bewußt ausgeklammert, da sie die Bedeutung konzeptioneller und methodologischer Probleme der Metaanalyse häufig in ungerechtfertigtem Maße in den Hintergrund gedrängt haben. Außerdem liegen bereits mehrere Einführungswerke vor, die sich ausführlich mit statistischen Verfahren der Metaanalyse beschäftigen (z.B. Hedges & Olkin, 1985; Rosenthal, 1991; in der deutschsprachigen Literatur z.B. Fricke & Treinies, 1985). In der vorliegenden Arbeit wird der Versuch unternommen, aus dem aktuellen Forschungsstand Konsequenzen für die Durchführung einer Metaanalyse im Bereich medizinpsychologischer Forschung abzuleiten. Solche praxisnahen Richtlinien wurden bisher nur selten veröffentlicht. Sie sind entweder sehr knapp gehalten, so daß es an einer Begründung der aufgestellten Forderungen mangelt (z.B. Bullock & Syvantek, 1985; Gerbarg & Horwitz, 1988; Wolf, 1986) oder es bleiben wesentliche Aspekte des metaanalytischen Vorgehens unberücksichtigt[2]. Andere Arbeiten, wie z.B. die sehr gründliche Darstellung von Rothstein und McDaniel (1989), sind stark schulengebunden und legen einen bestimmten metaanalytischen Ansatz - in diesem Fall den von Hunter und Schmidt (1990) - zugrunde. In der deutschsprachigen Literatur ist dem Verfasser keine Veröffentli-

---

[2] So fehlen z.B. bei Kulik und Kulik (1989) Aussagen zu solch zentralen metaanalytischen Problemen wie dem Umgang mit Datenverzerrungen durch selektive Suchstrategien und unzureichenden Angaben in den Primärstudien.

chung bekannt, die Richtlinien zur praktischen Durchführung von Metaanalysen thematisiert.

Ungeachtet des Bemühens um Ausgewogenheit und Berücksichtigung kontrahierender Ansichten werden die Richtlinien letztlich auch subjektive Bewertungen des Verfassers wiedergeben, da konkrete Handlungsanweisungen die Gewichtung verschiedener Argumente erfordern. Diese subjektiven Entscheidungen werden jedoch explizit gemacht und begründet, so daß sie für den Leser nachvollziehbar bleiben.

Die praktische Durchführung einer Metaanalyse: Konzeptionelle Probleme und Lösungsvorschläge

Die Gliederung der folgenden Erörterungen ergibt sich aus dem Ablauf der verschiedenen Anforderungen und Tätigkeiten im Rahmen einer Metaanalyse (vgl. Cooper, 1984; Hedges, 1986). Es werden die Phasen Problemformulierung, Datensammlung, Datenevaluation, Datenanalyse und -interpretation sowie Ergebnisdarstellung unterschieden.

1. Phase der Problemformulierung

In der Phase der Problemformulierung, die den ersten Schritt der Durchführung einer Metaanalyse darstellt, muß möglichst präzise der Zweck und das Ziel der metaanalytischen Arbeit formuliert werden. Es werden die Fragen bestimmt, auf die die Metaanalyse eine Antwort liefern soll, und es wird festgelegt, bezüglich welcher Fragestellungen ein konfirmatorisches (hypothesenüberprüfendes) bzw. ein exploratives (hypothesengenerierendes) Ziel verfolgt wird. Ein wesentlicher Aspekt der Problemformulierung ist die begriffliche Bestimmung der zu untersuchenden Konstrukte und die Eingrenzung konstruktadäquater Operationalisierungen. Somit ergeben sich drei konzeptionelle Probleme, von denen insbesondere die ersten beiden unter dem Stichwort "apples and oranges" eine kritische Debatte über den Sinn von Metaanalysen auslösten:

– Wie breit bzw. wie eng sollten die Fragestellungen einer Metaanalyse und die zu untersuchenden Konstrukte gefaßt sein?
– Wie breit bzw. wie eng sollten die Operationalisierungen der Konstrukte gewählt werden?
– Wann sollte eine konfirmatorische und wann eine explorative Metaanalyse durchgeführt werden? Welche Konsequenzen ergeben sich daraus für die Durchführung und Datenanalyse?

Breite der Konstrukte

Mit der Fragestellung einer Metaanalyse wird festgelegt, welche Konstrukte in welcher Breite Gegenstand der Arbeit sein sollen. Die frühen Metaanalysen von Glass et al. (1981) sind u.a. dadurch gekennzeichnet, daß sie neben spezifischen Konstrukten auch sehr globale Fragestellungen wie die nach der allgemeinen Wirksamkeit von Psychotherapie zugrundelegten. Dies wurde von verschiedenen Autoren (z.B. Cook & Leviton, 1980; Mintz, 1983) mit dem Hinweis kritisiert, eine derart globale Fragestellung führe zur Integration sehr unterschiedlicher und teilweise nicht vergleichbarer Studien. Befürworter des Glass'schen Vorgehens erwiderten darauf, es hänge von der jeweiligen Fragestellung ab, ob es sinnvoll sei, globale Konstrukte zu untersuchen. Außerdem könne man in Zweifelsfällen zusätzlich zu der globalen metaanalytischen Betrachtung separate Metaanalysen für die als heterogen angesehenen Studiengruppen durchführen. Als weiteres Argument wurde angeführt, daß auch auf der Primärstudienebene über verschiedenartige Probanden hinweg integriert werde. Daß dies jedoch mit der Integration verschiedenartiger Primärstudien vergleichbar sei, wurde bestritten. Die Varianz zwischen den Studien sei im Gegensatz zu der zwischen den Versuchspersonen systematischer Natur, da die Forscher absichtlich Studien in Abhebung von bisherigen Arbeiten konzipieren (Hedges, 1986). Außerdem werde bezüglich der Untersuchungsteilnehmer häufig eine besonders homogene Gruppe gewählt, wofür es bei den Primärstudien keine Entsprechung gäbe (Chow, 1987). Von den Befürwortern der Aufnahme breiter Konstrukte wurde angeführt, daß eine gewisse Heterogenität sinnvoll sei, da sie Informationen über die Replizierbarkeit eines Effekts enthalte; die Zusammenfassung sehr ähnlicher Studien hingegen brächte nur geringen Wissenszuwachs.

Hier wird die Ansicht vertreten, daß ein adäquates Vorgehen aus einer multiplen Analyse auf verschiedenen Ebenen bestünde. Der Forscher stellt aufgrund vorliegender theoretischer Befunde eine (in der Regel hierarchische) Struktur unterscheidbarer Konstrukte auf und begründet damit verschiedene Analyseebenen. Im einfachsten Fall könnte dies beispielsweise so aussehen, daß das allgemeine Konstrukt Psychotherapie in verschiedene Unterkonstrukte (Psychoanalyse, Verhaltenstherapie, Gesprächspsychotherapie usw.) unterteilt wird. Vorausgesetzt wird dabei, daß als systematische Quelle der Heterogenität von Primärstudien lediglich die Wahl des zu analysierenden Konstrukts betrachtet wird. Empirische Arbeiten unterscheiden sich jedoch auch hinsichtlich der Stichprobenziehung, kulturell-historischer Hintergründe, statistischer Analyseverfahren und der Publikationsweise. Falls solche Faktoren *a priori* als systematische Variationsquellen betrachtet werden sollen - a posteriori durchgeführte Moderatoranalysen seien hier nicht berücksichtigt - wird die Konstruktstruktur um weitere Dimensionen zu erweitern sein, so daß sich mehrdimensionale Analyseräume ergeben. Somit ergeben sich folgende Konsequenzen:

1. *Die für eine metaanalytische Fragestellung relevanten Konstrukte sollten aufgrund theoretischer Konzepte und verfügbarer empirischer Vorinformationen hierarchisiert werden. D.h. es sollte spezifiziert werden, welches Konstrukt als Subkonstrukt bzw. Oberkonstrukt zu verstehen ist. Damit werden verschiedene Analyseebenen begründet. Für die Differenziertheit der Konstruktstruktur sind die Kriterien theoretische Notwendigkeit einer Konstruktdifferenzierung, Forschungshypothesen und -fragestellungen, Anzahl verfügbarer Studien und verfügbare Arbeitskapazitäten abzuwägen. Werden weitere Faktoren als systematische Variationsquelle betrachtet, ist die Konstruktstruktur um entsprechende Dimensionen zu ergänzen, womit komplexe Analyseräume definiert werden.*

2. *Der Forscher sollte sich nicht auf bestimmte Fragestellungen und daraus folgende Analyseebenen beschränken, sondern zunächst alle Ebenen der aufgestellten Konstruktstruktur berücksichtigen. Er sollte sich bewußt machen, daß sich die Bedeutung bestimmter Analyseebenen im Lauf der Durchführung der Metaanalyse verändern kann - insbesondere dann, wenn sich ein Konstrukt als sehr heterogen erweist und somit eine Differenzierung auf einer niedrigeren Ebene erforderlich macht.*

Breite der Operationalisierungen

Das Problem der Bestimmung adäquater Operationalisierungen ist eng mit dem Problem der Konstruktbreite verbunden. Dies schon allein deshalb, weil in vielen Fällen nicht objektiv, sondern nur als Konsequenz der gewählten theoretischen Betrachtungsweise entschieden werden kann, ob ein in zwei Studien sich unterscheidender Erhebungsvorgang die Erfassung zweier getrennter Konstrukte oder die unterschiedliche Operationalisierung ein und desselben Konstrukts darstellt. Setzt man einmal voraus, daß Einigkeit darüber besteht, daß verschiedene Operationalisierungen *eines* Konstrukts vorliegen, so stellt sich die Frage, wie mit der Heterogenität der Operationalisierungen umzugehen ist. Sollen alle berücksichtigt werden oder müssen bestimmte Operationalisierungsformen ausgeschlossen werden? Auch hier muß unterschieden werden zwischen a priori zu treffenden Entscheidungen und den Konsequenzen, die sich aus den empirischen Resultaten der Metaanalyse ziehen lassen. Konstruktoperationalisierungen, die aufgrund vorhandener theoretischer Konzepte und empirischer Resultate als inadäquat zu bezeichnen sind, sollten - ungeachtet der Möglichkeit, daß sie im Rahmen der Metaanalyse mit anderen Verfahren konvergieren könnten - ausgeschlossen werden. Dadurch wird das jeweilige Konstrukt präziser gefaßt ohne wesentlich an externer Validität einzubüßen. Bei fraglichen Operationalisierungen sollte man sich auf die empirische Aussagekraft der Metaanalyse verlassen und zumindest überprüfen, ob diese Operationalisierungen nicht doch mit anderen Erhebungsverfahren konvergieren. Ist dies der Fall, kann man die Hinzuziehung begründen und hat den Vorteil, von einem stärker generalisierbaren Konstrukt und einer größeren Datenbasis ausgehen zu können. Zeigen sich signifikante Divergenzen, kann man diese Unterschiede analysieren und für zukünftige Metaanalysen auf die Notwendigkeit einer Selektion dieser Operationalisierungsformen hinweisen. Somit ist zu fordern:

3. *Operationalisierungen, die aufgrund vorhandener theoretischer Konzepte und verfügbarer empirischer Befunde als inadäquat zu bezeichnen sind, sollten ausgeschlossen werden. Operationalisierungen, deren Adäquatheit fraglich ist, sollten aufgenommen und ihr Zusammenhang zu den Studienresultaten analysiert werden.*

Konfirmatorische versus explorative Metaanalysen

Für die Adäquatheit der Interpretation statistischer Verfahren ist die klare Unterscheidung von konfirmatorischer und explorativer Analyse essentiell. Eine konfirmatorische Metaanalyse ist angezeigt, wenn a priori präzise formulierte Hypothesen vorliegen und an einem metaanalytischen Datensatz überprüft werden sollen.

4. Zwischen konfirmatorischen und explorativen metaanalytischen Fragestellungen muß klar differenziert werden. Explorative Analysen erfordern spezielle Datenanalysestrategien (deskriptive bzw. spezifisch explorative Ansätze) oder eine Kreuzvalidierung explorativer Befunde an einem zweiten Datensatz.

2. Phase der Datensammlung

In dieser Phase können verschiedene Probleme auftreten, die zum Teil auf der Art und Qualität der zu integrierenden Primärstudien beruhen und zum Teil aus den Spezifika der metaanalytischen Datenaufnahme und Kodierung resultieren. Im folgenden werden die Aspekte "publication bias", unzureichende Angaben in den Primärstudien, Breite und selektive Effekte der Primärstudiensuche, sowie Wahl der Analyseeinheit und Datenabhängigkeit erörtert.

"publication bias"

Der "publication bias" besagt, daß publizierte Arbeiten nicht repräsentativ für die Gesamtheit der durchgeführten Studien sind. Sollte dies der Fall sein, so ergäbe sich für die Metaanalyse das Problem, daß integrative Aussagen, die sich nur auf publizierte Arbeiten stützen, aufgrund ihrer mangelnden Generalisierbarkeit unbefriedigend wären. Gründe für solche Verzerrungen können darin bestehen, daß Forscher bei der Auswahl der zur Veröffentlichung einzureichenden Arbeiten oder Herausgeber bei der Auswahl der zu publizierenden Studien systematisch bestimmte Untersuchungen bevorzugen bzw. benachteiligen. Ein häufig diskutiertes Kriterium ist dabei die statistische Signifikanz der Resultate. Sahner (1979) konnte zeigen, daß bei dem von ihm untersuchten publizierten Studien signifikante Arbeiten zu 60% vertreten sind, ein Sachverhalt, der in Widerspruch zu den in der Regel geringen Teststärken sozialwissenschaftlicher Hypothesentests (Sedlmeier & Gigerenzer, 1989; Chase & Chase, 1976) steht. Greenwald (1975) sowie Coursol und Wagner (1986) fanden, daß Forscher, die in ihren Studien negative oder neutrale Resultate erhielten, seltener um eine Publikation der Arbeiten bemüht sind - wohl in Erwartung einer geringen Chance der Annahme der Studie.

Als ein weiteres eng mit der Signifikanz verbundenes Kriterium der Bevorzugung bzw. Benachteiligung von Arbeiten wird die Effektstärke genannt. Glass et al.(1981) fanden bei einer Untersuchung von 11 Metaanalysen, daß unpublizierte Arbeiten eine durchschnittliche Effektstärke von 0.58 aufweisen, Doktorarbeiten 0.48, in Zeitschriften veröffentlichte Studien 0.64, in Büchern publizierte Arbeiten jedoch nur 0.30. Entsprechende Vergleiche sind allerdings aus methodischen Gründen problematisch, da sich publizierte und nicht publizierte Arbeiten in vielen Merkmalen unterscheiden, so daß Effektstärkendifferenzen nicht ohne weiteres auf die Publikationsform zurückführbar sind (Hedges, 1986). So vermuten Hunter und Schmidt (1990), daß unpublizierte Arbeiten auch methodisch schwächer sind (zur Kritik an dieser Annahme vgl. z.B. Cordray & Orwin, 1983). Wenn damit eine geringere Reliabilität der erhobenen Variablen verbunden wäre, könnte dies eine im Mittel höherere Effektstärke publizierter Arbeiten erklären.

Weitere Quellen von systematischen Differenzen zwischen veröffentlichten und unveröffentlichten Arbeiten sind nach Sharp (1990):

– die Bevorzugung orthodoxer und die Zurückweisung unkonventioneller Forschungsansätze

– die Bevorzugung von bekannten Autoren, die bereits Artikel veröffentlicht haben.

5. *Wenn immer es die Arbeitskapazitäten zulassen, sollte eine Metaanalyse publizierte und nicht publizierte Arbeiten berücksichtigen. Ist die Aufnahme unveröffentlichter Arbeiten nicht möglich oder besteht Grund zu der Annahme, es sei nur ein Teil der unpublizierten Arbeiten erreicht worden, sollte der Anteil vermutlich nicht berücksichtigter Arbeiten abgeschätzt und mit dem "fail-safe N"-Wert (Rosenthal, 1979) verglichen werden. Dieser Wert gibt an, wieviele Arbeiten mit einer Effektstärke von Null durch die verschiedenen Selektionsprozesse ausgeschlossen worden sein müßten, um die Annahme zu rechtfertigen, die gefundene Signifikanz des Gesamteffekts sei tatsächlich gar nicht signifikant von Null verschieden. Zusätzlich sollte unter Zugrundelegung eines konservativen Selektionsmodells eine obere Schranke des Einflusses von Publikationseffekten bestimmt werden (vgl. z.B. Hedges, 1992; Dear & Begg, 1992).*

Unzureichende Angaben in den Primärstudien

In vielen Fällen fehlen in den Publikationen der Primärstudien die für die Durchführung einer Metaanalyse erforderlichen Daten. So konnten z.B. in Metaanalysen von Eagly und Carli (1981) bzw. Strube (1981) 40% der potentiellen Effektstärkenschätzungen nicht berechnet werden, da bezüglich nicht-signifikanter Resultate Angaben fehlten. Mosteller (1990) berichtet von einem Fall, wo nur 7% aller als relevant identifizierten Studien einen korrelativen Zusammenhang zwischen zwei interessierenden Variablen herstellten, obwohl in den meisten Fällen beide Variablen erhoben wurden. Weitere Beispiele inadäquater Berichterstattung sind vage und quantitativ nicht auswertbare Formulierungen wie z.B. "Es zeigten sich keine Unterschiede" oder willkürliche Rundungen bei statistischen Ergebniswerten (z.B. "p < 0.05" anstelle des exakten Werts "p = 0.032"[3]).

---

[3] Die Nutzung des p-Werts von Primärstudien im Rahmen einer Metaanalyse dient nicht der unmittelbaren Entscheidung über eine inhaltliche Hypothese, sondern der Bestimmung integrativer Werte. Insofern besitzt die Verwendungsweise des p-Werts größere Nähe zum Fisher'schen Signifikanztestmodell als zum Neyman-Pearsonschen Modell der Hypothesenüberprüfung (zum Vergleich zwischen diesen beiden Modellen siehe z.B. Huberty, 1993). Die *Größe* des p-Werts wird als Information angesehen, nicht nur seine *Unter- bzw. Überschreitung* eines vorab festgelegten Signifikanzniveaus.

Der Vorwurf von Guzzo et al. (1987), Metaanalysen wiesen große Verzerrungen auf, da letztlich die in den Primärstudien angegebenen statistischen Werte darüber entscheiden, ob eine Studie aufgenommen wird oder nicht, kann abgeschwächt werden, wenn z.B. die von Drinkmann (1990) vorgeschlagene metaanalytische Integration auf multiplen Datenniveaus durchgeführt wird. Bei korrelativen Studien lassen sich beispielsweise die in Abb. 2 wiedergegebenen Niveaus unterscheiden.

Effektstärkenwert

z.B. „Der Zusammenhang zwischen A und B beträgt r = 0.52"

exakter Signifikanzwert

z.B. „Der Zusammenhang zwischen A und B ist signifikant, p=0.032"

Signifikanzwertklasse

z.B. „Der Zusammenhang zwischen A und B ist signifikant, p<0.05"

Signifikanz: ja / nein

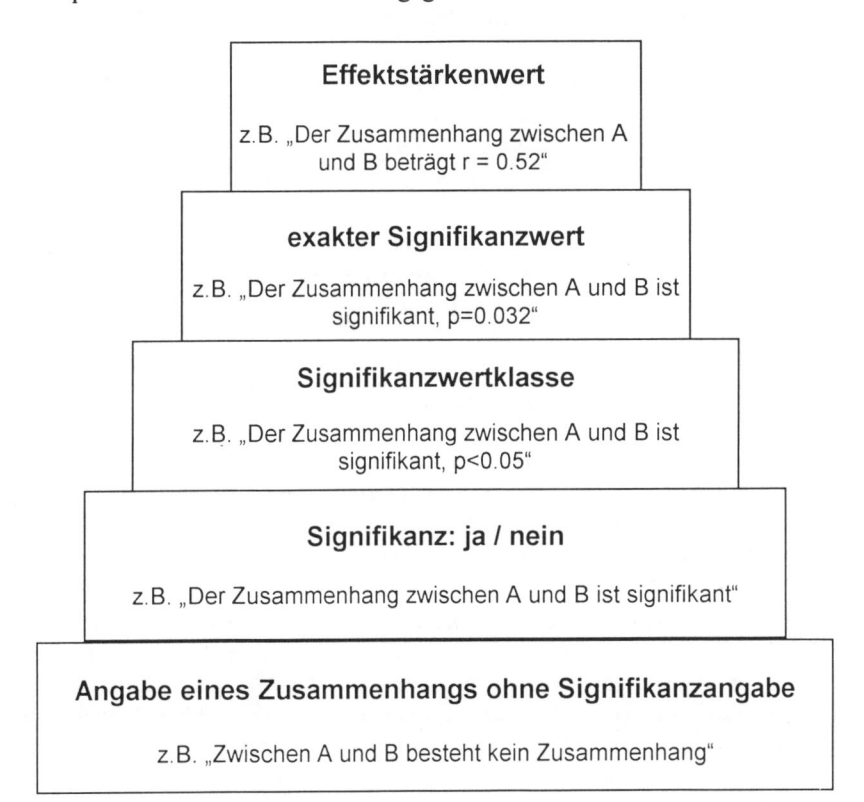

z.B. „Der Zusammenhang zwischen A und B ist signifikant"

Angabe eines Zusammenhangs ohne Signifikanzangabe

z.B. „Zwischen A und B besteht kein Zusammenhang"

Abb. 2: Datenniveaus der metaanalytischen Integration (für korrelative Studien)

Mit der Pyramidenform soll ausgedrückt werden, daß in der Regel für die Werte einer Stufe n die entsprechenden Werte auf der Stufe (n-1) bestimmt werden können. So ist aus dem exakten Signifikanzwert die entsprechende Signifikanzwertklasse und der dichotome Wert Signifikanz ja/nein abzuleiten. Je höher man sich auf der Pyramide befindet, desto aussagekräftiger ist der jeweilige Ergebnisparameter (und damit auch die metaanalytische Integration); gleichzeitig nimmt aber auch die Fallzahl aufgrund ungenügender Publikation von Ergebniswerten ab. Studien mit nur unbefriedigenden statistischen Angaben müssen nicht ausgeschlossen werden, sie können jedoch nur auf den untersten Datenniveaus berücksichtigt werden.

Hedges (1986) betrachtet die ungenügenden Angaben in den Primärstudien als "missing data" und befürwortet den Einsatz von Strategien, die für fehlende Werte bei

Primärstudien und Umfragedaten entwickelt wurden (z.B. Madow et al., 1983). Da kein Grund zur Annahme einer unsystematischen Verteilung der fehlenden Werte besteht, stellen sie einen erheblichen Einflußfaktor dar, der bei der Datenanalyse zu berücksichtigen ist. Ein sehr konservatives Vorgehen bestünde darin, alle fehlenden Werte durch Nullwerte zu ersetzen. Adäquater ist es nach Ansicht von Hedges, die vorhandenen Informationen zu nutzen, um die Struktur des Effektstärkendatensatzes zu schätzen und fehlende Werte durch Schätzwerte zu ersetzen.

6. *Sofern es Arbeitskapazitäten und die zeitliche Planung zulassen, sollten Primärforscher angeschrieben und um die Übermittlung konkreter Ergebniswerte, die in den Primärstudien fehlen, gebeten werden. Führt dieses Vorgehen zu keinem Erfolg, sollten Strategien des Umgangs mit fehlenden Daten angewandt werden.*

7. *Die metaanalytische Integration sollte auf verschiedenen Datenniveaus vollzogen werden (s. Abb. 2), um auch die Aufnahme von Studien mit nur unzureichenden statistischen Angaben zu ermöglichen.*

Breite und Selektionseffekte der metaanalytischen Suchstrategie

Der "publication bias" kann sich nur über eine selektive Suchstrategie, die bevorzugt publizierte Studien identifiziert, auf die Generalisierbarkeit metaanalytischer Befunde auswirken. Deshalb soll hier noch einmal auf die Notwendigkeit einer breiten und multimethodalen Suchstrategie hingewiesen werden.

8. *Die metaanalytische Suchstrategie nach relevanten Primärstudien sollte möglichst breit und multimethodal durchgeführt werden. Dabei sollten (vgl. Cooper, 1984) primäre Kanäle (direkte Literatursuche in Bibliotheken, Analyse der in relevanten Arbeiten zitierten Studien), sekundäre Kanäle (Bibliographien und Informationsstellen), informelle Kanäle (eigene Forschung, Kontakt zu Wissenschaftlern, die am relevanten Thema arbeiten, Kongresse etc.) und spezielle Informationssysteme bzw. Datenbanken (Psychological Abstracts, Dissertation Abstracts International, Social Sciences Citation Index, DIMDI, CD-ROM Datenbanken PsycLit, Psyndex, Medline, WISO usw.) genutzt werden.*

Probleme ergeben sich, wenn eine Literatursuche aufgrund begrenzter Arbeitskapazitäten unvollständig bleiben muß oder andere Gründe die Annahme nahelegen, der Gesamtfundus an relevanten Arbeiten sei nur in begrenztem Maße erreicht worden. Da letzteres niemals mit vollständiger Sicherheit ausgeschlossen werden kann, empfiehlt sich:

9. *Die herangezogenen Strategien der Literatursuche sollten mit möglichst großer Präzision im metaanalytischen Ergebnisbericht dargestellt werden, um dem Leser eine Evaluation des Vorgehens zu erlauben und die Durchführung zukünftiger ergänzender oder replizierender Metaanalysen zu erlauben.*

Wahl der Analyseeinheit und Datenabhängigkeit

Nach Cooper (1984) können in einer Metaanalyse verschiedene Analyseeinheiten gewählt werden, z.B. der einzelne statistische Test, die Publikation oder auch die jeweilige Forschergruppe. Wählt man, wie beim Glass'schen Ansatz, den einzelnen Hypothesentest als Analyseeinheit, so stellt sich das Problem der mangelnden Unabhängigkeit der Daten. Liefert eine Studie mehrere Resultate, so sind diese Ergebniswerte in der Regel nicht unabhängig voneinander, was dazu führt, daß der Fehleranteil und die Korrelation zwischen den Studienmerkmalen nur schwer zu bestimmen sind (Kulik & Kulik, 1989).

Die am häufigsten behandelte Form der Datenabhängigkeit ist jene, die durch Verwendung multipler Erhebungsinstrumente oder Operationalisierungen bei ein und derselben Stichprobe entsteht. Die Glass'sche Form der Metaanalyse nimmt diese Abhängigkeit in Kauf, um alle verfügbaren Informationen auszuschöpfen. Hedges und Olkin (1985) und Drinkmann (1990) weisen jedoch darauf hin, daß der Informationsgewinn und der Zuwachs statistischer Genauigkeit gering seien (bezüglich letzteren Aspekts nach Aussagen von Hedges & Olkin 10-20%). In Extremfällen wie bei der von Bangert-Drowns (1986) zitierten Metaanalyse von Burns (1981) führt das Glass'sche Vorgehen dazu, daß einzelne Studien nur mit einer Effektstärke, andere hingegen mit 120 Ergebniswerten vertreten sind. Dadurch liefert eine einzelne Arbeit ein Drittel aller integrierten Effektstärken und wird ungerechtfertigt stark gewichtet. Es wurde deshalb empfohlen, für jede Art der abhängigen Variable getrennte Metaanalysen durchzuführen (Wolf, 1986; für ein Beispiel Harris & Rosenthal, 1985) oder den Median bzw. den Mittelwert der Effekstärken einer Studie zu bestimmen und als metaanalytischen Ergebniswert heranzuziehen (Hedges, 1986; Rosenthal, 1991). Dies wiederum wurde kritisiert, da derartige Maße keine inhaltliche Bedeutung besäßen und in der Regel doch ein bestimmter Ergebniswert den primären Fokus einer Arbeit darstelle (Cordray, 1987; zit. nach Lynn, 1989). Eine weitere Möglichkeit, die zumindest die ungleiche Gewichtung verschiedener Untersuchungen verhindern würde, besteht darin, die Ergebniswerte innerhalb einer Studie so zu gewichten, daß die Summe der Gewichtungsfaktoren pro Studie jeweils eins ergibt. Gilbert et al. (1977) beispielsweise lassen nur maximal zwei Effektstärken pro Studie zu, die jeweils mit dem Faktor 0.5 gewichtet werden. Das von Glass et al. (1981) angewandte Verfahren, mit der "jacknife"-Methode (Mosteller & Tukey, 1968) dem Problem zu begegnen und über die Verteilung der sogenannten "Pseudowerte" (mittlere Effektstärke bei Elimination aller Effektstärken jeweils einer Studie) Konfidenzintervalle zu bestimmen, wurde wenig beachtet. Neuere und elaboriertere Methoden wie die multivariaten Ansätze von Rosenthal und Rubin (1986) oder Raudenbush et al. (1988) weisen den Nachteil auf, daß sie Informationen voraussetzen (z.B. Interkorrelationen der multiplen Ergebnismaße), die häufig nicht verfügbar sind (Cook et al., 1992; Abrami et al., 1988; Drinkmann, 1990).

10. Die Abhängigkeit, die im Rahmen einer Metaanalyse durch multiple Ergebnismaße innerhalb einer Primärstudie entstehen kann, sollte vermieden werden. Aus diesem Grund sollte für jede theoretisch differenzierbare abhängige Variable eine getrennte Metaanalyse durchgeführt werden. Liegen zwei oder mehrere Er-

gebnismaße vor, die als unterschiedliche Operationalisierungen ein und derselben abhängigen Variable anzusehen sind, sollten nach den Operationalisierungen getrennte Metaanalysen nur dann durchgeführt werden, wenn der methodologische Aspekt des Operationalisierungsvergleichs Teil der metaanalytischen Fragestellung ist. Ist dies nicht der Fall, sollten die Effektstärken mittels der Methoden von Rosenthal und Rubin (1986) bzw. Raudenbush et al. (1988) integriert werden. Ist dies aufgrund mangelnder Informationen nicht möglich, sollten die n Ergebnismaße innerhalb einer Studie so gewichtet werden, daß ihre Summe eins ergibt. Liegen klare und begründbare Kriterien für eine differentielle Gewichtung der Ergebnismaße vor, kann von der Standardgewichtung 1/n abgewichen werden.

11. Mit Teilstichproben, an denen das gleiche Instrumentarium angewandt wird, sollte ebenso verfahren werden, wie mit verschiedenen Studien ein und derselben Forschergruppe bzw. ein und desselben Forschers. Bezüglich der Abhängigkeit, die durch multiple Studien einer Forschergruppe entsteht, sollte wie folgt vorgegangen werden: Zunächst ist zu beurteilen, ob in dem zu untersuchenden Forschungsgebiet eine Schulenbildung mit unterschiedlichen Positionen und Erwartungshaltungen vorliegt. Ist dies in starkem Maße der Fall, sollten für jede Schule getrennte Metaanalysen durchgeführt und die Resultate auf Homogenität getestet werden. Ansonsten bestünde die Gefahr, daß sich in der Metaanalyse artfiziell die Position der publikationsfreudigsten oder ältesten Schule als Gesamtresultat abbildet. Auch wenn eine Metaanalyse nur auf sehr wenigen Primärstudien und dadurch bedingt auf den Resultaten nur einiger weniger Forschergruppen beruht, sollte so vorgegangen werden. Ist keine besondere Schulenbildung erkennbar und steht eine genügend große Zahl von Primärstudien zur Verfügung, sollte lediglich eine Obergrenze des relativen Anteils pro Forschergruppe zugelassener Ergebniswerte festgelegt werden (z.B. 5%). Auf jeden Fall ist das konkrete Vorgehen im Zusammenhang mit der Abhängigkeitsproblematik und der Wahl der Analyseeinheit genauestens zu dokumentieren.

3. Phase der Datenevaluation

In der Phase der Datenevaluation werden Entscheidungen über die Aufnahme bzw. Zurückweisung von Primärstudien getroffen. Kriterium ist dabei neben der inhaltlichen Relevanz in der Regel die methodische Qualität der jeweiligen Arbeit. An der Metaanalyse wurde häufig die Kritik geäußert, sie nehme auch Studien von fragwürdiger Qualität auf und gelange somit zu nicht vertrauenswürdigen Resultaten (Eysenck, 1978; Mintz, 1983; Strube & Hartmann, 1982). Diesem mit dem Stichwort "garbage in - garbage out" etikettierten Vorwurf wurde entgegengehalten, daß die mangelnde Qualität von Primärstudien nicht der Metaanalyse an sich anzulasten sei. Von ihr könne lediglich gefordert werden, eine adäquate Strategie zum Umgang mit diesem Problem zu entwickeln. Als Lösungen schlagen Glass et al. (1981) bzw. Smith et al. (1980) vor, die Primärstudienresultate gemäß der Qualität der jeweiligen Studie zu gewichten und empirisch zu vergleichen, ob sich methodisch gute und schlechte Untersuchungen hinsichtlich ihrer Resultate unterscheiden. Wäre dies der Fall, könnte man den Ausschluß der methodisch schlechten Arbeiten in Erwägung ziehen. Ein Nachteil der Gewichtung ist nach Chow (1987) die Einfügung subjektiver Elemente in die Metaanalyse, da unklar ist, wie verschiedenartig gute und schlechte Arbeiten gewichtet werden sollen. Bryant und Wortman (1984) wenden ferner ein, daß die von Glass vorgeschlagene Strategie nur dann funktionieren könne, wenn die zu integrierenden Studien eine gewisse Varianz an methodischer Qualität aufweisen und zumindest einige gute Studien als Bezugspunkt verfügbar sind. In einem Forschungsbereich, der nahezu ausschließlich aus methodisch schwachen Arbeiten besteht, ist die Durchführung einer Metaanalyse somit problematisch. Eventuell stehen hier Aufwand und Qualität der Resultate in einem ungünstigen Verhältnis.

Hunter und Schmidt (1990) betonen, daß vor der empirischen Überprüfung des Zusammenhangs zwischen Studienqualität und Untersuchungsresultaten die artefaktbedingte Varianz sowie die durch theoretisch plausible Moderatoren bedingte Varianz abgezogen werden müsse. Nur wenn dann noch substantielle Varianz verbleibe, stelle sich überhaupt die Frage, ob die Studienqualität einen Einfluß auf die Ergebnisparameter habe. Die Subtraktion der durch Moderatoren bedingten Varianz ist jedoch umstritten. U.U. wird jeder Untersucher andere Konstrukte als "theoretisch plausible Moderatoren" bezeichnen, wodurch wiederum subjektive Entscheidungen die Objektivität und Reliabilität der Metaanalyse beeinträchtigen.

12. Metaanalysen sollten nur in einem Forschungsbereich durchgeführt werden, in dem zumindest einige methodisch gute Studien als Bezugspunkt vorliegen. Zur Studienqualitätsbestimmung sollte ein differenziertes und bereichsspezifisches Schema entwickelt werden. Methodisch gute und fragwürdige Arbeiten sollten - sofern die Varianz der Effektstärken nicht allein schon durch Artefakteinflüsse erklärbar ist - hinsichtlich der Forschungsresultate verglichen werden. Dies kann z.B. anhand einer Korrelation zwischen Qualitätsrating und Studienresultat geschehen. Je stärker dieser Zusammenhang ausfällt, desto unterschiedlicher sollten methodisch gute und schlechte Arbeiten bei der Bestimmung einer Gesamteffektstärke gewichtet werden. Es sollte aufgrund bereichsspezifischer Kriterien ein Mindestmaß an Qualität festgelegt werden. Studien, die diesem Maßstab nicht genügen, sollten unabhängig vom Zusammenhang zwischen Studienqualität und Forschungsresultat von der Metaanalyse ausgeschlossen werden.

Problematisch, weil nur im Einzelfall begründbar, bleibt die Festlegung des Qualitätsmindestmaßes. Als Extreme lassen sich die Positionen von Glass et al. (1981) einerseits und Slavin (1986) andererseits gegenüberstellen. Während bei Glass et al. keine Mindeststandards festgelegt werden, da davon ausgegangen wird, daß sich die Studienmängel über alle Arbeiten hinweg ausgleichen, beschränkt sich die von Slavin vorgeschlagene "best evidence synthesis" auf ausgewählte Studien mit hoher interner und externer Validität. Für das Dilemma zwischen methodischer Strenge bei geringer Repräsentativität und hoher Generalisierbarkeit bei methodisch schwacher Datenbasis existiert keine allgemeingültige Lösung (Bryant & Wortman, 1984). Gegen eine zu starke Berücksichtigung des Qualitätskriteriums und die Verwendung hochgesetzter Standards sprechen jedoch die geringe Reliabilität von Qualitätseinstufungen (z.B.

Cooper, 1984) sowie die Gefahren durch (bewußte oder unbewußte) Verzerrungen bei der Studienselektion. Mangelnde Reliabilität und Transparenz der Auswahlkriterien führen u.U. dazu, daß Untersucher Studien benachteiligen, die ihren Vorstellungen oder Hypothesen widersprechen (s. Bangert-Drowns, 1986). Aus diesen Gründen wird hier ein wenig restriktiver Mindeststandard in Kombination mit einer Qualitätsgewichtung befürwortet (vgl. auch Cook et al., 1992):

13. Der Studienqualitätswert, der als Aufnahmekriterium einer Metaanalyse verwendet wird, sollte nicht zu hoch angesetzt sein. Er sollte lediglich diejenigen Studien selegieren, die ganz offensichtlich grobe Mängel aufweisen. Dem unterschiedlichen Informationswert der restlichen Studien sollte durch eine Gewichtung Rechnung getragen werden. Die ausgeschlossenen Studien sollten nicht in die quantitative Analyse aufgenommen werden, wohl aber einzeln qualitativ untersucht werden, um ihren heuristischen Wert für die Konzeption und Durchführung der Metaanalyse zu bestimmen.

14. Für die Beurteilung der Primärstudienqualität sollten Kontrollprozeduren implementiert werden. Dazu kommen in Frage: ein intensives Training der beteiligten Kodierer, eine separate Kodierung von Resultaten und Studienmerkmalen sowie eine empirische Bestimmung der Übereinstimmung verschiedener Kodierer. Insbesondere letzteres Vorgehen sollte in keiner Metaanalyse fehlen.

4. Phase der Datenanalyse und -interpretation

Metaanalyse als Erklärung vs. Metaanalyse als Beschreibung

Die gegenwärtige Entwicklung der Metaanalyse zeigt einen deutlichen Trend zur zunehmenden Verwendung multivariater statistischer Verfahren und zum Anspruch, mit Metaanalysen nicht nur beschreiben, sondern auch erklären zu können (vgl. z.B. Cook et al., 1992; Schmidt, 1992). Dem sollte Rechnung getragen werden:

15. Sofern theoretische Grundlagen zur Verfügung stehen, sollte eine Metaanalyse über den rein deskriptiven Gesichtspunkt der Zusammenfassung vorliegender Befunde hinausgehen und den Versuch unternehmen, zu einer theoretischen Weiterentwicklung des Forschungsgebiets beizutragen. Dazu gehört die Überprüfung theoretischer Aussagen und die explorative Analyse relevanter Variablenbeziehungen. Wichtigstes Instrument dieses Vorgehens ist die auf Strukturgleichungsmodellen beruhende Kausal- bzw. Mediatorenanalyse (vgl. z.B. Cook et al., 1992).

Integration quantitativer und qualitativer Auswertungsstrategien

Die Metaanalyse ist als ein quantitatives Verfahren in Absetzung von den qualitativ orientierten traditionellen Reviews entstanden. Mit der zunehmenden Etablierung metaanalytischer Techniken sollte es möglich sein, diesen konstruierten Gegensatz zu entschärfen und dort, wo quantitative Verfahren nicht anwendbar sind, qualitative Strategien der Datenanalyse zu entwickeln. Jenicek (1989) bezeichnet dies als eine der größten Anforderungen an die Metaanalyse. Die Notwendigkeit qualitativer Ansätze betrifft u.a. die Untersuchung einzelner mit anderen Studien nicht vergleichbarer Arbeiten (z.B. Studien mit Extremwerten oder ungebräuchlichen aber validen Variablenoperationalisierungen), aber auch die Analyse von qualitativen Auswertungsformen in den Primärstudien. Weitere Ziele einer qualitativen Metaanalyse nennt Jenicek (1989): Die Untersuchung fehlender oder mangelhafter Daten sowie die Bestimmung der Prävalenz, Homogenität und Verteilung von Studienqualitätsattributen. Letzteres steht in enger Beziehung zu quantitativen metaanalytischen Techniken. Wenig ist bisher zu diesem Thema publiziert worden (Drinkmann, 1990), so daß nur allgemein gehaltene Hinweise gegeben werden können.

16. Eine Metaanalyse sollte quantitative Auswertungsstrategien um qualitative Ansätze ergänzen. Dies betrifft primär diejenigen Bereiche, wo eine quantitative Integration nicht möglich ist. Der metaanalytisch arbeitende Forscher sollte in solchen Fällen den reichen Fundus qualitativer Techniken der Primärstudienebene nach geeigneten Verfahren durchsuchen. Falls die Verbindung der quantitativen mit der qualitativen Strategie nicht gelingt, sollten für die beiden Strategien separate metaanalytische Auswertungen vorgenommen und vorgestellt werden.

Der Umgang mit komplexen statistischen Analysen in den Primärstudien

In den Anfängen der Metaanalyse konzentrierten sich die Anwendungen auf Studien, die relativ einfache Ergebnisparameter wie t-Tests oder Korrelationen enthielten. Mit der zunehmenden Verbreitung metaanalytischer Techniken und der Weiterentwicklung statistischer Methoden auf der Primärstudienebene wird immer häufiger das Problem auftauchen, daß die Ergebniswerte der Primäruntersuchungen derart komplex sind, daß sie nicht studienunabhängig interpretiert werden können und eine Integration nicht ohne weiteres möglich ist. Dies betrifft z.B. Regressionsgewichte, Pfadkoeffizienten und Faktorenladungen. Ein im Prinzip einfaches Vorgehen bestünde darin, von den jeweils zugrundeliegenden einfachen Effektstärken (also bei den oben genannten Parametern von der Korrelationsmatrix der beteiligten Variablen) auszugehen, diese wird jedoch häufig in den Primärstudien nicht angegeben. Die Entwicklung alternativer Verfahren, die den jeweiligen multivariaten Ergebnisparameter verwenden, steht noch in den Anfängen (Cooper, 1990; für ein Beispiel bezüglich Faktorenanalysen siehe Bushman et al., 1991).

17. Komplexe statistische Ergebnisparameter, die mangels Vergleichbarkeit nicht direkt integrierbar sind, stellen keinen Ausschlußgrund dar. Existiert keine Möglichkeit, eine auf den Parametern basierende metaanalytische Integration vorzunehmen, sollte von den jeweils zugrundeliegenden einfachen Effektstärken (z.B. Korrelationen) ausgegangen werden. Sind diese in der Primärstudie nicht angegeben, sollte der Autor angeschrieben werden. Ist dieses Vorgehen aus Kapazitätsgründen nicht möglich oder führt es zu keinem Erfolg, besteht die Möglichkeit, mit Informationsverlust aus den multivariaten Ergebnisparametern integrierbare Werte eines niedrigeren Datenniveaus abzuleiten (z.B. das Vorzeichen eines Pfad- oder Regressionskoeffizienten).

5. Phase der Ergebnisdarstellung

Die Kriterien der metaanalytischen Ergebnisdarstellung entsprechen weitgehend denen von Primärstudien. Ein Aspekt sei jedoch besonders hervorgehoben:

18. Unterschiedliche Formen der Ergebnisdarstellung können trotz statistischer Äquivalenz beim Leser unterschiedliche Eindrücke hervorrufen. Insbesondere im Hinblick auf die praktischen Konsequenzen der Resultate einer Metaanalyse sollte - zumindest zusätzlich - eine Metrik gewählt werden, die leicht zu verstehen ist, anschaulich ist und die Herstellung eines Bezugs zu den mit der Metaanalyse zu beantwortenden praktischen Fragen ermöglicht (z.B. das "binomial effect size display" von Rosenthal & Rubin, 1982).

Schluß

In diesem Beitrag wurden aus dem aktuellen Forschungsstand Hinweise zur praktischen Durchführung einer Metaanalyse abgeleitet. Diese stellen keine "Patentlösungen" dar, da sie auf der notwendigerweise subjektiven Gewichtung verschiedener Argumente beruhen und für den Einzelfall immer noch einer Konkretisierung bedürfen. Was jedoch deutlich geworden sein sollte, ist folgendes: Die Durchführung einer Metaanalyse verlangt mehr als nur die Anwendung eines Programms zur Effektstärkenberechnung. Der zum Teil durchaus berechtigten Kritik an verschiedenen Anwendungen metaanalytischer Verfahren wird man nur dann etwas entgegenzusetzen haben, wenn man die hier angesprochenen Probleme der Konstrukthierarchisierung, der Studienselektivität, der Datenqualität, der Analyseeinheit und Effektstärkenabhängigkeit etc. reflektiert, entsprechende Entscheidungen explizit macht und sowohl methodisch *als auch inhaltlich* begründet. Die Bestimmung der zu analysierenden Konstrukte, ihrer Operationalisierungen, die Berücksichtigung relevanter Moderatoren, die Nutzung des theorienüberprüfenden Potentials metaanalytischer Strukturanalysen, all dies erfordert nicht nur methodische, sondern auch inhaltliche Sachkompetenz. Was bei Primärstudien selbstverständlich scheint, sollte auch für den Bereich von Metaanalysen gelten: Der Untersuchungsleiter muß mit dem Gegenstand seiner Arbeit vertraut sein und über Kenntnisse des aktuellen Forschungsstandes verfügen. Die für eine Metaanalyse notwendigen methodischen Kompetenzen muß er sich erarbeiten oder sich ihrer Verfügbarkeit durch die Mitarbeit eines methodisch versierten Kollegen versichern.

Divisive Prozeßanalyse zur Aufdeckung von Phasen in dyadischen Interaktionen

Bernhard Schmitz

Zusammenfassung

Ausgangspunkt ist die aktuell diskutierte Sichtweise, den therapeutischen Prozeß nicht nur statisch, sondern als dynamische Interaktion aufzufassen. Vorliegende Modellvorstellungen gehen dabei oft von einer Phasenstruktur des Gesamtverlaufs aus. Bisher fehlen adäquate Verfahren, eine solche Struktur aufzudecken. In diesem Beitrag wird eine Methode vorgestellt, die besonders geeignet erscheint, eine solche Form der dyadischen Prozeßanalyse durchzuführen. Es wird eine Variante der divisiven Prozeßanalyse beschrieben, bei der neben einer Unterteilung aufgrund unterschiedlicher Niveauverläufe auch eine Clusterung aufgrund unterschiedlicher Zusammenhänge vorgenommen werden kann. Das Verfahren wird exemplarisch auf die Analyse einer Klient/Therapeut-Dyade auf der Basis von 77 Therapiesitzungen angewendet. Es lassen sich bei diesem Beispiel Phasen mit ähnlichen Einschätzungen von Klient und Therapeut trennen von solchen mit diskrepanten Wahrnehmungen.

In der Diskussion wird empfohlen, die Ergebnisse solcher Einzelfallprozeßanalysen zu aggregieren.

Abstract

Modern perspectives emphasize the dynamic rather than static nature of therapeutic processes. Some prominent models of therapeutic processes are based on assumptions about sequential structures. Until now, adequate methods to analyse such sequential structures have not been available. In this article, a procedure is introduced which seems to be especially well suited to perform dyadic analyses of such processes. This procedure allows the detection of different temporal stages with respect to (a) the level of a single variable, (b) the variability of a single variable and, most importantly, (c) the relationships between variables. The most important application of this method deals with the relationship between the therapist and the client. Therefore, this new method is applied to the process of a client-therapist interaction. The data are based on subjective evaluations of 77 therapeutic sessions, given separately by the therapist and the client. The results show phases with both convergent und divergent evaluations of the therapeutic process by the client and the therapist. In the discussion, a method of aggregating the data of many dyads is proposed.

1. Einleitung und Zielsetzung

In diesem Beitrag soll eine Methode der Prozeßanalyse vorgestellt werden. Prozesse werden verstanden als häufig wiederholte Messungen einer Untersuchungseinheit. Eine interessierende Einheit kann dabei eine Person, eine Dyade oder auch ein Staat sein. Für den Bereich Medizinpsychologie sind z.B. folgende Fragen als Prozesse abbildbar:

- Wie entwickelt sich eine Krankheit bei einer Person (gemessen durch die Intensität des Schmerzerlebens oder die subjektive Befindlichkeit) über einen längeren Zeitraum ?
- Wie ist der Verlauf einer Seuche, z.B. monatliche AIDS-Erkrankungen, über einen Zeitraum von mehreren Jahren ?
- Wie ist (im Rahmen einer Psychotherapie) die Entwicklung der Therapeut-Klient-Beziehung über einen längeren Zeitraum einzuschätzen ?

Die hier vorzustellende Methode hat die Zielsetzung zu untersuchen, ob der gesamte Prozeß als homogen zu betrachten ist, oder ob er in Phasen unterteilt werden kann, innerhalb derer der Prozeß einheitlich ist, wohingegen sich zwischen den Phasen deutliche Unterschiede feststellen lassen.

Das Verfahren stellt eine Kombination aus herkömmlichen Clusteranalyse- und Zeitreihenverfahren dar. Wir konzentrieren uns in diesem Beitrag auf das Beispiel der Klient-Therapeut-Interaktion.

Verlaufsorientierte Beschreibung des Therapieverlaufs

Schindler (1991) beschreibt die therapeutische Beziehung als gemeinsamen Wirkfaktor in der Psychotherapie und erhofft sich von der Erforschung dieses Wirkfaktors ein besseres Verständnis des therapeutischen Prozesses und dadurch auch eine stärkere Annäherung zwischen Forschung und Praxis.

Er argumentiert mit Fiske (1977), daß eine Thematisierung des Prozesses eine dynamische Konzeptualisierung erfordert im Gegensatz zur Betrachtung von statischen Merkmalen.

Anspruchsvolle Prozeßmodelle stellen den Gesamtverlauf als Aufeinanderfolge unterschiedlicher Phasen dar. Beispielhaft seien die Modelle von Strong und Claiborn (1982) und Kanfer und Grimm (1980) zitiert. Strong und Claiborn (1982) differenzieren drei Phasen, die unter anderem durch ein unterschiedliches Maß an Kongruenz zwischen Therapeut und Klient charakterisiert werden können. Dissonanz ist ebenfalls eine wichtige Variable. In der ersten Phase besteht zunächst maximale Diskrepanz zwischen Therapeut und Klient, die der Therapeut durch eine Orientierung an das Begriffssystem des Klienten reduziert. In einer zweiten Phase entsteht mehr Inkongruenz dadurch, daß sich der Therapeut in Richtung auf ein neues Bezugssystem bewegt. Erst in der letzten Phase geht die Beziehung in eine mehr kongruente über.

Im verhaltenstherapeutischen Modell von Kanfer und Grimm (1980) werden sieben Phasen unterschieden, in denen für den Therapeuten spezifische Ziele und Aufgabenstellungen spezifiziert werden. Ohne weiter auf diese Phasen einzugehen, wird deutlich, daß allein zwischen diesen beiden Phasenmodellen deutliche Unterschiede in der Zahl und der Art der zu beobachtenden Phasen bestehen. Dennoch bleibt festzuhalten, daß einer phasenspezifischen Betrachtung hoher Erklärungswert beigemessen wird.

Das neue Interesse der Psychotherapieforschung an der Analyse von Prozessen wird auch deutlich in einem Themenheft der "Zeitschrift für Klinische Psychologie" (siehe Bastine et al., 1989a, b). Die Autoren unterscheiden zwei Prototypen der Prozeßforschung: In Ansätzen vom Typ A wird das therapeutische Geschehen als homogen betrachtet, während bei Typ B der Verlauf als sequentiell und möglicherweise diskontinuierlicher Prozeß angesehen wird.

Ausgangspunkt für die folgenden Überlegungen ist somit die Grundannahme, daß es lohnenswert ist, den therapeutischen Prozeß als dynamischen Prozeß zu analysieren. Dabei können mehrere Auflösungsgrade unterschieden werden: Die Analyse einzelner Interaktionssequenzen innerhalb einer Therapie oder die Abfolge der einzelnen Therapiesitzungen. Als Datenbasis werden Informationen von Klient und Therapeut über eine Vielzahl von Meßzeitpunkten vorausgesetzt. Der Gesamtprozeß wird charakterisiert durch Merkmale des Verlaufs.

Der Prozeß wird dabei nicht als homogen angesehen, sondern zerfällt in einzelne Segmente, die in sich homogen sind, aber sich voneinander unterscheiden. Somit läßt sich der Gesamtprozeß charakterisieren durch die spezielle Abfolge der Segmente oder Phasen. Versuche, den gesamten Verlauf durch einheitliche Parameter zu beschreiben, müssen dagegen zu unzulässigen Einschätzungen führen, die weder eine zutreffende Charakteristik des Gesamtprozesses darstellen, noch unbedingt für eine der Teilphasen Bedeutung haben müssen.

2. Beschreibung des Verfahrens der divisiven Prozeßanalyse

Das Kernverfahren ist bei Schmitz (1987) beschrieben. Auf die Software wird in Schmitz (1990) verwiesen.

Hier werden die Grundidee skizziert und die Weiterentwicklungen des Verfahrens erläutert, sowie die Besonderheiten der Anwendung für die dyadische Prozeßanalyse verdeutlicht.

Die Grundannahme ist, daß der gesamte Prozeß eine Phasenstruktur aufweist. Obwohl im Zentrum der Analyse die dyadische Prozeßanalyse steht, soll zunächst das Verfahren am Beispiel der univariaten Prozeßanalyse beschrieben werden, bei dem der Verlauf für nur eine Person und eine Variable analysiert wird.

2.1 Idealtypische Verläufe

Im folgenden wird anhand idealtypischer Verläufe aufgezeigt, welche Prozesse unterschieden werden können und zu welchen Mustern die hier vorgeschlagene Prozeßanalyse Auskunft geben kann.

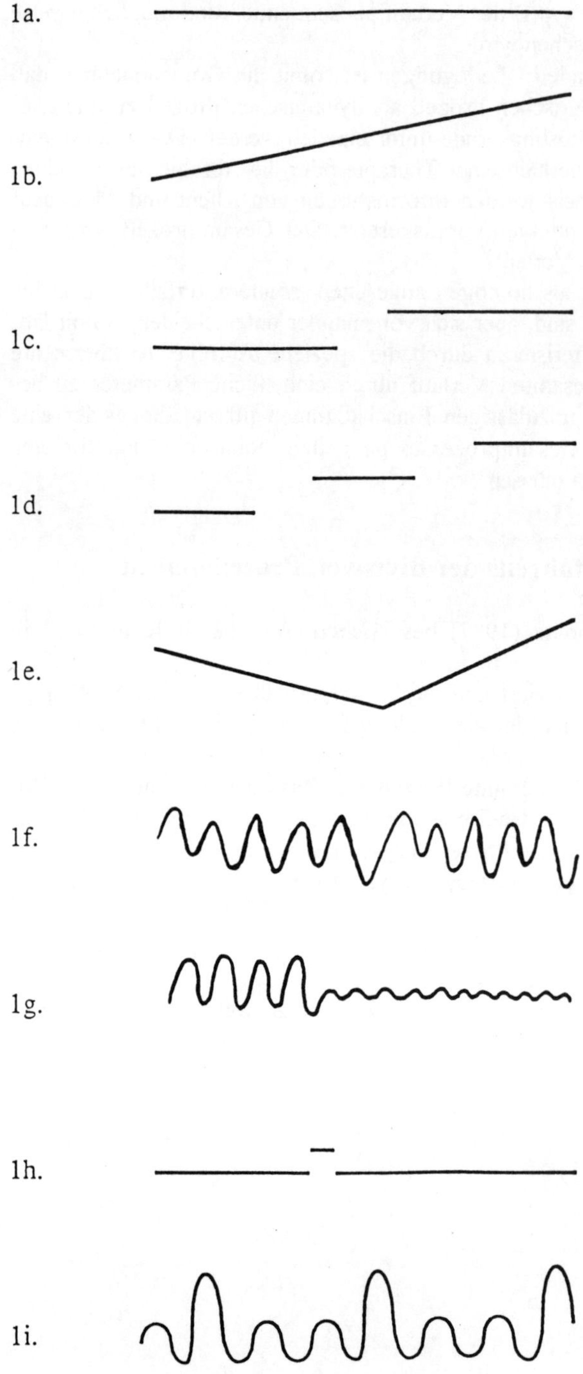

1a.

1b.

1c.

1d.

1e.

1f.

1g.

1h.

1i.

Abb. 1: Idealtypische Verläufe: univariat

2.1.1 Individuelle Verläufe

Abbildung 1 zeigt einige idealtypische Verläufe: Wir beziehen die Aussagen auf eine hypothetische Variable: die Einschätzung des Therapiefortschritts durch den Klienten.

In Abbildung 1a ist ein konstanter Verlauf dargestellt, bei dem keinerlei Änderung stattfindet. Dieser prototypische Verlauf stellt den Extremfall dar, daß keinerlei Therapieeffekt zu beobachten ist. Abbildung 1b zeigt eine kontinuierliche Besserung der Einschätzung im Verlauf der Therapie, die durch einen linearen Trend repräsentiert werden kann. In Abbildung 1c findet ein abrupter Wechsel der Einschätzung nach einer Anfangsphase statt, die geänderte Einschätzung wird für die restliche Therapie beibehalten. Dagegen wird in Abbildung 1d eine zweite abrupte Änderung auf ein neues Niveau veranschaulicht. Eine Änderung eines langsamen Abwärtstrends zugunsten eines kontinuierlichen Anstiegs kann in Abbildung 1e beobachtet werden. Eine relativ konstante Variabilität liegt dem Prozeß in Abbildung 1f zugrunde. Dagegen findet in Abbildung 1g eine Stabilisierung der Einschätzungen des Klienten statt. Bis auf einen Ausreißer stimmt Abbildung 1h mit Abbildung 1a überein: mit Ausnahme einer einzelnen Stunde ändert sich die Einstellung des Klienten nicht. Die letzte Abbildung beschreibt einen periodischen Verlauf.

Die Prozesse 1c, 1d, 1g, 1h sind eigentlicher Gegenstand der divisiven Prozeßanalyse: Hier finden sich plötzliche Änderungen in Niveau (1c,d,h) beziehungsweise in der Variabilität (1g). Die Zeitpunkte einer solchen Änderung zu identifizieren, ist Zielsetzung des Verfahrens.

Analoge Überlegungen wie für den Klienten lassen sich auch für Therapeutenvariablen machen.

2.1.2 Gemeinsame Verläufe von Klient und Therapeut

Abbildung 2a ist das bivariate Pendant zu Abbildung 1a: keine Veränderung findet statt. In Abbildung 2b setzen parallele Sprünge der Einschätzung beim Klienten und beim Therapeuten ein; während in Abbildung 2c sich beim Klienten ein zweifacher Sprung zeigt, ändert sich die Einschätzung des Therapeuten nur zu einem Zeitpunkt abrupt. In den ersten drei dieser Therapeut-Klient-Verläufe waren Konstanz beziehungsweise abrupte Niveauänderungen zu beobachten, in Abbildung 2d reduziert sich bei beiden Personen gleichzeitig die Variabilität der Einschätzung. Einen besonders wichtigen Fall veranschaulicht Abbildung 2e, hier ändert sich die Interaktion der beiden Personen: Nach einem anfänglichen synchronen Verlauf (hohe positive Relation) erfolgt eine Umkehrung zu gegenteiligen Einschätzungen in der zweiten Phase: Die Korrelation ist deutlich negativ.

Gegenstand der divisiven Prozeßanalyse sind die Verläufe in Abbildung 2b-d, bei denen sich Niveau, Variabilität oder Zusammenhang abrupt ändern.

Die Überlegungen zur Klient-Therapeut-Interaktion lassen sich auch auf den Fall übertragen, daß nur für den Klienten oder nur für den Therapeuten mehrere Verlaufsvariablen vorliegen.

2a.

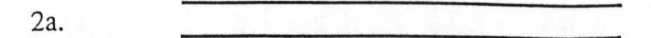

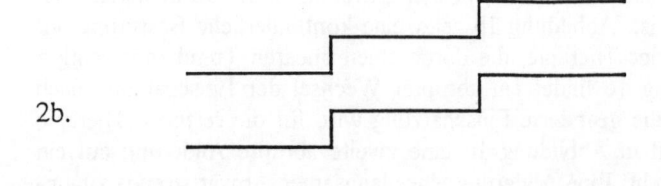

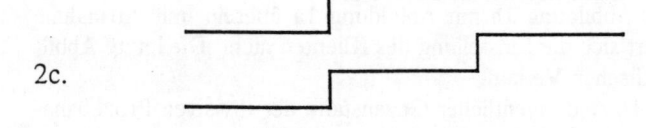

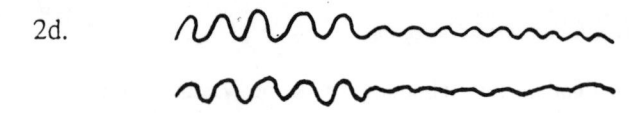

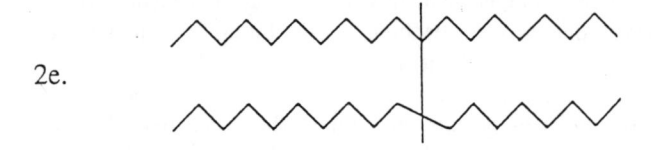

2b.

2c.

2d.

2e.

Abb. 2: Idealtypische Verläufe: bivariat

2.2 Aufgabenstellung des Verfahrens

Die divisive (aufteilende) Prozeßanalyse ist ein exploratives Verfahren, welches versucht Phasen aufzudecken und eine möglichst deutliche Unterscheidung zwischen den Phasen erlaubt.

Tabelle 1: Einteilungsgesichtspunkte für Varianten der divisiven Prozeßanalyse

univariat:	bivariat:	multivariat:
- Niveau	- Niveau	- Niveau
- Gleitmittel, Ausreißer	- Variabilität	- Variabilität
- Variabilität	- Zusammenhänge	- Struktur
- Autokorrelationen	- synchrone Zusammenhänge	
	- zeitverschobene Zusammenhänge	

Entsprechend der in den Abbildungen deutlich gewordenen unterschiedlichen Verlaufstypen können folgende Formen unterschieden werden (siehe Tabelle 1: univariate, bivariate und multivariate Form): Es werden eine, zwei oder mehrere Variablen zur Prozeßanalyse verwendet.

Die zweite Dimension in Tabelle 1 ist die Art, wie die Phasenunterschiede zustande kommen: Niveauunterschiede, Variabilitätsunterschiede oder Unterschiede im Zusammenhang zwischen den Variablen. Als weiteres Merkmal kann sich noch die Regelhaftigkeit im Prozeß ändern (bestimmt durch Autokorrelation oder ARIMA-Modell) und bei multivariablen Verläufen auch die Dimensionalität des Prozesses.

Die bisher vorliegende Version gestattet es, uni-, bi- oder multivariate Verläufe nach Niveauphasen einzuteilen, univariate Prozesse auch nach Variabilität und bivariate Prozesse nach Phasen unterschiedlicher Zusammenhänge.

2.2.1 Indikation

Die Indikation zur Anwendung der divisiven Prozeßanalyse hängt von der Fragestellung ab. Eine Übersicht über mögliche Fragestellungen der Prozeßanalyse wird bei Schmitz (1987) gegeben. Die Anwendung der divisiven Prozeßanalyse empfiehlt sich bei zwei Klassen von Fragen. Die erste Klasse ist eher technischer Art und kann als Vorstufe für die ARIMA-Modellierung verstanden werden. Die Anwendung von ARIMA-Prozessen (vgl. Schmitz, 1989) setzt Stationarität voraus. Stationarität bedeutet inhaltlich, daß der Prozeß u.a. sein Niveau und seine Variabilität über den gesamten Zeitraum beibehält. Hier kann die divisive Prozeßanalyse Informationen darüber geben, ob möglicherweise Nichtstationarität im Niveau oder bezüglich der Variabilität vorliegt. Bei Nichtstationarität im Niveau untersucht die divisive Prozeßanalyse, ob plötzliche Niveauverschiebungen einsetzen. Mathematisch gesehen bedeutet das, beliebige Verläufe durch Stufenfunktionen zu approximieren. Stufenfunktionen sind z.B. in Abbildung 1c bzw. 1d dargestellt. Sollte der Übergang kontinuierlich sein, so approximiert das Verfahren den Verlauf schrittweise durch Stufenfunktionen. Dieses Vorgehen läßt sich mathematisch begründen durch einen Satz (z.B. Lang, 1969; S. 188), der besagt, jede stückweise stetige Funktion läßt sich beliebig genau durch Stufenfunktionen approximieren. Eine Darstellung durch Stufenfunktionen ist also beliebig genau möglich, aber nicht immer sparsam. Sollte die divisive Prozeßanalyse Phasen mit sehr vielen Sprüngen aufdecken, so ist z.B. zu überlegen, ob nicht eine Polynomanpassung zweckmäßiger ist.

Die zweite Klasse ist formal äquivalent zur ersten, jedoch entfällt der Bezug zur ARIMA-Modellierung. Es sind dies Fragestellungen der Art: Ist ein Prozeß homogen oder zerfällt er in homogene Teilphasen. Die Inhomogenität kann sich dabei beziehen auf das Niveau, die Variabilität und (bei bivariaten Zeitreihen) den Zusammenhang zwischen Variablen. Man beachte, daß die divisive Prozeßanalyse als ein clusteranalytisches Verfahren explorativen Charakter hat. Es wird untersucht, an welchen Zeitpunkten Phasenübergänge in bezug auf ein Kriterium am wahrscheinlichsten sind. Diese Zielsetzungen sind zu unterscheiden von konfirmatorischen Fragestellungen, bei denen geprüft werden soll, ob zu einem vorgegebenen Zeitpunkt eine Niveau- (oder Variabilitäts-)änderung stattfindet. Hierzu können Verfahren der Transferfunktionsanalyse verwendet werden.

2.3 Funktionsweisen

Wir beschreiben zunächst die Variante univariater Niveauvergleiche und erläutern anschließend die Unterschiede bei den anderen Varianten.

2.3.1 Univariate divisive Prozeßanalyse zur Aufteilung in Phasen mit unterschiedlichem Niveau

Die divisive Prozeßanalyse ist ein spezielles Clusteranalyseverfahren. Deshalb werden zunächst kurz die Hauptbestandteile einer herkömmlichen Clusteranalyse genannt, um danach anhand der Unterschiede die Funktionsweise der divisiven Prozeßanalyse beschreiben zu können. Eine Einführung in die Clusteranalyse findet sich bei Bortz (1993) oder bei Steinhausen und Langer (1977).

"Die Clusteranalyse ist - ähnlich wie die Faktorenanalyse - ein heuristisches Verfahren zur systematischen Klassifizierung der Objekte einer gegebenen Objektmenge" (Bortz, 1993; S. 684). Betont werden soll hier, daß es sich um ein heuristisches bzw. exploratives Verfahren handelt.

Die durch ein oder mehrere Merkmale gekennzeichneten Objekte werden nach ihrer Ähnlichkeit in Cluster eingeteilt, die so gebildet werden, daß sie sich intern möglichst ähnlich sein sollen und extern möglichst gut voneinander separierbar sind.

Eine solche Clusteraufteilung wird iterativ gesucht: ausgehend von einer ersten Anordnung der Objekte werden schrittweise neue Cluster gebildet. Zur Durchführung einer Clusteranalyse müssen drei Entscheidungen getroffen werden. Erstens, man benötigt ein Maß für die Ähnlichkeit bzw. Distanz der Objekte. Zweitens, ein Kriterium, das die möglichst gute Separierbarkeit präzisieren soll, muß ausgewählt werden, und drittens muß ein Algorithmus spezifiziert werden, der die Regel angibt, nach der eine gegebene Aufteilung in Cluster beim nächsten Schritt zu modifizieren ist. Als Abstandsmaß wird häufig die euklidische Distanz verwendet, die für den Fall, daß nur ein Merkmal untersucht wird, dem einfachen Abstand zwischen zwei Punkten entspricht.

Ein naheliegendes Kriterium ist das Varianzenverhältnis (das in der Varianzanalyse als Teststatistik verwendet wird): Das Verhältnis der Varianz zwischen den Clustern zur Varianz innerhalb der Cluster soll möglichst groß sein. Ein Algorithmus könnte lauten: Beginne mit der gröbsten Zerlegung (alle Punkte bilden zusammen ein Cluster) und teile in jedem Schritt ein Cluster so auf, daß das Kriterium einen möglichst grossen Wert annimmt.

2.3.2 Unterscheidung zwischen herkömmlicher Clusteranalyse und divisiver Prozeßanalyse

Die divisive Prozeßanalyse unterscheidet sich durch zwei Punkte von der herkömmlichen Clusteranalyse: Zum ersten sind die Ausgangsinformationen Prozesse, die geclustert werden sollen. Deshalb besitzen die Objekte eine zeitliche Ordnung.

Dies hat zur Folge, daß weniger Clustereinteilungen möglich sind als bei der herkömmlichen Clusteranalyse. Diese reduzierte Zahl möglicher Einteilungen macht den zweiten Unterschied möglich: Bei der divisiven Prozeßanalyse werden alle möglichen Aufteilungen miteinander verglichen - man nennt das eine enumerative Strategie. Dies hat zur Folge, daß auf jeden Fall die optimale Lösung gefunden wird.

Wir betrachten den Unterschied zwischen der üblichen Clusteranalyse und der divisiven Prozeßanalyse am Beispiel einer Menge mit vier Elementen. Vier Objekte x1, x2, x3, x4 können in verschiedene Cluster eingeteilt werden. Geht man aber davon aus, daß die vier Meßwerte zeitlich aufeinander folgend als Prozeß erhoben wurden, so wird nur ein Teil der Aufteilungen als Prozeßcluster angesehen. In der divisiven Prozeßanalyse werden nur Cluster zugelassen, die vollständige Phasen charakterisieren. Eine vollständige Phase liegt vor, wenn alle Elemente lückenlos zeitlich aufeinanderfolgen: Sind zwei Punkte x_j und x_{j+2} in einem Prozeßcluster, so muß auch der (zeitlich) dazwischenliegende Meßwert x_{j+1} enthalten sein. So ist z.B. (x1, x2, x3) ein Prozeßcluster, dagegen (x1, x3, x4) nicht, weil hier x2 enthalten sein müßte.

2.3.3 Algorithmus der divisiven Prozeßanalyse

Soeben wurden die Besonderheiten der divisiven Prozeßanalyse beschrieben. Oben wurde erläutert, daß für eine Clusteranalyse drei Entscheidungen zu fällen sind: Distanzmaß, Kriterium und Algorithmus. Es wird die euklidsche Distanz gewählt und als Kriterium das Varianzverhältnis. In Schmitz (1987) wird bewiesen, daß es für die praktische Berechnung ausreicht, das Varianzkriterium (Varianz innerhalb der Cluster) zu betrachten. Der Algorithmus (er ist nicht iterativ, sondern enumerativ!) ist definiert für eine vorgegebene Clusterzahl:

Bilde nacheinander alle möglichen Einteilungen als Prozeßcluster. Berechne für jede dieser Einteilungen das Kriterium. Wähle die Einteilung aus, für die das Kriterium minimal ist. Es liegt ein Programm zur divisiven Prozeßanalyse vor (Schmitz, 1987, 1990). Das Programm benötigt als Eingabe die Daten (incl. Anzahl der Variablen, Anzahl der Zeitpunkte, Format) und die Anzahl der zu untersuchenden Cluster. Ausgabe sind die jeweiligen Clusteranfänge, Mittelwerte für jede Phase und der Wert für das Kriterium. Wenn keine Annahmen oder Vorinformationen über die Clusteranzahl vorliegen, empfiehlt es sich, die divisive Prozeßclusterung nacheinander für 2, 3 oder 4 Cluster durchzuführen. Im Prinzip wäre es leicht möglich, dem Programm die Suche nach einer optimalen Lösung zu übertragen. Die Entscheidung für das hier besprochene Vorgehen erfolgte in Anlehnung an Programme für das k-means Verfahren (s. z.B. Bortz, 1993). Dies hat den Vorteil, daß der Anwender selbst eine Entscheidung über die optimale Clusterzahl treffen kann, und daß eine Validierung von Phaseneinteilungen möglich ist. Da bei einer Aufteilung für eine gegebene Clusterzahl nicht auf vorhergehende Einteilungen zu einer anderen Clusterzahl zurückgegriffen wird, kann eine Validierung einer Prozeßclusterung vorgenommen werden. Zur Validierung einer Einteilung in 2 Cluster berechne man die (davon unabhängige) Einteilung in 3 Cluster. Wenn Clusteranfänge in beiden Einteilungen übereinstimmen, so ist dies eine Form der Validierung der 2-Clusterlösung.

2.3.4 Varianten

Es werden univariate und multivariate Varianten unterschieden.

Bei der univariaten Version sieht das Programm neben einer Variante, die nach dem Niveau für eine Variable einteilt, auch eine Variante vor, bei der untersucht werden soll, ob homogene Teilphasen hinsichtlich der Variabilität existieren. Aus Platzgründen kann diese Variante nicht ausführlich dargestellt werden.

Bei den multivariaten Varianten kann eine Analyse bezüglich des Niveaus der Variablen von Therapeut und Klient gleichzeitig durchgeführt werden. Wenn der Zusammenhang zwischen zwei Variablen von Bedeutung ist, so kann die divisive Prozeßanalyse bezüglich der Korrelation dieser Variablen eingesetzt werden. Für jedes Cluster wird die Korrelation berechnet und ein Kriterium maximiert.

2.3.5 Mindestphasenlänge

In allen Programmvarianten kann eine Mindestphasenlänge vorgegeben werden. Das bedeutet, es werden keine kürzeren Phasen zugelassen. Dies empfiehlt sich, weil über zu kurze Phasen keine zuverlässige Aussage gemacht werden kann. Z.B. ist es kaum sinnvoll, Korrelationen von Phasen mit weniger als 10 oder 15 Zeitpunkten zu betrachten. Die einzigen Ausnahmen stellen die uni- und multivariate Niveauvergleichsvarianten für die Fragestellung nach Ausreißern dar. Verzichtet man auf die Angabe einer Mindestphasenlänge, so können auch Ein-Elementecluster identifiziert werden. Dies können dann Ausreißer sein.

3. Methode

Die Anwendung des Verfahrens soll beschrieben werden anhand des therapeutischen Prozesses bei einer Therapeut-Klient-Dyade. Es werden Stunden-Erfassungsbögen in der Form nach Espe (1978, 1980) eingesetzt. Diese Stundenverlaufsbögen werden nach jeder Therapiesitzung vom Klienten und Therapeuten beantwortet, sie werden entsprechend Klienten-Erfahrungs-Bogen (KEB), beziehungsweise Therapeuten-Erfahrungs-Bogen (TEB) genannt. Gütekriterien für eine leicht modifizierte Version des KEB anhand von Querschnittsanalysen liefert Zielke (1980). Hohmann (1988) setzt sich kritisch mit der Anwendung des KEB in der klientenzentrierten Therapie auseinander. TEB und KEB sind Fragebögen mit 17 beziehungsweise 18 Items, die in relativ kurzer Zeit beantwortet werden können. Mit diesen Einschätzungen sollen nur die eingangs im Rahmen der Prozeßforschung genannten Fragestellungen nach wichtigen Phasen und unterschiedlichen Klient-Therapeut-Zusammenhängen beantwortet werden. Die Items wurden einer Ketten-P-Faktorenanalyse anhand von 5 Klient-Therapeut-Dyaden unterzogen. Ebenfalls wurde mit diesen Ausgangsinformationen eine Reliabilitätsanalyse der TEB/KEB vorgenommen. Es ergeben sich interne Konsistenzen (Cronbachs Alpha) von .65 bis .86. Wir geben die verwendeten Skalen und für jede ein Beispielitem an.

Für den Klienten:

Einschätzung der Belastung im Zusammenhang mit der Therapie (BELA-K). (Heute waren mir die Äußerungen des Therapeuten zu bohrend.)
Einschätzung des Therapiefortschritts (FORT-K). (Ich sehe nach dieser Stunde den kommenden Tagen zuversichtlicher entgegen.)
Beteiligung des Klienten (BETE-K). (Meine Probleme haben mich in dieser Stunde sehr bewegt.)

Für den Therapeuten:

Einschätzung der Belastung des Klienten durch die Therapiesitzung (BELA-T). (Heute habe ich den Klienten zu stark bedrängt.)
Einschätzung des Therapiefortschritts (FORT-T). (Nach dieser Stunde bin ich hinsichtlich des Therapieausgangs eigentlich recht optimistisch.)
Zweifel des Therapeuten (ZWEI-T). (Nach diesem Gespräch erscheint es mir wichtig, zusätzliche therapeutische Maßnahmen für den Klienten zu überlegen.)

Die bei Espe (1980) enthaltene Skala: "Persönliche Probleme des Therapeuten aus eigener Sicht" hielt einer Überprüfung nicht stand und wurde nicht weiter berücksichtigt.

Es handelte sich um eine Gesprächstherapie, die 77 wöchentliche Sitzungen umfaßte, die (mit Urlaubsphasen) im Verlaufe von knapp zwei Jahren stattfanden. Den Analysen liegen die oben beschriebenen drei Klienten- und drei Therapeutenvariablen zugrunde, bei den meisten Analysen werden nur die Einschätzungen des Fortschritts und der Belastung einbezogen.

3.1 Ergebnisse

3.1.1 Deskriptive Informationen: Univariate Verläufe

Zunächst ist es wichtig, sich einen Eindruck von Niveau und Variabilität der Variablen zu verschaffen. Tabelle 2 gibt Mittelwerte und Standardabweichung für die Variablen für Klient und Therapeut.

Tabelle 2: Mittelwerte und Standardabweichungen

	M	SD
FORT-K	5.78	.49
BELA-K	1.25	.27
BETE-K	5.94	.42
FORT-T	5.44	1.31
BELA-T	2.75	1.07
ZWEI-T	2.23	1.22

Berücksichtigt man die Skalierung der Items (1-7), so wird deutlich, daß der Klient insgesamt eine äußerst geringe Belastung (M = 1.25) empfindet (der kleinstmögliche Wert wäre 1) und den Fortschritt optimistisch einschätzt (M = 5,78). Der Therapeut schätzt die Belastung ebenfalls gering ein (M = 2,75) aber doch etwas höher als der Klient selbst. Die Einschätzung des Fortschritts ist ebenfalls optimistisch (M = 5.44) und in vergleichbarer Größenordnung wie die des Klienten. Die Variabilität der Therapeuteneinschätzungen ist durchweg höher als die der Klientenurteile.

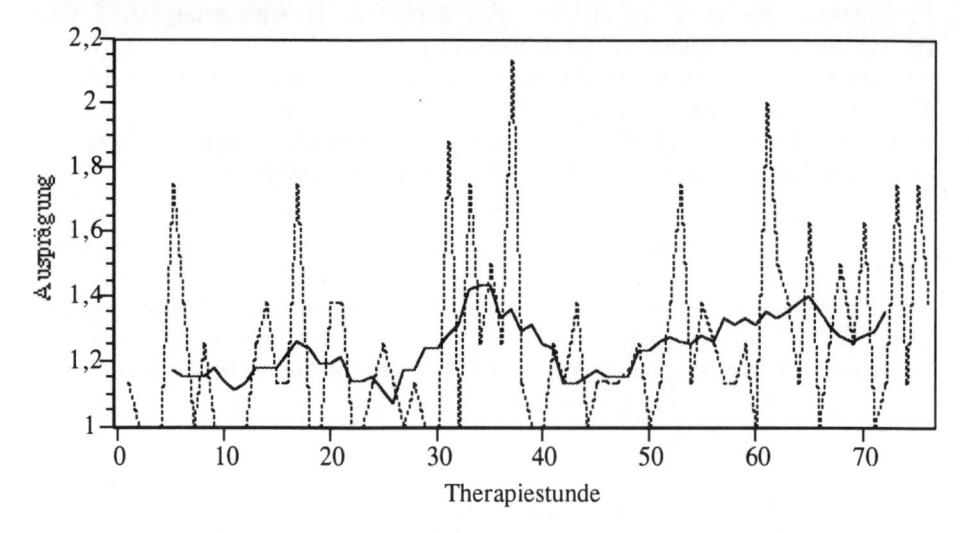

Abb. 3: Verlauf der Einschätzung der Belastung des Klienten (BELA-K). Original- und Gleitmittelwerte

Abbildung 3 zeigt den Verlauf für die Einschätzung der Belastung durch den Klienten. Neben den Rohwerten ist die Gleitmittelkurve eingezeichnet. Zur Ermittlung der Gleitmittelwerte werden benachbarte Messungen über 9 Wochen (ungefähr 2 Monate) gemittelt. Die Gleitmittelkurve stellt einen gefilterten Prozeß dar, bei dem situative oder Zufallseinflüsse eliminiert und mittelfristige Entwicklungen deutlich werden. Wir untersuchen erste Auffälligkeiten: Es zeigt sich eine deutliche Variation, so daß angenommen werden kann, daß sich spezifische Besonderheiten im Verlauf abbilden lassen.

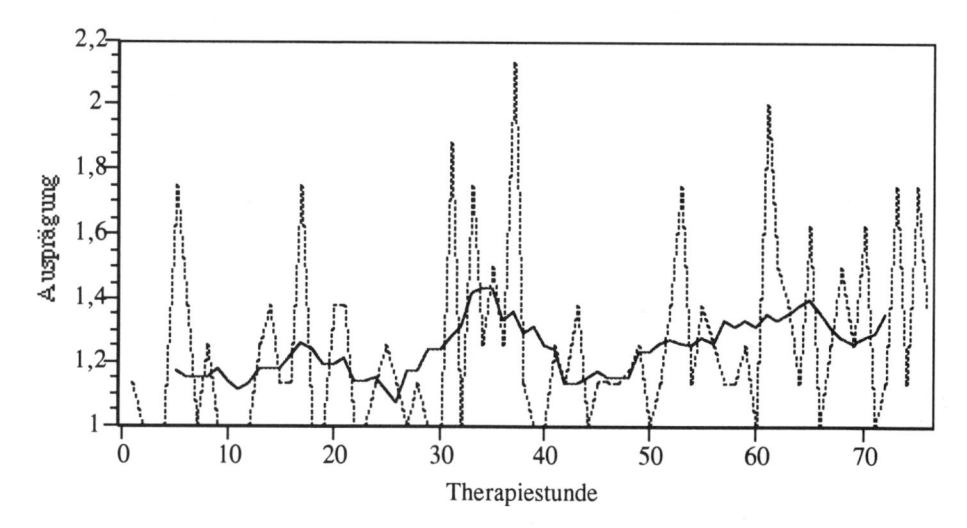

Abb. 4: *Verlauf der Einschätzung des Fortschritts durch den Klienten (FORT-K). Original- und Gleitmittelwerte*

Abbildung 4 zeigt den Verlauf für die Einschätzung des Therapiefortschritts durch den Klienten. Nach einer optimistischeren Anfangsphase zeigt sich eine Reduktion mit zwischenzeitlichem Anstieg und schließlich einem weiteren Abfall.

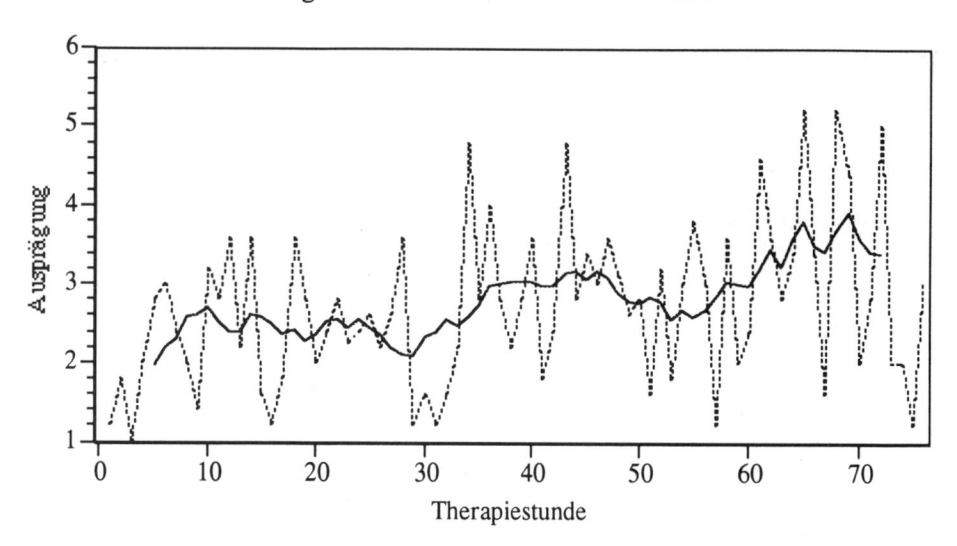

Abb. 5: *Verlauf der Einschätzung der Belastung des Klienten aus der Sicht des Therapeuten (BELA-T). Original und Gleitmittelwerte*

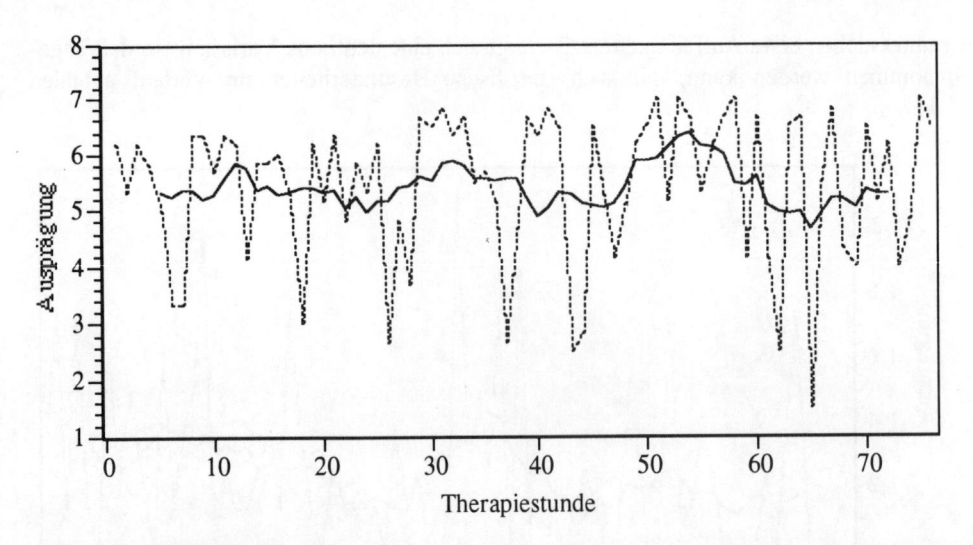

Abb. 6: Verlauf der Einschätzung des Fortschritts durch den Therapeuten (FORT-T). Original und Gleitmittelwerte

Wie schon bei der Betrachtung der Standardabweichungen in Tabelle 2 zu erkennen war, nutzt der Therapeut die Breite der Antwortskala stärker aus. Die Verläufe, die die Sicht des Therapeuten wiedergeben, variieren somit stärker als die des Klienten.

3.1.2 Ergebnisse der univariaten divisiven Prozeßanalyse

Nachdem zunächst die Prozesse vorwiegend anhand der graphischen Darstellungen beschrieben wurden, werden jetzt die Ergebnisse der divisiven Prozeßanalyse berichtet.

Tabelle 3: Ergebnisse der univariaten divisiven Prozeßanalyse für die Variable BELA-K. Clusteranfang und Mittelwert (M)

2-Cluster Anfang	M	3-Cluster Anfang	M	4-Cluster Anfang	M
1	-.85	1	-.79	1	-.79
29	.47	31	1.41	31	1.25
		38	.30	40	-.69
				51	.77

Tabelle 3 zeigt die Aufteilung des Gesamtprozesses in verschiedene Phasen am Beispiel der Variablen Einschätzung der Belastung durch den Klienten (BELA-K). Ausgangspunkt sind standardisierte Gleitmittelwerte über 9 benachbarte Zeitpunkte. Bei dieser Variante wird keine minimale Clustergröße vorgegeben, um auch möglichst kleine Extremphasen identifizieren zu können. Die Tabelle enthält für jede Clusteraufteilung die Clusteranfänge und die Mittelwerte für die jeweiligen Cluster. Es werden nacheinander 2-, dann 3-, dann 4-Clusterlösungen unabhängig voneinander berechnet. Bei der Aufteilung in zwei Phasen beginnt die erste Phase zum ersten Zeitpunkt, die zweite Phase beim 29. Zeitpunkt. Eine Aufteilung in drei Phasen, die unabhängig von der ersten Prozeßdifferenzierung vorgenommen wird, liefert fast die gleiche Einteilung, das 2. Cluster beginnt hier lediglich zum 31. Zeitpunkt. Es ergibt sich eine weitere Phase, die zum Zeitpunkt 38 beginnt. In der 4-Phaseneinteilung bleiben die ersten beiden Phasen gleich und die dritte beginnt geringfügig verändert zum Zeitpunkt 40. Die hinzugekommene 4. Phase fängt mit der 51. Sitzung an. Da jede Differenzierung ohne Berücksichtigung der Einteilung mit geringerer Clusterzahl neu vorgenommen wird, kann die wiederholte Aufdeckung gleicher oder benachbarter Zäsuren als eine Validierung verstanden werden.

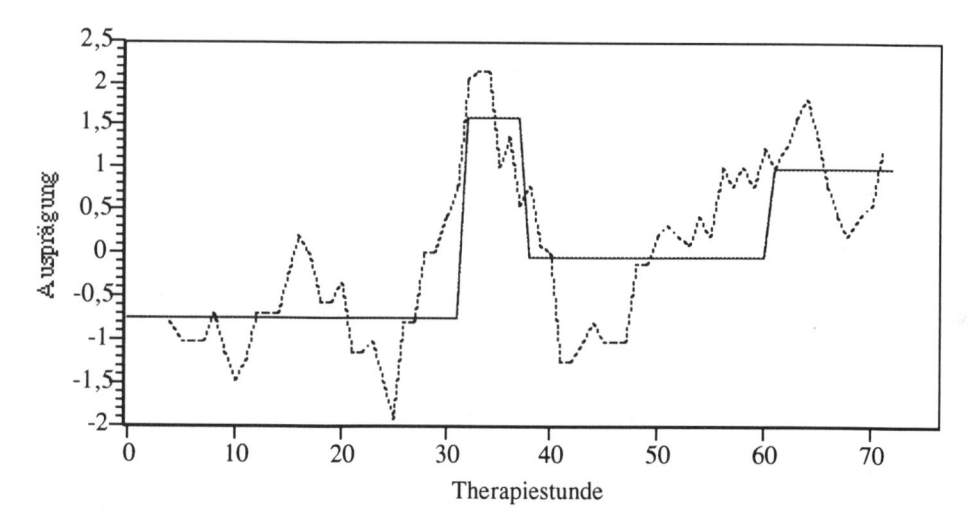

Abb. 7: Ergebnis der univariaten divisiven Prozeßanalyse für die Einschätzung der Belastung durch den Klienten. Ausgangsdaten und Clustermittelwerte

Die Abbildung 7 zeigt den Verlauf der Variablen einschließlich der Phasenmittelwerte für die 4-Clusterlösung. Die Clusterung stimmt mit dem intuitiven Eindruck bei der Betrachtung der Graphik überein. Die Belastung wird zu Beginn als gering eingeschätzt. Danach setzt ein Zeitraum mit leicht höherer Belastung ein, dem eine Konsolidierungsphase folgt. Eine erneute Zunahme der Belastungseinschätzung erfolgt in Hinblick auf das Ende der Therapie.

3.2 Gemeinsame Analyse der Verläufe von Klient und Therapeut

3.2.1 Niveauunterschiede

Nachdem eine Variable exemplarisch univariat analysiert worden ist, soll jetzt die Dyade fokussiert werden.

Tabelle 4 enthält die Prozeßanalyse auf der Grundlage der gemeinsamen Betrachtung von Belastungseinstufungen durch Klienten und Therapeuten (BELA-K, BELA-T). Grundlage sind wiederum standardisierte Gleitmittelwerte, über 9 Punkte gebildet. Hier zeigt sich eine ähnliche Aufteilung wie beim Klienten. In der 2-Clusterlösung beginnt das 2. Cluster zum Zeitpunkt 32. In der 3-Clusterlösung findet sich dieser Einschnitt in unmittelbarer Nachbarschaft (Zeitpunkt 31), und ein neuer Einschnitt beginnt bei Zeitpunkt 61. Dieser taucht auch in der 4-Clusterlösung wieder auf, zusätzlich noch eine Phase, die in der 38. Sitzung anfängt. Beim Vergleich der univariaten und bivariaten Aufteilungen (die ja teilweise auf redundanter Information aufbauen) zeigt sich eine recht hohe Übereinstimmung, lediglich die letzte Phase hat in der bivariaten Aufteilung einen späteren Beginn.

Tabelle 4: *Ergebnisse der bivariaten divisiven Prozeßanalyse.*
Niveauclusterung für die Variablen BELA-K und BELA-T.
Clusteranfänge und Mittelwert (M-K, M-T)

2-Cluster			3-Cluster			4-Cluster		
Anfang	M-K	M-T	Anfang	M-K	M-T	Anfang	M-K	M-T
1	-.74	-.90	1	-.79	-.90	1	-.74	-.90
32	.49	.59	31	.29	.13	32	1.58	-.18
			61	.99	1.62	38	-.05	.26
						61	.99	1.62

Abbildung 8 veranschaulicht das Ergebnis der (bivariaten) divisiven Prozeßanalyse für diese Variablen. Die Vier-Phasenaufteilung wird vorgestellt. Ausgangspunkt sind standardisierte Gleitmittelwerte. Die Abbildung zeigt den gemeinsamen Verlauf der Mittelwerte beider Prozesse für die vier Phasen. Dabei stimmen die Niveaus für die erste und dritte Phase deutlich überein, während insbesondere in der zweiten und vierten Phase massive Diskrepanzen zwischen Therapeuten und Klientenbeurteilungen bestehen. Sowohl beim Therapeuten als auch beim Klienten zeigt sich insgesamt eine gegen Ende zunehmende Belastungseinschätzung. Auffallend ist vor allem die Diskrepanz in Phase 2, in der der Klient sich offensichtlich in einer vom Therapeuten nicht so deutlich registrierten schwierigen Phase erlebt. In weiteren multivariaten Analysen wurde die Aufteilung zunächst anhand aller drei Klienten-, dann anhand aller drei Therapeuten- und schließlich mit allen sechs Variablen gemeinsam vorgenommen. Alle Analysen kommen zu vergleichbaren Ergebnissen.

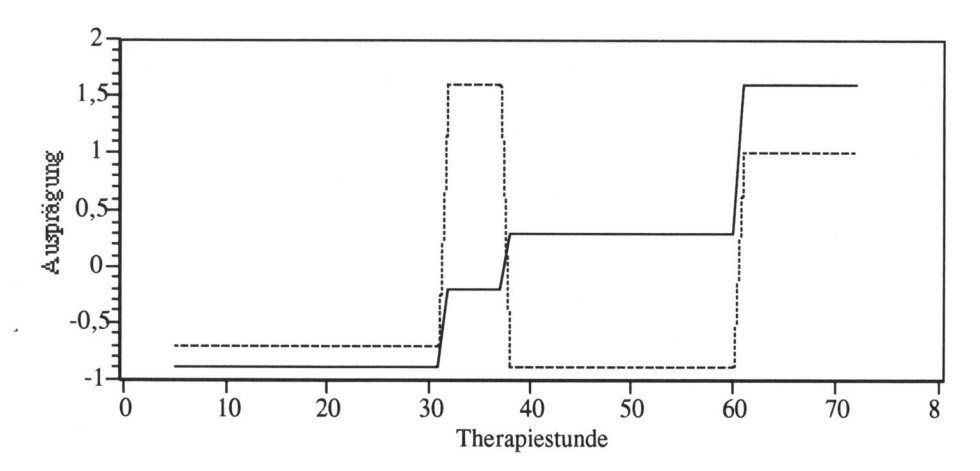

Abb. 8: *Ergebnis der bivariaten divisiven Prozeßanalyse für die Einschätzung der Belastung durch Klient und Therapeut. Clustermittelwerte*

3.2.2 Zusammenhangsunterschiede

Tabelle 5: *Korrelationen der Skalen*

	FORT-K	BELA-K	BETE-K	FORT-T	BELA-T	ZWEI-T
FORT-K	1.0	-.40**	.34**	.19	-.29*	-.37**
BELA-K		1.0	-.18	-.19	.05	.14
BETE-K			1.0	.05	-.15	.06
FORT-T				1.0	-.40**	-.69**
BELA-T					1.0	.40**

*p < .01 **p < .001

Tabelle 5 zeigt die Zusammenhänge für die Skalen beim Klienten und Therapeuten. Die Einschätzung der Belastung und des Fortschritts beim Klienten korrelieren deutlich negativ. Eine optimistische Beurteilung des Therapiefortschritts hängt zusammen mit einer geringen Belastung. Die Variablen beim Therapeuten korrelieren alle hoch miteinander (entsprechend der Polung): der Zusammenhang zwischen Belastung und Fortschritt entspricht der beim Klienten. Die Beziehungen zwischen Therapeuten- und Klienteneinschätzung sind nur teilweise signifikant. Offenbar korrespondieren die gleichlautenden Variablen Fortschritt und Belastung nicht. Die Einschätzung des Fortschritts beim Klienten hängt negativ zusammen mit der Einschätzung der Belastung auf Seiten des Therapeuten.

Diese schwachen oder nicht signifikanten Zusammenhänge müssen auf der Basis der oben beschriebenen Phasenaufteilung betrachtet werden, in der sowohl Phasen mit gleichen Einschätzungen als auch mit diskrepanten Urteilen deutlich wurden. Von daher ist bei inhomogenen Phasen eine Analyse des Zusammenhangs über den Gesamtzeitraum nicht aussagekräftig.

Man könnte zunächst die Zusammenhänge für die oben beschriebenen Phasen getrennt analysieren. Stattdessen soll hier am Beispiel des Zusammenhangs zwischen den Einschätzungen des Fortschritts von Klient und Therapeut (FORT-K, FORT-T) eine Phasenaufteilung gesucht werden, die die deutlichsten Unterschiede zwischen den Zusammenhängen in den Phasen aufweist.

Tabelle 6: Ergebnisse der bivariaten divisiven Prozeßanalyse. Zusammenhangsclusterung für die Variablen FORT-K und FORT-T. Clusteranfänge und Korrelationen

2-Cluster Anfang	r	3-Cluster Anfang	r	4-Cluster Anfang	r
1	-.22	1	-.22	1	-.22
22	.36	22	.61	21	.33
		33	.36	47	.66
				62	.25

Tabelle 6 enthält diese optimale Aufteilung. Datenbasis für Aufteilung nach Zusammenhängen sind die Originalwerte und nicht Gleitmittel. Im Unterschied zur Aufteilung nach Niveau sind bei Korrelationen auf jeden Fall Mindestphasenlängen anzugeben, weil sonst keine stabilen Zusammenhänge ermittelt werden können. In Tabelle 6 ist die Aufteilung für eine Mindestphasenlänge von 10 angegeben (was sicherlich eine untere Grenze ist). Die Tabelle enthält für die 2-, 3- und 4-Clusterlösungen jeweils den Clusteranfang und die Korrelation innerhalb der Phase. Die Korrelation für den Gesamtzeitraum beträgt $r = .19$ wie Tabelle 5 zu entnehmen ist. Bei einer 2-Clusterlösung ergibt sich eine Aufteilung mit schwach negativem Zusammenhang $r = -.22$ in der Anfangsphase und einem positiven Zusammenhang $r = .36$ in einer zweiten Phase, die zum Zeitpunkt 22 beginnt. Bei der weiteren Aufteilung (die wie bei den niveaubezogenen Einteilungen unabhängig von jeder vorherigen vorgenommen wird) bleibt die Anfangsphase erhalten, und lediglich der zweite Zeitraum wird weiter aufgeteilt. Abbildung 9 zeigt die bivariaten Verläufe mit vier Clustern. Da mit Ausnahme von Zeitpunkt 22 in weiteren Aufteilungen keine Einteilungen bestätigt wurden, sollte lediglich der Unterschied der ersten beiden Cluster interpretiert werden.

Eine andere Zielsetzung als die divisive Prozeßanalyse wird mit multivariaten Zeitreihenanalysen verfolgt: Die gegenseitigen Beeinflussungsmechanismen werden analysiert. Dabei wird untersucht, ob die Einschätzungen vom Therapeuten in der aktuellen Sitzung vom Klienten in den vorangegangen Sitzungen abhängt und/oder umgekehrt.

Ein Beispiel für eine solche multivariate Zeitreihenanalyse für eine verwandte Fragestellung findet sich in Schmitz (1989, S. 208ff. und bei Strauß, 1986).

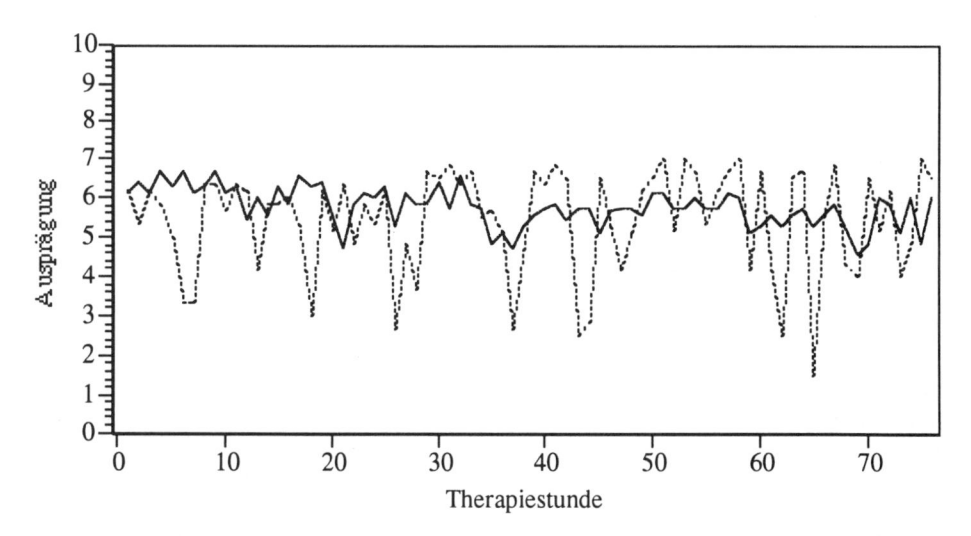

Abb. 9: Ergebnis der bivariaten divisiven Prozeßanalyse für die Einschätzung des Fortschritts durch Klient und Therapeut. Phasen unterschiedlicher Zusammenhänge

4. Diskussion

An einer Dyade wurde das Vorgehen bei der divisiven Prozeßanalyse auf der Basis von TEB/KEB-Verlaufsdaten exemplarisch gezeigt. Mit dieser Form der Prozeßanalyse kann der *Therapieverlauf insgesamt* betrachtet werden. Im Unterschied zu klassischen Ansätzen der Einzelfallforschung (siehe etwa Fichter, 1979) wird hier die *Dyade* als Untersuchungseinheit gewählt und so auch eine *Beziehungsprozeßanalyse* (BPA) möglich. Von den Autoren der TEB/KEB wurden keine Prozeß- beziehungsweise Verlaufsanalysen in der hier vorgestellten Form durchgeführt, auch weil die von diesen Autoren untersuchten Therapien in der Regel sehr kurz waren, teilweise nur 10 Sitzungen. Die BPA ist gerade zur Untersuchung *längerer Therapien* geeignet.

Eine Zielsetzung dieses Beitrags ist sicherlich die Einzelfallprozeßanalyse. Darüber hinaus wird vorgeschlagen, die Ergebnisse der umfangreichen Untersuchung von mehreren Einzelfällen in einem weiteren Schritt zu *aggregieren* (siehe Schmitz & Asendorpf, 1993). Wir unterscheiden zwei Formen der Aggregation, die sich in der Art ihrer Informationsausnutzung unterscheiden. Strategie 1 führt zunächst für jede Dyade einzeln eine divisive Prozeßanalyse durch. Die Ergebnisse bestehen in Phaseneinteilungen für jede Dyade. Anschließend werden diese Phaseneinteilungen über die Dyaden hinweg miteinander verglichen und zu Aggregataussagen zusammengefaßt. Hilfestellung geben könnten Verfahren der Mustererkennung etwa mittels KFA nach Krauth (1993) oder v. Eye (1990). Nehmen wir an, bei 40 Dyaden sei die Einschätzung des Fortschritts durch Therapeut und Klient ähnlich wie bei unserem Beispiel analysiert worden.

Jede Phase wird zunächst danach charakterisiert, ob sich der Mittelwert oberhalb oder unterhalb des individuellen Gesamtmittelwerts befindet. Bei zwei Variablen und vier Phasen entsteht eine Abfolge von Mustern folgender Art:

	Phase 1	Phase 2	Phase 3	Phase 4
Klient	+	+	-	+
Therapeut	+	-	-	+
Übereinstimmung	1	0	1	1

Die Abfolge von Mustern könnte dann Gegenstand der weiteren Aggregation sein, z.B. haben 35 von 40 Dyaden in 3 von 4 Phasen Übereinstimmmungen, das häufigste Muster hat die im Beispiel gezeigte Abfolge 1 0 1 1, also eine Diskrepanz in Phase 2.

Strategie 2 würde sogleich für jeden Zeitpunkt über alle Klienten und alle Therapeuten aggregieren und eine divisive Prozeßanalyse über den aggregierten Prozeß durchführen. Im allgemeinen wird allerdings Strategie 1 der Vorzug zu geben sein, weil diese die Information am besten ausnutzt. Daß eine direkte Aggregation der Verläufe über mehrere Dyaden zu zweifelhaften Interpretationen führt, wird deutlich, wenn man unterschiedliche Längen von Therapien betrachtet. Darüber hinaus wären aber auch dyadenspezifisch an unterschiedlichen Zeiträumen auftauchende Phasen (siehe Abbildung 9) in der Aggregation nicht mehr zu identifizieren. Ein weiterer Schritt nach der Analyse einzelner Dyaden wäre dann die Kombination von Prozeßmerkmalen mit Eingangs- oder Ergebnisvariablen.

Das Vorgehen hier war zunächst explorativ. Sofern es möglich sein sollte, Hypothesen ausreichend gut abzuleiten, ist es möglich, eine konfirmatorische Variante durchzuführen.

Als Erhebungsinstrument wurden die TEB/KEB eingesetzt, die nach dem vorliegenden Forschungsstand am besten untersucht waren. Obwohl die hier verwendeten Skalen aufschlußreiche Erkenntnisse über den Therapieprozeß geben konnten, kann man die verwendeten Stundenbögen keineswegs als optimal ansehen.
werden.

Die exemplarischen Analysen verdeutlichen die Komplexität und Dynamik solcher Prozesse. Eine phasenspezifische Betrachtung erscheint dieser Komplexität erfolgversprechender gerecht zu werden als starre Prozeßparameter wie Trend- oder Polynomkoeffizienten. Die Phasenstruktur - Zunahme der Belastung in einer mittleren und der Endphase - und schließlich eine nur in spezifischen Phasen zu beobachtende Diskrepanz der Einschätzungen zwischen Therapeut und Klient ist von hoher Plausibilität. Die Analysen weiterer Therapieverläufe können zeigen, ob die in diesen Dyaden vorgefundenen Ergebnisse Besonderheiten dieser Dyaden oder wesentlicher Bestandteil vieler Prozesse sind.

Mit dieser Form der Prozeßanalyse wurde ein Verfahren vorgeschlagen, dessen Ergebnisse gleichermaßen für Wissenschaft und Praxis von Interesse sein können.

Zur Anwendung interpersonaler Theorien und Methoden in der Medizinischen Psychologie

Bernhard Strauß, Manuela Burgmeier-Lohse, Sabine Büsing und Thomas Fenzel

Zusammenfassung

Der Beitrag veranschaulicht einige potentielle Forschungsstrategien in der medizinischen Psychologie, die sich an interpersonalen Konzepten orientieren. Das interpersonale Modell der Persönlichkeit, wie es beispielsweise von Sullivan, Leary, Kiesler und Benjamin entwickelt wurde, wird skizziert mit Bezug zu Methoden der Fremd- und Selbstbeurteilung zur Erfassung interpersonaler Verhaltensmuster bzw. interpersonaler Probleme. Eng verknüpft mit interpersonalen Persönlichkeitstheorien sind bindungstheoretische Ansätze, die - überwiegend in der Entwicklungspsychologie angewandt - zunehmend auch im klinischen Kontext rezipert werden. Zur Erfassung von Bindungsstilen im Erwachsenenalter liegen mittlerweile bereits eine Reihe vielversprechender Methoden vor. Nach der Darstellung von Versuchen der Integration beider Konzepte wird ein Anwendungsbeispiel für einen interpersonalen Ansatz in der Medizinischen Psychologie skizziert, nämlich eine empirische Studie zur interpersonalen Dimension der koronaren Herzerkrankung.

Summary

This report demonstrates some potential research strategies within Medical Psychology related to interpersonal constructs. The interpersonal model of personality - as developed by Sullivan, Leary, Kiesler, or Benjamin - is illustrated with a consideration of self report and rating measures to assess interpersonal behavior and interpersonal problems. Closely related to interpersonal theories of personality are research approaches derived from attachment theory. These - mainly used in Developmental Psychology - are increasingly applied within a clinical context. Meanwhile there are several promising methods to assess attachment styles in adults. Following a description of the attempts to integrate both concepts, an empirical example for the application of the interpersonal approach in Medical Psychology will be described, i.e. a study dealing with the interpersonal dimension of coronary heart disease.

1. Interpersonale „Lücken" in der Medizinischen Psychologie

In der Medizinischen Psychologie gibt es eine Fülle von Gebieten, in denen das Beziehungsverhalten potentiell eine zentrale Rolle spielt, man denke z.B. an die Bereiche Arzt-Patient-Beziehung, Krankheitsverhalten oder entwicklungs- und persönlichkeitsbezogene Fragen. Auch für die Forschungsfelder, die für die Zukunft des Faches als besonders wichtig beurteilt werden, so die Grundlagenforschung zu Krankheitsverarbeitungsprozessen, Probleme des höheren Lebensalters, Schmerzdiagnostik und die psychologische Begleitung bei invasiven diagnostischen und therapeutischen Maßnahmen in der Medizin (vgl. AWMF, 1995), könnten beziehungsorientierte Forschungsstrategien wichtig sein. Daß dieser Ansatz in der Medizinischen Psychologie (sowohl in der Forschung als auch - dies bezeugen die verfügbaren Lehrbücher - in der Lehre) bisher noch wenig berücksichtigt wurde, mag unterschiedliche Gründe haben, so z.B. die Dominanz kognitiv-behavioraler Theorien, den mit dem interpersonalen Ansatz *zu unrecht* verbundenen „psychoanalytischen Stallgeruch" oder generelle Schwierigkeiten eines Konzepttransfers aus anderen Gebieten.

Um die potentiellen Möglichkeiten interpersonaler Forschungsstrategien zu veranschaulichen, sollen in den folgenden Abschnitten dieses Beitrages zunächst zwei wesentliche theoretische Grundlagen skizziert werden, nämlich das primär der Persönlichkeitspsychologie zuzurechnende interpersonale Modell und die bisher primär in der Entwicklungspsychologie rezipierte Bindungstheorie. Dabei werden auch Versuche beschrieben, diese beiden Grundlagen zu verbinden und ihre Konstrukte zu erfassen. Schließlich soll eine Erkundungsstudie an einer Stichprobe *koronar Herzkranker* dargestellt werden, in der primär eine interpersonale Perspektive gewählt wurde.

2. Theoretische Hintergründe

2.1 Das interpersonale Modell

Die Entwicklung des Menschen kann nicht ohne dessen interpersonale Beziehungen gesehen werden. Obwohl heute Einigkeit darüber besteht, daß die menschliche Persönlichkeitsentwicklung zum Großteil durch Erfahrungen mit zwischenmenschlichen Beziehungen geprägt wird, war es erstaunlicherweise in der Psychiatrie, Medizinischen Psychologie und Psychosomatischen Medizin lange üblich, von eher statischen intrapsychischen Persönlichkeitskonzepten auszugehen, was sicherlich mit dem Bedürfnis nach wissenschaftlicher Anerkennung dieser Disziplinen in einer zunächst rein naturwissenschaftlich ausgerichteten Medizin zusammenhängt.

In seinem 1964 erschienenen Artikel *"Mental illness or interpersonal behavior"* stellte Henry B. Adams die These auf, daß es psychische Krankheit in einem eng umgrenzten medizinischen Sinne (d.h. Krankheit als unerwünschtes Abweichen vom optimalen Niveau organischen Funktionierens) nicht gibt, sondern es sich dabei vielmehr um verschiedene Verhaltensmuster handelt, die hinsichtlich impliziter psychologischer oder sozialer Standards als unangepaßt oder unangemessen betrachtet werden. Im Unterschied zu körperlicher Krankheit, die sich im allgemeinen auf eine Störung der organischen Körperfunktionen beschränkt, verstand Adams unter psychischer Krankheit ein Verhaltensmuster mit "Symptomen" psychosozialer Art, d.h. "psychische Krankheit ist ein Phänomen, das interpersonales Verhalten beinhaltet, kein Gesundheits- oder medizinisches Problem. Therapie oder Behandlung müsse sich daher auf ein systematisches Verständnis interpersonalen Verhaltens beziehen können" (zit. n. Schneider-Düker, 1992).

Die interpersonale Theorie von Sullivan

Sämtliche interpersonalen Ansätze, die sich einerseits psychodynamischen Konzepten zuordnen lassen (interpersonale Faktoren spielen eine entscheidende Rolle bei der Persönlichkeitsentwicklung und der Entwicklung des sozialen Verhaltens; vgl. z.B.

Kernberg, 1976), andererseits eine eigenständige Theorie bilden im Sinne einer "Sozialpsychologie interpersonaler Interaktionen" (vgl. z.B. Chrzanowski et al., 1986), basieren im wesentlichen auf Harry Stack Sullivans *interpersonaler Theorie der Psychiatrie (1953),* in der er postuliert, daß die *menschliche Persönlichkeit nahezu vollständig das Produkt der Interaktion mit anderen wichtigen Menschen* sei. Sullivan geht davon aus, daß das Bedürfnis, enge Beziehungen zu anderen einzugehen, ebenso grundlegend ist wie jedes andere biologische Bedürfnis und notwendig für das Überleben. Das vorherrschende Motiv der menschlichen Entwicklung ist seiner Meinung nach das Vermeiden von Angst und das Streben nach Sicherheit. Das bedeutet, daß das heranwachsende Kind bemüht ist, Züge und Aspekte seines Selbst zu betonen, die gebilligt werden, während es jene, die mißbilligt werden, zu unterdrücken oder zu verleugnen sucht. Dadurch entwickelt das Individuum eine Struktur seines Selbst, die aus unbewußt wahrgenommenen Einschätzungen wichtiger Bezugspersonen hinsichtlich seines Verhaltens entstanden ist; das Selbst besteht folglich aus (überwiegend unbewußt) gespeicherten Bewertungen (diese Annahme findet sich beispielsweise auch in kognitionspsychologischen Schematheorien wieder, vgl. Horowitz, 1994).

Nach Sullivan erfolgt die kognitive Entwicklung des Menschen in drei Stufen, die durch unterschiedliche Arten von Interaktionserfahrungen charakterisiert sind:

1. In der Phase des *prototaktischen* Welterlebens erfährt das Individuum die Umwelt als eine Masse von Eindrücken, die ihm zwar zunehmend vertrauter werden, aber dennoch eine "unverknüpfte Kette von Augenblickszuständen" bleiben. Der junge Mensch kann weder sprechen noch Verbindungen knüpfen, noch ist er überhaupt in der Lage, in Symbolen zu denken.

2. Im Stadium des *parataktischen* Erlebens ist die Wahrnehmung differenzierter, die Reize werden *irgendwie* zueinander in Beziehung gesetzt. Da noch kein Verständnis für Kausalzusammenhänge vorhanden ist, kann es zu Sinnverzerrungen kommen, die Sullivan als "parataktische Verzerrungen" bezeichnet; damit meint er die Neigung des Individuums, seine Wahrnehmung von anderen zu verzerren. Sie entsteht in interpersonalen Situationen, in denen ein Mensch eine Beziehung zu einem anderen aufnimmt, die nicht auf realen Eigenschaften des anderen beruht, sondern auf eigenen Phantasievorstellungen, die dazu dienen sollen, Angst zu vermeiden und vorübergehend Sicherheit zu gewähren. Sullivan spricht in diesem Zusammenhang von parataktischen Mechanismen wie Abspaltung (Wahrnehmungsverzerrungen, die dem Bewußtsein nicht zugänglich sind) und selektiver Unaufmerksamkeit (bestimmte, meist angstauslösende Reize werden einfach nicht wahrgenommen, sind aber bewußtseinsnah und können gegebenenfalls sprachlich verknüpft werden). Träume, Mythen, Zwangsgedanken, schizophrene Inhalte sind nach Sullivan weitere relativ valide parataktische Operationen zur Erleichterung unlösbarer Lebensprobleme. Yalom (1989) vergleicht die parataktische Verzerrung mit dem Konzept der Übertragung, weist aber darauf hin, daß erstere umfassender ist, und sich nicht nur auf die therapeutische, sondern auf alle interpersonalen Beziehungen bezieht. "Zu ihr [der parataktischen Verzerrung] gehört nicht nur das einfache Übertragen von inneren Haltungen auf Gestalten des realen Lebens, sondern auch

die Verzerrung der interpersonalen Realität als Reaktion auf interpersonale Bedürfnisse" (S. 35).

3. Im Stadium der *syntaktischen* Wahrnehmung hat das Individuum die Fähigkeit erlangt, seine eigenen interpersonalen Urteile mit denen anderer zu vergleichen und unter Zuhilfenahme der Sprache zu überprüfen. Durch diese "konsensuelle Validierung" können nach Sullivan parataktische Verzerrungen überwunden bzw. verändert werden.

Sullivan geht davon aus, daß die menschliche Persönlichkeit durch die Ansammlung aller erlebten interpersonalen Erfahrungen geprägt wird. Dabei kommt der vorsprachlichen Beziehung zu der primären (mütterlichen) Bezugsperson besondere Bedeutung zu, da erst durch sie die stabilen Grundlagen der weiteren Persönlichkeitsentwicklung geschaffen werden (vgl. hierzu auch Bowlby, 1975). Dabei spielt das *empathische Moment* eine wichtige Rolle - Sullivan versteht unter Empathie eine Art von "Gefühlsansteckung" -, da auf diese Weise Einstellungen, Wertmaßstäbe und Ängste der Bezugspersonen übermittelt werden. Der Säugling erfährt beispielsweise Angst zunächst durch seine (vorsprachliche) empathische Teilnahme an den Reaktionen und Spannungen seiner Mutter, deren eigene Angst sozusagen auf dem Wege der Empathie Angst im Kind induziert. Daraus entwickelt sich der Prototyp für jede spätere Angst, der wiederum zum Ausgangspunkt für alle Sicherheitsoperationen wird, d.h. für alle Maßnahmen bzw. Verhaltensmuster, Angst zu vermeiden und Sicherheit zu erlangen[1].

Sullivans Theorie entsprechend ist *der biologische Organismus a priori mit Potentialen für bestimmte Handlungsformen ausgerüstet*, die aber erst durch zwischenmenschliche Erfahrungen geformt und strukturiert werden. Daraus entwickelt sich dann das Selbstsystem eines Menschen, in welchem sich zwangsläufig auch fehlangepaßte und unangemessene Verhaltensmuster festsetzen können. Nach Sullivan erlangt man in dem Maß geistig-seelische (und körperliche) Gesundheit, in dem man sich seiner eigenen interpersonalen Beziehungen bewußt wird.

Die Theorie interpersonaler Beziehungen ist heute zweifelsohne nicht mehr aus dem psychotherapeutischem Denken und Handeln wegzudenken und hat u.a. durch die Befunde der Säuglingsforschung wieder eine Renaissance erlebt (vgl. Stern, 1985). Die Auffassung, daß psychische Störungen zum erheblichen Teil auf gestörten interpersonalen Beziehungen beruhen (die durch psychotherapeutische Arbeit modifiziert werden können) trägt in erheblichem Maß zum Verständnis des psychotherapeutischen Prozesses bei. Yalom (1989), der, Sullivans Theorie folgend, Psychotherapie (und insbesondere Gruppenpsychotherapie) sowohl in ihren Zielen als auch in ihren Mitteln als weitgehend interpersonal auffaßt, greift in seinen Ausführungen zum therapeutischen Vorgehen in einer Gruppentherapie diesen traditionellen Ansatz auf und erläutert ihn an folgendem Beispiel: "Der Therapeut kann zum Beispiel nicht Depression *an sich* behandeln: die 'Depression' bietet keine therapeutische Handhabe, keine reale Grundlage für die Untersuchung interpersonaler Beziehungen, die jedoch, wie

---

[1] Schneider-Düker (1992) sieht Angst in Anlehnung an Sullivan als "strikt interpersonales Phänomen", das aus einer befürchteten Zurückweisung oder Ablehnung durch andere resultiert und somit jeglichen integrativen Tendenzen, wie etwa dem Wunsch nach Nähe, entgegensteht.

ich zu beweisen hoffe, der Schlüssel zum therapeutischen Potential der Therapiegruppe ist. Zunächst muß man 'Depression' ins Interpersonale übersetzen und dann kann man die zugrundeliegende interpersonale Krankheit behandeln. Der Therapeut übersetzt also 'Depression' in ihre interpersonalen Elemente - zum Beispiel: Passivität und Abhängigkeit, Isolierung, Unterwürfigkeit, die Unfähigkeit, Wut auszudrücken, Überempfindlichkeit gegen Trennung - und geht dann in der Therapie auf diese interpersonalen Probleme ein" (S. 36, vgl. dazu auch Schauenburg et al., 1995, die eine Taxonomie depressiver Störungen auf der Basis interpersonaler Charakteristika vornehmen). „Depression" ist ein gutes Beispiel für das, was Horowitz und Malle (1993) als „fuzzy concept" bezeichnen. Dieses Konzept ist solange „fuzzy", solange nicht, basierend auf einem elaborierten theoretischen Bezugssystem, genauer definiert wird, was eigentlich damit gemeint ist. Da das Konzept auch in der Medizinischen Psychologie (etwa in der Copingforschung) durchaus bedeutsam ist, sind die Versuche der Konzeptklärung aus dem Bereich der interpersonalen Psychologie beachtenswert (s.z.B. Horowitz, 1994).

Mit seinem Konzept der *reziproken Emotionen* stellte Sullivan (1953) ein Postulat auf, das die interpersonalen Ansätze und Modelle nachhaltig beeinflußt hat (vgl. z.B. Leary, 1957; Schaefer, 1965; Benjamin, 1974; Kiesler, 1983; Horowitz & Vitkus, 1986). Es besagt, daß zwei miteinander interagierende Personen ihr Verhalten wechselseitig beeinflussen mit dem Ziel, die gegenseitigen interpersonalen Bedürfnisse zu befriedigen, d.h. sie suchen einen gemeinsamen Ausdruck und gemeinsame Lösungen. Reziprozität bedeutet also, daß "unsere interpersonalen Aktionen dazu gedacht sind, bestimmte Klassen von Reaktionen bei anderen Personen hervorzulocken oder zu provozieren, und zwar besonders bei Personen, die bedeutsam für uns sind" (Schneider-Düker, 1992); insofern kann interpersonales Verhalten nur aus einer *System*perspektive verstanden werden. Dieser Gedanke war nicht nur für die Entwicklung circumplexer Modelle zur Beschreibung interpersonalen Verhaltens von entscheidender Bedeutung, sondern beeinflußte auch maßgeblich die kommunikations- und systemtheoretischen Ansätze, beispielswiese von Watzlawick et al. (1967), aus denen sich unter anderem die systemische Familientherapie entwickelt hat.

Modelle zum interpersonalen Verhalten

Heute gängige Versionen interpersonaler Verhaltensmodelle basieren im wesentlichen auf zwei Postulaten: das erste besagt in Anlehnung an Sullivan, daß zwei miteinander interagierende Personen ihr Verhalten gegenseitig beeinflussen, was dazu führt, daß die Handlungen einer Person spezifische Reaktionen bei der anderen Person hervorrufen oder herausfordern, wobei das Ausgangsverhalten und die wahrscheinlichste Reaktion darauf als *komplementär* betrachtet werden (vgl. Carson, 1969).

Das zweite Postulat basiert auf der Annahme, daß sich alle interpersonalen Verhaltensweisen durch *zwei orthogonale und bipolare Dimensionen* abbilden lassen: die *Kontroll*dimension reicht von dominant/kontrollierendem bis zu submissiv/unterwürfigem Verhalten, die *Affiliations*dimension von liebevoll/zugewandtem bis zu feindselig/distanziertem Verhalten (z.B. Foa, 1961; Carson, 1969; Wiggins, 1982).

Die Anordnung dieser beiden Dimensionen im zweidimensionalen Raum führt zwangsläufig zu einem Kreismodell interpersonalen Verhaltens, wie es erstmals von

Leary (1957) vorgeschlagen wurde, der ein Klassifikationssystem in Form eines *Circumplexmodells* entwickelte, um damit eine systematische Grundlage für interpersonale Persönlichkeitsdiagnosen zu schaffen. Dieses Modell sollte einerseits die interpersonalen Handlungen selbst und andererseits die persönlichkeitspsychologischen Grundlagen dieser Handlungen berücksichtigen. Empirische Basis für die Entwicklung des Modells war die Untersuchung des Interaktionsverhaltens in Kleingruppen innerhalb und außerhalb psychiatrischer Behandlungssituationen. Die beobachteten Verhaltensmuster konnten mittels korrelationsstatistischer und faktorenanalytischer Methoden auf 16 Kategorien reduziert werden, die um zwei orthogonale Dimensionen - von Leary und seinen Mitarbeitern (1957) als "Macht" und "Nähe" bezeichnet - angeordnet sind (Abb. 1). Von diesem Modell ausgehend, entwickelten verschiedene Arbeitsgruppen unabhängig voneinander weitere Modelle zur Taxonomie interpersonalen Verhaltens; zum Teil wurden die 16 Kreissegmente durch Zusammenfassung jeweils zweier, nebeneinanderliegender Segmente auf acht reduziert (z.B. Wiggins, 1982). Allen Modellen gemeinsam ist die Anordnung interpersonalen Verhaltens auf einer Kreisfläche, die durch die beiden genannten Dimensionen bestimmt ist. Zusammenfassende Übersichten finden sich beispielsweise bei Benjamin (1974), Wiggins (1982) und Kiesler (1983).

Abb. 1 stellt das Kreismodell in der Konzeption von Leary (1957) und Kiesler (1983) dar, die beide von 16 Segmenten ausgehen. Learys Benennung der Segmente findet sich im äußeren Teil des Kreises (mit den Ausprägungen sozial wenig akzeptierter und sozial eher erwünschter Merkmale bei strukturell gleichen Verhaltensweisen); Kieslers Segmentbezeichnungen liegen im inneren Teil des Kreises (mit zwei Abstufungen hinsichtlich der Verhaltensintensität).

Innerhalb eines solchen Kreismodells läßt sich ein Individuum durch zwei Parameter beschreiben: einerseits durch das spezifische Kreissegment, in dem ein bestimmtes Verhalten liegt, andererseits durch die Intensität bzw. Ausprägung dieser Verhaltensweise.

Darüberhinaus erlaubt ein Circumplexmodell auch Voraussagen über zwischenmenschliche *Prozesse* in dyadischen bzw. Gruppensituationen. Von der Annahme ausgehend, daß ein bestimmtes Verhaltensmuster auf einer spezifischen Selbstwahrnehmung und Wahrnehmung einer sozialen Situation beruht, lassen sich über das Komplementaritätsprinzip auch soziale Beziehungen beschreiben. Innerhalb des Kreismodells interpersonalen Verhaltens ergeben sich nach Carson (1969) folgende komplementäre Reaktionen: *Reziprozität auf der Kontrolldimension*, d.h. Dominanz induziert Submission und umgekehrt; *Korrespondenz auf der Affiliationsdimension*, d.h. Freundlichkeit löst Freundlichkeit aus und Feindlichkeit löst Feindlichkeit aus.

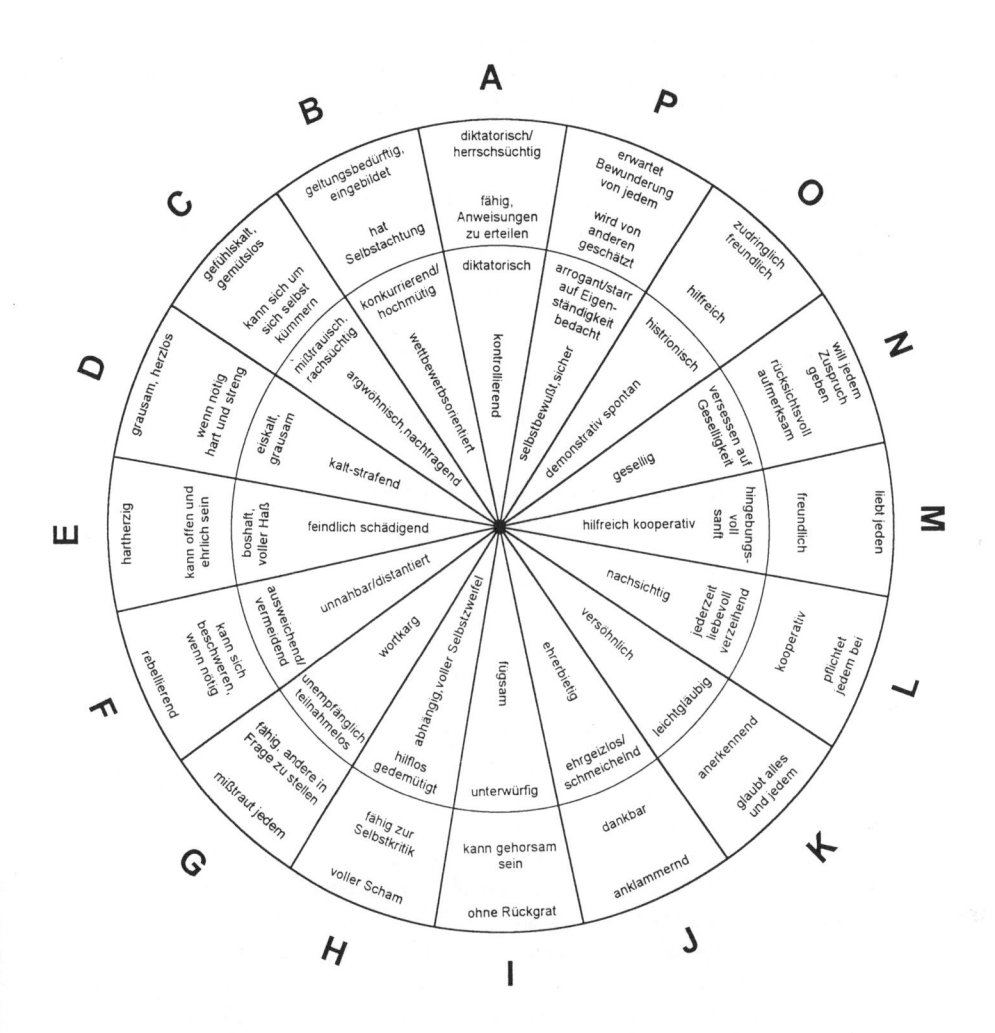

Abb. 1: Das interpersonale Kreismodell nach Leary (1957, äußerer Teil) und Kiesler (1983, innerer Teil) mit Benennung der Segmente (aus Davies-Osterkamp, 1993).

Das Prinzip der Komplementarität wurde empirisch vielfach untersucht an Beispielen wie Partnerwahl, familiäre Interaktionen, Therapeut-Patient-Beziehung. Orford (1986) kommt in einer zusammenfassenden Übersicht zu dem Ergebnis, daß sich die Komplementarität zwischenmenschlicher Beziehungen tatsächlich nachweisen läßt, wobei die Vorhersage von Korrespondenz auf der Affiliationsdimension durchgängig bestätigt wird, während die Reziprozität auf der Kontrolldimension je nach Situation variiert. Eine mögliche Begründung hierfür könnte in der unterschiedlichen Interpretation der beiden Pole der Kontrolldimension liegen. Während Leary (1957) das Gegenteil von "Dominanz" in der "Unterwerfung" sah, schlug beispielsweise Schaefer

(1965) "Autonomie gewähren" vor. Der Unterschied der beiden Bezeichnungen liegt in der jeweiligen Handlungsposition, nämlich einer *reaktiven* und einer *aktiven* Position. Insofern ist es wichtig, beim Vergleich unterschiedlicher Studien zum Interaktionsverhalten das zugrundeliegende interpersonale Modell (bzw. seine Bezeichnungen) zu berücksichtigen.

Ein weitaus differenzierteres Modell zur Analyse und Abbildung interpersonaler Prozesse als die gängigen Kreismodelle ist die von Lorna S. Benjamin (1974, 1982) entwickelte *Structural Analysis of Social Behavior* (SASB), die von Wiggins (1982) als "the most detailed, clinically rich, ambitious, and conceptually demanding of all contemporary models" (S. 193) beschrieben wird. Durch die Erweiterung des Circumplexmodells um eine dritte Dimension (in Form von drei Fokus-Ebenen: transitiv, intransitiv, "Introjekt") ermöglicht SASB die Analyse von Verknüpfungen zwischen interpersonalen und intrapsychischen Prozessen (Benjamin, 1984; 1993).

Methoden zur Erfassung interpersonaler Verhaltensmuster und interpersonaler Probleme und ihre empirische Anwendung

Verfestigte und ungünstige (maladaptive) Beziehungsmuster (darunter sind selbstschädigende Verhaltensmuster mit repetitivem Charakter zu verstehen) gelten heute als wesentliche Bedingung psychischer Störungen und Beeinträchtigungen (Strupp & Binder, 1991). Nach Horowitz et al. (1993) ist es "*die interpersonale Dynamik*, welche Menschen dazu führt, maladaptive Beziehungsmuster zu wiederholen, um damit eine psychologische Bindung an frühere Bezugspersonen aufrechtzuerhalten. Obwohl diese maladaptiven Beziehungsmuster häufig schmerzhaft erlebt werden, bedingen Abwehrmechanismen zur Vermeidung von Angst und zum Schutze des Selbst die *Wiederholung dieser Muster*. Insbesondere tiefenpsychologisch fundierte Behandlungsmaßnahmen bieten einen Weg, interpersonale Probleme zu identifizieren, ihnen zugrundeliegende Konflikte zu erklären und einer Person dabei zu helfen, mit alternativen Verhaltensweisen zu experimentieren".

Speziell in der Psychoanalyse, insbesondere in der Fokaltherapie, hat der Versuch, typische Beziehungsmuster zu schematisieren und zu vereinfachen, eine lange Tradition (Balint et al., 1974), was aber in der Regel zu hypothetischen Aussagen führte, die kaum einem generalisierenden Anspruch gerecht werden konnten. In den letzten Jahren bemühten sich zahlreiche Forschergruppen um die Entwicklung von systematischen Kategoriensystemen zur Beschreibung interpersonaler Beziehungsmuster und Probleme, die zudem Entscheidungshilfen bei therapeutischen Interventionen und Aussagen über einen Zusammenhang mit dem Behandlungserfolg ermöglichen sollten. Sämtliche inzwischen vorliegenden Verfahren (Selbst- und Fremdbeurteilungsinstrumente) fokussieren auf die zwischenmenschliche *Interaktion*, wobei das Spektrum von einer mikroskopischen Analyse einzelner Sprechakte (z.B. SASB, Benjamin, 1982; Tress, 1993) über die Beschreibung einzelner Komponenten der Interaktion (z.B. ZBKT, Luborsky & Crits-Christoph, 1990) bis hin zu einer globalen Erfassung komplexer konfliktpsychologischer Abläufe reicht (z.B. CMP, Strupp & Binder, 1991 oder FRAME, Teller & Dahl, 1986).

Tabelle 1 gibt einen Überblick über einige wichtige *Methoden zur Fremdbeurteilung* interpersonalen Verhaltens. Die Methoden sind detailliert z.B. bei Schauenburg und Cierpka (1994) beschrieben. In der Regel wird angenommen, daß in jedem untersuchten Fall ein oder mehrere zentrale Beziehungsmuster existieren, die sich via Beobachtung identifizieren und kategorisieren lassen, wobei i.d.R. das oben beschriebene interpersonale Modell die Basis für die Klassifikation bildet.

Tabelle 1: Übersicht über einige Methoden zur Fremdbeurteilung interpersonalen Verhaltens bzw. interpersonaler Probleme (nach Schauenburg & Cierpka, 1994)

Methode	Autor(en)	Untersuchungsgegenstand	Datenbasis
Strukturale Analyse sozialen Verhaltens (SASB)	Benjamin (1974)	Dyadische Interaktionen (z.B. Sprechakte in Psychotherapien)	Transkribierte Videoaufzeichn.
Zentrales Beziehungskonfliktthema (ZBKT)	Luborsky & Crits-Christoph (1990)	Narrative über erlebte Interaktionen (Beziehungsepisoden)	Transkripte
Rollen-Beziehungsmodellkonfiguration (RRMC)	Horowitz (1991)	Innere Schemata des Selbst und anderer	Transkripte
Zyklische maladaptive Beziehungsmuster (CMP)	Strupp & Binder (1991)	Berichte über erlebte Interaktionen	Transkripte
Plandiagnose	Weiss & Sampson (1986)	Beziehungsgestaltung in der Therapie	Transkripte
FRAME-Analyse	Teller & Dahl (1986)	Interaktionen in der Therapie	Transkripte Ratings
Erleben der therapeutischen Beziehung	Gill & Hoffmann (1982)	Übertragung in der Therapie	Transkripte Ratings
Idiographische Konfliktformulierung	Perry et al. (1989)	Individuelle psychodynamische Konflikte	Erstgespräche

Wie aus den Beschreibungen in der Tabelle hervorgeht, wurden die Methoden fast ausschließlich vor einem psychodynamisch-psychoanalytischen Theoriehintergrund entwickelt, wenngleich nahezu alle sich sehr gut mit dem interpersonalen Modell und somit auch mit kognitionspsychologischen und systemischen Betrachtungsweisen verbinden lassen. Die Methoden sind ausnahmslos im Bereich der Psychotherapieforschung entwickelt und angewandt, obwohl die damit verbundenen Konzepte im Zusammenhang mit Fragestellungen der Medizinischen Psychologie und der Psychosomatik ebenfalls von höchster Relevanz sein könnten.

Selbstbeurteilungsmethoden interpersonalen Verhaltens und interpersonaler Probleme sind noch weniger zahlreich, dafür aber bereits vermehrt in Bereichen außerhalb der Psychotherapie angewandt. Tabelle 2 gibt eine Auswahl von Instrumenten dieser Art wieder.

Das in der Tabelle 2 enthaltene *Inventar zur Erfassung interpersonaler Probleme (IIP)* soll hier etwas ausführlicher dargestellt werden, da es aufgrund seiner Ökonomie und seiner eher klinischen Ausrichtung für interpersonale Untersuchungen in der Medizinischen Psychologie besonders gut geeignet sein könnte. Aufgrund der Erfahrung, daß zwischenmenschliche Probleme zu den häufigsten Klagen von Psychotherapiepatienten gehören (Horowitz, 1979), entwickelten Horowitz und seine Mitarbeiter das "Inventory of Interpersonal Problems" (IIP, Horowitz et al., 1988), das die lange vorhandene Lücke eines einfach handhabbaren Instruments zur Selbstbeschreibung interpersonaler Probleme schließen sollte. Das Inventar basiert in seinen theoretischen Grundannahmen auf der interpersonalen Theorie (Sullivan, 1953; Kiesler, 1986) und dem Circumplexmodell interpersonalen Verhaltens (Leary, 1957). Hinsichtlich Entwicklung und Konstruktion des Verfahrens sei auf die einschlägige Literatur von Horowitz et al. (1988, 1993, 1994) verwiesen.

Tabelle 2: Übersicht über einige Methoden zur Selbstbeurteilung interpersonalen Verhaltens bzw. interpersonaler Probleme

Methode	Autor(en)	Untersuchungsgegenstand
Interpersonal Checklist	LaForge & Suszek (1955)	Interpersonale Eigenschaften
Interpersonal Behavior Inventory	Lorr & McNair (1965)	Interpersonale Verhaltensweisen
Impact Message Inventory (IMI)	Kiesler et al. (1979)	Interpersonale Verhaltensweisen
INTREX-SASB-Fragebogen	Benjamin (1985)	Intrapsychisches Verhalten (Umgang mit sich selbst), interpersonal transitives und intransitives Verhalten
Inventar zur Erfassung interpersonaler Probleme (IIP)	Horowitz et al. (1994)	Schwierigkeiten im Umgang mit anderen Menschen

Das IIP erlaubt einerseits die Identifikation spezifischer Beziehungsprobleme und die Überprüfung möglicher Veränderungen im Therapieverlauf; andererseits können Veränderungen in spezifischen interpersonalen Bereichen zu Veränderungen spezifischer Symptome oder Syndrome in Beziehung gesetzt werden. Außerdem ermöglicht das Inventar, das Ausmaß an subjektiver Belastung, das eine Person aufgrund seiner interpersonalen Probleme erfährt, zu erfassen und in Beziehung zu setzen zu dem Ausmaß an Belastung, das für denselben Patienten aus nicht-interpersonalen Problemen resultiert (z.B. somatische Beschwerden). Horowitz et al. (1988) berichten beispielsweise, daß Patienten mit primär nicht-interpersonalen Problemen (aus subjektiver Sicht des Patienten) eher eine psychodynamische Kurztherapie abbrachen und generell ein schlechteres Behandlungsergebnis aufwiesen als solche mit vorrangig interpersonalen Problemen.

Wuchner et al. (1993) haben große Stichproben von Patienten mit unterschiedlichen Diagnosen mit Hilfe des IIP beschrieben. Dabei zeigte sich erwartungsgemäß, daß z.B. Patienten mit psychosomatischen Erkrankungen im Vergleich zu Neurotikern, aber auch zu Patienten mit Persönlichkeitsstörungen über *eher wenig* interpersonale Probleme berichten.

Das IIP besteht in seiner ursprünglichen Form aus 127 Items (gebräuchlicher ist mittlerweile eine Version mit 64 Items), die interpersonale Probleme formulieren und sich aus zwei Typen von Itemformulierungen zusammensetzen (resultierend aus klinschen Erfahrungen bei der Analyse von Erstinterviews):

1. "Es fällt mir schwer ... (dies) ... zu tun"; Beispiel: Es fällt mir schwer, anderen Menschen zu vertrauen. (78 Items)
2. "Ich tue ... (dies) ... zu sehr"; Beispiel: Ich streite zuviel mit anderen. (49 Items)

Die Items werden auf einer 5-stufigen Likert-Skala beantwortet mit den Abstufungen 0 = nicht, 1 = wenig, 2 = mittelmäßig, 3 = ziemlich, 4 = sehr.

Davon ausgehend, daß das zweidimensionale Kreismodell erfahrungsgemäß die geeignete Struktur für die Darstellung interpersonaler Verhaltensweisen bildet und das IIP sozusagen die "Problem-Version" des interpersonalen Modells ist, haben Alden et al. (1990) acht Skalen (entsprechend der acht Segmente des Circumplexmodells) zur Messung interpersonaler Probleme vorgeschlagen und anhand des IIP überprüft und bestätigt. Die Benennung der acht Skalen (vgl. Abb. 2) erfolgte in Anlehnung an die Kreismodelle von Leary (1957) bzw. Kiesler (1983).

Die Konstruktvalidität des IIP wurde mittlerweile in zahlreichen Untersuchungen nachgewiesen, ebenso wie seine Eignung für die klinische Diagnostik (eine Übersicht findet sich bei Horowitz et al., 1993, 1994).

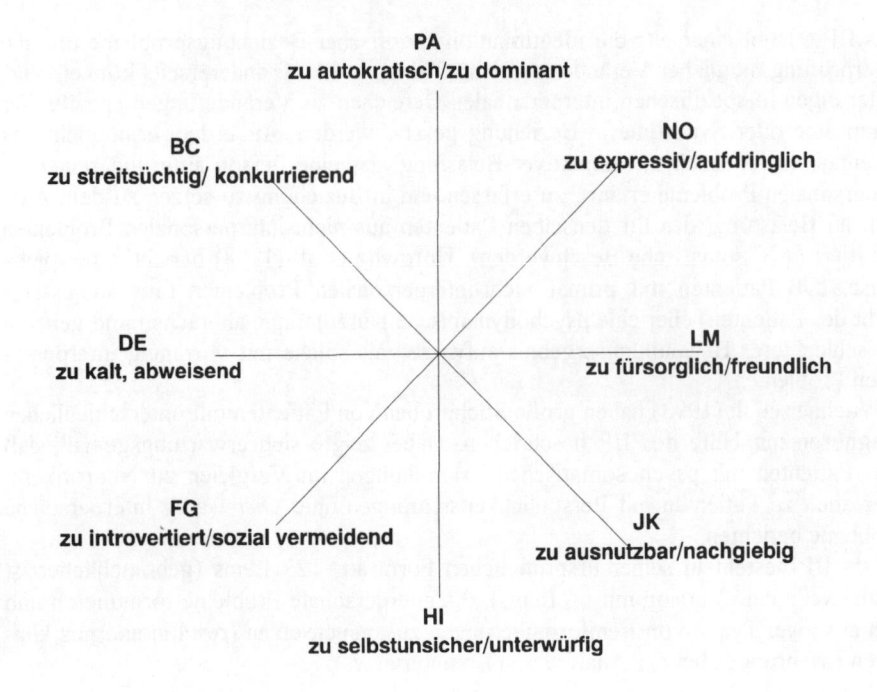

```
                    PA
          zu autokratisch/zu dominant

   BC                              NO
zu streitsüchtig/ konkurrierend   zu expressiv/aufdringlich


   DE                              LM
zu kalt, abweisend                zu fürsorglich/freundlich


   FG                              JK
zu introvertiert/sozial vermeidend  zu ausnutzbar/nachgiebig

                    HI
          zu selbstunsicher/unterwürfig
```

Abb. 2: Circumplexskalen des IIP

2.2 Bindungsverhalten und Bindungsstile

Wie oben dargelegt, hat Sullivan im Rahmen seiner Theorie auch die Grundlagen einer Entwicklungspsychologie interpersonalen Verhaltens formuliert, die große Ähnlichkeiten mit heute gängigen Auffassungen von der sozialen Entwicklung aufweist, wie sie beispielsweise Stern (1985) auf der Basis empirischer Befunde der Säuglingsforschung beschreibt. Sullivans Entwicklungstheorie hat darüberhinaus viele Gemeinsamkeiten mit der sog. Bindungstheorie, die primär auf den britischen Psychoanalytiker und Verhaltensforscher John Bowlby zurückgeht (vgl. Schmidt & Strauß, 1996).

Innerhalb der psychologischen Entwicklungstheorien vertrat Bowlby (1986, 1983, 1976) eine Position, die einerseits die Fähigkeit zur Bindung und andererseits die Individuation als Entwicklungsziele ansieht (vgl. auch Erikson, 1982). Er ging davon aus, daß bereits das neugeborene Kind über ein funktionierendes Signalsystem verfügt, mit dem es seinen Bedürfnissen Ausdruck verleihen kann, wobei unter Bedürfnissen biologisch/physiologische Erfordernisse verstanden werden. Hierzu gehört auch die Suche nach Anlehnung und Schutz bei den Eltern, von Bowlby als *Bindungsverhalten* des Kindes bezeichnet, das ausgelöst wird durch ein nur in Gefahrensituationen aktiviertes Bindungs*system*. Mit diesem Postulat stieß Bowlby (selbst aus der Kleinianischen Tradition kommend) auf erbitterten Widerstand im Kreise der psychoanalytischen Bewegung um Melanie Klein und Anna Freud und deren individualpsychologischen Konzepten. Sie warfen ihm vor, sich in seinen Ausführungen "nur" auf beobachtbare Phänomene und reale Ereignisse zu beschränken, statt sich mit dem Innenleben und den Phantasien der Menschen zu beschäftigen, wie es das Credo der Psychoanalyse war. Bowlby war sich dessen durchaus bewußt und gibt folgende Erklärung für seine Vorgehensweise:

"Die psychoanalytische Lehre ist ein Versuch, das Funktionieren der Persönlichkeit sowohl in ihren gesunden als auch in ihren pathologischen Aspekten in einem ontogenetischen Sinne zu erklären. Bei der Ausarbeitung dieser Lehre haben sowohl Freud als auch praktisch alle späteren Psychoanalytiker von einem Endpunkt aus nach rückwärts gearbeitet. Die Primärdaten stammen aus dem Studium der mehr oder weniger entwickelten, mehr oder weniger gut funktionierenden Persönlichkeit in der analytischen Situation, von diesen Daten aus versucht man die Persönlichkeitsphasen, die der nun sichtbaren vorausgehen, zu rekonstruieren.
Hier wird in vielen Hinsichten das Gegenteil versucht. Auf der Basis von Primärdaten, die aus Verhaltensbeobachtungen an Kleinkindern in genau bezeichneten Situationen bestehen, wird der Versuch gemacht, bestimmte frühe Phasen im Funktionieren der Persönlichkeit zu beschreiben und von diesen aus gewissermaßen nach vorwärts zu extrapolieren. Die Absicht ist vor allem, gewisse Reaktionsmuster, die regelmäßig in der frühen Kindheit auftreten, zu beschreiben und von diesen aus festzustellen, inwieweit ähnliche Reaktionsmuster in der späteren Persönlichkeit sich ergeben. Dies ist eine radikale Veränderung der Perspektive. Sie bedeutet, daß wir nicht das eine oder andere Symptom oder Syndrom, das auf die Störung hinweist, zum Ausgangspunkt nehmen als vielmehr das Geschehnis oder Erlebnis selbst, das möglicherweise pathogene Konsequenzen für die Persönlichkeitsentwicklung zeitigen kann" (1975, S. 19f.).

Neben Bowlby haben zahlreiche andere Forscher, wie beispielsweise Mary Ainsworth oder Mary Main in den USA und die Arbeitsgruppe um Klaus und Karin Grossmann in Deutschland, die Bindungsforschung entscheidend vorangetrieben und beeinflußt. Sämtlichen bindungstheoretischen Ansätzen ist gemeinsam, daß sie von einer phylogenetischen Anlage des Bindungsverhaltens (also dem Verlangen, sich an eine bestimmte Bezugsperson zu binden) ausgehen, deren ontogenetische Ausgestaltung in den ersten sechs Lebensmonaten stattfindet und weitgehend von den konkreten Eigenschaften der jeweiligen Bezugsperson abhängig ist. Bowlby selbst versteht unter Bindungsverhalten "jegliche Verhaltensweise..., die darauf abzielt, daß eine Person Nähe zu einem anderen, klar gekennzeichneten Individuum sucht oder aufrechtzuerhalten sucht, das nach ihrer Auffassung besser imstande ist, die Welt zu bewältigen. ... Während das Bindungsverhalten am deutlichsten in der frühen Kindheit zu beobachten ist, kann man es nichtsdestoweniger während des ganzen Lebens finden, vor allen Dingen in Notfällen. ... Die biologische Funktion des Bindungsverhaltens ist die des Schutzes. ... Es ist eine andere als Nahrungssuche oder Sexualität, aber nicht weniger wichtig für das Überleben" (1975, S. 238).

Bowlbys Beobachtungen zufolge kann bereits ein viermonatiges Baby seine Mutter (bzw. seine primäre Bezugsperson) von anderen Personen unterscheiden, wobei es sich zunächst um eine reine Wahrnehmungsunterscheidung handelt; von Bindungsverhalten spricht er erst dann, wenn das Kind seine Mutter nicht nur erkennt, sondern sich auch so verhält, daß die Nähe zu ihr aufrechterhalten bleibt. Ein solches Verhalten zeigt sich dann am deutlichsten, wenn die Mutter das Zimmer verläßt und das Kind schreit oder ihr zu folgen versucht.

In einer eindrucksvollen empirischen Versuchsreihe über das Bindungsverhalten von Kleinkindern und ihren Müttern konnten Ainsworth et al. (1978) nachweisen, daß sich bis zum 6. Lebensmonat ein charakteristischer Interaktionsstil zwischen dem Baby und seiner Bezugsperson entwickelt hat. Tronick et al. (1986) bestätigen in ihren Beobachtungen von Mutter-Kind-Paaren (im Alter von 3-6 Monaten des Kindes), daß die Verhaltensweisen des Kindes mit 3 Monaten noch flexibel sind und mit 6 Monaten festliegen. In der bereits genannten Studie konnten Ainsworth et al. (1978) mit Hilfe des Fremdentests[2] vier verschiedene Grundbindungsmuster identifizieren, die in den Untersuchungen von Grossmann et al. (1991) und Main und Solomon (1986) bestätigt werden konnten:

1. *Sicher* gebundene Kinder verhalten sich in Abwesenheit der Mutter teils freundlich gegenüber der fremden Person, teils gestört durch die Trennung von der Mutter; aber alle freuen sich über die Rückkehr der Mutter und suchen ihre Nähe, bevor sie sich z.B. neuen Spielaktivitäten zuwenden.

2. *Unsicher-vermeidend* gebundene Kinder meiden die Nähe der Mutter und reagieren weder ängstlich noch wütend auf deren Abwesenheit. Die Rückkehr der Mutter wird ignoriert, die Nähe zu ihr eher aktiv umgangen; die fremde Person wird eher weniger gemieden als die Mutter. Diese Kinder wirken erst dann beunruhigt, wenn sie ganz alleine zurückgelassen werden, also auch die fremde Person den Raum verläßt.

3. *Unsicher-ambivalent* gebundene Kinder zeigen ängstlich abhängiges Bindungsverhalten gegenüber der Mutter, sie wirken auch in deren Anwesenheit bedrückt und haben Angst vor der fremden Person. Die Abwesenheit der Mutter scheint diese Kinder extrem zu belasten, zumal sie zu dem Fremden keinen Kontakt herstellen können. Auf die Rückkehr der Mutter reagieren sie deutlich schwankend zwischen Kontaktwunsch und Widerstand gegen eine Annäherung, wobei ihr Verhalten durchaus einen zornigen Anstrich aufweist.

4. *Desorganisiert/desorientiert* gebundene Kinder zeigen im gleichen Augenblick widersprüchliche Verhaltensmuster; unerwartete Verhaltenssequenzen, Stereotypien, Verlangsamung, Anzeichen von Konfusion und Furcht sind, unabhängig von der An- oder Abwesenheit der Mutter, zu beobachten.

---

[2] Im Ainsworth-Fremdentest (auch als Fremde Situation bezeichnet) werden Mutter und Kind aufgefordert, im Beisein eines "freundlichen Fremden" in ihrer gewohnten Art miteinander zu spielen. Die Mutter verläßt dann für drei Minuten den Raum, kehrt zurück und verläßt nach drei Minuten nochmals für weitere drei Minuten den Raum, um dann erneut zurückzukehren. Das Kind wird dadurch einem zunehmenden Streß ausgesetzt. Sein Verhalten in einer ungewohnten Umgebung beim Spielen mit der Mutter und seine Reaktion auf das Weggehen und die Rückkehr der Mutter ermöglichen Aussagen über das Bindungsverhalten des Kindes.

Neuere (Verlaufs-) Untersuchungen von Grossmann und Grossmann (1991) belegen, daß das bis zum 6. Lebensmonat geprägte Beziehungsmuster mindestens bis zum Alter von 12 Jahren konstant bleibt (vgl. Schmidt & Strauß, 1996).

Die Ausprägung eines bestimmten Bindungsmusters beim Kind ist, wie eingangs erwähnt, weitgehend abhängig von den ursprünglichen Eigenschaften der Mutter (bzw. der primären Bindungsperson) und ihren daraus resultierenden Reaktionsweisen gegenüber ihrem Baby. Dazu gehören auch die vielfältigen Erfahrungen mit zwischenmenschlichen Beziehungen, Wertvorstellungen und kulturellen Gebräuchen der Mutter selbst. Ainsworth & Wittig (1969) weisen darauf hin, daß sich eine Mutter zwar mehr oder weniger durch die Eigenarten ihres eigenen Kindes beeinflussen läßt, aber dennoch auf ihre ganz spezifische Art reagiert; die eine läßt sich beispielsweise durch die sozialen Annäherungsversuche ihres Babys ermuntern, während die andere sich zu entziehen versucht; eine Mutter reagiert fürsorglich auf das kindliche Schreien, eine andere wird ungeduldig. Die Reaktionsweisen der Mutter scheinen in jedem Fall Spiegel ihrer eigenen, ursprünglichen Verhaltensmuster zu sein, die durch die Interaktion mit ihrem Kind bestärkt, modifiziert oder vermehrt werden.

Mit Hilfe des von George et al. (1985) entwickelten und von Fremmer-Bombik et al. (1989) ins Deutsche übersetzten Erwachsenen-Bindungs-Interviews war es möglich, Rückschlüsse auf die kindlichen Bindungserfahrungen und deren Manifestation in der erwachsenen Bindungsperson zu ziehen. Es lassen sich nach Köhler (1992) drei Muster von Bindungsrepräsentanzen identifizieren:

1. Menschen, die dem *autonomen* Typus zugerechnet werden, haben eine gute Erinnerungsfähigkeit an ihre Kindheit und sind sich in realistischer Weise ihrer positiven und negativen Emotionen gegenüber ihren Eltern bewußt. Sie können liebevolle und belastende Erinnerungen mit adäquatem Affekt erzählen, so daß der Eindruck einer kohäsiv integrierten Kindheitsgeschichte entsteht, in der sich eine starke persönliche Identität entfalten konnte. Es scheint daher nicht verwunderlich, daß die Kinder solcher Menschen zumeist einen *sicheren* Bindungsstil aufweisen, da ihre Mütter über eine gute Differenzierungsfähigkeit hinsichtlich verschiedener Emotionen und Motivationen des Kindes verfügen (vgl. Köhler, 1992). Ein sicher gebundenes Kind macht die Erfahrung, daß es offen Angst, Wut oder Autonomiewünsche ausdrücken kann, ohne Gefahr zu laufen, von der Mutter zurückgewiesen zu werden. "Die Mütter sicher gebundener Kinder hatten entweder ihrerseits eine Kindheit, die ihnen die Ausbildung einer sicheren Bindung ermöglichte, oder aber sie haben ihre Bindungsrepräsentanzen im Laufe ihres Lebens gewandelt" (Köhler, 1992, S. 277), letzteres könnte beispielsweise durch eine psychotherapeutische Behandlung geschehen.

2. Eine *distanziert, beziehungsablehnend* eingestufte Person hat wenig Erinnerungen an ihre Kindheit, neigt aber zur Idealisierung der Eltern und deren Erziehungsmethoden, ohne dies anhand konkreter Beispiele erläutern zu können. Erfahrungen mit fehlender Nähe und Unterstützung durch die Eltern werden dennoch deutlich, die daraus resultierende affektive Belastung wird aber ebenso verleugnet wie ihre möglichen Auswirkungen auf die Entwicklung der eigenen Persönlichkeit. Diese Menschen sind stets um Unabhängigkeit bemüht und verlassen sich primär auf ihre eigene Stärke. Nach Köhler (1992) entwickeln die Kinder solcher Menschen meist

einen *vermeidenden* Bindungsstil, da die Mutter hauptsächlich ein autonomes und selbständiges Verhalten ihres Kindes fördert und seine Anlehnungsbedürfnisse eher ablehnt. Bei unsicher-vermeidend gebundenen Kindern bleibt folglich das auf Sicherheit ausgerichtete Bindungssystem ständig aktiviert aufgrund der Zurückweisung ihres Anlehnungsverhaltens und der daraus resultierenden Frustration. Da weder Wut noch Angst die gewünschte Reaktion der Mutter auslösen können, sucht das Kind in der Abwendung seiner Aufmerksamkeit von der Mutter einen Ausweg oder vermeidet von vornherein Situationen, die das Bindungssystem aktivieren könnten.

3. Menschen des *beziehungsüberbewertenden* Typs werden geradezu überflutet von Kindheitserinnerungen; sie wirken verstrickt in eine problematische Kindheitsgeschichte, in der Idealisierung, Wut und Abhängigkeit nebeneinander bestehen, und kämpfen noch als Erwachsene um die Anerkennung ihrer Eltern. Sie hatten meist schwache, ängstliche und inkompetente Mütter, die sie als Kind zwar nicht abwiesen, aber in Notfällen oft selbst in Panik gerieten, was beim Kind zu einer vermehrten Anklammerung führt, da die Unsicherheit der Mutter die Angst des Kindes nicht reduziert. Hinzu kommt, daß inkompetente Mütter ihre Kinder meist an sich binden zur Aufrechterhaltung ihres eigenen narzißtischen Gleichgewichts und daß somit eine Ablösung kaum möglich ist. Es wundert nicht weiter, daß beziehungsüberbewertende Mütter meist *ambivalent* gebundene Kinder haben (vgl. Köhler, 1992), die zwar immer wieder die Nähe der Mutter suchen, sich dann aber zornig abwenden und sich nicht trösten lassen, da die Reaktionen der Mutter insofern unvorhersagbar sind, als daß sie mehr von ihrem eigenen Erleben als dem Verhalten des Kindes bestimmt werden. Die Mutter eines ambivalent gebundenen Kindes "ist gegenüber ihrem Baby überaufmerksam, was ein Ausdruck ihrer Unsicherheit und unbewältigten Angst sein mag, vielleicht aber auch darauf beruht, daß sie sich kein zutreffendes Bild von ihm machen kann. Ihre inkohärenten Bindungsrepräsentanzen führen zu Fehlinterpretationen des kindlichen Verhaltens und daraus folgenden Fehlreaktionen" (Köhler, 1992, S. 276).

4. Hinsichtlich der früheren Bindungserfahrungen von Müttern *desorientiert/desorganisiert* gebundener Kinder liegen bisher wenig Aussagen vor. Nach Köhler (1992) gibt es offenbar eine Beziehung zwischen dem Bindungsstil dieser Kinder und einer nicht abgeschlossenen Trauerarbeit ihrer Mütter, die beispielsweise ihre eigene Bindungsperson durch Tod verloren haben. Main und Hesse (1990) weisen darauf hin, daß unverarbeitete Erfahrungen von Mißhandlungen oder sexuellem Mißbrauch der Bindungsperson bei deren Kindern zu einem desorganisierten Bindungsstil führen können.

Methoden zur Erfassung von Bindungsstilen bei Erwachsenen

Die Bindungstheorie ist primär eine Entwicklungstheorie der ersten Lebensjahre, weswegen zunächst als methodischer Zugang zur Erfassung von Bindungsstilen unterschiedliche Methoden der Kleinkindbeobachtung (z.B. die o.g. Fremde Situation) benutzt wurden. Erst im Laufe der Zeit wurde versucht, vorherrschende Bindungsmuster auch bei Erwachsenen zu diagnostizieren. Die hierzu verfügbaren Methoden sind sicherlich noch nicht vollständig ausgereift. Fremdbeurteilungsmethoden auf der Basis von Interviews scheinen momentan noch relativ aufwendig, um sie routinemäßig in der Forschung einsetzen zu können. Selbstbeurteilungsmethoden sind demgegenüber wahrscheinlich noch zu global, um das Konstrukt der Bindung wirklich ausführlich beschreiben zu können. In Tabelle 3 sind einige Methoden zur Erfassung des Bindungsverhaltens bei Erwachsenen wiedergegeben, die sich in Untersuchungen im klinischen Feld bewährt haben.

Die bindungstheoretischen Ansätze haben in jüngerer Zeit zunehmend Eingang in klinisch-psychologische Studien gefunden aufgrund ihrer Aussagen über das vermutliche Entstehen derjenigen Bindungsstrukturen und der daraus resultierenden Verhaltensmuster, mit deren Korrektur Psychotherapie befaßt ist (vgl. z.B. Sperling & Berman, 1994; Strauß & Schmidt, 1996). Erste Versuche, die Bindungstheorie auf psychosomatisch bzw. medizin-psychologisch relevante Fragen anzuwenden, wurden von der Arbeitsgruppe um Grossmann unternommen. Spangler (zit. nach Grossmann & Fremmer-Bombik, 1993) zeigte beispielsweise, "daß die vermeidenden Kinder, die in der Fremden Situation sehr beherrscht wirken, einen starken Cortisolanstieg nach der 'Fremden Situation' aufwiesen, während die sicher gebundenen Kinder, die viel weinen, suchen und aufgeregt sind, gar keinen Cortisolanstieg zeigen. Am höchsten war jedoch der Cortisolanstieg der sogenannten desorganisierten Kinder, deren Hauptmerkmal entweder das Fehlen einer Bindungsqualität oder eine Desorganisation dieser Strategie ist".

2.3 Versuche der Integration beider Modelle

Bartholomew und Horowitz (1991) untersuchten den Zusammenhang zwischen verschiedenen Bindungsstilen und interpersonalen Problemen. Ihre Ergebnisse machen deutlich, daß Personen mit sicherem Bindungsstil (u. a. erhoben mit einem ausführlichen Interview) am wenigsten über Beziehungsprobleme klagen und sich überwiegend auf der freundlichen Seite des interpersonalen Raumes abbilden. Die interpersonalen Schwierigkeiten von Personen mit anklammernd-vermeidendem Bindungsstil lassen sich vorwiegend im expressiven Bereich des interpersonalen Modells lokalisieren, während diejenigen von Personen mit ängstlich-vermeidendem Bindungsstil durch eine Häufung im Bereich der Unterwürfigkeit und Unsicherheit charakterisiert sind. Personen mit einem abweisenden Bindungsstil weisen die meisten Beziehungsprobleme im Bereich der feindseligen Dominanz auf. Die Studie konnte also die Hypothese bestätigen, daß unterschiedliche Arten von interpersonalen Problemen mit verschiedenen Bindungsstilen zusammenhängen.

Tabelle 3: Auswahl von Methoden zur Erfassung von Bindungsverhalten und -stilen bei Erwachsenen (aus: Schmidt & Strauß, 1996)

Methode	Autor(en)	Vorgehen
Adult Attachment Interview (AAI)	Main et al. (1985)	Interview zu bindungsrelevanten Erinnerungen und Bindungsverhalten mit anschließendem kategorialem Rating
Prototypenrating	Pilkonis (1988)	Interview zu interpersonalen Erfahrungen mit anschl. Prototypenrating und „Ranking"
Bindungsinterview	Bartholomew & Horowit (1991)	Interview zu interpersonalen Erfahrungen mit anschl. kategorialem Rating
Beziehungsfragebogen	Bartholomew & Horowit (1991)	Selbstzuordnung zu den vier Bindungsstilen
Q-Sort	Kobak (1993)	Q-Sort-Methode zur Zuordnung von 5 Skalen auf der Basis des AAI
Reciprocal Attachment Questionnaire	West & Sheldon (1988)	Fragebogen zu Merkmalen der Bindung bei Erwachsenen und zu pathologischen Bindungsmustern
Parental Bonding Instrument	Parker et al. (1979)	Fragebogen zum elterlichen Verhalten mit den Dimensionen: Fürsorge und Kontrolle
Forced Choice Beurteilung	Hazan & Shaver (1987)	Selbstzuordnung zu drei Bindungsstilen
Adult Attachment Scale (AAS)	Collins & Read (1990)	Fragebogen mit den Skalen Vertrauen, Nähe und Angst
Attachment Style Questionnaire	Feeney et al. (1994)	Fragebogen mit 5 Skalen: Vertrauen, Unbehagen mit Nähe, Bedürfnis nach Bestätigung, Fixierung auf Beziehungen; Vernachlässigung von Beziehungen
Inventar zur Erfassung von Bindungsstilen in Paarbeziehungen	Grau (1994)	Fragebogen mit vier Skalen (secure, fearful, preoccupied, dismissing)
Bielefelder Frage- bogen zu Klienten- erwartungen (BFKE)	Höger (unveröff.)	Fragebogen zu Erwartungen an Therapeuten mit den Skalen Akzeptanzprobleme, Öffnungsbereitschaft und Zuwendungsbedürfnis
Client Attachment to Therapist Scale (CATS)	Mallinckrodt et al. (1995)	36-Item-Fragebogen mit den Skalen „secure", „avoidant-fearful", „preoccupied-merger"

Schmidt und Strauß (im Druck) unternahmen den Versuch einer Replikation der Studie im deutschsprachigen Raum. Studenten wurden in der Untersuchung auf der Basis von Selbstbeschreibungen (in dem Maß von Hazan und Shaver bzw. dem Adult Attachment Questionnaire von Collins und Read, s.o.) den drei Bindungsstilen „sicher", „ängstlich-vermeidend" und „ängstlich-ambivalent" zugeordnet. Insbesondere die „ängstlich-vermeidenden" Probanden unterschieden sich von den sicher gebundenen deutlich im Hinblick auf interpersonale Probleme (erfaßt mit dem IIP). Es zeigte sich in einem nach Horowitz et al. (1992) gestalteten Experiment ferner, daß sich die beiden Gruppen in ihrer Fähigkeit, andere Menschen plastisch zu beschreiben, deutlich unterschieden. Zusammengefaßt ließen sich die *sicher gebundenen* Probanden durch *weniger interpersonale Probleme* und *durch klarere, konkretere und spezifischere Beschreibungen* wichtiger Bezugspersonen („Personenschemata") charakterisieren (vgl. auch Horowitz, 1994).

3. Ein Anwendungsbeispiel: Interpersonale Probleme bei Patienten mit koronarer Herzerkrankung

Ausgehend von der Beobachtung, daß die „traditionellen" Risikofaktoren (z.B. Hypercholesterinämie, Nikotinabusus, Hypertonie, Bewegungsmangel, Übergewicht, Diabetes) für eine koronare Herzerkrankung (KHK) nur etwa 50% der Varianz der KHK-Inzidenz aufklären (Marmot & Winkelstein, 1975), wurde die Suche nach *psychosozialen Risikofaktoren* zu einem wichtigen Gebiet der Medizinischen Psychologie. In diesem Zusammenhang wurde - sieht man von wenigen Ausnahmen, wie z.B. der Studie von Dembroski et al. (1979), ab - die Bedeutung spezifischer interpersonaler Verhaltensmuster für das KHK-Risiko zumeist nur auf einer intuitiven Grundlage berücksichtigt, etwa durch die Vermutung, daß Patienten mit KHK Schwierigkeiten hätten, Wünsche anderer abzulehnen, Forderungen an andere zu stellen, Kritik anzunehmen bzw. zu äußern oder eigene Wünsche zum Ausdruck zu bringen (Langosch, 1989). Eine genauere Betrachtung der Literatur zu den psychosozialen Risikofaktoren im Bereich der Kardiologie zeigt allerdings, daß interpersonale Aspekte durchaus eine Rolle spielen, wenngleich sie kaum mit entsprechenden Theorien in Verbindung gebracht wurden.

Die zahllosen Untersuchungen zum sog. Typ-A-Verhaltensmuster haben beispielsweise mit der Zeit verdeutlicht, daß das Typ-A-Verhalten als globales Muster nicht risikoerhöhend wirkt, daß lediglich bestimmte „toxische" Komponenten des Musters, wie z.B. die *Aggressionsbereitschaft* und der *verdeckte Ausdruck von Ärger* das Erkrankungsrisiko erhöhen (z.B. Matthews et al, 1977; Hecker & Lunde, 1985; Speidel et al., 1993). Direkt in das oben beschriebene interpersonale Modell überführbar sind die Befunde zur Bedeutung von *Feindseligkeit und Ichbezogenheit* als Risikofaktoren für die KHK, wie sie z.B. von Shekelle et al. (1983) oder Barefoot et al. (1983) gezeigt wurde.

Auch der entwicklungspsychologische Hintergrund läßt sich für Patienten mit KHK und den erwähnten Aspekten des Typ-A-Verhaltens in der Literatur nachzeichnen: Dembroski et al. (1978) beispielsweise berichten Ergebnisse von Familienuntersuchungen, die zeigen, daß die Mütter von Menschen mit Typ-A-Verhalten gegenüber ihren Kindern strenger, fordernder und einengender beschrieben wurden, die Väter als besonders stark und mächtig. Autoritätsprobleme waren in den Untersuchungen besonders häufig.

Schließlich läßt sich vor dem Hintergrund der interpersonalen Theorien das interpersonale Verhalten als *Mediatorvariable* im Zusammenhang mit kardiovaskulären Risikofaktoren begreifen, insbesondere im Hinblick auf das soziale Umfeld, physiologische Reaktionen bzw. Interaktionen (man denke an die Befunde zum Zusammenhang zwischen Feindseligkeit und Hypertonie oder Testosteronerhöhungen oder an die oben erwähnten Befunde zum Zusammenhang zwischen dem Bindungsstil und Reaktionen des Nebennierenrindensystems).

Bei genauer Betrachtung kommt also interpersonalen Faktoren in der Forschung zu psychosozialen Risikofaktoren eine potentiell große Bedeutung zu, wenngleich bisher kaum Untersuchungen vorliegen, die sich explizit mit diesen Aspekten unter Zugrundelegung interpersonaler Modelle und der Verwendung entsprechender Forschungsmethoden befaßten. Dies war der Anlaß für einen ersten Versuch, interpersonale Merkmale, speziell interpersonale Schwierigkeiten an einer größeren Stichprobe von Patienten mit kardiovaskulären Erkrankungen zu untersuchen und mit den Mustern gesunder Personen zu vergleichen.

Methoden und Stichprobe der Untersuchung

Die Klientel für die Studie wurde über ambulante Herzgruppen rekrutiert (für Einzelheiten der Studie siehe Büsing & Fenzel, 1992). Es handelt sich also um Patienten, die im Sinne der tertiären Rehabilitation nach überwundenem Infarkt, nach einer Herzoperation oder bei Manifestationen somatischer Risikofaktoren für eine KHK gezielt und an ihrem Wohnort betreut werden. Nach dem Zufallsprinzip wurden aus der Kartei der in Schleswig-Holstein aktiven Herzgruppen 31 ausgewählt. Die Gruppenleiter wurden dann instruiert und gebeten, bei den Teilnehmern eine schriftliche Befragung durchzuführen.

Neben einem Patientendokumentationsbogen (zur Erfassung soziographischer und krankheitsbezogener Merkmale) wurden den Patienten die Symptom-Checkliste 90R (vgl. Franke, 1995) zur Erfassung psychischer und somatischer Symptome und das oben beschriebene Inventar zu Erfassung interpersonaler Probleme (IIP-D, Horowitz et al., 1994) vorgegeben.

Der Gruppenleiter wurde jeweils gebeten, in einem Gruppendokumentationsbogen Informationen über die Zusammensetzung der Gruppe, die Arbeitsweise (Übungs- vs. Trainingsgruppe), die Gruppenstimmung und die Akzeptanz der Fragebögen zu geben.

Von 798 verteilten Fragebögen wurden 437 zurückgesandt, 368 davon waren auswertbar. In der relativ geringen Rücklaufquote von 54.8% spiegelt sich die naturgemäß geringe Motivation der Probanden wider, die vom Ausfüllen der Fragebögen keinen eigenen Nutzen hatten. Die 368 auswertbaren Fragebögen stammten von 93 Frauen und 249 Männern in einem durchschnittlichen Alter von 59.1 Jahren. 48% der Patienten befanden sich in Koronarübungsgruppen (körperlich nicht trainierbar), 38% in Koronartrainingsgruppen (Belastung > 1 Watt/kg), die übrigen stammten aus gemischten Gruppen. 90% der befragten Patienten gaben als Grunderkrankung eine

KHK unterschiedlicher Ausprägung an, 32 % davon waren bereits mindestens einmal operiert.
Eine Vergleichsgruppe wurde über die Gruppenleiter in Sportgruppen Gesunder mit vergleichbarer Altersstruktur aus Sportvereinen rekrutiert. 63 Probanden (62% Frauen, 35% Männer) konnten so befragt und mit einer nach Alter und Geschlecht parallelisierten Gruppe aus der Hauptstichprobe verglichen werden. Des weiteren wurden die 368 KHK-Patienten mit den vorliegenden Normierungsstichproben der SCL90R (Franke, 1995) und des IIP-D (die einer repräsentativen Erhebung aus dem Jahr 1994 entstammt, vgl. Kordy & Strauß, i. Vorb.) verglichen.

Ergebnisse

Mit der SCL90R werden psychische Symptome erfaßt, die - von wenigen Ausnahmen abgesehen - eher „intrapsychisch" und nicht interpersonal sind (vgl. Davies-Osterkamp & Kriebel, 1993). Der Vergleich einer Stichprobe der untersuchten Herzpatienten mit der parallelisierten Vergleichsgruppe ergab ein höheres Maß an Gesamtsymptomatik (GSI) bei den Herzpatienten, für das insbesondere höhere Skalenwerte in den SCL-Subskalen Somatisierung, Zwanghaftigkeit, Ängstlichkeit und phobische Angst verantwortlich sind (vgl. Tab. 4). Die Gesamtstichprobe der Herzpatienten unterscheidet sich auch von der Normierungsstichprobe (Franke, 1995).
Im Gesamtwert des IIP (Tab.5) unterschieden sich die Herzpatienten nicht von der Vergleichsgruppe, ebensowenig von der Normstichprobe. Der erstgenannte Vergleich zeigte aber, daß das Verhältnis intrapsychischer zu interpersonalen Problemen bei den KHK-Patienten eher zugunsten der mit der SCL90 erfaßten intrapsychischen Probleme zu beschreiben ist (ausgedrückt in der Differenz der Gesamtwerte I(IP)-S(CL90R), vgl. dazu Strauß et al., 1993).
Die wesentliche Fragestellung der Studie bezog sich letztlich mehr auf die *Lokalisation der interpersonalen Schwierigkeiten im zweidimensionalen Raum*, wobei man auf der Basis bisheriger Befunde entweder ein höheres Maß an Problemen im Bereich feindseliger Dominanz oder - unter der Annahme, daß mit dem IIP nicht zuletzt die Abwehrseite der interpersonalen Schwierigkeiten erfaßt wird - mit freundlicher Dominanz oder Unterwürfigkeit erwarten konnte. Wie ein Blick auf die IIP-Profile der Herzpatienten und der Repräsentativstichprobe zeigt (Tab. 5), spiegeln die Selbstbeschreibungen der Patienten ein Überwiegen von Problemen mit zu ausgeprägter Expressivität und Ausnutzbarkeit wider.
Eine genaue Betrachtung der Skalenmittelwerte im IIP (Tab. 5) zeigt, daß die parallelisierte Teilgruppe der KHK-Patienten sich nicht von der Vergleichsgruppe unterscheidet, allenfalls Hinweise auf etwas ausgeprägtere Probleme mit feindseliger Dominanz (insbesondere in der Skala DE, zu abweisend/kalt) gibt. Dabei ist aber zu berücksichtigen, daß die Skalenwerte in diesem Quadranten des Modells deutlich unter jenen der Normierungsstichprobe liegen (da das Alter keinen wesentlichen Einfluß auf die IIP-Skalenwerte hat, vgl. Horowitz et al., 1994, wurde hier die Gesamtnormierungsstichprobe zu Vergleichszwecken aufgeführt).

Tabelle 4: Skalenmittelwerte und -standardabweichungen in der SCL90R: KHK-Patienten, parallelisierte Vergleichsgruppen, Normierungsstichprobe

Skala	KHK-Gesamt n 368	KHK 63	vs. Vergleich 63	Normierungsstichprobe (Franke, 1995) 1006 „normal gesunde"
Gesamtwert (GSI)	.53 (.40)	.64 (.46)	.46 (.39) [3]	.33 (.25)
Somatisierung	.73 (.55)	.89 (.59)	.54 (.38) [2]	.35 (.30)
Zwanghaftigkeit	.66 (.54)	.75 (.53)	.54 (.48) [2]	.47 (.38)
Unsicherheit	.49 (.46)	.61 (.47)	.49 (.50)	.41 (.38)
Depressivität	.53 (.48)	.67 (.57)	.50 (.50)	.40 (.38)
Ängstlichkeit	.57 (.53)	.74 (.60)	.44 (.50) [3]	.29 (.32)
Aggressivität	.42 (.44)	.45 (.43)	.35 (.35)	.31 (.34)
Phobische Angst	.32 (.42)	.44 (.59)	.23 (.30) [2]	.14 (.22)
Paranoides Denken	.48 (.53)	.58 (.50)	.42 (.46)	.35 (.37)
Psychotizismus	.34 (.40)	.40 (.39)	.34 (.46)	.18 (.24)

Legende: In allen Skalen mit unterstrichenen Mittelwerten ergaben sich in der Gesamtstichprobe signifikante Geschlechtsunterschiede („Frauen > Männer"); Vergleiche KHK-Patienten : Vergleichsgruppe: [2] p<.05; [3] p<.01

Tabelle 5: Skalenmittelwerte und -standardabweichungen im IIP: KHK-Patienten, parallelisierte Vergleichsgruppen, Normierungsstichprobe

Skala	KHK-Gesamt n 368	KHK 63	vs. Vergleich 63	Normierungsstichprobe (Kordy & Strauß) 2798
Gesamtwert	1.22 (.48)	1.23 (.50)	1.20 (.41)	1.29 (.52)
PA (vgl. Abb.2)	0.84 (.56)	0.67 (.54)	0.65 (.44)	1.10 (.65)
BC	0.92 (.58)	0.86 (.57)	0.77 (.56)	1.18 (.60)
DE	1.10 (.69)	1.08 (.71)	0.87 (.58) [2]	1.20 (.68)
FG	1.19 (.75)	1.21 (.79)	1.07 (.69)	1.26 (.72)
HI	1.34 (.80)	1.43 (.75)	1.50 (.75)	1.44 (.75)
JK	1.61 (.67)	1.69 (.66)	1.74 (.63)	1.45 (.66)
LM	1.02 (.58)	1.60 (.61)	1.69 (.56)	1.53 (.61)
NO	1.56 (.62)	0.94 (.56)	0.93 (.48)	1.23 (.61)

([2], p<.08)

Horowitz et al. (1992) haben eine über die Berechnung von Skalenwerten hinausgehende Möglichkeit der Auswertung des IIP beschrieben. Durch die Berechnung der durchschnittlichen Ausprägung der individuellen Werte auf den beiden Hauptdimensionen des Modells (Zuneigung vs. Dominanz) läßt sich für einen Patienten anhand der standardisierten Werte der individuelle „Schwerpunkt" des Profils interpersonaler Schwierigkeiten berechnen. Dieses Vorgehen wurde in der hier beschriebenen Studie gewählt, um zu prüfen, ob die KHK-Patienten mit ihren „Problemschwerpunkten" möglicherweise in dem Quadranten des Modells überrepräsentiert sind, der *Schwierigkeiten mit feindseliger Dominanz* beschreibt. Tab. 6 gibt die - nach Geschlechtern getrennten - prozentualen Häufigkeiten der Werte wieder.

Tabelle 6: Häufigkeitsverteilung „individueller Problemschwerpunkte" in den 4 Quadranten des interpersonalen Modells (I: dominant feindselig, II: submissiv feindselig, III: dominant freundlich, IV: submissiv freundlich) für verschiedene Stichproben

KHK Gesamt	28.8 %	I	25.8 %	III
KHK Männer	**33.3 %**		23.9 %	
KHK Frauen	19.3 %		23.6 %	
Normstichprobe Gesamt	22.9 %		23.4 %	
Normstichprobe Männer	23.4 %		18.4 %	
Normstichprobe Frauen	22.5 %		27.5%	
KHK Gesamt	22.8 %	II	22.5 %	IV
KHK Männer	22.9 %		20.1 %	
KHK Frauen	26.8 %		**30.1 %**	
Normstichprobe Gesamt	23.9 %		29.7 %	
Normstichprobe Männer	23.4 %		34.7 %	
Normstichprobe Frauen	24.3 %		25.7 %	

Die Tabelle zeigt, daß die Hauptproblemfelder sich in der Gesamtstichprobe erwartungsgemäß einigermaßen gleichmäßig auf die vier Quadranten verteilen (dies zeigt sich auch in der Normierungsstichprobe, allerdings mit einer geringen Häufung von Schwierigkeiten im Bereich „submissiv/freundlich" (Quadrant IV)). Interessant sind die Geschlechtsunterschiede, die für die KHK-Patienten in den Verteilungen deutlich werden: Die männlichen Patienten sind mit ihren interpersonalen Problemen im I. Quadranten des Modells (feindselig/dominant) überrepräsentiert (die Abweichung von der erwarteten Häufigkeit ist in diesem Fall auch statistisch abgesichert, $Chi^2(1)=9.9$, $p<.05$). Die Probleme der weiblichen Patienten dagegen sind (insignifikant) im Quadranten IV (submissiv/freundlich) überrepräsentiert.

Die hier beschriebene Studie sollte erkunden, inwieweit sich Konstrukte aus der interpersonalen Psychologie eignen, um Spezifika klinischer, hier speziell körperlich beeinträchtigter Gruppen, differenziert zu beschreiben. Vermutet wurde, daß Patienten mit einer KHK gehäuft Probleme mit Feindseligkeit im Umgang mit anderen Menschen berichten, was in Verbindung zu bringen wäre mit der heute diskutierten Bedeutung differentieller Aspekte des Typ-A-Verhaltens.

Die Untersuchung einer Stichprobe von 368 Patienten mit KHK zeigte, daß

a) diese sich zum einen im *Ausmaß (intra)psychischer Symptome* von Vergleichs- und Normierungsstichproben unterscheiden, wobei nicht nur eine Häufung somatischer Probleme, sondern auch psychischer Symptome im Zusammenhang mit Angst (Ängstlichkeit, phobische Angst, Zwanghaftigkeit) festzustellen war.

b) Im Vergleich zu anderen Gruppen stehen diese „eher intrapsychischen" Probleme bei KHK Patienten im Vordergrund gegenüber interpersonalen Problemen.

c) Betrachtet man letztgenannte differenziert, dann fällt in der Gesamtstichprobe zwar auf, daß die KHK-Patienten - ähnlich wie die Normstichprobe - überwiegend Probleme mit Expressivität und Ausnutzbarkeit beschreiben. Die *Verteilung* der vorherrschenden Probleme macht aber deutlich, daß die aus der Literatur zum Typ-A-Verhalten formulierte Hypothese einer Neigung zu Problemen mit feindseliger Dominanz sich zunächst nur für die männliche Teilstichprobe verifizieren ließ. Frauen dagegen beschreiben sich eher als submissiv-freundlich, was zu der Hypothese führen könnte, daß sich in der Stichprobe von Frauen und Männern mit koronarer Herzerkrankung gehäuft *interpersonale Geschlechtsrollenstereotype* zeigen.

Sicherlich muß die Frage nach der Bedeutung interpersonaler Charakteristika für die KHK noch differenzierter geprüft werden. Auf der Basis unserer Untersuchung lassen sich diesbezüglich aber sicher bereits spezifischere Hypothesen formulieren, z.B. bezüglich potentieller Unterschiede bei den psychosozialen Risikofaktoren für die KHK bei Männern und Frauen.

4. Resumee

Die hier beschrieben Studie tangiert nur ein Feld der Medizinischen Psychologie - die Identifikation von psychosozialen Risikofaktoren für körperliche Erkankungen -, in dem interpersonale Forschungsstrategien hilfreich sein können. Das mit dem interpersonalen Modell und seiner potentiellen entwicklungspsychologischen Basis, der Bindungstheorie, beschriebene Konstrukt ist vor allem deshalb so nützlich, weil es problemlos Bezüge zu anderen psychologischen Teildisziplinen erlaubt, wie z.B. zur Persönlichkeitspsychologie (z.B. Davies-Osterkamp & Kriebel, 1993) und zur Psychotherapie (z.B. Kiesler, 1992) und weil es dabei helfen kann, bisher unscharf benutzte Konzepte, genauer zu differenzieren.

Die entwicklungspsychologische Begründung interpersonaler Theorien kann besonders wichtig sein für die Weiterentwicklung medizinpsychologischer Konzepte, in denen die Entwicklungsperspektive bislang weitgehend fehlt. Hierzu ist sicherlich das Konzept der *Krankheitsverarbeitung* zu zählen, zu dem - ohne daß die Coping-Forscher dies bisher adäquat gewürdigt hätten - Grossmann und Mitarbeiter (1991) sich wie folgt äußerten:

„In der Coping-Forschung wird wenig darüber gesagt, warum bestimmte Streßreaktionen interindividuell unterschiedlich als belastend empfunden werden. Durch die Annahme eines Arbeitsmodells im Sinne Bowlbys kann erklärt werden, warum eine Person, die Gefahr läuft, von ihren Gefühlen überwältigt zu werden, im Sinne der Emotionsregulation .. auf subjektive Belastung mit Abwehrverhalten reagiert, während eine andere über ausreichende Kompetenzen verfügt, um ihr Selbstsystem in einem anpassungsfähigeren Zustand zu halten. Die Person-Umwelt-Interaktion bedeutet für eine Person eine ständige Akkomodation und Assimilation von Selbst- und Umweltinformationen. Die Aufrechterhaltung eines unrealistischen Arbeitsmodells angesichts dieses permanenten Informationseinflusses stellt für das Individuum eine verstärkte subjektive Belastung dar und zwingt es zu Selektion in der Informationsaufnahme ... bzw. zur Nichtakzeptanz eigener Gefühle. Der erhöhte Anstrengungsaufwand ist begleitet von Unsicherheit und Verschlossenheit bei Problemen, vor allem im zwischenmenschlichen Bereich sowie von geringerer persönlicher Flexibilität ....Die Annahme einer Repräsentanz von Bindungsqualität ist geeignet, eine Lücke in der bisherigen Coping-Forschung zu schließen" (S. 54).

In der Übersichtsarbeit, der das obige Zitat entnommen ist, verweisen Grossmann et al. (1991) darauf, daß die Bindungstheorie - und man könnte ergänzen: auch andere interpersonale Untersuchungsansätze - deshalb reizvoll ist, weil sie *naturwissenschaftlich verankert* ist in der Verhaltensbiologie, weil sie letztlich *systemisch* ist und dazu zwingt „Daten auf Variablenebene mit Daten auf der Ebene individueller Verhaltensmuster zu vergleichen". Auch vor diesem Hintergrund könnten bindungstheoretische Ansätze und interpersonale Konzepte eine Lücke in der bisherigen medizin-psychologischen Forschung schließen.

*IV. Forschungsmethoden in speziellen Gebieten
der Medizinischen Psychologie*

Methoden der Bewältigungsforschung

Manfred Beutel und Gerhard Henrich[1]

Zusammenfassung

Die Bewältigungsforschung hat in der medizinischen Psychologie einen festen Platz eingenommen. Die Entwicklung von Coping- und Abwehrkonzepten wird skizziert. Gebräuchliche Selbst- und Fremdbeurteilungsverfahren zur Erfassung von Coping und Abwehr werden vorgestellt. Anhand ausgewählter neuerer Forschungsergebnisse werden methodische Probleme der Bewältigungsforschung erörtert (Validierung, Adaptivität, Konfundierung von Bewältigungsprozeß und -resultaten) und ihr therapeutischer Nutzen. Schlußfolgerungen für künftige Forschungsstrategien (z.B. Mehrebenenmessung, Untergruppenbildung) werden dargelegt.

Summary

Coping has been established as a major research area in medical psychology. The development of the concept is outlined. Commonly used self- and expert rating scales of coping and defense are presented. Methodological problems (validity, adaptive value, confounding of coping process and outcome) and therapeutical application are exemplified by recent studies. Conclusions are proposed for future research (with regard to forming subgroups, combining self- and expert ratings, etc.).

In den vergangenen 10 Jahren hat die Bewältigungsforschung innerhalb der Medizinischen Psychologie einen festen Platz eingenommen. Besonderes Interesse fand diese Forschungsrichtung im Bereich chronischer körperlicher Erkrankungen; es wurden auch Bewältigungsprozesse bei unterschiedlichsten akuten und chronischen Belastungen (Life events) untersucht. Ferner gibt es eine lange Tradition experimenteller Copingforschung (Lazarus et al., 1962). Die Gründe für die hohe Attraktivität dieser Forschungsrichtung sind vielfältig (Beutel, 1988). Ausgehend von der experimentellen Streßforschung, der es nicht gelang, individuelle Reaktionen allein aus der Belastungsintensität vorherzusagen, kam es zu einer Akzentverschiebung von der Untersuchung objektiver Stressoren zu subjektiver Wahrnehmung und Verarbeitung von Belastungen. Naheliegend erschien die Verbindung von Coping zur therapeutischen Umsetzung neuerer Konzepte wie Selbsthilfeprinzip und Nutzung persönlicher und sozialer Ressourcen (Kanfer & Goldstein, 1986).

Trotz der kaum noch überschaubaren Forschungsaktivitäten in diesem Bereich zeigt sich eine deutliche Diskrepanz zwischen dem Anspruch der komplexen Modellvorstellungen und der Befundlage. Aktuelle Forschungsfragestellungen richten sich auf (1) das Zusammenwirken personaler und sozialer Ressourcen im Bewältigungsprozeß, (2) den Nutzen spezifischer Bewältigungsstrategien und (3) die therapeutische Umsetzung von Ergebnissen der Bewältigungsforschung.

---

[1] Wir danken den Gutachtern des Jahrbuchs für wertvolle Anregungen und Ergänzungen zu dieser Arbeit.

Der Schwerpunkt dieser Übersicht liegt auf den Forschungsmethoden, speziell den diagnostischen Verfahren. Angesichts der breitgefächerten Forschungsansätze in diesem Bereich werden Fragen der Forschungsdesigns (vgl. Muthny & Beutel, 1991) und statistischer Verfahren nicht näher ausgeführt. Angesichts der weiter bestehenden begrifflichen Unschärfe des Copingkonzeptes wird eine kurze Übersicht zu Definition und Konzeptentwicklung gegeben (ausführl. Beutel, 1990; Prystav, 1981). Es erfolgt eine eingehende Übersicht über deutschsprachige Meßverfahren von Coping und Abwehr. Forschungsprobleme werden anhand ausgewählter neuerer Ergebnisse diskutiert, sowie abschließend die Bedeutung von Bewältigungsprozessen für Interventionen (vgl. Schüßler & Leibing, 1994). Neuere Forschungstrends (vgl. Heim & Perrez, 1994) werden im Hinblick auf künftige Forschung erörtert.

1. Zur Entwicklung von Coping- und Abwehrkonzepten

Freud definierte 1894 erstmals **Abwehr** als Abweisung oder Fernhalten von Vorstellungen und Affekten vom Bewußtsein, die für das Ich peinlich oder unerträglich sind. In der psychoanalytischen Trieblehre wurde Abwehr als Triebabwehr konzipiert und diente dazu, das Bewußtsein vor inneren Konflikten zu schützen (vgl. Beutel, 1990). Die Erweiterung der Abwehr auf äußere Gefahren wurde vor allem von der Ich-Psychologie vertreten (Hartmann, 1960). Unterschieden wurde Abwehr im Sinne der Triebbewältigung von Anpassung im Sinne der Realitätsbewältigung. Abwehrvorgänge wurden einerseits als entwicklungsförderlich angesehen, andererseits als Bestandteil der Symptombildung (durch Ausgliederung unbewußter Wünsche). In der Selbst- und Objektbeziehungspsychologie bezog sich Abwehr auf die Sicherung von narzißtischem Gleichgewicht und Objektbeziehungen. Trotz der sukzessiven Erweiterung des Anwendungsbereichs sind die von Anna Freud (1959) zusammengestellten neun (+/- 2) Abwehrmechanismen als Grundbestand innerhalb der Psychoanalyse weitgehend akzeptiert. Neuerdings wird Abwehr als affektiv-kognitiver Regulationsvorgang angesehen, der die intrapsychische Balance angesichts innerer Konfliktsituationen sichert (Beutel, 1990).

Copingtheorien sind weit neueren Ursprungs. Während sich Vorläuferarbeiten in die 50er Jahre datieren lassen, beginnt die systematische Copingforschung mit dem Erscheinen des programmatischen Buches von Lazarus (1966): "Psychological Stress and the Coping Process". In der Tradition der Streßforschung ging es zunächst darum, die beobachtete individuelle Variabilität von Reaktionen auf Belastungen durch unterschiedliche subjektive Bewertungs- und Bewältigungsformen zu erklären. Dabei verlagerte sich das Interesse von experimentellen und hypothetischen zu real vorfindbaren äußeren Belastungen und Lebensereignissen, von stabilen Bewältigungsstilen zu zustandsbezogenen, situativ wechselnden Copingstrategien.

Da sich die Copingkonzepte von unterschiedlichen *Rahmenkonzepten* herleiteten (z.B. verhaltensbiologische, biokybernetische, Problemlösungskonzepte), blieben sie theoretisch heterogen und wurden unterschiedlich definiert und gemessen (Prystav, 1981). Mit der Erweiterung des Anwendungsbereichs der Copingforschung wuchs die Fülle beschriebener "Copingstrategien". Theoretische Klassifikationen wirken meist schematisch und können in der Regel kaum empirisch repliziert werden. Einige Beispiele gibt Tabelle 1.

Tabelle 1: Ansätze zur Klassifikation von Verarbeitungsstrategien

- Autoplastisch - alloplastisch (Hartmann, 1960)
- Repression - Sensitization (Byrne, 1961)
- Intrapsychisches Coping - direkte Handlung (Lazarus, 1966)
- Reife - unreife Mechanismen (Vaillant, 1992)
- Coping - Abwehr - Fragmentation (Haan, 1977)
- Problemorientierte (instrumentelle) - emotionsorientierte (palliative) Bewältigung (Folkman & Lazarus, 1980)
- Aktive - passive Bewältigung (Houston, 1986)
- Handlungs-, kognitions-, emotionsbezogen (Heim, 1988)
- Bewertungs-, problem-, emotionsorientiert (Moos & Billings, 1982)
- Aufmerksamkeitsorientierung - Soziabilität - Kontrollebene (Filipp & Klauer, 1988)
- Vigilanz - kognitive Vermeidung (Krohne, 1993)

Viele Konzepte, wie die Unterscheidung zwischen passivem und aktivem Coping, erscheinen vereinfachend. Schließlich ist Vermeidung auch als Aktivität zu betrachten. Implizit wird angenommen, daß "aktiv" und "positiv" besser als "passiv" ist, auch wenn der polare Gegenbegriff von "negativem Coping" vermieden und z.B. durch "passive Resignation" umschrieben wird. Diese Auffassung orientiert sich an dem umgangssprachlichen Begriff, demzufolge Coping die Konnotation eines positiven Gelingens beinhaltet. Auch dem deutschen Begriff "Bewältigung" oder "Krankheitsbewältigung" sind wir geneigt, entsprechend der Wortherkunft, das Adjektiv "gelungen" hinzuzufügen, während Abwehr einen pathologischen Beiklang hat. Die häufig implizite Gleichsetzung von Abwehr = pathologisch und Coping = adaptiv ist weder theoretisch noch empirisch gerechtfertigt (Beutel, 1988). Definiert man bestimmte Reaktionsweisen a priori als "positives Coping" (Fawzy et al., 1990), wird die Forschung zirkulär, der Nutzen bestimmter Bewältigungsformen vorausgesetzt. Während ältere Klassifikationsansätze *typologischen* Charakter hatten (z.B. als Repressor oder Sensitizer, Byrne, 1961), sind neuere Einteilungen *dimensional*, d.h. die Reaktionen von Personen können jeweils unterschiedliche Ausprägungen auf den kontinuierlichen Dimensionen (z.B. der Vigilanz und der kognitiven Vermeidung) haben.

Wie diese Auswahl auch zeigt, fehlen Abwehrmechanismen in neueren Klassifikationen. Obgleich sich Copingkonzepte in vielerlei Hinsicht von der psychoanalytischen Abwehrlehre herleiteten (z.B. Repression-Sensitization von Verdrängung und Verleugnung), verschwanden Abwehrmechanismen weitgehend aus den neueren Copingtheorien und -meßverfahren bzw. wurden unter "intrapsychisches Coping" eingeordnet (Folkman & Lazarus, 1980). Die Integration von Abwehr- und Copingprozessen (z.B. Haan, 1977) wurde kaum weiterverfolgt.

Zusammenfassend lassen sich Coping- und Abwehrprozesse wie folgt definieren und voneinander abgrenzen:

- **Abwehrprozesse** sind unbewußte, vorwiegend kognitiv-erfahrungsbezogene Prozesse, die eine Einengung oder Verzerrung von intersubjektiver Realität, Selbstwahrnehmung oder beidem implizieren.
- **Copingprozesse** sind vorwiegend bewußte, nicht automatisierte, sowohl kognitiv-erlebnisorientierte als auch behaviorale Prozesse in bestehenden oder erwarteten Belastungssituationen. Lazarus (1993) definiert Coping als "...stattfindende kognitive und behaviorale Bemühungen, spezifische äußere und/oder innere Anforderungen zu handhaben, die als die Ressourcen der Person beanspruchend oder überschreitend eingeschätzt werden" (S. 237).

Kritisch ist gegen diese Unterscheidung einzuwenden, daß die einzelnen Unterscheidungskriterien nicht trennscharf sind: Abwehrvorgänge sind prinzipiell (zu einem späteren Zeitpunkt) bewußtseinsfähig; Copingprozesse können auch vorbewußt stattfinden; letztere können auch (z.B. Illusionen, abwärtsgerichtete Vergleiche, Lazarus, 1983) realitätsverzerrend wirken. Dennoch erscheint die Abgrenzung gerade auf dem Hintergrund der unterschiedlichen zugrundeliegenden theoretischen Konzeptionen (Kognitionspsychologie, Psychoanalyse) fruchtbar, um der einseitigen Ausrichtung an bewußten, leicht abfragbaren Copingstrategien entgegenzuwirken.

Gegenwärtige Modellvorstellungen eines *Bewältigungsprozesses* (Lazarus & Folkman, 1984; Moos, 1988) enthalten 3 Säulen:

(1) *Situative Belastungen* können objektiv nach Merkmalen wie Kontrollierbarkeit, Vorhersagbarkeit, Ambiguität etc. unterschieden werden. Wesentliche aktuelle Forschungsfragestellungen beziehen sich auf das Zusammenwirken *personaler* (z.B. Selbstwirksamkeit, Selbstwertgefühl, internale Kontrollüberzeugungen) und *sozialer* Ressourcen (wie soziale Integration, Confidantbeziehung, Merkmale sozialer Unterstützung) (Beutel, 1988, 1989). Bezüglich *geschlechtsspezifischer* Effekte ist die Interpretation des wiederholten Befundes unklar, daß Frauen häufiger (ein als weniger adaptiv angesehenes) emotionsorientiertes Coping und Vermeidungsverhalten, Männer hingegen problemorientierte Bewältigung berichten (Beutel, 1988). Weidner und Collins (1993) entwickeln anhand einer neueren Literaturübersicht die interessante Hypothese einer Wechselwirkung von Geschlecht und situativen Merkmalen: Sie folgern, daß Männer im Umgang mit kurzzeitigen Stressoren auch mehr Vermeidung einsetzen und daher weniger belastet sind. Daß Frauen sich mehr mit ihren emotionalen (und körperlichen) Reaktionen befassen, könnte bei anhaltenden Stressoren adaptiv sein.

(2) Die *individuelle Einschätzung* bestimmt entscheidend den Verarbeitungsprozeß. Eine Situation kann als günstig-wohlwollend, unbedeutend oder belastend (als Schaden bzw. Verlust, Bedrohung und Herausforderung) eingeschätzt werden (Lazarus, 1993). Ebenso geht die Einschätzung der Verfügbarkeit geeigneter Ressourcen in diese Bewertung ein. Das postulierte Ineinandergreifen von Bewertungs- und *Verarbeitungsprozessen* macht ihre Trennung jedoch methodisch schwierig. Verarbeitungsstrategien können auf die Veränderung der Belastungs-

situation (Selbst- bzw. Umweltveränderung), der subjektiven Einschätzung und der dadurch hervorgerufenen Emotionen abzielen (Perrez & Reicherts, 1992). In der Auseinandersetzung mit einschneidenden Lebensereignissen laufen Abwehr- und Copingprozesse parallel und sukzessive ab, wobei bewußte Bewältigungsprozesse durch unbewußte Abwehrprozesse beeinflußt werden.

(3) *Ergebnisse* (Adaptationserfolg) der Verarbeitungsstrategien können sich lang- und kurzfristig in verschiedenen Lebensbereichen (z.B. körperliche Verfassung, psychisches Befinden, soziale Beziehungen, Funktionsfähigkeit im Alltag) unterscheiden. Verleugnung kann beispielsweise in der Akutbehandlung nach einem Herzinfarkt kurzfristig Angst vermindern, bei Fortbestehen langfristig jedoch wichtige Rehabilitationsschritte blockieren (Beutel, 1988).

Es handelt es sich um einen kontinuierlichen, wechselseitigen Prozeß der Auseinandersetzung mit einer Belastung (*Transaktion*), in dem Bewältigungsresultate sowohl die situativen Anforderungen beeinflussen als auch die Bedingungen für künftige Bewältigungsprozesse.

2. Übersicht über Verfahren zur Erfassung von Bewältigungsprozessen

Aus der Fülle vorliegender Meßverfahren wurden allgemeingültige, deutschsprachige *Coping- und Abwehrverfahren* ausgewählt, die für medizinpsychologische Fragestellungen häufig angewendet wurden. Andere Verfahren beziehen sich speziell auf den Umgang mit chronischer Krankheit (z.B. FKV), einen der gegenwärtigen Hauptforschungsschwerpunkte. Als wichtige Ergänzung wird die systematische *Selbstbeobachtung* dargestellt; zu *qualitativen* Ansätzen s. Mayring (1994). Zu speziellen Bewältigungsfragestellungen (z.B. Schmerzbewältigung, subjektive Krankheitstheorien) sei auf die einschlägige Literatur verwiesen (Westhoff, 1993).

Coping- und *Abwehrmeßverfahren* werden jeweils getrennt nach *Selbst-* und *Fremdbeurteilungsverfahren* dargestellt. Als weitere inhaltliche und methodische Merkmale werden Art und Spezifizierung der zugrundeliegenden Belastungssituation, Reaktionsdimensionen, methodische Annahmen und Gütekriterien beschrieben. Hauptforschungsinstrument sind Selbstbeschreibungsverfahren, die eine objektive und ökonomische Erfassung bewußter Krankheitsverarbeitungsprozesse zulassen. Im Unterschied zu früheren, ad hoc konstruierten Skalen, liegen mittlerweile eine Reihe von standardisierten Verfahren vor. Sie enthalten Auflistungen von ca. 4 bis 120 Verarbeitungsstrategien. Sofern Skalen gebildet wurden, werden diese unter der Rubrik "Reaktion" angegeben (1-30). Unter den Testgütekriterien wird in der Regel Cronbach α als Maß für die innere Konsistenz der Skala angegeben (bzw. Split-half-Reliabilität). Anhand der ausgewählten Meßverfahren sollen methodische Zugangswege und Probleme eingehender illustriert werden (mod. n. Beutel & Muthny, 1988; Muthny & Beutel, 1990).

Tabelle 2: Ausgewählte Verfahren zur Erfassung von Coping

Verfahren/Autoren	Dimensionen		Method. Annahmen		Reliabilität
	Situation	Reaktion	Trait	State	
Selbsteinschätzung					
Streßverarbeitungsfragebogen SVF (Janke et al., 1985)		19	+		Cronbach α 0,66-0,92 odd-even 0,63-0,91 Retest 0,68-0,86
Ways of Coping Questionnaire WCQ (Folkman & Lazarus, 1988)	1 spez. Ereignis	8		+	Cronbach α 0,56-0,85
Coping Responses Inventory CRI (Moos, 1988)	1 spez. Ereignis	8		+	Cronbach α 0,61-0,74
Fragebogen zur Erfassung von Formen der Krankheitsbewältigung FEKB (Klauer et al., 1989, Klauer & Filipp, 1993)	Aktuelle Belastung	5		+	Cronbach α 0,74-0,88 Testhalbierungsreliabilität 0,74-0,90
Freiburger Fragebogen zur Krankheitsverarbeitung FKV (Muthny, 1989)	Spezifischer Fokus (aktuell/ retrospektiv)	12 (FKV 102) 5 (FKV-LIS)	(+)	(+)[a);b)]	Cronbach α 0,69-0,94 (FKV 102) FKV-LIS: 0,68-0,77
Umgang mit Belastungen im Verlauf UBV (Reicherts & Perrez, 1993)	18 hypothetische Situationen	9		+	Cronbach α 0,87 (0,71-0,95) Retest-Reliabilität 0,80 (0,64-0,91)
Fremdeinschätzung					
Berner Bewältigungsformen BEFO (Heim et al., 1991)		30	(+)	(+)	Mittlere Interraterreliabilität 0,79 Mittlere Intraraterreliabilität 0,70

a) Je nach Instruktion unter Trait- oder State-Gesichtspunkten verwendbar
b) auch in Fremdbeurteilungsversion.

Selbstbeschreibungsverfahren zur Erfassung von Bewältigungsprozessen

Im Vordergrund stehen zustands- (*state*) orientierte Verfahren, die sich auf mehr oder minder *spezifische* Situationen beziehen. Zur Erfassung einer subjektiv belastenden Situation werden Personen aufgefordert, das belastendste Ereignis des Tages oder der vorangegangenen Woche zu beschreiben (Folkman & Lazarus, 1980). Die detaillierte Analyse *einer* retrospektiv bestimmten Einzelsituation (Broda, 1987) enthält allerdings die problematische Annahme, daß diese intrasubjektiv auch für andere Situationen repräsentativ und intersubjektiv vergleichbar ist. Andere Autoren (Muthny, 1989) schlagen vergleichbare, *globale* und oft lange zurückliegende Ereignisse wie Diagnosemitteilung vor; Herschbach und Henrich (1987) geben krankheitsspezifische Problemlisten vor. Eine weitere Vorgehensweise liegt in der Vorgabe standardisierter, *hypothetischer Belastungssituationen* (Reicherts & Perrez, 1991). Neuerdings werden wieder vermehrt trait-orientierte Verfahren angewandt, die situationsübergreifende ("übliche") Präferenzen für bestimmte Bewältigungsstrategien erfassen (u.a. Carver et al., 1989; für Krebskranke: Greer et al., 1991).

Der *"Ways of Coping Questionnaire"* (WCQ, früher WCCL, Folkman & Lazarus, 1988) beruht auf dem Transaktionsmodell von Lazarus. 66 Items werden auf einer 4-Punkte-Skala eingestuft. Einige Items sind konzeptuell mehrdeutig ("Sie taten etwas, das vermutlich nichts nützte, hatten dabei aber das Gefühl, wenigstens etwas zu tun" (Ferring & Filipp, 1989). Die Skalenbildung erfolgte faktorenanalytisch an einer Gemeindestichprobe mit 75 Paaren. Sie ergab 8 Skalen, die hoch miteinander korrelieren: konfrontatives Coping, Abstand gewinnen, Selbstkontrolle, Suche nach sozialer Unterstützung, Übernahme der Verantwortlichkeit, Vermeidung, planvolles Problemlösen, positive Neubewertung. Die vorgeschlagene Copingklassifikation (Tabelle 1) konnte empirisch allerdings nicht bestätigt werden. Die Items der WCQ wurden zwar in verschiedenen anderen Verfahren (z.B. FKV) übernommen. Ergebnisse, die mit dem WCQ gewonnen wurden, sind jedoch leider kaum vergleichbar: Einige Items, die für Studenten entwickelt wurden, sind für körperlich Kranke nur begrenzt geeignet (z.B. "Ich jogge und treibe Sport") und wurden daher in mehreren Studien ausgeschlossen (z.B. Broda, 1987). Deutlich zeigt sich bei diesem Verfahren der Nachteil der häufig praktizierten faktorenanalytischen Konstruktion von Meßverfahren. Da die jeweils erhaltenen 4-8 Faktoren stark stichprobenabhängig sind und Anwender ihre Auswertungen auf jeweils neue, eigene Faktorenanalysen stützen, sind die Ergebnisse aufgrund der unterschiedlichen Skalenbildungen nicht vergleichbar (Beutel, 1988). Eine deutsche Adaptation, zu der Testgütekriterien vorliegen ("Skala zur Erfassung des Bewältigungsverhaltens", Ferring & Filipp, 1989) schließt nur 38 Items der ursprünglichen WCCL ein.

Als Beispiel für ein spezielles und verbreitetes Verfahren für chronisch Kranke sei der *"Fragebogen zur Krankheitsverarbeitung"* (FKV) von Muthny (1989) genannt. 102 (bzw. in der Kurzform 35) Selbstaussagen werden danach beurteilt, wie gut sie auf ein bestimmtes Krankheitsereignis (meist Diagnosemitteilung) zutreffen. Items werden aufsummiert zu 12 faktorenanalytisch gewonnenen Skalen. Die 5 Skalen der meistverwendeten Kurzform lauten: depressive Verarbeitung, aktives problemorientiertes Coping, Ablenkung und Selbstaufbau, Religiosität und Sinnsuche, Bagatellisierung und Wunschdenken. Querschnittstudien an großen Gruppen chronisch Kranker,

Ärzten und Pflegepersonal ergaben z.T. unterschiedliche Faktoren (Muthny, 1989). Längsschnittergebnisse liegen noch kaum vor (s.u.).

Vergleichbar ist der reliable *"Fragebogen zur Erfassung von Formen der Krankheitsbewältigung"* (FEKB, Klauer et al., 1989; Klauer & Filipp, 1993), der sich auf 3 Dimensionen (Aufmerksamkeitsorientierung, Soziabilität, Kontrollebene) stützt. Anhand von 333 Krebskranken wurden 5 Skalen durch Faktorenanalysen gebildet: Rumination, Suche nach sozialer Einbindung, Bedrohungsabwehr, Suche nach Information, Suche nach Halt in der Religion (37 Items). Die Faktorenstruktur ist allerdings für andere Gruppen (HIV-Infizierte, Rheumapatienten) nicht einheitlich.

Der *"Streßverarbeitungsfragebogen"* (SVF, Janke et al., 1985) ist eines der gebräuchlichsten deutschsprachigen Trait-Verfahren, d.h. er geht von der Annahme personengebundener habitueller Verarbeitungsformen aus. Einstufungen beziehen sich auf eine verallgemeinerte Belastungssituation: "Wenn ich durch irgendetwas oder irgendjemanden beeinträchtigt, innerlich erregt oder aus dem Gleichgewicht gebracht worden bin... ". Erfaßt werden 19 rational konstruierte Dimensionen: Bagatellisierung, Herunterspielen im Vergleich mit anderen, Schuldabwehr, Ablenkung von Situationen etc.

Bei dem *"Fragebogen zum Umgang mit Belastungen im Verlauf"* (UBV, Reicherts & Perrez, 1993) handelt es sich um ein komplexes Selbstbeschreibungsverfahren. 18 hypothetische Belastungssituationen (mit den Kategorien Verlust/Versagen und aversiven/ambiguösen Situationen) werden eingestuft nach: Emotionaler Reaktion (Angst, Depressivität, Ärger), Einschätzungen der Situation (Kontrollierbarkeit, Veränderbarkeit, Valenz und Vertrautheit), Copingintentionen (Selbst-, Umweltveränderung, emotionales und Selbstwertäquilibrium) und 9 Copingdimensionen (umweltorientiert: Aktive Beeinflussung, Passivität, Flucht; selbst-orientiert: Informationssuche, Unterdrückung von Information, Neubewertung, Palliation, Selbst-, Fremdverschulden), sowie Kausalattributionen. Die meisten Einschätzungen werden jeweils für 3 Phasen getrennt beantwortet: Ausgangssituation, fortdauernde Belastung und Resultat. Vorliegende Befunde zur Reliabilität und Validität des Verfahrens sind ermutigend; allerdings wird der Anwendungsbereich durch die Komplexität des Verfahrens und die Auswahl der Situationen beschränkt.

Systematische Selbstbeobachtung

Eine wesentliche methodische Ergänzung sind *Selbstbeobachtungsverfahren*, die darauf abzielen, Bewältigungsstrategien bereits während der Auseinandersetzung mit einer Belastungssituation selbst einzustufen. So sollen eine Prozeßmessung ermöglicht und Verfälschungen durch Erinnerungsverzerrungen minimiert werden. Vielversprechend erscheint das *"Computergestützte Erfassungssystem"* (COMES, Perrez & Reicherts, 1992): Trainierte Pbn. zeichnen situative Merkmale (z.B. Valenz, Kontrollierbarkeit), Erlebens- und Verhaltensdaten mit Hilfe eines Taschencomputers im Alltag auf. Aus der systematischen Selbstprotokollierung von Bewältigungsepisoden lassen sich Copingsequenzen rekonstruieren. Andere Selbstbeobachtungsverfahren beruhen auf *Tagebuch*protokollierungen (bei Schizophrenen, Wiedl & Rauh, 1994). Deutlicher als bei Perrez und Reicherts (1992), deren Verfahren bei Studenten angewandt wurde, zeigen sich in der letztgenannten Studie Probleme der Reaktivität der Messung, d.h.

der Beeinflussung der Ergebnisse durch die Einübung des Verfahrens. Besonders relevant erscheinen diese Verfahren im Hinblick auf die therapeutische Beeinflussung von Copingverhalten.

Fremdbeurteilungsverfahren von Bewältigungsprozessen

Gegenüber Fragebögen haben Fremdbeurteilungsverfahren den Vorteil, daß sie auch Schlußfolgerungen über vor- oder unbewußte Verarbeitungsprozesse erlauben. Verbreitetstes deutschsprachiges Verfahren sind die *"Berner Bewältigungsformen"* (BEFO, Heim et al., 1991). 30 klinisch relevante Verarbeitungsstrategien werden den Grunddimensionen "direktes Handeln" (z.B. ablenkendes Anpacken, Altruismus), "Kognition" (Ablenken, Akzeptieren/Stoizismus) und "Emotion" (Hadern/Selbstbedauern, Optimismus) zugeordnet. Sie werden auf 5-stufigen Skalen oder als Rangreihe eingestuft. Zufriedenstellende Durchschnittswerte für die Interraterreliabilität der Gesamtskala wurden von den Testautoren bei chronisch Kranken berichtet. Selbst bei intensiver und regelmäßiger Beurteilerschulung lagen Übereinstimmungskoeffizienten von Behnke et al. (1994) aber nur zwischen r=.50 und r=.60 (für die 5-stufigen Skalen). So begrüßenswert die Differenzierung unterschiedlichster Strategien erscheinen mag, so erschwert der Mangel gesicherter, übergreifender Dimensionen die Auswertung. Während Augustiny (1994) die relative Unabhängigkeit der 30 Einzelitems betont und von Faktorisierung abrät, verwenden andere Autoren höchst unterschiedliche, nicht vergleichbare Skalen, die auf eigenen Faktorenanalysen beruhen (z.B. Behnke et al., 1994; Leibing, 1994).

Das *"Freiburger Inventar zur Bewältigung einer chronischen Krankheit"* (FIBECK, Broda 1987) differenziert vor allem subjektive Bewertungen einer Belastungssituation durch chronisch Kranke.

Erfassung von Abwehrmechanismen

Eine Übersicht gibt Tabelle 3 (mod. nach Beutel & Muthny, 1988; Muthny & Beutel, 1990).

Unter den Selbstbeschreibungsverfahren wurde in zahlreichen amerikanischen Untersuchungen das *"Defense Mechanism Inventory"* (DMI) angewandt. In der deutschen Überarbeitung von Hentschel und Wiemers (*"Fragebogen zu Konfliktbewältigungsstrategien";* 1986) werden zu 10 frustrierenden, selbstwertbedrohenden oder kränkenden Situationen (unterschiedlich für Männer und Frauen formuliert) die 5 übergeordneten Abwehrformen (Reaktionsbildung, Wendung gegen Objekt, Projektion, Prinzipalisierung, Wendung gegen eigene Person) jeweils durch ein Reaktionsbeispiel definiert.

Der *"Defense Style Questionnaire"* (DSQ) von Bond et al. (1983) mit 88 Items erfaßt die Abwehrorganisationen psychotische, unreife (z. B. Verleugnung, Projektion), neurotische (Intellektualisierung, Verschiebung) und reife Abwehr (Sublimierung, Altruismus). Mit einer gekürzten deutschen Fassung (36 Items) fanden Reister et al. (1993) ähnliche Faktoren mit unterschiedlicher innerer Konsistenz.

Der KBAM (*"Klinische Beurteilung der Abwehrmechanismen"*, Ehlers, 1983) erfaßt als Fremdbeurteilungsverfahren den größten Teil der klassischen Abwehrmechanismen. Wieweit die mangelnde Beurteiler-Übereinstimmung bei einigen Items auf Konstruktionsmängel (z.B. knappe Deskription und abstrakte psychoanalytische Theoriesprache) oder mangelndes Beurteilertraining zurückzuführen ist, muß offenbleiben. Weitere Verfahren zur Messung von Abwehr finden sich bei Vaillant (1992).

Das *"Mainzer Copinginventar"* (MCI, Krohne, 1989) nimmt eine Mittelstellung zwischen Coping- und Abwehrmeßverfahren ein: Für je 4 selbstwertbedrohende und physisch bedrohliche hypothetische Situationen werden jeweils 18 Items eingeschätzt, die "Vigilanz" (Antizipation negativer Ereignisse, Informationssuche...) bzw. „kognitive Vermeidung" (Ablenkung der Aufmerksamkeit, Verleugnung etc.) reliabel erfassen (zur Validität s. Krohne, 1989, 1993).

Tabelle 3: Ausgewählte Verfahren zur Erfassung von Abwehr

Verfahren/Autoren	Dimensionen		Method. Annahmen		Reliabilität
	Situation	Reaktion	Trait	State	
Selbsteinschätzung					
Defense Mechanism Inventory DMI (Gleser & Ihilevich, 1969) (dtsch: Fragebogen zu Konfliktbewältigungsstrategien, Hentschel & Wiemers, 1986)	10 vorgestellte Situationen	5		(+)	r_{tt} max. 0,58 Raterübereinstimmung 30-70%
Defense Style Questionnaire DSQ (Bond et al., 1983)		5	+		Cronbach α ,3-,81
Fremdeinschätzung					
Klinische Beurteilung von Abwehrmechanismen KBAM (Ehlers, 1983)		20	+		Interraterreliabilität 0,01-0,90 (M=0,51)

3. Ausgewählte Forschungsprobleme

Validierung der Meßverfahren

Die berichteten Testgütekriterien beschränken sich in der Regel auf Angaben zur Reliabilität, meist zur internen Konsistenz (Cronbach α) der Skalen. Seltener werden Stabilitätskoeffizienten (Test-Retestreliabilität) berichtet. Sowohl bei den Selbst- als auch Fremdbeurteilungsverfahren beschränken sich Validitätshinweise meist auf den "Augenschein" ("face validity"), den Konsens von Experten ("content validity"), den Vergleich unterschiedlicher Krankheitsgruppen oder unsystematische Vergleiche mit anderen Verfahren (Muthny, 1990). Problematisch für die Anwendung und Interpretation vieler der vorliegenden Meßinstrumente erscheint der Mangel an einer umfassenden Konstruktvalidierung oder an einer prädiktiven Validierung, die im Rahmen von Mehrebenenmessungen oder Vorhersagestudien zu leisten wäre. Obgleich viel von "Bewältigungsverhalten" gesprochen wird, besteht das beobachtete Verhalten meist nur aus dem Ankreuzen von Fragebögen.

Ein generelles Problem, das die Gültigkeit von verbalen Selbstberichten in Frage stellt, ist, ob die (kognitiven) Prozesse, die die psychologischen Konstrukte "Coping" und "Abwehr" umfassen, der Selbstbeurteilung zugänglich sind. Angesichts sozialpsychologischer Forschungsergebnisse, die z.B. Nisbett und Wilson (1977) zusammentrugen, erscheinen Zweifel angebracht. Sie zeigen, daß unser Zugang zu kognitiven Prozessen höherer Ordnung begrenzt ist. Wenn nicht markante Reize oder plausible Ursachen vorliegen, erfassen Selbstbeurteilungen oft eher vorgefaßte, implizite, individuell gelernte oder konventionelle Kausalschemata oder Plausibilitätsurteile. Lange zeitliche Abstände zwischen der Belastungssituation und der Selbsteinschätzung lassen Erinnerungsverzerrungen breiten Raum. Mit dem Ankreuzen langer Auflistungen in den Fragebogen wird womöglich auch eine unrealistisch große Differenzierungsbreite vorgetäuscht. Die Validierung von Fragebogenergebnissen zu Coping und Abwehr erfordert daher die Überprüfung des Zusammenhangs mit "echten" Beobachtungsdaten oder (tiefenpsychologischen) Interviews.

Adaptivität von Coping

Besonders relevant erscheint die Frage, welche Bewältigungsstrategien helfen, kurz - oder langfristig Belastungen zu vermindern oder negativen Auswirkungen von Stressoren entgegenzuwirken. Ungeeignet erscheinen hierzu die nach wie vor häufigen Querschnittsuntersuchungen, die wie Längsschnittstudien interpretiert werden. Aus einzelnen korrelativen Zusammenhängen wird nicht nur geschlossen, daß diese Strategie "adaptiv" sei, sondern sie wird auch als Interventionszielsetzung empfohlen (Harrer et al., 1993). Die Suche nach generell hilfreichen Bewältigungsstrategien führte zu z.T. widersprüchlichen Ergebnissen, wie am Beispiel der Bewältigung von *Krebserkrankungen* gezeigt werden soll:

Als Kriterium für die Adaptivität von Coping wurde in Längsschnittstudien meist Überlebenszeit bzw. Rezidivrate herangezogen. Übersichtsarbeiten (z.B. Heim, 1988; Beutel, 1988; Mulder et al., 1992) kommen aufgrund einer begrenzten Zahl von Verlaufsstudien zu dem weitgehend übereinstimmenden Ergebnis, daß

– ein aktives, engagiertes, kämpferisches Verhalten (Problemanalyse und -lösung), Ausdruck von negativen Gefühlen und eine zuversichtliche, u.U. auflehnende Grundstimmung günstig,

– eine passiv-resignative Einstellung, Unterdrückung von Gefühlen, Unterwerfung und Hoffnungslosigkeit ungünstig sind.

– Andere Strategien wie Verleugnung bleiben kontrovers.

Unklar bleiben die *Wirkmechanismen*, solange eine Copingtheorie fehlt, um dieses Modell zu verstehen und prüfbare Hypothesen über die Verbindung der einzelnen Variablen abzuleiten. So sind bsp. die Verknüpfungen von einer Copingstrategie wie "kämpferische Haltung" zur Überlebensdauer theoretisch nicht spezifiziert. Ermöglicht diese Verarbeitungsform Patienten eine stärkere Beachtung oder Zuwendung zum sozialen Umfeld und den Ärzten, ist sie Ausdruck oder Ursache einer zuversichtlicheren Stimmung etc.?

Einige der zugrundeliegenden Studien unterliegen methodischen Einschränkungen bzgl. Stichprobengröße und sorgfältiger Prüfung medizinischer Prognoseindikatoren (z.B. Lymphknotenstatus bei Greer et al., 1979). Sofern Veränderungen gemessen werden, bleiben anfänglich beschriebene Copingstrategien im weiteren Verlauf der Studie nicht stabil (Greer et al., 1979): Brustkrebspatientinnen, die kurz nach ihrer Mastektomie mit Verleugnung oder kämpferischer Haltung reagierten, bevorzugten im Laufe von 2 Jahren zunehmend stoisches Akzeptieren. Die beschriebenen Effekte konnten in anderen Studien (z.B. Buddeberg et al., 1991; Cassileth et al., 1985) nicht repliziert werden.

Einflüsse von Copingstrategien auf Adaptationskriterien wie Lebenszufriedenheit waren in anderen Studien mit chronisch Kranken gering: Weis et al. (1994) fanden keinen signifikanten Einfluß der FKV-Werte auf die Lebensqualität von Krebskranken, wenn sie körperliche Beschwerden und Kontrollattributionen berücksichtigten. Küchenhoff und Manz (1994) fanden zwar eine kürzere Schubdauer bei M. Crohn-Patienten, die Trost in der Religion suchten bzw. Ablenkung/Selbstaufbau (FKV) anwandten. Für einen längerfristig ungünstigen Krankheitsverlauf waren jedoch keine Copingstrategien, sondern vermehrte Körperbeschwerden, Leistungsorientierung, Aggressivität (gemessen mit dem FPI) sowie die Abwehrmechanismen Rationalisierung und Verleugnung maßgeblich. Die Aussagekraft neuerer Längsschnittstudien wird allerdings durch die kleinen Stichprobengrößen (bedingt durch die hohen Dropout-Raten) eingeschränkt. Möglicherweise ist die Suche nach generell erfolgreichen Verarbeitungsformen wenig erfolgreich, da es weniger auf die Wahl *spezifischer* Verarbeitungsformen ankommt, sondern auf deren *flexible* Handhabung. Darauf könnte die Arbeit von Herschbach und Henrich (1987) deuten. Demnach erschienen jene Krebskranke am stärksten belastet, die verfügbare Bewältigungsstrategien rigide und gleichförmig einsetzten.

Wenig Beachtung fanden die *persönlichen* und *situativen* Einflußgrößen, von denen Wahl und Wirksamkeit der Copingstrategien abhängen. Argumente für die Bildung von Untergruppen ergeben sich z.B. aus der Studie von Ell et al. (1992). Die Autoren fanden einen protektiven Effekt von emotionaler Unterstützung auf die Überlebensrate nur bei Brustkrebs und lokalisierten Tumoren, nicht aber bei Lungen- und Kolonkarzinom und fortgeschrittenen Karzinomen. Schulz (1994) fand, daß Pessimismus eine kürzere Überlebensdauer bei älteren, nicht aber jüngeren Krebskranken vorhersagte. Derartige situations- oder personenspezifische Effekte werden statistisch ausgemittelt, wenn die Auswertung durch Mittelwertsvergleiche erfolgt.

Konfundierung von Bewältigungsprozeß und -resultat

Copinggedanken und -handlungen müssen unabhängig von Belastungssituation und -ergebnis gemessen werden, um die Adaptivität der angewandten Copingstrategien zu belegen. Andernfalls besteht die Gefahr der Konfundierung von Ursache und Wirkung, wie sich am Beispiel der positiven Korrelation der Copingstrategie "depressive

Verarbeitung" in Querschnittstudien mit hoher Beschwerdeausprägung, Depressionswerten oder geringer Lebenszufriedenheit zeigen läßt. Beeinträchtigtes Befinden o.ä. kann jedoch nicht ohne weiteres als Folge von "depressivem Coping" angesehen werden, da das bevorzugte Ankreuzen dieser Skala ebenso gut als Ausdruck der aktuell bestehenden Verstimmung betrachtet werden kann.

Eine eingehende Diskussion des Problems der Konfundierung von "Streß" und Coping überschreitet den Rahmen dieses Kapitels (s. Lazarus & Folkman, 1984; Epstein & Katz, 1992).

Für die Auswertung der Daten aus Bewältigungsstudien werden alle gängigen Verfahren der empirischen Sozialforschung eingesetzt, die im Rahmen diese Kapitels nicht referiert werden können. In neueren Studien werden zunehmend komplexe, multivariate statistische Verfahren angewandt, um die beschriebenen Konfundierungsprobleme zu handhaben und Kausalmodelle zu prüfen.

Faller et al. (1994) partialisieren beispielsweise in ihrer Längsschnittstudie das Befinden von Karzinompatienten bei der Ausgangserhebung statistisch aus, wenn sie den Einfluß von Coping auf Emotionen in der Folgeerhebung ermitteln. Zusätzlich prüfen sie die Möglichkeit einer umgekehrten Kausalbeziehungsrichtung (mit Hilfe einer kreuzverschobenen multiplen Regression). Eine Kausalbeziehung gilt demnach nur dann als plausibel, wenn Coping einen größeren Einfluß auf emotionale Reaktionen hat als umgekehrt. Bei diesem Vorgehen erscheint allerdings der zusätzliche Beitrag der Copingformen für die Varianzaufklärung des Kriteriums gering (Faller et al., 1994; Filipp et al., 1990).

Von besonderem Interesse sind im Zusammenhang mit der Prüfung von komplexen Kausalmodellen Verfahren zur Analyse von linearen Beziehungen. Diese berücksichtigen Meßfehler, wechselseitige Abhängigkeiten zwischen den beobachteten Variablen und den Einfluß von nichtbeobachteten, latenten Variablen. Ein Beispiel ist die Arbeit von Filipp et al. (1993); für die praktische Anwendung steht z.B. das Computerprogramm *LISREL* 7 zur Verfügung, das in das SPSS (Statistical Program for the Social Sciences) integriert ist (Jöreskog & Sörbom, 1989). Allerdings können mit diesen Verfahren Kausalmodelle nicht bewiesen, sondern plausibel gemacht werden. Sie zeigen, ob die empirischen Daten mit dem Modell vereinbar sind oder ihm widersprechen. Nicht auszuschließen ist, daß es alternative Modelle gibt, die ebenfalls oder besser von den Daten gestützt werden.

Wie sich am Beispiel der breitgefächerten *experimentellen Forschung* zu den habituellen Bewältigungsformen der *"Aufmerksamkeit"* und *"Vermeidung"* (Krohne, 1993) zeigen läßt, ermöglichen experimentelle Anordnungen eine bessere Kontrolle konfundierender Variablen, die Erfassung mehrerer Meßebenen (Selbst-, Fremdbeurteilung, physiologische Maße) und die gezielte Überprüfung von Hypothesen. Zu leisten bleibt jedoch der Nachweis der Übertragbarkeit in die klinische Realität.

4. Bedeutung von Copingforschung für Interventionen

Die Anziehungskraft der Copingforschung für psychosoziale Interventionen bei chronisch Kranken hängt damit zusammen, daß ihre Annahmen klinisch plausibel sind. Die subjektive Bewertung und Aktivität der Betroffenen und die dynamische Wechselwirkung persönlicher und Umweltfaktoren haben für das Gelingen der Verarbeitung von Belastungen eine große Bedeutung. Chronisch Kranke werden aus dieser Sicht weder als verantwortlich für die Entstehung noch als passive Opfer eines überwältigenden, "bösartigen" Krankheitsgeschehens angesehen. Vielmehr werden sie als aktive Gestalter einer eigenen, erträglichen Realität angesichts ihrer Erkrankung betrachtet.

Allgemeine Prämissen der Copingforschung werden zu Zielformulierungen oder als "Erklärung" beobachteter, erwünschter Therapieeffekte bei chronisch Kranken herangezogen. Vermittelt durch Medien und Unterstützungsprogramme finden sich Copingkonzepte in subjektiven Krankheitstheorien von Krebskranken wieder, die mit "Kampfgeist" bewußt versuchen, ihren Krankheitsverlauf zu beeinflussen oder sich darum sorgen, ob nicht bewußte oder unbewußte negative Emotionen ihre Prognose verschlechtern.

Auch beeinflußt durch neuere Entwicklungen in der Verhaltenstherapie, die die Bedeutung von Selbstkontrolle und Nutzung von Selbsthilferessourcen beim Patienten unterstreichen (Kanfer & Goldstein, 1986), sind "coping skills training", "Streßbewältigung", "Verbesserung adäquater Copingstrategien" (Trijsburg et al., 1992) und ähnliche Konzepte oder Zielsetzungen populär geworden. Verbessertes Coping wird in einigen Studien zwar als Erklärung für psychotherapeutische Effekte wie verbesserte Befindlichkeit oder einen günstigeren Krankheitsverlauf herangezogen, aber nicht gemessen (z.B. Spiegel et al., 1989).

Die folgenden neueren Studien geben Beispiele für die systematische Erfassung von Coping bei Interventionen. Fawzy et al. (1990) zeigten einen positiven Effekt von einem Streßbewältigungstraining bei Krebskranken (Malignes Melanom) auf Verarbeitungsstrategien und Befindlichkeit (POMS). Verbesserte immunologische Parameter wurden durch verminderte Ängstlichkeit und Verstimmungen, aber nicht Coping vorhergesagt. Greer et al. (1991) konnten in einer randomisierten prospektiven Studie mit Krebskranken eine deutliche Reduktion von Angst und Depression, sowie eine Zunahme aktiver Bewältigung gegenüber einer Kontrollgruppe erzielen. Eine deutliche Besserung erzielten Jäckle et al. (1994) sowie Leibing (1994) bei chronischen Schmerzsyndromen durch verhaltenstherapeutische Interventionsprogramme. Diese wurden wesentlich durch eine bessere Schmerzbewältigung vermittelt.

Gerade für die Therapie zeigt sich als Manko, daß wenig über die Einflüsse personaler und sozialer Ressourcen bekannt ist. Im Hinblick auf eine differentielle Therapieplanung ist es wichtig zu wissen, welche Patienten ein bestimmmtes therapeutisches Angebot nutzen können. Sollte sich bestätigen, daß nicht die Wahl einer bestimmten Bewältigungsform ausschlaggebend ist, sondern verfügbares Repertoire und Flexibilität der Anwendung, würde dies eine spezifische, situations- und individuumsorientierte Planung und Durchführung von therapeutischen Interventionen erfordern.

5. Schlußfolgerungen

Innerhalb der Bewältigungsforschung gibt es mittlerweile eine Reihe differenzierter, genereller und spezifischer Meßverfahren, die sich vorwiegend auf die Selbstbeschreibung der Untersuchten stützen. Dabei ist die Frage der Validität nicht hinreichend gelöst. In der methodisch schwierigen Frage der Anwendung von Selbst- und Expertenbeurteilungen wird in der Regel ein unbefriedigendes "entweder-oder" praktiziert anstelle von Mehrebenenmessungen. Gegenüber der früheren Übersicht (Beutel & Muthny, 1988) ist eine Zunahme von Längsschnittstudien festzustellen, die aber vorwiegend kleine Stichproben erfassen. Ungelöst sind nach wie vor die Probleme der Konfundierung von Coping, Emotionen und Streß. Vermutlich tragen die genannten Schwächen der Bewältigungsforschung dazu bei, daß die zentrale Frage nach der Wirksamkeit von Coping noch so unzulänglich zu beantworten ist. Eine wichtige Rolle im Hinblick auf die erforderliche Kontrolle wesentlicher Einflußfaktoren für Bewältigungsprozesse und die Prüfung von Hypothesen spielt die experimentelle Copingforschung.

Anstelle der globalen Frage, welche Copingstrategien adaptiv sind, verdienen die Fragen mehr Aufmerksamkeit, unter welchen Bedingungen, in welcher Phase der Auseinandersetzung und für welche Personen bestimmte Bewältigungsformen adaptiv oder maladaptiv sind. Dabei erscheint es wichtig, das Zusammenwirken personaler und sozialer Ressourcen sorgfältig zu bestimmen. Praktikabel erschiene u.E. die systematische Bildung und Untersuchung von Untergruppen nach spezifischen Situations- und Personenmerkmalen. Dabei ist es wichtig, hypothesengeleitet vorzugehen, da die Untergruppenbildung gerade bei klinischen Gruppen und Längsschnittstudien rasch an die Grenze einer hinreichenden Stichprobengröße stößt.

Als Reaktion auf einseitige Traitansätze entstanden, vereinfachen gebräuchliche Meßverfahren und Forschungsansätze die Lebenswirklichkeit von Patienten. Auflistungen von Copingstrategien geben kaum Aufschluß darüber, wie Kranke neue Verarbeitungsformen entwickeln oder auf "bewährte" Strategien aus früheren Belastungssituationen zurückgreifen, wie und mit welchem Erfolg sie Bedrohungen abwehren. Oft ist nicht klar, ob Verarbeitungsbemühungen gemessen werden, Begleiterscheinungen von Verstimmungen oder soziale Erwünschtheit. Lazarus (1993) hält es in seiner neuesten Übersichtsarbeit für die "ernsteste Schwäche eines prozeßorientierten Zugangs zu Coping, daß nicht versucht wird, Prozeßmaße von Coping ...in den größeren Rahmen des Lebens einer Person und ihrer Art, sich auf die Welt zu beziehen..." zu stellen (S. 243, Übers. d. Verf.). Noch unklar ist, welche Persönlichkeitsmerkmale sinnvollerweise gemessen werden sollten (Scheier & Carver, 1992).

Coping bietet einen plausiblen und hilfreichen "Rahmen" für die Formulierung und Vermittlung psychotherapeutischer Interventionen für Patient und Therapeut gleichermaßen; der Nutzen von "Coping" für Verständnis der Wirkungsmechanismen dieser Interventionen ist aber bislang begrenzt. Dort, wo zum Teil eindrucksvolle Veränderungen durch Psychotherapie erzielt wurden, sind die erfaßten Copingstrategien oft nicht ausreichend, um diese zu erklären oder eindeutige Indikationskriterien abzugeben.

Trotz der vielfältigen Kritikpunkte bleibt für die medizinische Psychologie von großer Bedeutung, daß die Copingforschung die Sichtweise des Umgangs mit akuten und chronischen Belastungen erweitert und zu einer verbesserten Wahrnehmung persönlicher und sozialer Ressourcen und aktiver Bewältigungsbemühungen beigetragen hat. Je weiter sie sich dabei schweren körperlichen und psychischen Erkrankungen annähert, umso deutlicher werden die Grenzen der Umsetzung der methodischen Forderungen in der klinischen Praxis.

Methoden der Evaluation von Suchttherapie

Heinz-Martin Süß

Zusammenfassung

Thema dieses Beitrags ist die Methodik der Therapieerfolgsforschung im Suchtbereich, insbesondere bei Alkoholismus. Anhand von Kriterien, die aus der Validitätstheorie von Cook und Campbell abgeleitet werden, wird zunächst eine methodenkritische Diskussion der Erfolgsforschung vorgelegt. Forschungsdefizite werden aufgezeigt, aber auch die Notwendigkeit einer Gewichtung der Validitätskriterien in der Forschungspraxis begründet. Im zweiten Teil werden Vorschläge zur Standardisierung der Forschungsmethodik vorgestellt und diskutiert. Diese Bemühungen haben zum Ziel, die Vergleichbarkeit von Untersuchungen und damit auch die Akkumulierbarkeit der Ergebnisse zu verbessern.

Summary

This article deals with the treatment outcome research methodology of addictions, especially of alcoholism. On the basis of criteria from Cook and Campbell's validity theory outcome research is discussed. Research deficits are demonstrated as well as the necessity of a weighting of the validity criteria in research practice. In the second major part some suggestions are examined critically in an effort to standardize the outcome research methodology. These efforts have the goal to improve the comparability and also the possibility of accumulation of research results.

1. Einführung

Qualitätssicherung ist seit einigen Jahren eines der dominierenden Themen der Gesundheitspolitik. Nach dem medizinischen Bereich hat die Diskussion nun auch den der psychosozialen Versorgung erreicht. Seitdem die Forderung nach Qualitätssicherung 1988 im Rahmen der ersten Gesundheitsreform in der Bundesrepublik Deutschland gesetzlich verankert wurde, müssen erbrachte Leistungen stichprobenartig auf ihre Qualität hin überprüft werden. Für neue diagnostische und therapeutische Maßnahmen können Leistungen der gesetzlichen Kassen nur noch dann beansprucht werden, wenn u.a. ihr Nutzen nachgewiesen worden ist (vgl. Schulte, 1993). Gefordert werden Wirksamkeitsnachweise für die Behandlungsmethoden und kontinuierliche Evaluation der Qualität der Umsetzung dieser Maßnahmen in der therapeutischen Praxis. Die Evaluation soll also zumindest die Prozeß- und die Ergebnisqualität der Therapiemaßnahmen umfassen. Der Evaluation der Ergebnisqualität kommt dabei die zentrale Bedeutung zu. Zum einen, weil Prozeßmerkmale erst im Kontext der Behandlungsergebnisse bewertet werden können, und zum andern, weil Suchttherapie nach wie vor nur wenig standardisiert ist und therapeutischer Eklektizismus dominiert. Dies hat zur Konsequenz, daß Wirksamkeitskennwerte für spezifische therapeutische Maßnahmen nicht pauschal in Anspruch genommen werden können.

Die Frage nach der Wirksamkeit von Therapiemaßnahmen im Suchtbereich war bereits Gegenstand einiger Literaturübersichten (z.B. in den quantitativen Reviews von Emrick 1974, 1975 oder den narrativen von Miller und Hester 1980, 1986 und Litrell, 1991) und auch das Thema einer Metaanalyse (Süß, 1995). In diesen Arbeiten ebenso wie in verschiedenen methodenkritischen Beiträgen wurde deutlich, daß die Vergleichbarkeit der Studien und damit auch die Möglichkeit zur Akkumulation der Ergebnisse aufgrund forschungsmethodischer Differenzen und Defizite ganz erheblich eingeschränkt ist.

Im Mittelpunkt dieses Beitrags steht deshalb die Frage, wie eine problemadäquate Forschungsmethodik für den Suchtbereich aussehen müßte, so daß ein 'akkumulierter Erkenntnisfortschritt' möglich wird. Am Ausgangspunkt der Arbeit stehen Gütekriterien für Therapieerfolgsstudien, die aus dem Validitätskonzept von Cook und Campbell (1976) abgeleitet wurden. Diese Kriterien liefern die Grundlage für eine methodenkritische Bewertung der Therapieerfolgsstudien im Suchtbereich. Hierzu wird zum einen auf methodenkritische Literaturreviews und zum andern auf die Ergebnisse der Metaanalyse zurückgegriffen. Schließlich werden Möglichkeiten diskutiert, wie der unbefriedigende Forschungsstand verbessert werden könnte. Dazu gehören die Vorschläge zur Standardisierung der Forschungsmethodik der 'Deutschen Gesellschaft für Suchtforschung und Suchttherapie' (DG-Sucht, 1992). Schließlich werden daraus einige Schlußfolgerungen und Empfehlungen für die künftige Forschung abgeleitet. Im Vordergrund steht der Bereich der Alkoholismustherapie, Besonderheiten anderer Suchttherapien werden eher am Rande berücksichtigt.

2. Methodenkriterien für die Wirksamkeitsforschung

Die Methodik der Suchtforschung muß sich an den generellen Methoden der Psychotherapieforschung orientieren und gleichzeitig den Besonderheiten des Gegenstandsbereiches 'Sucht' gerecht werden.

Methodenstandards für Psychotherapieerfolgsstudien (z.B. Köhnken et al., 1979) wurden bislang überwiegend aus dem Validitätskonzept von Cook und Campbell (1976) abgeleitet. Wichtigste Beurteilungskriterien für die Güte einer Untersuchung sind demnach deren *Konklusivität* und *Generalisierbarkeit*. Die Konklusivität einer Untersuchung betrifft die Abklärung der kausalen Wirksamkeit der therapeutischen Maßnahmen. Sie ist abhängig von der *internen Validität, der statistischen Validität* und der *Konstruktvalidität*. Eine Untersuchung ist in dem Maße *intern valide*, indem es gelingt, die Variation der abhängigen Variablen (der Erfolgskriterien) möglichst zweifelsfrei auf die systematische Variation der unabhängigen Variablen (Therapie- vs. Kontrollbedingung) zurückzuführen und Alternativerklärungen auszuschließen. Interne Validität ist demnach am besten in einem *experimentellen* Untersuchungsplan zu sichern, potentielle weitere Einflußgrößen sind zu kontrollieren. *Konstruktvalidität* setzt eine stringente und umfassende Operationalisierung von Bedingungs- (Therapiemaßnahmen) und Effektkonstrukten (Erfolgskriterien) voraus. Die therapeutischen Konzepte und ihre Anwendungsbedingungen müssen präzise und replizierbar beschrieben werden, und die Adäquatheit und die Qualität der Umsetzung der Therapiemaßnahmen (Treatmentvalidität) muß geprüft werden. Diagnose- und Erfolgskriterien (kurz- und langfristige, allgemeine und spezifische Therapieziele) sind multidimensional (u.a. Suchtmittelverhalten, physisches und psychisches Befinden), multimethodal (hinsichtlich der Datenquellen und der Erhebungsmethoden) und als Mehrebenenbeschreibungen (z.B. subjektiv, behavioral und physiologisch) zu operationalisieren und zu erfassen. Zu den zu kontrollierenden Einflußfaktoren gehören Therapeutenmerkmale und das außertherapeutische Geschehen. Die *externe Validität* betrifft die Generalisierbarkeit von Ergebnissen auf andere Personen, Bedingungen und Zeitpunkte.

Diese Kriterien, das hat die Geschichte der empirischen Psychotherapieforschung gezeigt, sind *idealtypisch* und nicht *gleichzeitig* in der Forschungspraxis zu erfüllen. Zum einen wegen der prinzipiellen Unbegrenztheit der Zahl möglicher Einflußfaktoren und Fehlerquellen, zum andern wegen der partiellen Inkompatibilität der Validitätsforderungen. Köhnken et al. (1979) sehen die Hauptschwäche dieser Konzeption darin, daß "das Ideal der Präzision optimiert wird, ohne das Kriterium der Gegenstandsangemessenheit genügend zu berücksichtigen" (S.118). Diese Kriterien sind deshalb weder notwendige noch hinreichende Beurteilungsgesichtspunkte, sondern Anhaltspunkte zur Beurteilung, die der systematischen Prüfung unter den Randbedingungen der Praxis bedürfen.

Damit stellt sich die Frage nach der *Gewichtung* der Kriterien im konkreten Anwendungsfeld. Bevor diese Frage näher erörtert wird, werden die Ergebnisse vorliegender methodenkritischer Reviews zusammengefaßt. Diese Übersicht macht deutlich, wo, gemessen an der Validitätstheorie, die Hauptschwächen der bisherigen Untersuchungen liegen.

3. Probleme der Therapieerfolgsforschung im Suchtbereich

Zur Methodik der Erfolgsforschung im Suchtbereich liegt eine Reihe kritischer Beiträge vor (z.B. Emrick & Hansen, 1983), die sich allesamt an dem Validitätskonzept von Cook und Campbell orientieren. Als verbreitete Schwächen bisheriger Untersuchungen wurden genannt (vgl. Süß, 1988, S. 77f):

- *Design:* ein Mangel an experimentellen Untersuchungen und Untersuchungen mit unbehandelten oder geeigneten Kontrollgruppen; stattdessen gibt es zu viele retrospektive Katamnesebefragungen;
- *Klientel:* nicht repräsentative Stichprobenauswahlverfahren; inhomogene Patientengruppen (Problemtrinker und Abhängige in einer Stichprobe); Untersuchungen mit 'Analogpatienten' (*nur* Problemtrinker); keine oder keine expliziten Diagnosen;
- *Therapie:* Behandlungsmerkmale werden nur unzureichend und unpräzise beschrieben; Versuche, die Konstruktvalidität der Treatments zu überprüfen, gibt es praktisch nicht;
- *Erfolgskriterien:* unterschiedliche, häufig nur eindimensionale (Suchtmittelverhalten) und unimethodale (Selbstbeurteilung) Erfassung von Kriterien ohne Reliabilitäts- und Validitätsprüfungen; keine Verwendung standardisierter Tests; gemessene Kriterienvariable und angestrebte Behandlungsziele stimmen nicht überein; die

Kriterienvariablen werden nicht gleichzeitig auch als Baselinedaten erhoben; das Suchtmittelverhalten wird nur nominalskaliert und nicht kontinuierlich gemessen; die Kategorie 'Besserung des Suchtverhaltens' berücksichtigt den Konsum vor der Behandlungsaufnahme nicht;

- *außertherapeutisches Geschehen:* bleibt meistens völlig unberücksichtigt;
- *Katamnesen:* die Zeiträume sind zu kurz; häufig wird nur eine Katamnese durchgeführt; Therapieabbrecher, Nichtantworter oder nicht erreichte Patienten wurden bei der Evaluation nicht berücksichtigt.

Zusammenfassend wird beklagt, daß die vorliegenden Untersuchungen nicht vergleichbar sind, isoliert geplant werden und insgesamt keine Fortschritte erkennbar sind, was eine konvergente Beurteilung der Ergebnisse betrifft.

4. Methodenkritische Schlußfolgerungen aus einer Metaanalyse

Weitere Hinweise auf forschungsmethodische Defizite ergaben sich aus einer Metaanalyse zur generellen und differentiellen Wirksamkeit psychologisch-fundierter Therapie bei Alkoholabhängigen (Süß, 1995). In diese Metaanalyse wurden ausschließlich *prospektive* Untersuchungen mit mindestens einer 6-Monatskatamnese aufgenommen: 23 experimentelle und 21 nicht-experimentelle Studien wurden ausgewertet. Das Kodierschema (126 Items) basierte auf dem Schema von Matt und Wittmann (1985) und wurde an das Problemfeld 'Alkoholismustherapie' adaptiert. Ergänzt wurden Items zur Sucht- und Krankengeschichte, zur Diagnose und Behandlung sowie prognostisch relevante Merkmale (Gibbs & Flanagan, 1977; Süß & Waldow, 1986). Der größte Teil der Items konnte nicht verwertet werden: zu gering war die Zahl der jeweils auswertbaren Studien. Viele der bereits genannten Defizite konnten bestätigt werden. Im folgenden werde ich einige der mir besonders bedeutsam erscheinenden Probleme zusammenfassen:

- Die experimentellen Studien wurden überwiegend in den angloamerikanischen Ländern durchgeführt, keine einzige in den deutschsprachigen Ländern bzw. Landesteilen[1]. Strukturelle Besonderheiten der Versorgungsnetze, denen zufolge der überwiegende Anteil der Suchtbehandlungen in Einrichtungen privater Klinikbetreiber stattfindet, sowie ethische und juristische Bedenken bilden hier offensichtlich eine nahezu unüberbrückbare Barriere.
- Die Effektstärken der experimentellen Studien können nicht auf die Therapie in der Bundesrepublik Deutschland generalisiert werden, da sich die evaluierten Therapien u.a. signifikant in Dauer und Intensität unterscheiden.

---

[1] Diese Aussage gilt selbstverständlich nur bis zum Recherchestichtag (3.6.1991) und nur für die in der Metaanalyse festgelegten Auswahlkriterien. Experimentelle Evaluationsstudien mit *anderen* Fragestellungen wurden auch in der BRD durchgeführt, z. B. für Programme zur Förderung der Behandlungsmotivation mit der nachfolgenden Therapieteilnahme und der Art der Therapiebeendigung als wichtigsten Erfolgskriterien (Petry, 1993)

- Die Diagnosekriterien wurden in den meisten Studien nicht mitgeteilt, explizite Diagnosen wurden vielfach nicht gefällt. Die prognostisch relevante Unterscheidung von physischer und psychischer Abhängigkeit (Kissin, 1983) findet keine Berücksichtigung.
- Eine Evaluation der prognostischen Validität von Patientenmerkmalen, Suchtgeschichte und Vorbehandlung konnte praktisch nicht vorgenommen werden, da zu den einzelnen Merkmalen jeweils zu wenig Angaben vorlagen.
- Die Treatmentbeschreibungen waren großenteils so dürftig, daß eine Klassifikation nur nach eher vagen und sehr groben Kategorien möglich war. Gänzlich fehlten Treatmentvalidierungen, also die Überprüfung der Übereinstimmung der therapeutischen Praxis mit den, soweit vorhanden, konzeptuellen Vorgaben. Therapeutenmerkmale und die Zuweisung der Therapeuten zu den Behandlungsarten wurden nirgends überprüft bzw. kontrolliert.
- Einziges, metaanalytisch auswertbares Erfolgskriterium war das Suchtverhalten (Abstinenz- und, mit Einschränkung, Besserungsraten). Aber auch hier gab es ganz erhebliche Unterschiede in der Berechnung zwischen den Studien. Eine Differenzierung der Erfolgsraten nach den vier Berechnungsformen der Katamnesestandards der DG-Sucht (1985; mit und ohne Berücksichtigung von Therapieabbrechern und von Patienten, für die keine Katamneseinformationen beschafft werden konnten) führte zu großen Unterschieden in der Zahl der jeweils auswertbaren Studien und nicht zuletzt deshalb zu einer großen Varianz der Ergebnisse.
- Für die Auswertung *zusätzlicher* Erfolgskriterien neben dem Trinkverhalten fehlten ebenfalls zu viele Angaben. Auch sinnvoll interpretierbare Effektstärken für die experimentellen Studien konnten nicht bestimmt werden.
- Die Forderung nach multimethodalen Messungen oder gar nach Mehrebenenbeschreibungen findet in der Forschungspraxis so gut wie keine Berücksichtigung. Angaben über die Objektivität, Reliabilität und Validität der gefällten Diagnosen, der Erfolgskriterien oder anderer Merkmalsbereiche fehlen ebenfalls fast völlig.

Gemessen an der Validitätstheorie von Cook und Campbell kann keine der bislang durchgeführten Untersuchungen überzeugen. In jeder blieben wichtige Merkmalsbereiche unberücksichtigt, und es fehlen methodenkritische Überprüfungen der Ergebnisse. Sowohl die Metaanalyse als auch die Zusammenfassung der methodenkritischen Beiträge haben bestätigt, daß die Kriterien des Validitätskonzepts *in der Praxis* nicht erfüllt werden bzw. werden können, und sie werfen die Frage nach der Angemessenheit der Qualitätskriterien auch für den Suchtbereich auf. Dabei kann es *nicht* darum gehen, die Kriterien generell in Frage zu stellen. Erforderlich ist stattdessen, daß diese adäquat gewichtet werden.

Um die Praxisrelevanz der Forschung zu sichern, muß der *Konstruktvalidität* und der *externen Validität* gegenüber dem Kriterium der internen Validität Priorität eingeräumt werden. Die eher 'weichen' Ergebnisse nicht-experimenteller oder quasi-experimenteller Untersuchungen müssen durch konzeptuelle Replikationsstudien gesichert werden. Außerdem ist es notwendig, die Forschung besser zu koordinieren. Die Forschungsmethoden müssen soweit standardisiert werden, daß die Vergleichbarkeit verschiedener Untersuchungen und die Akkumulation von Ergebnissen möglich wird.

Die Sicherung der *Konstruktvalidität* setzt theoriegeleitete Forschung voraus. Auch hier gibt es erhebliche Forschungsdefizite. Konstruktvalidität muß für Diag-nose-, Therapie- und Erfolgskriterien gleichermaßen hergestellt werden. Suchttherapie ist in der Regel interdisziplinäre Breitbandtherapie auf der Grundlage der unterschiedlichsten therapeutischen Konzepte und kontinuierliche Behandlung in einer therapeutischen Kette (Motivationsarbeit und Entgiftung in der Kontaktphase, Entwöhnungstherapie als Kernstück der Behandlung und Nachsorgemaßnahmen). Der therapeutische Eklektizismus wird mit der Multikonditionalität der Süchte begründet. Die Prüfung der Theoriekompatibilität des therapeutischen Verhaltens ist deshalb, vorsichtig formuliert, sehr schwierig.

Therapievergleichsforschung erfordert neben theoriespezifischen Therapiezielen auch die Bestimmung theorieübergreifender, genereller Therapieziele. Derartige Ziele können nur durch Konventionen erreicht werden. In der Suchttherapie ist mit dem Ziel der 'dauerhaften Abstinenz' von allen Substanzen mit Suchtpotential ein weitreichend akzeptiertes Therapieziel vorhanden. Unterschiede gibt es aber bereits bei der Bewertung einzelner Rückfälle und auch bei der Festlegung und der Beurteilung des Erreichens zusätzlicher Therapieziele für weitere Symptombereiche (z.B. physische, psychische und soziale Probleme). Eine Möglichkeit, die Vergleichbarkeit von Untersuchungen zu verbessern, bietet auch hier die Standardisierung der Forschungsmethodik, worauf im nächsten Kapitel eingegangen wird.

Kritisch hinterfragt werden muß aber auch die bisherige *Publikationspraxis*. Ganz zweifellos kann bereits eine Veränderung dieser Praxis, ohne jeden Mehraufwand bei der Untersuchungsplanung und -durchführung, zu einer deutlichen Verbesserung der Literaturlage beitragen. So ist beispielsweise nicht einzusehen, warum etwa Ausfälle von Probanden (Therapieabbrecher, Nichtantworter u.a.) bei der Auswertung und Darstellung der Ergebnisse prospektiver Studien nicht generell berücksichtigt werden. Auch eine Beschreibung der durchgeführten Therapien über eine bloße Etikettierung hinaus ist ohne Aufwand möglich. Hier können Kriterienchecklisten weiterhelfen. Zum andern werden erfahrungsgemäß oft viel mehr Daten gesammelt, als ausgewertet und berichtet werden. Dies gilt vor allem dort, wo keine Hypothesen vorab spezifiziert werden, oder hochgradig generelle Fragen gestellt werden, von denen bereits a priori feststeht, daß sie nicht beantwortet werden können (z.B. die allgemeine Indikationsfrage). Auf diese Weise versickern viele Ressourcen ganz ohne oder mit geringem Ertrag. Was not tut ist, daß Untersuchungen stärker zielgerichtet geplant und ausgewertet werden. Hier sind mit geringem Mehraufwand deutliche Verbesserungen möglich.

Bei den bislang dargestellten Überlegungen wurde der Verwertungszusammenhang der Forschungsbefunde ausgeklammert. Denn zunächst einmal geht es darum, Kriterien zu entwickeln und zu spezifizieren, so daß wissenschaftlich begründete Wirksamkeitsaussagen möglich werden. Erst die Bewertung der Ergebnisse sollte die unterschiedlichen Interessen der am Forschungsprozeß beteiligten Gruppen berücksichtigen, der Patienten, Therapeuten, Klinikbetreiber, Kostenträger und der Gesundheitspolitiker. Die Bewertung sollte von der Bestimmung der Effekte möglichst abgekoppelt werden (vgl. Wittmann, 1995). Ob bzw. inwieweit die derzeitigen Defizite in der Forschungslage durch die Interessen der jeweiligen Auftraggeber bedingt sind, darüber kann nur spekuliert werden. Wenn aber die Therapieforschung mehr sein will als 'Rechtfertigungsforschung' sind Modifikationen in der Forschungspraxis unverzichtbar.

5. Die Dokumentationsstandards der DG-Sucht

Vorschläge, die Vergleichbarkeit von Untersuchungsergebnissen durch Standardisierung der Forschungsmethodik zu verbessern, sind nicht neu. Für Psychotherapievergleichsstudien haben z.B. Waskow und Parloff (1975) Konzepte vorgelegt, ohne daß sich diese in der Praxis durchsetzen konnten. Für den Bereich der Alkoholismustherapie liegen u.a. Vorschläge von Emrick und Hansen (1983) sowie von Sobell und Sobell (1980, 1989) vor. Zu erkennbaren Veränderungen der Publikationspraxis haben diese bislang ebenfalls nicht geführt.

Auch in der Bundesrepublik gibt es seit einigen Jahren Bemühungen, Forschungsinstrumente und -methoden zu standardisieren. Besonders weit gediehen sind die Versuche um eine Vereinheitlichung der Basisdokumentationen im Suchtbereich. So wurden die beiden verbreiteten Systeme für die stationäre Suchttherapie, EBIS (Hachmann, Bühringer, Helas, Schmidtobreick, & Ziegler, 1982) und DOSY (Verband der Fachkrankenhäuser für Suchtkranke, 1983) in SEDOS (stationäres, einrichtungsbezogenes Dokumentationssystem in der Suchtkrankenhilfe) zusammengeführt. SEDOS wird seit 1994 routinemäßig in den meisten stationären Einrichtungen eingesetzt, seit 1995 ergänzt um Katamnesebefragungen von Zufallsstichproben. Im Bereich der ambulanten Versorgung gibt es mit EBIS ohnehin seit längerem praktisch nur ein System.

Erstmals 1985 (als 'Katamnesestandards') und nunmehr in einer zweiten modifizierten Auflage hat die 'Deutsche Gesellschaft für Suchtforschung und Suchttherapie' (DG-Sucht, 1992) 'Dokumentationsstandards' veröffentlicht. Die Autoren haben zum Ziel:

(1) "eine standardisierte Dokumentation zentraler Charakteristika der Klientel, der Maßnahmen, der therapeutischen Einrichtung und sonstiger Rahmenbedingungen" und

(2) "die Festlegung grundsätzlicher Anforderungen an wissenschaftliche Untersuchungen" (S. 16f).

Insgesamt erhoffen sie sich davon eine Verbesserung der Vergleichbarkeit der Untersuchungen und der Auswertungspraxis, ferner Erleichterungen und Hinweise für die therapeutische Arbeit. Die Standards sehen sie nicht als geschlossenes Dokumentationssystem, sondern eher als Rahmen für die Forschung. Angestrebt wird auch eine europäische Standardisierung der Suchtforschung (Bühringer & Böhmer, 1993).

Die Dokumentationsstandards wurden für alle Formen von Substanzmißbrauch formuliert, insbesondere jedoch für den Mißbrauch von Alkohol, Medikamenten und illegalen Drogen. Die 265 Standards gliedern sich in sieben Bereiche:

- *Aufnahmeuntersuchung* (91 Standards)
- *Therapieverlauf* (11)
- *Entlassung* (24)
- *Katamnese* (103)
- *Bewertung* (6)
- *Therapieeinrichtung und Therapieprogramm* (23)
- *Publikation* (3)

Die Standards verlangen also prospektive Untersuchungen mit mindestens drei Meßzeitpunkten. Als Katamnesezeitpunkt wurde ein Jahr nach Beendigung der Therapie festgelegt. Alle Daten müssen, soweit relevant, zu allen drei Meßzeitpunkten erhoben werden. Als Betrachtungsfenster wurde generell ein halbes Jahr festgelegt.

Die Standards sind weitgehend kompatibel mit den Basisdokumentationssystemen EBIS und SEDOS, die Teilbereiche davon abdecken (Bühringer & Böhmer, 1993). Der überwiegende Teil besteht aus einem ausformulierten und kommentierten Klientenfragebogen mit Items zu demographischen Merkmalen, Vorbehandlung, Substanzmißbrauch (incl. Diagnosekriterien und Diagnose nach ICD-10) zur physischen und psychischen Befindlichkeit, zur sozialen und beruflichen Situation und zur Delinquenz. Vorgeschlagen werden ferner standardisierte Diagnostika zu den Bereichen Substanzmißbrauch, Depressivität und Angst bzw. Streßanfälligkeit. Während die *formalen* Merkmale der Behandlungseinrichtungen relativ differenziert berücksichtigt sind, wird die Erfassung von Behandlungsmerkmalen nur mit wenigen Standards belegt.

Die Bewertung des aktuellen Klientenstatus erfolgt auf sechs Dimensionen (Suchtverhalten, Gesundheit, soziale Integration, berufliche Integration, Lebenszufriedenheit, Legalverhalten), jeweils auf einer 4-stufigen Skala, wobei für jede Stufe Operationalisierungen, basierend auf Antworten zu anderen Standards, vorgegeben werden.

Nicht ausgearbeitet sind die Publikationsstandards: hier beschränken sich die Autoren auf die Nennung von Stichpunkten, die bei Publikationen zu berücksichtigen sind.

Insgesamt hielten die Autoren am ursprünglichen Konzept fest. Viele Details wurden verbessert, einige Standards gestrichen. Gleichzeitig wurde die Zahl der Standards mehr als verdoppelt, wobei ein Teil allerdings aus einer veränderten Darstellung resultiert. Erweitert wurde aber auch der Anwendungsbereich durch die Einführung von Standards zum Therapieverlauf. Die in der ersten Fassung vorgesehene Differenzierung in *absolute Mindeststandards* und *Forschungsstandards* wurde aufgegeben. Nunmehr wird die Einhaltung aller Standards für notwendig erachtet.

An anderer Stelle habe ich mich kritisch mit der ersten Auflage auseinandergesetzt (Süß, 1988, S. 82ff). Dort kam ich zu dem Schluß, daß die Standards zu viele überflüssige und nicht begründete Festlegungen enthalten, dadurch zu viele Forschungsressourcen gebunden, und gleichzeitig notwendige Festlegungen vermieden werden. Und ich habe die Befürchtung geäußert, daß sie in der vorgelegten Form "eher ein Hindernis, als ein Beitrag zur Verbesserung der Vergleichbarkeit" sein werden. Aus heutiger Sicht, so scheint es, waren diese Befürchtungen unbegründet, da sich die

Forschungslandschaft seither nicht verändert hat. Gleichzeitig wurde aber auch das anvisierte Ziel, die Vergleichbarkeit von Untersuchungen zu verbessern, nicht erreicht. Dieses forschungsstrategische Ziel, und in dieser Einschätzung sehe ich mich durch die Metaanalyse bestätigt, halte ich nach wie vor für zentral und nur durch Standardisierungsvorgaben und/oder Publikationsauflagen erreichbar.

Die zweite Auflage erbrachte einige deutliche Verbesserungen. Mit der Revidierung wurden Standards für die Bewertung der Erfolgskriterien formuliert und einige methodische Festlegungen getroffen. Diese Vorschläge zielen m.E. in die richtige Richtung. Gleichzeitig wurde jedoch die Zahl der Festlegungen nicht reduziert, sondern nochmals erhöht. Auch wenn von den Autoren betont wird, daß "einzelne" Standards "im Einzelfall" modifiziert oder weggelassen werden können, so kann dies an der Feststellung nichts ändern, daß die Zahl der Festlegungen viel zu hoch ist. Werden tatsächlich alle Standards in einer Untersuchung erfüllt, so bleibt für spezifische Fragestellungen, und diese sollten nicht die Ausnahme, sondern der Normalfall bleiben, in den meisten Fällen kein Platz. Viele Standards (z.B. die differenzierte Erfassung der Lebens- und Arbeitsbedingungen oder delinquenten Verhaltens) werden jeweils nur für wenige Klienten einer Einrichtung zutreffen, und sie bleiben damit für die Auswertung einer einzelnen Studie ohne Belang. Erst Sekundäranalysen mit mehreren Datensätzen werden hier weiterhelfen. Vielleicht wurde dieser Weg bei der Entwicklung der Standards bereits a priori angestrebt, ohne daß dieses Ziel explizit genannt wird.

Standardisierungsvorschläge müssen auf ein Minimum beschränkt werden und sie dürfen die Forschung nicht behindern. Hilfreich für die Klärung möglicher Reduktionen ist es, wenn die Ziele, die damit im einzelnen erreicht werden sollen, genauer spezifiziert werden und zweitens, wenn die Festlegungen daraus begründet und legitimiert werden. Ein solcher Vergleich kann deutlich machen, ob bzw. wo die Standards überflüssige Festlegungen enthalten.

Begründungen werden jedoch nicht geliefert. Was in der ersten Auflage evt. noch mit zeitlichen Restriktionen hätte gerechtfertigt werden können, bleibt sieben Jahre später unverständlich. Sind Begründungen schon für wissenschaftliche Arbeiten generell unverzichtbar, so sind sie es für Vorschläge, mit denen die Forschung vereinheitlicht werden soll, erst recht. Dieses Vorgehen ist um so mehr verwunderlich, da viele Fragen, insbesondere viele konzeptuelle, kontrovers diskutiert werden können. Ein Lehrstück kann in diesem Zusammenhang die Diskussion um den Stand der Psychotherapieforschung geben, die in verschiedenen Fachzeitschriften ausgetragen wird (vgl. z.B. die Diskussion um einen Beitrag von K. Grawe in der Psychologischen Rundschau, 1992).

Unverständlich bleibt auch, daß die Standards vor der Publikation ganz offensichtlich wiederum nicht erprobt wurden. So fehlen Gütekennwerte (Objektivität, Reliabilität und Validitätshinweise) für die Erfolgskriterien, die für (mehr oder weniger) verbindliche Standardisierungsvorgaben unverzichtbar sind. Besonders bedauerlich ist, daß über Erfahrungen mit der ersten Auflage nur pauschal und ohne jede Differenzierung in der Einführung berichtet wird. Aufschlußreich wäre in diesem Zusammenhang, ob in den sieben Jahren seit der Publikation der ersten Auflage, die Standards in irgendeiner Untersuchung tatsächlich komplett angewandt wurden und wo darüber berichtet wurde. In unserer Literaturrecherche für die Metaanalyse haben wir keine Studie gefunden, die auf der Grundlage der Standards geplant, durchgeführt und ausgewertet wurde, obwohl der Recherchestichtag zeitlich nach dem Beginn der Überarbeitung der Standards lag. So wäre es bspw. wichtig, zu erfahren, wie groß etwa die Quote von "missing values" für die einzelnen Standards war. Was nützen etwa Festlegungen zur Berechnung der durchschnittlichen Trinkmenge pro Tag, wenn bei einer schriftlichen Katamnese nur etwa 10% der Befragten darüber Auskunft geben (können) und auch über die Zuverlässigkeit dieser Antworten keine Angaben gemacht werden können? Nicht die ergänzende Befragung einer zehnprozentigen Teilstichprobe, wie in den Standards gefordert, führt hier weiter, sondern die Übertragbarkeit der Ergebnisse von Methodenstudien, in denen systematisch und multimethodal die Zuverlässigkeit der Angaben überprüft wurde. Das Ziel muß sein, daß für die Kriterien irgendwann Vertrauensintervalle angegeben werden können, innerhalb derer mit einem gewissen Grad an Verläßlichkeit die 'wahren' Werte streuen. Sonst bleiben empirisch bestätigte komparative oder differentielle Indikationsaussagen tatsächlich Fiktion. Eine Erprobung der Standards in ein, besser zwei Untersuchungen, einschließlich einer vollständigen Dokumentation der Ergebnisse sollte vor der Publikation eine Selbstverständlichkeit sein.

6. Sekundäranalysen

Ein andere Möglichkeit, die Akkumulation von Forschungsergebnissen zu verbessern, bieten Sekundäranalysen. Dieser Weg wird derzeit im Rahmen des "collaborative alcohol-related longitudinal project" unter der Leitung von Kaye M. Fillmore gegangen, über dessen erste Ergebnisse in einem Themenheft des British Journal of Addiction (Edwards, 1991) berichtet wurde. Ziel dieses Projekts ist die metaanalytische Auswertung der Primärdaten von 39 Längsschnittstudien zum Trinkverhalten aus 15 Ländern. Die Rohdaten der einzelnen Studien werden in diesem Projekt unter verschiedenen Fragestellungen reanalysiert und die Ergebnisse dann zusätzlich metaanalytisch ausgewertet. Bislang berichtete Ergebnisse beziehen sich auf Veränderungen des Trinkverhaltens im Längsschnitt in Abhängigkeit von Alter und Geschlecht, auf die prognostische Relevanz von Veränderungen in Familienstand und Beschäftigungsstatus für das Trinkverhalten sowie auf den Zusammenhang von Depression und Alkoholkonsum.

Mit diesem Ansatz können Probleme unterschiedlicher oder inkorrekter Ergebnisdarstellungen umgangen werden. Verbessert werden kann damit aber auch der Nutzungsgrad von Untersuchungen, da Daten meistens nur unvollständig und für spezifische Fragestellungen ausgewertet werden. Daten, die für andere, andernorts vielleicht interessierende Fragen (z.B. Replikationen) geeignet wären, sind ohne Sekundäranalysen normalerweise verloren, da Metaanalysen hier nicht weiterhelfen. Sekundäranalysen könnten auch für bereits durchgeführte Therapieerfolgsstudien von Interesse sein und künftig für Reanalysen von Studien herangezogen werden, die auf der Grundlage der Standards der DG-Sucht durchgeführt wurden.

7. Schlußfolgerungen

Trotz eines beachtlichen Forschungsaufwands ist die derzeitige Literaturlage in der Suchttherapie immer noch unbefriedigend. Eine begrenzte Standardisierung der Forschungsmethodik und der Publikationspraxis ist notwendig, um die Vergleichbarkeit zu verbessern und damit eine wichtige Voraussetzung dafür zu schaffen, daß ein 'akkumulierter Erkenntnisfortschritt' möglich wird. Standardisierung muß sich auf wenige methodische Festlegungen beschränken. Die Dokumentationsstandards sind ein Schritt in die richtige Richtung, und sie sollten als Grundlage für die weitere Arbeit dienen. Die Zahl der Vorgaben ist aber zu groß und es fehlen die notwendigen *Minimalstandards*. Im folgenden werden deshalb einige Auswahlkriterien diskutiert, die für die Durchführung von Therapieerfolgsstudien bei Entwöhnungsbehandlungen m.E. von Belang sind.

Design und Methodik

Die vorgeschlagenen methodischen Standards (prospektive Studien, drei Meßzeitpunkte incl. 1-Jahreskatamnese, gleiche Informationserhebung zu allen drei Zeitpunkten) sollten generell eingehalten werden. Eine realistische Bewertung erfordert Informationen über Therapieabbrecher und die Zahl der Nichtantworter. Für beide Gruppen konnten in vielen Untersuchungen deutlich ungünstigere Ergebnisse bzw. ungünstigere Prognosemerkmale bestimmt werden. Damit ergibt sich die Möglichkeit, Ober- und Untergrenzen für die Erfolgskennwerte zu bestimmen. Die Festlegung eines Standard-Katamnesezeitpunktes von *einem* Jahr nach der Therapiebeendigung ist im Sinne einer *Konvention* sinnvoll. Die Rückfallquote ist unmittelbar nach der Entlassung am höchsten und flacht nach sechs Monaten ab, ohne völlig stabil zu werden. Bei längeren Katamnesen andererseits nimmt die Zahl der Patienten, für die keine Informationen mehr beschafft werden können, deutlich zu. Damit wird das Vertrauensintervall zwischen methodisch konservativer und optimistischer Erfolgsschätzung wieder größer. Eine gleichfalls sinnvolle Konvention ist die Festlegung eines Zeitfensters von sechs Monaten für die zu erhebenden Informationen. Für Publikationen von Daten mit multimethodalen Erhebungen ist wichtig, daß die Ergebnisse nicht nur aggregiert bzw. kombiniert mitgeteilt werden, sondern auch getrennt nach den angewandten Erhebungsmethoden. Erst dieses Vorgehen sichert die bestmögliche Vergleichbarkeit von Untersuchungen.

Suchtdiagnose

Die Konzeptionen von Alkoholismus unterscheiden sich nach wie vor deutlich, eine einheitliche Theorie der Sucht ist nicht in Sicht. Lerntheoretische Konzeptionen (Pattison & Kaufmann, 1982) wie auch Neukonzeptualisierungen des Krankheitsmodells (Kissin, 1983) stimmen darin überein, daß beim Vorliegen physischer Abhängigkeit vollständige Abstinenz das einzig sinnvolle Therapieziel darstellt. Für die künftige Forschung ist deshalb wichtig, daß zusätzlich zur Diagnose die qualitative Unterscheidung von physischer (Toleranzentwicklung, Entzugssymptome) und psychischer Abhängigkeit, die in den Diagnosekriterien des ICD-10 vermischt wird, generell berücksichtigt wird. Ihr könnte nicht nur Relevanz für vergleichende Evaluationen zukommen, sondern auch für differentielle Fragestellungen (etwa im Hinblick auf unterschiedliche Therapieziele (Abstinenz vs. kontrolliertes Trinken) oder als Indikationskriterium (ambulante vs. stationäre Entwöhnungsbehandlung).

Prognosemerkmale

Die größte Möglichkeit zur Reduktion der Standards ergibt sich dann, wenn deren Bezug zu Therapie und Therapieerfolg berücksichtigt wird. Für die Vergleichbarkeit von Erfolgskennwerten ist die Vergleichbarkeit der jeweiligen Klientel unter prognostischen Gesichtspunkten die entscheidende Voraussetzung. Die Standardisierungsvorschläge für die Erhebung von Patientenmerkmalen muß auf diejenigen begrenzt werden, die prognostische Relevanz besitzen. Zwar sind in diesem Zusammenhang noch viele Fragen ungeklärt, doch ist etwa die prognostische Bedeutung von Merkmalen wie sozialer Isolation, Arbeitslosigkeit und Wohnsituation unstritig. Hinweise geben die Literaturübersichten (z.B. Gibbs & Flanagan, 1977; Süß & Waldow, 1986; Süß, 1995), und sie sind auch aus den Metaanalysen der Arbeitsgruppe von Fillmore zu erwarten. Dort, wo weder eindeutige empirische Belege vorhanden sind noch plausible theoretische Begründungen vorliegen, gibt es (noch) keinen Grund zur Standardisierung, allenfalls könnten *Empfehlungen* ausgesprochen werden.

Verschiedentlich wird darauf verwiesen, daß die Relevanz von Prognosemerkmalen unterschätzt wird, da die für bedeutsam erachteten Merkmale innerhalb einzelner Einrichtungen keine oder nur geringe Varianz aufweisen und empirische Nachweise deshalb nicht erbracht werden konnten. Diese Vermutung ist nicht unplausibel, wenngleich sie weder für polyzentrische Studien gilt, noch für Metaanalysen von Relevanz ist. Entsprechenden Vermutungen sollte aber zuerst in angemessen konzipierten Vergleichsstudien nachgegangen werden, bevor entsprechende Standardisierungsvorschläge gemacht werden. Auch wird bei solchen Überlegungen die Notwendigkeit deutlich, potentielle Prognosemerkmale aus Theorien des Rehabilitationsverlaufs abzuleiten, was leider zu wenig gemacht wird.

Erfolgskriterien

Die Standardisierung der Erfolgskriterien ist für die Vergleichbarkeit von Untersuchungsergebnissen ebenfalls von zentraler Bedeutung. Die Erfolgskriterien in der Suchttherapie sollten stets multidimensional operationalisiert und erfaßt werden. Neben dem diagnostizierten Substanzmittelmißbrauch und potentiellen Veränderungen der Mißbrauchsmuster (Symptomverschiebungen) sollten physische, psychische und soziale Probleme berücksichtigt werden. Wünschenswert ist ferner eine quantitative Abstufung der Bewertungskriterien. Die quantitative Abstufung ist zwar für das Suchtverhalten meist wenig ergiebig, da Abstinenz nach Rückfall oder kontrolliertes Trinken nur wenige Klienten betrifft. Für die *zusätzlichen* Erfolgskriterien neben dem Suchtmittelverhalten sind quantitative Abstufungen aber ohne größere Schwierigkeiten und ohne größeren Aufwand möglich.

Möglichkeiten zur Reduktion der Standards bietet auch der vermehrte Einsatz standardisierter Instrumente, wie bspw. die Skala 'Lebenszufriedenheit' des FPI-R

(Fahrenberg et al., 1984) als Kriteriumsvariable. Diese Skala könnte die aufwendigeren und ungeprüften Standards (Globalratings) ersetzen.

Mit diesen Auswahlkriterien wird kein Anspruch auf Vollständigkeit erhoben, sondern sie sind als ein Diskussionsbeitrag zu verstehen für ein aktuelles und drängendes Problem der empirischen Therapieerfolgsforschung im Suchtbereich. Die Standardisierung der Forschungsmethodik allein kann und wird jedoch Fortschritte nicht garantieren können, sondern auch künftig wird zuallererst die Qualität der einzelnen Studien darüber entscheiden.

Methoden der Kopfschmerzforschung

Uwe Niederberger, Peter Kropp und Wolf-Dieter Gerber

Zusammenfassung

Ausgehend von einem trimodalen Modell chronischer Schmerzen werden aktuelle Methoden der Schmerzforschung am Beispiel von Kopfschmerzen und Migräne vorgestellt. Auf der subjektiv-verbalen Reaktionsebene stellen Schmerztagebücher sowie verschiedene Schmerzfragebogen gebräuchliche Ansätze in Forschung und Klinik dar. Der Zugang zur motorisch-verhaltensmäßigen Reaktionsebene erfolgt über systematische Verhaltensbeobachtungen sowie der Analyse lernpsychologischer Bedingungen der Entstehung, Aufrechterhaltung und Behandlung von Schmerzverhalten. Eine Vielzahl neuerer methodischer Entwicklungen sind, unter Bezug auf die den jeweiligen Beschwerden zugrundegelegten Pathomechanismen, auf der physiologisch-organischen Reaktionsebene unter Einbezug muskulärer, vaskulärer sowie hirnelektrischer Parameter entstanden. Sie bestimmen zusammengenommen die aktuelle Theoriebildung im Bereich chronischer Kopfschmerzen und Migräne.

Summary

Regarding a model of three different levels of pain behavior, actual methods of research in the field of migraine and other headaches will be presented. On the level of subjective (cognitive-emotional) pain reactions, headache diaries and different pain questionaires are often applied in research and clinical practice, too. Access to the motor response level is given by systematic behavioral observations and analyses of the conditions, especially in terms of learning theories, on which a distinct pain behavior depends. A number of actual research methods have been developed on the physiological level of pain behavior. These newer methods are often in closer relation to the pathophysiology discussed as underlying mechanisms of the different headache syndromes, including muscular, vascular and electrophysiological parameters. Together, these different levels of behavior and, respectively, their appropriate research methods, determines actual theories and clinical considerations in the field of chronic headaches and migraine.

1. Einleitung

Das Erlebnis von Schmerzen im allgemeinen und Kopfschmerzen im besonderen sind uns geläufige Alltagserfahrungen. Erforschung und Therapie chronischer Schmerzsyndrome sind vordringliche Aufgaben in Medizin und Psychologie. So geben 71,4% einer repräsentativen Stichprobe an, zumindest zeitweise an Kopfschmerzen zu leiden (Göbel et al., 1993); über anhaltende oder chronisch rezidivierende Kopfschmerzen berichten über 20% der erwachsenen Bevölkerung (Soyka, 1989). Obwohl häufig organische Ursachen bei Schmerzzuständen hervorgehoben werden, sind Schmerzen jedoch primär subjektive Erfahrungen im Verhaltens- und Erlebensbereich des Menschen. Das Phänomen der Schmerzen einer Person ist in seiner Gesamtheit ("Schmerz an sich") weder kommunizierbar noch wissenschaftlich untersuchbar. Die wissenschaftliche Erschließung des Schmerzes erfolgt daher stets über die Betrachtung einzelner oder mehrerer *Reiz-, Reaktions-* und *Erlebnisaspekte* bzw. der Analyse einzelner oder mehrerer *Schmerzkomponenten.*

Birbaumer (1984, 1986) definiert Schmerz als eine Reaktion, die auf drei Ebenen des Organismus ablaufen kann: der subjektiv-psychologischen, der motorisch-verhaltensmäßigen und der physiologisch-organischen Reaktionsebene. *Subjektiv-psychologisch* äußert sich Schmerz demnach sowohl in offenen (z.B. Klagen, Stöhnen) als auch verdeckten Reaktionen (Gedanken, Gefühle, Vorstellungen). *Motorisch-verhaltensmäßig* sind muskuläre Reaktionen als Ausdruck von Schmerzen beobachtbar (Mimik, Fluchtreflexe, muskuläre Verspannung). *Physiologisch-organisch* bestehen Erregungen im nozizeptiven System (Erregung der Nociceptoren, im ZNS, im autonomen Nervensystem). Es besteht zwischen den drei Ebenen dabei nicht zwangsläufig ein enger Zusammenhang.

In einer Weiterführung des Modells der unterschiedlichen Schmerzkomponenten unterscheidet Göbel (1992), ausgehend von Schmidt und Struppler (1982), sieben wesentliche Merkmale des menschlichen Schmerzerlebens: 1. Durch Vermittlung eines externen oder internen *auslösenden Reizes* wird ein Schmerzerleben evoziert. 2. Die *kognitive Komponente* bezieht sich auf den Schmerz als sensorischer Erkenntnisprozeß ebenso wie 3. die *evaluativ-bewertende Komponente.* 4. Die *affektive Komponente* betrifft emotionale Vorgänge (Leid, Aversion etc.), die mit Schmerzen verbunden sein können, dagegen bezieht sich 5. die *motorische Komponente* auf motorische Reaktionen (Mimik, Fluchtreflex, Verspannung, Schonhaltung etc.) in Begleitung eines Schmerzerlebnisses. 6. Die *vegetative Komponente* beschreibt die mit Schmerzen einhergehenden vegetativen Reaktionen; schließlich beinhaltet die 7. Komponente die *Reaktionen der Umwelt* auf das Schmerzverhalten.

Entsprechend dieser Einteilungen ist die aktuelle, *psychobiologisch orientierte klinische Schmerzforschung* somit auf die Erfassung einer oder mehrerer Reaktionsebenen bzw. Schmerzkomponenten gerichtet, die im Bereich chronischer Kopfschmerzen mit den in Tab. 1 angeführten Forschungsmethoden untersucht werden können.

In der Grundlagenforschung zur Schmerzmessung, der *experimentellen Algesimetrie,* bestehen darüber hinaus weitere Forschungsmethoden, z.B. psychophysikalische Verfahren sowie Verfahren der experimentellen Schmerzinduktion, die eingehend z.B. von Handwerker (1984), Bromm (1984) sowie Göbel (1992) beschrieben werden. Da es im Rahmen dieses Beitrags nicht möglich ist, alle genannten Forschungsansätze ausführlich vorzustellen, beschränken wir uns auf spezifische, insbesondere auch klinisch relevante Methoden der Kopfschmerzforschung.

Tabelle 1: Methodische Ansätze der klinischen Kopfschmerzforschung im Überblick

Schmerzkomponente	Forschungsmethode / Meßinstrument
auslösende Reize	Verhaltensanalyse; Kopfschmerztagebücher; Anamnese; Kopfschmerzfragebogen; neurologische Untersuchung; Streßinduktion
subjektiv-verbale Reaktionsebene (kognitive, affektive, evaluative Komponente)	Skalen (visuelle Analogskalen (VAS), verbale Ratingskalen (VRS)), oft verbunden mit Kopfschmerztagebüchern; Schmerzfragebögen (z.B. McGill Pain Questionaire, WHYMPI); Attributionsfragebogen; Beschwerden-, Befindlichkeits- und Depressionsskalen; Verhaltensanalyse; Streßinduktion
motorisch-verhaltensmäßige Reaktionsebene (motorische Komponente)	Verhaltensbeobachtung (Aktivitäten, Schonhaltungen, Defizite, Exzesse etc.); elektromyographische Ableitungen (EMG); Streßinduktion
physiologisch-organische Reaktionsebene (vegetative Komponente)	Psychophysiologische Methoden; muskuläres System: EMG, exterozeptive Suppression (ES2); kardiovaskuläres System: Plethysmographie, transkranielle Dopplersonographie (TCD); hirnelektrische Aktivität: contingente negative Variation (CNV); biochemische Methoden; Streßinduktion
soziale Reaktionsebene, Konsequenzen, Umwelt	Verhaltensanalyse und -beobachtung, (z.B. Zuwendung, Vermeidung, Partnerverhalten, Familie, Arbeitsumgebung, Medikation)

2. Subjektiv-verbale (Schmerz-) Reaktionsebene

2.1 Schmerztagebücher

Der Zugang zur subjektiv-verbalen Reaktionsebene der Patienten stützt sich zumeist auf unterschiedliche Formen von *Selbstberichten*. Während in älteren Studien häufig globale Befragungen im Sinne von Einmalbeurteilung (Experten-Ratings) angewandt wurden (z.B. Solbach & Sargent, 1977), ist heute die systematische, mehrdimensionale Verlaufsaufzeichnung mit Schmerztagebüchern die Methode der Wahl (Gerber et al., 1987; Seemann, 1987). Andrasik und Holroyd (1980a) wiesen auf die geringen

Übereinstimmungen zwischen globalen Einmalbeurteilungen und systematischen Verlaufsbeobachtungen hin, globale Ratings sind u.a. aufgrund ihrer geringen Reliabilität für Kopfschmerzstudien wenig geeignet. Erste systematische Verlaufsbeobachtungen durch Tagebücher stammen von Budzynski et al. (1970) sowie von Epstein und Abel (1977). Blanchard et al. (1981) verglichen die täglichen Eintragungen von Kopfschmerzpatienten in den Tagebüchern mit den Aufzeichnungen von Familienangehörigen und fanden in hohem Maße Übereinstimmungen. Als Nachteil des Kopfschmerztagebuchs kann seine prinzipiell vorhandene Reaktivität gelten: Schon die damit verbundene systematische Selbstbeobachtung kann das Schmerzerleben des Patienten verändern (Chapman, 1978). Patienten müssen ausreichend motiviert sein, zu umfangreiche Tagebücher können die Compliance mindern. Beobachtungs- und Beurteilungsfehler können zu systematischen Verzerrungen führen. Im Forschungseinsatz bedingt das Tagebuch häufig einen hohen Auswertungsaufwand. Die Form solcher Tagebücher variiert je nach Fragestellung und Hypothesen der jeweiligen Studie, jedoch haben wir in unseren Studien folgende allgemeine Grundsätze verfolgt (Gerber et al., 1987; vgl. auch Blanchard & Andrasik, 1982):

• Grundsätzlich registrieren wir Migräne- bzw. Kopfschmerzhäufigkeit, Schmerzintensität, Lokalisation der Kopfschmerzen (Schmerztopographie), Dauer der Migräne und anderer Kopfschmerzen in Stunden sowie Art und Anzahl der eingenommenen Medikamente. Dazu können, je nach Fragestellung, weitere Variablen wie die Stimmung, Schlafdauer, verschiedene Dimensionen des Verhaltens unter Schmerzen (Fordyce, 1983), wie z.B. soziale Aktivitäten, 'Erträglichkeitswert' (Seemann, 1987), usw. hinzutreten.

• Analogskalen haben sich zur Messung der aktuellen Kopfschmerzintensität bewährt, dabei hat sich im Vergleich von Adjektivskalen, numerischen Skalen und visuellen Analogskalen (VAS) die VAS als empfindlicheres Maß erwiesen (Jensen et al., 1986; Ohnhaus & Adler, 1975). Der Aspekt der Quantifizierung der erhobenen Daten und ihr jeweiliges Skalenniveau sind von erheblicher Bedeutung, da Kopfschmerzstudien häufig ein- oder mehrfaktorielle varianzanalytische Versuchspläne mit Meßwiederholungen (MANOVA) zugrunde liegen, oder aber eine einzelfallstatistische Auswertung mit zeitreihenanalytischen Verfahren (ARIMA) beabsichtigt ist (Gerber et al. 1987, 1991).

• Im Rahmen der Überprüfung der Wirksamkeit nichtmedikamentöser oder medikamentöser Behandlungen beginnen die Patienten 6-8 Wochen vor Behandlungsbeginn das Tagebuch zu führen (Baseline), ebenso sind nach Abschluß der eigentlichen Therapie Katamnese-Erhebungen zur Kontrolle der Stabilität der Effekte oftmals erforderlich. Kopfschmerztagebücher sollten vom Patienten rasch ausgefüllt werden können und die Registrierung einer ganzen Woche ermöglichen, weitestgehend wöchentlich eingesammelt und dabei auf ihre Vollständigkeit hin überprüft werden.

Ein von uns entwickeltes und häufig eingesetztes Tagebuch nach obigen Kriterien befindet sich in Gerber et al. (1987). Ein Beispiel einer darauf basierenden einzelfallstatistischen Auswertung zeigt Abb. 1.

Methoden der Kopfschmerzforschung 261

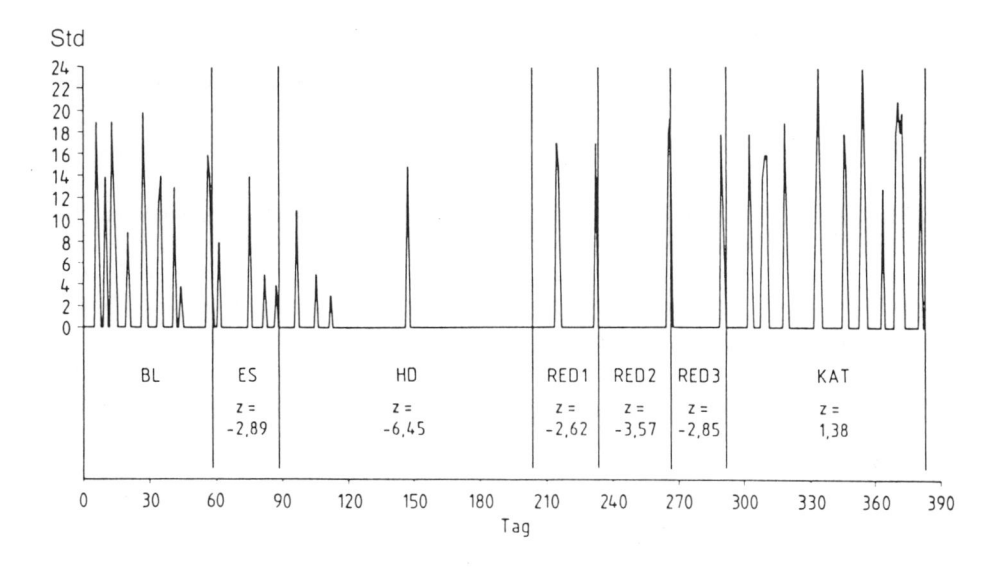

Abb. 1: Beispiel einer einzelfallstatistischen Darstellung und Auswertung der Tagebuchvariablen „Dauer der Migräne" in Stunden pro Tag. Angabe verschiedener Therapiephasen und Medikamentendosen: BL = Baseline, ES = Einschleichung, HD = Hochdosierung, RED 1-3 = Reduktionen, KAT = Katamnese. Die z-Werte entstammen der zeitreihenanalytischen Auswertung, wobei $z <= \pm 1,96$ einem Signifikanzniveau von $p <= 0,05$, bezogen auf die Baseline, entspricht (vgl. Gerber et al., 1987).

Das Prinzip der Kopfschmerztagebücher hat zwischenzeitlich in Form von Kopfschmerz- und Migränekalendern, oft verbunden mit zusätzlichen Informationen für die Patienten, verbreiteten Eingang in die schmerztherapeutische Praxis gefunden und erlaubt dem Behandler einen schnellen und informativen Überblick über die Schmerzentwicklung und kann für die Arzt-Patient-Interaktion förderlich eingesetzt werden (Gerber & Baar, 1989; Schülin et al., 1989).

Eine Kopfschmerztagebuch-Version für Kinder unterschiedlicher kognitiver Entwicklungsstufen beschreibt Pothmann (1993). Die im Erwachsenenbereich verbreiteten visuellen Analogskalen (VAS) wurden hierbei durch 5-stufige "Smiley-Analog-Skalen (SAS)" (Smiley-Icons) ersetzt und ein Belohnungssystem für das Tagebuchführen eingeführt; durch Vergleiche getrennt geführter Eltern- und Kindertagebücher ergeben sich Hinweise auf familiäre Wahrnehmungsunterschiede und Interaktionen. Ostermeier et al. (1991) stellen ein elektronisches Tagebuch auf Basis eines Taschencomputers vor, das eine Verbesserung der Validität schmerzbezogener

Daten sowie eine Ökonomisierung der Datenerhebung und Auswertung verspricht, weitreichende empirische Erfahrungsberichte hierzu stehen jedoch noch aus.

2.2 Schmerzfragebogen

Zur quantitativen Beurteilung klinischer Schmerzen existieren Schmerzfragebogen, bei denen häufig eine *Schmerzbeschreibung durch Adjektive* vorgenommen werden soll, z.B. im bekannten McGill Pain Questionnaire (MPQ, Melzack, 1975, 1983), der eine getrennte Erfassung der von Melzack und Casey (1968) theoretisch postulierten sensorisch-diskriminativen, affektiv-motivationalen sowie kognitiv-evaluativen Schmerzdimensionen und eine Trennung verschiedener Schmerzgruppen ermöglichen soll. Allerdings ist an der postulierten dreidimensionalen Faktorenstruktur wiederholt Kritik geübt worden (Turk et al., 1985). Nach eigenen Erfahrungen ist dieser Fragebogen zur Veränderungsmessung in Kopfschmerzstudien wenig geeignet (Gerber et al., 1987). Eine deutsche Version der Adjektivlisten ist die Mehrdimensionale Schmerzskala (MSS, Cziske, 1983) sowie die Hamburger Schmerz-Adjektiv-Liste (HSAL, Hoppe, 1991).

Einen neueren erfolgversprechenden Ansatz der Fragebogenverfahren stellt das West Haven-Yale Multidimensional Pain Inventory (WHYMPI) nach Kerns et al. (1985) dar, das in einer deutschen Version (MPI-D) von Flor et al. (1990) eingeführt wurde. Der Bogen erfaßt in 12 Skalen psychosoziale Aspekte chronischer Schmerzen: Schmerzstärke, Beeinträchtigungen durch den Schmerz, affektive Verstimmung, Lebenskontrolle, soziale Unterstützung, strafende, zuwendende und ablenkende Reaktionen einer Bezugsperson sowie Aktivitäten im Haus, außer Haus, im sozialen und im Freizeitbereich sowie ein allgemeines Aktivitätsniveau. An einer deutschen Stichprobe von 185 Patienten erwies sich der MPI-D als reliabel, konstruktvalide sowie änderungssensitiv, was auf eine gute Anwendbarkeit in Forschung und Klinik hindeutet.

Je nach Fragestellung können klinische Selbstbeurteilungs-Skalen nach v. Zerssen (Depressivitätsskala, Beschwerdenliste) sowie das Beck-Depressionsinventar (BDI) eingesetzt werden. Zur Bestimmung kopfschmerzbezogener Kausal- und Kontrollüberzeugungen eignet sich der Attributionsbogen AF3M (Gerber, 1986), der die vier Dimensionen medizinische versus psychologische Kausalattribution (MKA, PKA) sowie medizinische versus psychologische Kontrollattribution (MKO, PKO) unterscheidet. Zur Messung irrationaler Einstellungen, Überzeugungen und Intentionen im Rahmen verhaltensmedizinischer Behandlungsansätze haben wir die Anwendung des Einstellungs-Verhaltensmodells nach Fishbein vorgeschlagen (Gerber, 1986; Gerber et al., 1988).

3. Motorisch-verhaltensmäßige (Schmerz-) Reaktionsebene

Es ist der unzweifelhafte Verdienst von Fordyce (1976), auf die Bedeutung des Schmerzverhaltens sowie der zugrundeliegenden lernpsychologischen Mechanismen bei der Entstehung, Aufrechterhaltung und Behandlung chronischer Schmerzen hingewiesen zu haben. *Schmerzverhalten* bezeichnet dabei alle Verhaltensweisen, mit denen der Patient gegenüber seiner Umwelt ausdrückt, daß er im Moment Schmerzen verspürt, z.B. *verbale Reaktionen* wie Stöhnen, Klagen, *Schonverhalten* (z.B. Liegen), *Medikamentenkonsum, Vermeidungsverhalten* (z.B. hinsichtlich sozialer Aktivitäten, Arbeit, Entlastung durch andere). Teilweise sind diese Verhaltensweisen im lernpsychologischen Kontext als respondent auf die Schmerzen hin, oftmals jedoch in ihrer Funktion als operant zum Erreichen bestimmter Konsequenzen (Schmerzreduktion durch Medikamenteneinnahme, Entlastung, soziale Zuwendung, Rente usw.) zu bezeichnen, gleichzeitig kommt es häufig zu einer Abnahme und Löschung gesundheitsfördernder Verhaltensweisen. Im Bereich chronischer Kopfschmerzen und Migräne stellt insbesondere die Schmerzmedikation ein kritisches Schmerzverhalten dar. Die Linderung von Kopfschmerzen durch Medikamenteneinnahme ist für viele Patienten ein schneller und effektiver Weg zur Schmerzreduktion und somit lernpsychologisch ein höchst potenter negativer Verstärker. Andererseits ist mit der regelmäßigen und gehäuften Einnahme einer Vielzahl von Migräne- und Kopfschmerzpräparaten das Risiko der Entwicklung eines schmerzmittelinduzierten Dauerkopfschmerzes sowie der Ausbildung von Verhaltensauffälligkeiten (Depressionen, Inaktivität) verbunden, dies führt zu einer entsprechenden Ambiguität in der Einstellung der Patienten (Gerber et al., 1988). Fordyce hat, ausgehend von seinen lerntheoretischen Überlegungen, in Form der *operanten Schmerztherapie* eine Reihe von Methoden zur Veränderung von Bedingungen, die Schmerzverhalten aufrechterhalten bzw. begünstigen, vorgeschlagen, z.B. den *Pain Cocktail* zur Verminderung der schmerzkontingenten Medikation, Änderung des Aktivitätsniveaus, Verminderung offener und verdeckter Schmerzäußerungen, Einbezug von Angehörigen.

Fordyce hat sich in seinen Forschungsarbeiten jedoch zum Teil wiederum auf subjektive Maße, z.B. in Form von Selbstbeobachtungen durch die Patienten bzw. Fremdbeobachtungen durch Klinikpersonal und Angehörige mittels Tagebüchern (Medikamentenkonsum, Aktivitäten) mit den oben genannten Vor- und Nachteilen, gestützt, darüber hinaus kommen jedoch auch verhaltensnahe, nonreaktive Methoden wie Ereigniszähler (z.B. Häufigkeit der Benachrichtigung des Klinikpersonals) zum Einsatz. In neueren Ansätzen zur motorisch-verhaltensmäßigen Reaktionsebene wird vermehrt die *Beobachtung von Schmerzverhalten in standardisierten Situationen mit anschließendem Video-Rating* betrieben (Keefe & Gil, 1986). Daten liegen hierzu bislang vorwiegend aus dem Bereich chronischer Rückenschmerzen (low back pain) vor.

Die verhaltensnahen Methoden können einen direkten Zugang zum Schmerzverhalten geben und unterliegen weniger, wie z.B. die Selbstbeobachtungsmethoden, der subjektiven Wahrnehmung, Bewertung und Erinnerung der Patienten. Auch wird verhaltensbezogenen Daten aus standardisierten Beobachtungen eine hohe Relevanz in der Beurteilung klinischer Behandlungseffekte zugeschrieben. Als prinzipieller Nachteil der Methode ist die u. U. gegebene Reaktivität der Patienten auf die Beobachtung hin zu nennen, die jedoch durch Alltagsnähe, Beobachterschulung sowie randomisierte Zeitstichproben minimiert werden kann (vgl. auch Miltner, 1988).

4. Physiologisch-organische (Schmerz-) Reaktionsebene

Es lassen sich auf der physiologisch-organischen Reaktionsebene Zustände beschreiben, die unterschiedlich eng mit Schmerzerfahrung und Schmerzverarbeitung korrelieren und die als Ergänzung zu den subjektiven oder verhaltensbezogenen Daten herangezogen werden können. Entsprechend der Einteilung nach Tab. 1 bieten sich dabei vier verschiedene Systeme an: das muskuläre System, das kardiovaskuläre System, die hirnelektrische Aktivität und biochemische Methoden. Nachfolgende Darstellung stellt eine Auswahl aktueller (psycho-) physiologischer Methoden und Forschungsansätze dar.

4.1 Muskuläres System: Elektromyographie (EMG)

EMG-Maße gehören mit zu den am häufigsten untersuchten physiologischen Parametern im Bereich chronischer Schmerzen, da der Muskeltonus oftmals als ein wichtiger Faktor in der Entstehung und Aufrechterhaltung z.B. des Spannungskopfschmerzes und weiterer chronischer Schmerzsyndrome angesehen wurde. Im Kopfschmerzbereich werden dazu zumeist Ableitungen an der perikraniellen Muskulatur (z.B. M. frontalis, M. temporalis) und der Nackenmuskulatur (M. trapezius) sowie bei Gesichtsschmerzen am M. masseter vorgenommen. Zusammengefaßt sind die Befunde über die Bedeutung abnormer Muskelkontraktion für chronische Kopfschmerzen jedoch insgesamt widersprüchlich, so fanden z.B. Andrasik und Holroyd (1980b) erhöhte Ruhe-EMG-Werte im Bereich des M. frontalis, M. temporalis und M. trapezius bei Patienten mit Spannungskopfschmerz; keine Unterschiede in der EMG-Aktivität zwischen Patienten mit Spannungskopfschmerz und Gesunden berichten z.B. Martin und Mathews (1978), während Phillips und Hunter (1982) erhöhte EMG-Werte bei Migränepatienten im Vergleich zu Patienten mit Spannungskopfschmerz fanden.

Ein genereller Zusammenhang zwischen tonischer Muskelspannung und Kopfschmerzintensität besteht in der Gesamtgruppe der Patienten mit Spannungskopfschmerz nicht, in der neuen Klassifikation der International Headache Society (Headache Classification Committee, 1988) wird deshalb nicht mehr vom *Muskelkontraktionskopfschmerz*, sondern vom *Kopfschmerz vom Spannungstyp* (tension type headache) gesprochen, dabei wird eine Form *mit* und eine Form *ohne* erhöhte Muskelspannung unterschieden, zudem wird die Bedeutung der Schmerz*empfindlichkeit* der perikraniellen Muskulatur herausgestellt. Bischoff et al. konnten jedoch nachweisen, daß eine Subgruppe der Patienten mit Kopfschmerzen vom Spannungstyp mit muskulärer Komponente (myogener Kopfschmerz) in Belastungs-, Streß- und auch Entspannungssituationen erhöhte EMG-Werte aufweisen (Bischoff & Traue, 1983; Bischoff et al., 1990). Im Bereich von Gesichtsschmerzen nach Kiefergelenksathropathien sowie TMJ-Syndrom ergeben ebenfalls eine Reihe von Arbeiten Hinweise auf eine erhöhte Muskeltonusaktivität unter verschiedenen situativen Einflüssen sowie Streßbelastungen (Flor, 1991; Gerber & Hasenbring, 1990).

Ausgehend von diesen Erkenntnissen des Zusammenhangs zwischen verschiedenen Belastungssituationen und der phasischen Muskeltonusaktivität sowie unter Berücksichtigung des Diathese-Streß-Modells des Schmerzes (Flor, 1991), der Konzepte der psychophysiologischen individualspezifischen Reaktionsmuster (Reaktionsstereotypie) sowie der stimulusspezifischen Reaktionsmuster (Situationsstereotypie) schlugen wir, analog zu der oben genannten Beobachtung des Schmerzverhaltens in standardisierten Situationen, den Einsatz von EMG-Ableitungen im Rahmen von systematischen psychophysiologischen Untersuchungen vor, bei denen verschiedene Belastungssituationen quasiexperimentell hergestellt werden und der phasische EMG-Verlauf beobachtet werden kann (Gerber, 1993; vgl. Tab. 2).

Tabelle 2: Beispielhafter Ablauf einer psychophysiologischen EMG-Untersuchung. Zweck der Untersuchung ist es, eine beim Patienten evtl. bestehende Reaktions- bzw. Situationsstereotypie im Muskeltonus festzustellen. Dazu werden neben der Erhebung von Ausgangs- und Endwerten (Baselines) verschiedene Be- und Entlastungssituationen eingeführt. Zwischen den Situationen bestehen Pausen von 2-3 Minuten, Gesamtdauer der Untersuchung etwa 45 Minuten.

0. Elektrodenplazierung, Adaptation an die Situation
1. Anfangs-Baseline-Erfassung
2. kognitiver Stressor: Kopfrechnen
3. kognitiver Stressor: Farbe-Wort-Interferenztest (Stroop)
4. emotionaler Stressor: aversive Dias oder Filme, unangenehme Vorstellungen
5. evtl. weitere emotionale Stressoren: Streßinterview
6. evtl. verhaltensbezogener Stressor: Körperhaltung
7. Entspannung bzw. Selbstkontrolle (Tonusreduktion)
8. Ende-Baseline-Erfassung

Neben empirischen Aussagen zum situationsspezifischen Verhalten der abgeleiteten Muskeln ergeben sich in der klinischen Anwendung Hinweise auf die Indikation psychophysiologisch orientierter Behandlungsmaßnahmen wie z.B. EMG-Biofeedback.

4.2 Exterozeptive Suppression (ES)

Wird bei maximaler Kontraktion der Kaumuskulatur durch einen schmerzhaften elektrischen Reiz (z.B. 20 mA, 0,2 msec Dauer) der N. trigeminus im ipsilateralen Mundwinkelbereich gereizt, so kann man im Oberflächen-EMG des M. temporalis bei gesunden Probanden zwei Suppressionsperioden (Reduktion der EMG-Aktivität) bestimmen. Die erste Suppressionsperiode (ES1) beginnt mit einer Latenz von etwa 15 m/sec nach Beginn der elektrischen Reizung und dauert etwa 25 m/sec. Die zweite Suppressionsperiode (ES2) beginnt nach etwa 40-50 m/sec und dauert ebenfalls etwa 25 m/sec an. Vielfach wird diese Aktivität als *antinozizeptiver Hirnstammreflex* bezeichnet und ist für die aktuelle Diskussion der Pathogenese primärer Kopfschmerzen als Störung antinozizeptiver Hirnstammsysteme von besonderer Bedeutung (vgl.

Göbel, 1992), allerdings stellen neuere Ergebnisse die Validität dieser Methode doch auch in Frage (Strenge et al., 1996).

Insbesondere die späte exterozeptive Suppressionsperiode (ES2) soll bei Patienten mit chronischen Kopfschmerzen verändert sein. So berichten Schoenen et al. (1987) sowie Wallasch et al. (1991), daß bei der überwiegenden Mehrzahl der Patienten mit chronischem Spannungskopfschmerz häufig die ES2 völlig fehlt oder die Dauer der zweiten Suppressionsperiode deutlich vermindert ist und die ES2 somit Rückschlüsse auf den funktionellen Zustand des Schmerz-Kontroll-Systems des Hirnstamms zulasse. Das Verfahren soll eine Abgrenzung zwischen Patienten mit chronischem Spannungskopfschmerz und Migräne ermöglichen, im Vergleich zu Gesunden ist jedoch auch bei Migränepatienten die ES2 signifikant verkürzt (Göbel, 1992).

Der differentialdiagnostische Stellenwert der exterozeptiven Suppression ist bis dato umstritten. Wallasch et al. (1991) teilen einen kritischen Trennwert für Patienten mit Spannungskopfschmerz mit; Schoenen et al. (1991) sowie Liepert et al. (1993) berichten bei Patienten mit chronischem Kopfschmerz vom Spannungstyp von einer Normalisierung der ES2 nach EMG-Biofeedback bzw. progressiver Muskelrelaxation. Dagegen argumentiert Göbel (1992), daß es sich hierbei stets um Gruppenaussagen handelt, insgesamt sei die ES2 derzeit allenfalls ein diagnostisches *Zusatzkriterium*, das die Wahrscheinlichkeit für das Bestehen eines Kopfschmerzes vom Spannungstyp im Einzelfall begründen kann.

Der eigentliche Stellenwert der exterozeptiven Suppression als Forschungsmethode besteht jedoch darin, daß hiermit ein *methodischer Zugang zur Bestimmung des funktionellen Zustands antinozizeptiver Hirnstammsysteme* postuliert wird (zu einer Kritik hierzu vgl. Strenge et al., im Druck). Die bei der exterozeptiven Suppression meßbaren Hemmphasen sollen durch die Aktivität von Hirnstammkernen verursacht werden, deren repetitive Stimulation bei Gesunden und bei Migränepatienten eine Habituation der Reaktion bewirken kann. Dagegen ist dieses Phänomen bei Patienten mit chronischen Spannungskopfschmerzen nicht beobachtet worden. Deswegen wird vermutet, daß bei letztgenannter Gruppe die antinoziziptive Verarbeitung bereits auf Hirnstammebene verändert ist. Als Neurotransmitter von herausragender Bedeutung wird hierbei das Serotonin-System (5-HT) angesehen, welches beim Kopfschmerz vom Spannungstyp als gestört angenommen wird. Dies erklärt auch das oftmals vermehrte Auftreten von Depressionen bei Patienten mit Kopfschmerz vom Spannungstyp sowie die Wirksamkeit trizyklischer Antidepressiva (v.a. Amitriptylin; Soyka, 1989) in der Behandlung des Spannungskopfschmerzes.

4.3 Kardiovaskuläres System: Transkranielle Dopplersonographie (TCD)

Mit Hilfe des Dopplerprinzips wurden erstmals 1960 Blutströmungsgeschwindigkeiten erfaßt (Satomura & Kaneko, 1960), jedoch erst im Jahre 1982 gelang mit Hilfe der transkraniellen Dopplersonographie (TCD) die Messung intrakranieller Strömungsparameter (Aaslid et al., 1982). Dabei strahlt ein Ultraschallgeber kurze hochfrequente Schallimpulse ab, die vom fließenden Blut reflektiert werden. Es entsteht infolge eine von der Blutströmungsgeschwindigkeit abhängige Frequenzverschiebung des Dopplersignals, die als Dopplereffekt bezeichnet wird. Es ist somit möglich, intrakranielle hämodynamische Zustände zu messen.

Aus einer Vielzahl von Studien gilt als gesichert, daß Migränepatienten in der schmerzfreien Phase eine im Vergleich zu Gesunden deutlich höhere mittlere Blutströmungsgeschwindigkeit aufweisen. Zusätzlich dazu ist der Pulsatilitätsindex, also die Differenz aus systolischer und diastolischer Strömungsgeschwindigkeit, deutlich niedriger. Häufig kann man auch sog. *vascular bruits*, also Gefäßgeräusche vernehmen. Diese Befunde werden als Hinweis für einen bestehenden höheren Vasotonus bei Migränepatienten gewertet (Thie, 1991). Während eines Migräneanfalls (ohne Aura) nimmt die mittlere Blutströmungsgeschwindigkeit ab und der Pulsatilitätsindex steigt. Die Befunde aus dem Bereich der TCD-Messung legen nahe, daß bei Migränepatienten eine Störung in der autonomen Gefäßregulation vorliegt. Dabei können diese Störungen bereits in der anfallsfreien Periode beobachtet werden.

Experimentell kann auch die Gefäßreaktivität auf verschiedene Provokationsmethoden hin untersucht werden. So konnten Reinecke et al. (1989) zeigen, daß sich Migränepatienten deutlich von Patienten mit anderen Kopfschmerzen im sog. *Valsalva-Test* unterscheiden. Dabei werden kurzzeitig durch Bauchpressen die Druckverhältnisse im Kopf verändert. Die Blutflußgeschwindigkeit bei Migränepatienten steigt bei dieser Provokationsmethode deutlich stärker an als bei Gesunden.

Auch der Einfluß *aversiver Steßinduktionen* auf die Blutströmungsgeschwindigkeit bei Migränepatienten konnte nachgewiesen werden (Gerber & Fuchs, 1989). Bei aversiver emotionaler Stimulation durch äußerst belastende Videofilme (koscheres Schlachten, Obduktion einer Leiche) in einem Streßexperiment kam es zu hochsignifikanten Unterschieden im peripheren Widerstand (Resistance-Index) der A. temporalis superficialis im Sinne einer deutlichen Widerstandsbeseitigung bei den Migränepatienten gegenüber den gesunden Kontrollpersonen. Die Ergebnisse verweisen somit auf das Vorliegen einer *psychophysiologischen Reaktionsstereotypie* bei Migräne unter aversiven Bedingungen und können im Rahmen eines Diathese-Streß-Modells der Migräne gewertet werden. Dies entspricht auch der häufigen klinischen Erfahrung, daß Streß als ein wesentlicher Auslöser für Migräneattacken gilt.

In der nichtmedikamentösen Migränetherapie wurde verschiedentlich versucht, über willkürliche Beeinflussung des Gefäßtonus der *extrakraniellen Gefäße* durch Biofeedback-Behandlung (VKT-Vasokonstriktionstraining) eine vasokonstriktorische Gegenregulation und somit eine positive Beeinflussung von Migräneattacken zu erreichen (vgl. Gerber, 1986). Ein neuartiger und aktueller Forschungsansatz zu diesen Autoregulationsmethoden stellt das Training *intrakranieller Gefäße* (A. cerebri media) durch transkranielle dopplersonographische Ableitung und Rückmeldung der mittleren Blutflußgeschwindigkeit bzw. des Widerstandsindexes dar (Gerber et al., 1992; Andrasik & Gerber, 1993). Das nach lerntheoretischen Prinzipien aufgebaute computergestützte Training beinhaltet als Symbolisation des Blutflusses die visuelle Darstellung eines fließenden Flusses, dessen Fließgeschwindigkeit in Abhängigkeit der dopplersonographischen Messung variiert. Erste Ergebnisse mit Gesunden und Migränepatienten weisen darauf hin, daß eine willkürliche Beeinflussung bzw. Autoregulation der Blutflußgeschwindigkeit der A. cerebri media erlernbar ist. Eine abschließende Bewertung der klinischen Effektivität ist derzeit jedoch noch nicht möglich.

4.4 Hirnelektrische Aktivität: Contingent Negative Variation (CNV)

Die Contingent Negative Variation (CNV) ist ein langsames, ereigniskorreliertes Hirnpotential, das im Intervall zwischen zwei definierten und zueinander kontingenten Reizen als auf der Kortexoberfläche abgeleitete negative Aktivität auftritt (Walter et al., 1964). Der erste Reiz dient als Warnreiz (S1); er kündigt den nachfolgenden, zweiten Reiz (S2) an. Auf diesen zweiten Reiz ist unmittelbar zu reagieren, z.B. mit einem Tastendruck. Wenn das Intervall zwischen S1 und S2 ausreichend lang ist, können zwei voneinander unabhängige Komponenten unterschieden werden: eine "frühe Komponente", die ihre größte Amplitude zwischen 550 m/s und 750 m/s nach S1 aufweist, und eine "späte Komponente", deren Amplitudenmaximum in den letzten 200 m/s vor S2 auftritt (Böcker et al., 1990). Die Negativierung ist im Roh-EEG nicht sichtbar, weil gewöhnlich mit anderen Filtereinstellungen gearbeitet wird und erst nach mehreren CNV-Durchgängen und nachfolgenden Mittelungsprozessen die von Artefakten bereinigte Kurve sichtbar wird.

Aus experimentellen Befunden kann abgeleitet werden, daß die CNV-Amplitude eng mit *Erwartung, Aufmerksamkeit, Vorbereitung, Motivation* und *Bereitschaft* korreliert (Rockstroh et al., 1989). So findet man bei Patienten mit einem Schädel-Hirn-Trauma im Vergleich zu Gesunden kleinere CNV-Amplituden, was Ausdruck eines Aufmerksamkeitsdefizites sein kann. Bei Patienten mit Bewegungsstörungen, z.B. bei der Parkinson-Erkrankung, kann ebenfalls eine Abnahme der Amplitude im Vergleich zu einer gesunden Kontrollgruppe beobachtet werden, die sich jedoch nach erfolgreicher L-Dopa-Behandlung wieder normalisiert. Daraus kann abgeleitet werden, daß die Ausprägung der CNV sowohl kognitive Prozesse als auch die Aktivität von kortikalen Neurotransmittern widerspiegelt. Es gilt als gesichert, daß das katecholaminerge und das dopaminerge System für das Ausmaß der Negativierung verantwortlich sind. Katecholamine aktivieren dabei cholinerge Neurone, die ihrerseits langsame Potentiale aufbauen. Außerdem hemmen sie GABAerge Interneurone im Kortex. Möglicherweise ist die Aktivität der "frühen Komponente" durch noradrenerge Strukturen bedingt, während die "späte Komponente" durch dopaminerge Vermittlung beeinflußt wird.

Der entscheidende Wert der CNV für die Schmerzforschung entstammt der Migräneforschung. So beobachtet man bei Migränepatienten im schmerzfreien Intervall eine deutlich größere CNV-Amplitude als bei Gesunden. Dabei sind sowohl die Gesamt-CNV als auch die frühe und späte Komponente deutlich negativer (siehe Tab. 3 und Abb. 2). Daraus wird geschlossen, daß bei Migränepatienten möglicherweise eine Überaktivierung der an der Entstehung der CNV beteiligten Neurotransmitter vorliegt (Kropp & Gerber, 1993). Insbesondere wird angenommen, daß noradrenerge Strukturen im Hirnstamm überaktiviert sind, zumal die selektive Hemmung dieser Strukturen durch Betarezeptorenblocker zu einer Normalisierung der CNV führt. Eine Besserung der vom Patienten berichteten Migränesymptomatik durch eine medikamentöse Behandlung kann somit durch das mehrmalige Messen und Gegenüberstellen der CNV-Amplituden bestätigt werden.

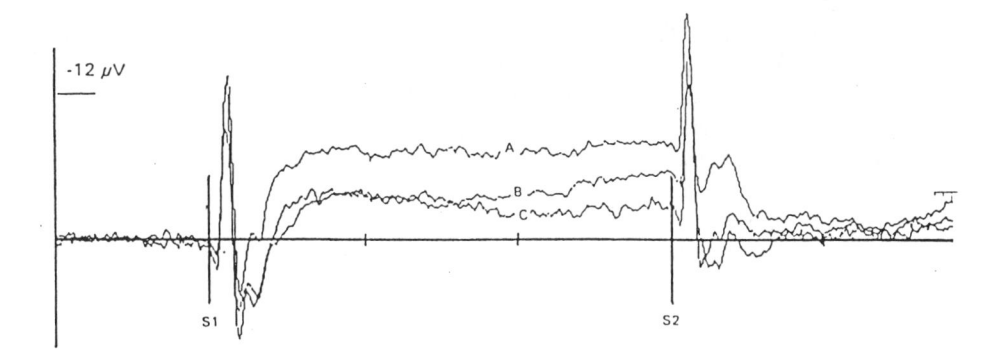

Abb. 2: CNV-Verläufe über Cz bei einer Gruppe von Migränepatienten mit Migräne ohne Aura im schmerzfreien Intervall (N=23, Kurve A), von vergleichbaren Gesunden (N=22, Kurve B) und einer Gruppe von Patienten mit chronischen Spannungskopfschmerzen (N=12, Kurve C). Die statistischen Unterschiede sind in Tabelle 3 verdeutlicht (S1: Warnreiz, S2: imperativer Reiz).

Tabelle 3: Gegenüberstellung und Vergleich der mittleren CNV-Amplituden in uV bei Migränepatienten in der schmerzfreien Phase, bei Spannungskopfschmerzpatienten und bei vergleichbaren gesunden Personen (t-Test; ***: $p < .001$, *: $p < .05$, aus Gerber & Kropp, 1993)

	Migräne schmerzfrei	Spannungs- kopfschmerz	Gesunde
Gesamt-CNV	-9,4***	-3,5	-4,8
frühe Komponente	-9,1***	-6,0	-3,7
späte Komponente	-11,4*	-4,4*	-7,8

Auch beim Spannungskopfschmerz können spezifische Kurvenformen beobachtet werden. Hier unterscheidet sich die CNV-Kurve insbesondere durch eine deutliche Reduzierung der späten Komponente im Vergleich zu Gesunden (Abbildung 2). Dabei liegt nahe, daß die verminderte Amplitude in der späten Komponente Ausdruck einer dopaminergen Hypoaktivität ist, welche möglicherweise die Entstehung des Spannungskopfschmerzes begünstigt (Wallasch et al., 1993).

Die deutlich höhere CNV weist bei Migränepatienten auf eine übermäßige kortikale Aktivierung hin. Diese kommt möglicherweise durch eine Fehlfunktion noradrenerger und dopaminerger Hirnstammkerne zustande. Diese Überaktivität entspricht auf der Verhaltensebene dem Eindruck vieler Migränepatienten, immer "unter Dampf" zu stehen und die gestellten Aufgaben besonders gut bearbeiten zu wollen. Die Abhängigkeit der CNV-Amplitude von Außenreizen kann in einem kleinen Experiment drastisch unter Beweis gestellt werden: Beim Beobachten des Verlaufs der CNV-Amplitude kann man bei Gesunden feststellen, daß diese nach wenigen Durchgängen kaum mehr auf den Warnreiz S1 reagieren. Es kann eine schnelle Abnahme der Reaktion und damit eine Habituation gemessen werden. Migränepatienten dagegen weisen fast keine Habituation auf. Sie reagieren im letzten Durchgang mit derselben Intensität wie zu Beginn der Messung. Verhindert man aber bei Gesunden die Habituation, indem man die Tonfrequenz von S1 von Darbietung zu Darbietung variiert, dann entspricht die CNV von Gesunden der von Migränepatienten. Es liegt daher die Annahme nahe, daß die Migräne eine *Störung in der Reizverarbeitung* ist (Gerber & Kropp, 1993), bei der der Organismus unwichtige Reize nicht ausblenden kann. Eine neuere Studie zeigt, daß die damit verbundene langfristige Überforderung im Hirnstamm zu dessen chronischer Überaktivierung und damit zum Auslösen von Migräneanfällen führt (Kropp & Gerber, im Druck).

Insgesamt stellt die CNV somit eine Methodik dar, mit der indirekt Schmerzerleben gemessen werden kann. Sie ist insbesondere deswegen ein wertvolles Instrument, weil mögliche Effekte medikamentöser und nichtmedikamentöser Therapie unkompliziert und valide dokumentiert werden können.

5. Ausblick

Die umfassende Erforschung und Klinik chronischer Kopfschmerzen und Migräne erfordert den Einbezug subjektiver, verhaltensmäßiger und physiologischer Zugangsebenen. Auf jeder dieser Ebenen haben sich dazu, wie dargestellt, eine Reihe mehr oder weniger etablierter Methodeninventare herausgebildet, die einzeln, für sich genommen, jeweils wichtige Teilfragestellungen beantworten können, jedoch erst in ihrer Zusammenschau und Integration das Phänomen Kopfschmerzen hinreichend erklären. Dabei erscheinen zwei Erkenntnisse von besonderer Wichtigkeit für zukünftige Entwicklungen: 1. Migräne und Kopfschmerzen sind *biobehaviorale Störungen* im Sinne des Diathese-Streß-Modells chronischer Krankheiten. Dies bedingt weitere Methodenentwicklungen zur Untersuchung von Einflüssen von spezifischen Stressoren und Verhaltensweisen auf unterschiedliche zentralnervöse und periphere physiologische Systeme. 2. Die skizzierten neueren (psycho)-physiologischen Forschungsmethoden (CNV, ES, TCD) gehen von den aktuell im Bereich chronischer Kopfschmerzen diskutierten Pathomechanismen aus und ermöglichen, zusammen mit den subjektiven und verhaltensbezogenen Methoden, ein verbessertes theoretisches Verständnis und letztendlich insbesondere eine effizientere Therapie chronischer Kopfschmerzen und Migräne.

V. Historischer Beitrag*

---

* aus: Fritz Giese (1921). Psychotechnische Eignungsprüfungen an Erwachsenen. Langensalza: Wendt & Klauwell. - Ausgewählt von Christina Schröder, Leipzig.

II. Kapitel.

Apparate- und Testmethoden.

a) Theoretische Vorbemerkungen.

Das Buch gilt der Praxis und kommt aus der Praxis. Keine theoretischen Erwägungen gehören hinein. Trotzdem soll ein gewisser grundsätzlicher Gesichtspunkt betont werden, der heute theoretische und praktische Forschung teilweise trennt. Nämlich die Stellung zum Komplexen. Alle Praxis muß wohl oder übel komplexe Funktionen berücksichtigen. Die Entwicklung hat gezeigt, daß die elementare Analyse auch auf sinnespsychologischem Gebiete ihre Grenzen besitzt. Sie beginnen dort, wo Ergebnis und Wirklichkeit sich scheiden. Das ist sehr früh der Fall. Und wenn man auch etwa aus elementarsten Versuchen, selbst aus fast physiologisch gegebnen Feineinstellungen Werte wie Übung, Ermüdung, Anpassung, Aufmerksamkeit, wohl auch Intelligenz und Phantasie erschließen konnte: so sind die Ergebnisse der Praxis doch immer wieder davon getrennt. Experimentelle Psychologie, die der Wirklichkeit dient, darf kein Forschungsverfahren benutzen, welches die Präzision der Versuchsanordnung in den Vordergrund rückt, ja von ihr befangen ist. Der Begriff der Präzision ist überall notwendig und für wissenschaftliche Arbeit unumgänglich nötig. Es fragt sich nur, welchen Spielraum man billigt, welche „Toleranz" den Maßstäben geboten ist? Die Toleranz der praktischen Psychologie ist eine andere, als die der theoretischen, wie die der praktischen Medizin gegenüber der Forschungsphysiologie oder der experimentellen Physik zur technologischen Physik. Alle Anwendung bedeutet Toleranzvergrößerung, weil das Leben in großen Toleranzmaßstäben arbeitet. Eine solche größere Toleranz ist allerdings erst möglich, sobald genügende theoretische Grundlagen vorhanden sind, um ein lebenserprobtes Gebäude zu errichten. Die gediegene Vorarbeit hat die theoretische Experimentalpsychologie geleistet. Sie hat Probleme erkannt, Methoden erfunden, Werte getätigt. Sie hat zugleich gezeigt, wo die Wege dieser Forschung ihr Ende finden. Aus diesen Lehren kann die Praxis ihren Nutzen ziehen. Sie muß es, sofern sie Psychotechnik, das ist angewandte Wirklichkeitspsychologie, ist. —

Sie lernt etwas Negatives: das ist der Bankerott der elementaren psychologischen Forschungsweise (womit nicht gesagt sein soll, daß dadurch die Psychologie der singulären Funktionen überhaupt erledigt sei. Sie ist in der Anwendung jedenfalls unbrauchbar, in Formen, wie sie vormals beliebt waren). Wir dürfen diese Methoden nicht benutzen, wenn wir wertvolle Ergebnisse schaffen möchten, Ergebnisse, welche dem Leben dienen. Der Sieg der komplexen Auffassung — über *Wertheimer* zur Korrelationsrechnung und der Lehre vom Zentralfaktor hinweg bis zur modernen experimentellen Anthropologie wie sie *Wirth* zu entwickeln beginnt — dieser Sieg ist gleichzeitig Bahnung für angewandte Forschung geworden.

Aber etwas anderes kann die praktische Psychologie noch lernen: das war die scharfe exakte Zuschneidung der Fragestellungen. Die Berechnung. Die Statistik! Wenn sie auch andere Methoden des Untersuchens wählt, so sollte sie doch sich von Grundsätzen moderner theoretischer Forschung gern belehren lassen. Alles was Berechnung heißt, was an Tests erinnert, ist schwach in der angewandten Forschung! Wo sie aber zu derartigen Versuchswegen greift, muß sie wohl oder übel bessere Mittel zu finden suchen, Ergebnisse zu verwerten, auszuprägen. Vielleicht ist der Grundsatz der „Einkomponentenrechnung", wie ich ihn für die neueren Testmethoden durchzuführen bemüht war, eine dieser Belehrungen aus theoretischer Forschung. Ebenso dürfte es das Entstehen der jetzigen Testapparaturen sein. Ist auch der Mittelweg und der Liberalismus ideell stets zugleich Mittelmäßigkeit: es scheint doch, daß Anbahnungen zwischen beiden Richtungen möglich sind und das hüben wie drüben Konzessionen gemacht werden sollen. Was auf dem Gebiete der Anwendung in dieser Beziehung schon Tatsache ist, bezeugen die nachfolgenden Ausführungen. Kein Zweifel, daß wir bald noch weiter gediehen sind. — Nach dieser Vorbemerkung in medias res.

b) Proben einfacher Apparate.

Die generelle Psychologie hat, zumal soweit sie sich auf sinnespsychologischem Gebiete bewegte, die Anwendung hochkomplizierter und genaueſte Einhaltung beſtimmter Verſuchsbedingungen erfordernde Apparate gepflegt. Für die Praxis ſind dieſe Präziſionsinſtrumente indeſſen meiſt gleichwenig geeignet, wie etwa phyſiologiſche Einrichtungen für den praktiſchen Arzt. Auch dieſer kann im Maſſenbetrieb nicht kolorimetriſch, ſondern nur mit dem bequemen *Fleiſchel-Mieſcher* oder gar *Gowers-Sahli* ſeine Hämoglobinbeſtimmung machen, auch er zieht höchſtens noch den *Jaquet* heran, wenn er die einfache manuelle Pulsbeſtimmung wiſſenſchaftlich erweitern will für Diagnoſen. Diagnoſe und Forſchung ſind auch im pſychologiſchen Maſſenbetrieb zweierlei. Nur dadurch, daß ſich die angewandte Pſychologie befreite von der Einengung akademiſch gerichteter Methoden, wurde ſie praktiſch überhaupt möglich. Nun wäre es ſehr töricht, ins Gegenteil zu verfallen und wie es wohl geſchah, Pſychologie aus dem Handgelenk, mit etwas Bleiſtift und Papier zu treiben: von dieſer Teſtmethodik ſogleich mehr. Es gibt vielfach generelle, aus rein theoretiſch gerichteten Arbeiten ſtammende Apparaturen, die geradezu glänzend die praktiſche Bewährung zeigen, unübertroffen ſind: man gedenke des *Stumpf*ſchen Schallpendels, des *Marbe*ſchen Farbkreiſels, des *Wirth*ſchen Federpendeltachiſtoſkops (für Sonderproben), des *Lehmann*ſchen Augenmaßapparats. Es gibt ferner zumal ſinnespſychologiſche Fragen, die ganz beſonders feine Abſtufungen des Meßinſtruments im Sinne höchſter Präziſion fordern: ſo alle Prüfungen des Auges. Kurz, man ſoll ſtets in der Praxis alles ausnußen, was die theoretiſche Forſchung zur Verfügung ſtellt. Man muß jede neue Verſuchsanordnung durchprüfen und nichts von vornherein ablehnen. Allerdings werden nur verhältnismäßig geringe Ausbeuten übrig bleiben. Einmal, da das Verſuchsperſonenmaterial eben nicht dem akademiſchen Geſichtspunkt entſpricht: es kennt weder die „innere Beobachtung", noch die „Einheit der Bewußtſeinslage" noch überhaupt gleichförmige geiſtige Geſichtspunkte. Es hat vielfach innerlich überhaupt keine oder auch eine ſehr ablehnende Stellung zu den Verſuchen. Der Bildungsgrad, das Alter ſchwankt. Der Jugendliche muß am ſelben Apparat prüfbar werden, als der Erwachſene. Kurz: nur die Praxis richtet hier die beſte Ausleſe und dieſen Erfahrungen entſprechen auch die nachfolgenden Darſtellungen. Hinzu tritt noch ein weiterer methodiſcher Geſichtspunkt: viele Apparate der generellen Pſychologie ſind gut, aber praktiſch unmöglich, da ihre Vorbereitung zur Inbetriebſeßung zu viel Zeit beanſprucht. Wir haben gute „Zeitſinn"apparate, Komplikationsuhren uſw.: aber ihre Handhabung iſt viel zu umſtändlich für den Praktiker. Das echte Muſter praktiſch möglicher und wiſſenſchaftlich hochwertiger Inſtrumentarien ſtellt etwa die ophthalmologiſche Apparatur dar. Hier ſieht man an der Medizin, was der Pſychologie noch vielfach fehlt: Bedienung der Apparate mit etlichen wenigen Handgriffen, genauefte Meſſung, bequeme Anpaſſung an jedwede Verſuchsperſon. Dieſes Betriebsfertigmachen mit ſparſamen Handhabungen: das iſt oberſte Bedingung, wenn die Pſychologie überhaupt lebensfähig bleiben will. Endlich noch ein letztes: alle Apparate, die für die Praxis in Betracht kommen, müſſen differenzieren, nicht generaliſieren. Demnach iſt hier der Geſichtspunkt gerade umgekehrt, wie in der alten generellen Pſychologie theoretiſchen Charakters. Nicht Geſetze, ſondern Typik iſt der praktiſche wiſſenſchaftliche Grundſatz: und mithin fallen wiederum alle Apparate aus, die irgend wie eine geſetzmäßige Ergebnisrichtung fordern.

VI. Verzeichnisse

Literaturverzeichnis

Aaslid, R., Markwalder, T.-M. & Nornes, H. (1982). Noninvasive transcranial doppler ultrasound recording flow velocity in basal cerebral arteries. *Journal of Neurosurgery, 57,* 769-774.

Abrami, P.C., Cohen, P.A. & D'Apollonia, S. (1988). Implementation problems in meta-analysis. *Review of Educational Research, 58,* 151-179.

Adams, H.B. (1964). "Mental illness" or interpersonal behavior? *American Psychologist, 19,* 191-197.

Agar, M. (1992). The Right Brain Strikes Back. In N.G. Fielding & R.M. Lee (Eds.), *Using computers in qualitative research.* London: Sage.

Ahrens, H. (1984). Methoden der Persönlichkeitsforschung: Werkzeug- oder Modellfunktion. In M. Amelang & H.J. Ahrens (Eds.), *Brennpunkte der Persönlichkeitsforschung (Bd. 1).* Göttingen: Hogrefe.

Ainsworth, M., Blehar, M., Waters, E. & Wall, S. (1978). *Patterns of attachment: A psychological study of the strange situation.* New York: Erlbaum.

Ainsworth, M. & Wittig. B.A. (1969). Attachment and exploratory behavior of one-year-olds in a strange situation. In B.M. Foss (Ed.), *Determinants of infant behavior* (Vol. 4). London: Methuen.

Ajzen, I. (1985). From intentions to actions: A theory of planned behavior. In J. Kuhl & J. Beckmann (Eds*.), Action control. From cognition to behavior (pp. 1-39).* Berlin: Springer.

Ajzen, I. & Fishbein, M. (1980). *Understanding attitudes and predicting social behavior.* Engelwood Cliffs, NJ: Prentice Hall.

Ajzen, I. & Timko, L. (1986). Correspondence between health attitudes and behavior. *Basic and Applied Social Psychology, 7,* 269-276.

Alden, L.E., Wiggins, J.S. & Pincus, A.L. (1990). Construction of circumplex scales for the inventory of interpersonal problems. *Journal of Personality Assessment, 55,* 521-536.

Andrasik, F. & Gerber, W.-D. (1993). Relaxation, biofeedback and stress-coping therapies. In J. Olesen, P. Tfelt-Hansen & K.M.A. Welch (Eds.), *The headaches.* New York: Raven.

Andrasik, F. & Holroyd, K.A. (1980a). Reliability and concurrent validity of headache questionnaire data. *Headache, 20,* 44.

Andrasik, F. & Holroyd, K.A. (1980b). Physiologic and self-report comparison between tension headache sufferers and nonheadache controls. *Journal of Behavioural Assessment, 2,* 135-141.

Arbeitsgruppe Sozialwissenschaftliche Aids-Forschung (1990). *Evaluation der Personalen Aids-Kommunikation der Bundeszentrale für gesundheitliche Aufklärung.* Unveröffentl. Projektbericht. Freiburg: Albert-Ludwigs-Universität.

Arbeitsgruppe Sozialwissenschaftliche Aids-Forschung (1992). *Evaluation der Personalen Aids-Kommunikation der Bundeszentrale für gesundheitliche Aufklärung.* Unveröffentl. Projektbericht. Freiburg: Albert-Ludwigs-Universität.

Arbeitsgruppe Sozialwissenschaftliche Aids-Forschung (1993). *Evaluation der Personalen Aids-Kommunikation der Bundeszentrale für gesundheitliche Aufklärung. Fortsetzung der Evaluation 1992.* Unveröffentl. Projektbericht. Freiburg: Albert-Ludwigs-Universität.

Arbeitsgruppe Sozialwissenschaftliche Aids-Forschung (1994). *Evaluation der Personalen Aids-Kommunikation der Bundeszentrale für gesundheitliche Aufklärung. Fortsetzung der Evaluation 1993.* Unveröffentl. Projektbericht. Freiburg: Albert-Ludwigs-Universität.

Arbeitsgruppe Sozialwissenschaftliche Aids-Forschung (1995). *Evaluation der Personalen Aids-Kommunikation der Bundeszentrale für gesundheitliche Aufklärung. Fortsetzung der Evaluation 1994.* Unveröffentl. Projektbericht. Freiburg: Albert-Ludwigs-Universität.

Auckenthaler, A. (1991). Klinische Einzelfallforschung. In U. Flick, E. von Kardoff, H. Keupp, L. von Rosenstiel & S. Wolff (Hrsg.), *Handbuch Qualitative Sozialforschung.* München: Psychologie Verlags Union.

Augustiny, K.-F. (1994). Die Berner Coping-Studie 1983-1991. In G. Schüßler & E. Leibing (Hrsg.), *Coping. Verlaufs- und Therapiestudien chronischer Krankheit.* Göttingen: Hogrefe.

Aurin, K. & Stolz, G.E. (1990). Erfahrungen aus der Aufarbeitung von Evaluationsvorhaben am Beispiel der Tätigkeit der Projektgruppe 'Gesamtschule' der Bund-Länder-Kommission für Bildungsplanung und Forschungsförderung. *Zeitschrift für Pädagogische Psychologie, 4,* 269-282.

AWMF (Hrsg.). (1995). *Prävention, Standards und zukünftige Entwicklungen in den medizinischen Spezialgebieten.* Düsseldorf: Selbstverlag.

Backhaus, K., Erichson, B., Plinke, W. & Weiber, R. (1990). *Multivariate Analysemethoden. Eine anwendungsorientierte Einführung.* Berlin: Springer.

Badke-Schaub, P. (1994). *Gruppen und komplexe Probleme. Strategien von Kleingruppen bei der Ausarbeitung einer simulierten AIDS-Ausbreitung.* Frankfurt/Main: Lang.

Baer, D.M. (1988). If you know why you're changing a behavior, you'll know when you've changed it enough. *Behavioral Assessment, 10,* 219-223.

Bailar, J.C. & Mosteller, F. (1986). *Medical use of statistics.* Waltham, Mass.: NEJM Books.

Balint, M., Ornstein, P. & Balint, E. (1974). *Fokaltherapie.* Frankfurt: Suhrkamp.

Bangert-Drowns, R.L. (1986). Review of developments in meta-analytic method. *Psychological Bulletin, 99,* 388-399.

Barefoot, J.C., Dahlstrom, W.G. & Williams, R.B. (1983). Hostility, CHD-incidence and total mortality. *Psychosomatic Medicine, 45,* 59-60.

Barth, M. (1989). *Evaluation der Inanspruchnahme medizinischer Maßnahmen zur Rehabilitation.* Forschungsbericht Nr. 58 des Psychologischen Instituts der Universität Freiburg.

Barth, M. & Bengel, J. (1993). *Evaluationsforschung.* Unveröffentl. Manuskript. Freiburg: Albert-Ludwigs-Universität.

Barth, M., Koch, U., Hoffmann-Markwald, A. & Wittmann, W.W. (1991). Das Antragsverhalten hinsichtlich medizinischer Maßnahmen zur Rehabilitation (Teil II) - Die Sicht der Versicherten. *Deutsche Rentenversicherung, 2-3,* 120-141.

Barth, M. & Matt, G. (1984). Evaluationsforschung im Drogenbereich: Ein Stiefkind. *Suchtgefahren, 30,* 107-114.

Barth, M. & Sender, I. (1991). Hilfe, ich darf wieder arbeiten - Analyse des Wiedereingliederungsprozesses ins Erwerbsleben eines chronischen Kranken nach überstandenem Herzinfarkt. *Psychotherapie, Psychosomatik, Medizinische Psychologie, 40,* 178-185.

Bartholomew, K. & Horowitz, L.M. (1991). Attachment styles in young adults: A test of a model. *Journal of Personality and Social Psychology, 61,* 226-244.

Bastine, R., Fiedler, P. & Kommer, D. (1989a). Psychotherapeutische Prozeßforschung. *Zeitschrift für Klinische Psychologie, 18,* 1-2.

Bastine, R., Fiedler, P. & Kommer, D. (1989b). Was ist therapeutisch an der Psychotherapie? Versuch einer Bestandsaufnahme und Systematisierung der Psychotherapeutischen Prozeßforschung. *Zeitschrift für Klinische Psychologie, 18,* 3-22.

Bausell, R.B. (1993). After the meta-analytic revolution. *Evaluation and the Health Professions, 16,* 3-13.

Beaumont, W. (1833). *Experiments and observations on the gastric juice and the physiology of digestion.* Plattsburgh: Allen.

Becker, H. (1950). *Through values to interpretations. Essays on social contexts, actions, types and prospects.* Durham, NC: Duke University Press

Beckmann, D. & Richter, H.-E. (1972). *Der Gießen-Test.* Bern: Huber.

Benjamin, L.S. (1974). Structural Analysis of Social Behavior. *Psychological Review, 81,* 392-425.

Benjamin, L.S. (1982). Use of Structural Analysis of Social Behavior (SASB) to guide intervention in psychotherapy. In J.C. Anchin & D.J. Kiesler (Eds.), *Handbook of interpersonal psychotherapy.* New York: Pergamon Press.

Benjamin, L.S. (1985). *Construct and content validity of SASB tested by INTREX questionnaires.* Unpublished Manuscript. Salt Lake City: University of Utah.

Benjamin, L.S. (1993). *Interpersonal diagnosis and treatment of personality disorders.* New York: Guilford.

Beelmann, A. & Bliesener, T. (1994). Aktuelle Probleme und Strategien der Metaanalyse. *Psychologische Rundschau, 45,* 211-233.

Behnke, E., Dirhold, S., Thomas, W. & Köhle, K. (1994). Anpassungsleistungen bei hämatologisch-onkologischen Erkrankungen. In G. Schüßler & E. Leibing (Hrsg.), *Coping. Verlaufs- und Therapiestudien chronischer Krankheit.* Göttingen: Hogrefe.

Bengel, J. (1993). *Gesundheit, Risikowahrnehmung und Vorsorgeverhalten* (Reihe Gesundheitspsychologie, Bd. 3). Göttingen: Hogrefe.

Bengel, J. & Koch, U. (1988). Evaluationsforschung im Gesundheitswesen. In U. Koch, G. Lucius-Hoene & R. Stegie (Hrsg.), *Handbuch der Rehabilitationspsychologie.* Berlin: Springer.

Bengel, J. & Koch, U. (1989). *Personale AIDS-Kommunikation. Exemplarische Deskription der AIDS-Aufklärung.* Unveröffentl. Projektbericht. Freiburg: Albert-Ludwigs-Universität.

Bengel, J., Koch, U., Brungs, M., Strittmatter, R. & Hoffmann-Markwald, A. (1990). Evaluation der Personalen Aids-Kommunikation. Erste Ergebnisse zur Akzeptanz und Inanspruchnahme. *Prävention, 13,* 103-107.

Berger, P.L., Berger, B. & Kellner, H. (1974). *The homeless mind.* Harmondsworth: Penguin.

Berger, P.L. & Luckmann, T. (1969). *Die gesellschaftliche Konstruktion der Wirklichkeit.* Frankfurt: Fischer.

Bergmann, J.R. (1991). Konversationsanalyse. In U. Flick, E. von Kardoff, H. Keupp, L. von Rosenstiel & S. Wolff (Hrsg.), *Handbuch Qualitative Sozialforschung.* München: Psychologie Verlags Union.

Bertelsen, K. (1991). Protocol Allocation and Exclusion in two Danish Randomised Trials in Ovarian Cancer. *British Journal of Cancer, 64*, 1172-1176.

Beutel, M. (1988). *Bewältigungsprozesse bei chronischen Erkrankungen. Theorien, Forschung und Möglichkeiten praktischer Hilfen.* Weinheim: Verlag Chemie.

Beutel, M. (1989). Was schützt Gesundheit? Zum Forschungsstand und der Bedeutung von personalen Ressourcen in der Bewältigung von Alltagsbelastungen und Lebensereignissen. *Psychotherapie, Psychosomatik, Medizinische Psychologie, 39,* 452-462.

Beutel, M. (1990). Coping und Abwehr - Zur Vereinbarkeit zweier Konzepte. In F.A. Muthny (Hrsg.), *Krankheitsverarbeitung. Hintergrundtheorien, klinische Erfassung und empirische Ergebnisse.* Berlin: Springer.

Beutel, M. & Muthny, F.A. (1988). Konzeptualisierung und klinische Erfassung von Krankheitsverarbeitung - Hintergrundtheorien, Methodenprobleme und künftige Möglichkeiten. *Psychotherapie, Psychosomatik, Medizinische Psychologie, 38,* 19-27.

Beutler, L.E. & Clarkin, J.F. (1990). *Systematic treatment selection.* New York: Brunner/Mazel.

Birbaumer, N. (1984). Psychologische Analyse und Behandlung von Schmerzzuständen. In M. Zimmermann & H.O. Handwerker (Hrsg.), *Schmerz. Konzepte ärztlichen Handelns.* Berlin: Springer.

Birbaumer, N. (1986). Schmerz. In W. Miltner, N. Birbaumer & W.-D. Gerber (Hrsg.), *Verhaltensmedizin.* Berlin: Springer.

Bischoff, C. & Traue, H. (1983). Myogenic headache. In K. Holroyd, B. Schlote & H. Zenz (Eds.), *Perspectives in research on Headache.* New York: Hogrefe.

Bischoff, C., Traue, H. & Zenz, H. (1990). Spannungskopfschmerz. In H.D. Basler, C. Franz, B. Kröner-Herwig, H.P. Rehfisch & H. Seemann (Hrsg.), *Psychologische Schmerztherapie.* Heidelberg: Springer.

Blanchard, E.B. & Andrasik, F. (1982). Psychological assessment and treatment of headache: Recent developments and emerging issues. *Journal of Consulting and Clinical Psychology, 50,* 859-879.

Blanchard, E.B., Andrasik, F., Neff, D.F., Jurish, S.E. & O'Keefe, D.M. (1981). Social validation of headache diary. *Behavior Therapy, 12,* 711.

Blanchard, E.B. & Schwarz, S.P. (1988). Clinically significant changes in behavioral medicine. *Behavioral Assessment, 10,* 171-188.

Bliesener, T. & Köhle, K. (1986). *Die ärztliche Visite. Chance zum Gespräch.* Opladen: Westdeutscher Verlag.

Böcker, K.B.E., Timsit-Berthier, M., Schoenen, J. & Brunia, C.H.M. (1990). Contingent negative variation in migraine. *Headache, 30,* 604.

Böhm, A., Legewie, H., Muhr, T. (1992). *Kursus Textinterpretation: Grounded Theory.* Technische Universität Berlin, Interdisziplinäres Forschungsprojekt ATLAS, Forschungsbericht Nr. 92-3.

Bogdan, R. & Taylor, S.J. (1975). *Introduction to qualitative research methods. A phenomenological approach to the social sciences.* New York: Wiley.

Bond, M., Gardner, S.T., Christian, J. & Sigal, J.J. (1983). Empirical study of self-rated defense style. *Archives of General Psychiatry, 40,* 333-338.

Bortz, J. (1977). *Lehrbuch der Statistik.* Berlin: Springer.

Bortz, J. (1984). *Lehrbuch der empirischen Forschung für Sozialwissenschaftler.* Berlin: Springer.

Bortz, J. (1993). *Statistik* (4. Aufl.). Berlin: Springer.

Bortz, J. & Döring, N. (1995). *Forschungsmethoden und Evaluation* (2. Aufl.). Berlin: Springer.

Boos, M., Morguet, M., Meier, F. & Fisch, R. (1990). Zeitreihenanalysen von Interaktionsprozessen bei der Bearbeitung komplexer Probleme in Expertengruppen. *Zeitschrift für Sozialpsychologie, 21,* 53-64.

Bowlby, J. (1975). *Bindung. Eine Analyse der Mutter-Kind-Beziehung.* Frankfurt/Main: Fischer.

Bowlby, J. (1976). *Trennung. Psychische Schäden als Folge der Trennung von Mutter und Kind.* München: Kindler.

Bowlby, J. (1983). *Verlust. Trauer und Depression.* München: Kindler.

Brady, J.V. (1958). Ulcer in "executive" monkeys. *Scientific American, 199,* 95-100.

Brähler, E. & Scheer, J. (1983). *Der Gießener Beschwerdebogen (GBB).* Bern: Huber.

Bräutigam, W., Rad, von M. & Engel, K. (1980). Erfolgs- und Therapieforschung bei psychoanalytischen Behandlungen. *Zeitschrift für Psychosomatische Medizin und Psychoanalyse, 26,* 101-118.

Brockhaus-Enzyklopädie (1968), (Bd. 5). Wiesbaden: F.A. Brockhaus.

Brockhaus-Enzyklopädie (1988), (Bd. 6). Wiesbaden: F.A. Brockhaus.

Broda, M. (1987). *Wahrnehmung und Bewältigung chronischer Krankheiten.* Weinheim: Deutscher Studien Verlag.

Bromm, B. (Ed.). (1984). *Pain measurement in man. Neurophysiological correlates of pain.* Amsterdam: Elsevier.

Brown, G.W. (1973). Some thoughts on grounded theory. *Sociology, 7,* 1-16.

Brown, G.W. (1989). Life events and measurement. In G.W. Brown & T.O. Harris (Eds.) *Life events and illness.* London: Unwin Hyman.

Brungs, M. (1992). *Evaluation einer AIDS-Aufklärungsmaßnahme in der Bundesrepublik Deutschland – Untersuchungen zu vermittelnden Faktoren des AIDS-bezogenen Vorsorgeverhaltens bei Teilnehmern und Nichtteilnehmern aus den alten und neuen Bundesländern unter Anwendung des PRECEDE-Modells.* Unveröffentl. Dissertation. Freiburg: Albert-Ludwigs-Universität.

Brusius, J., Vogel, B. & Mai, N. (1990). Inanspruchnahme von Nachbetreuungsmaßnahmen für Brustkrebspatientinnen. In U. Koch & F. Potreck-Rose (Hrsg.), *Krebsrehabilitation und Psychoonkologie.* Berlin: Springer.

Bruvold, W.H. (1993). A meta-analysis of adolescent smoking prevention. *American Journal of Public Health, 83,* 872-880.

Bruvold, W.H. & Rundall, T.G. (1988). A meta-analysis and theoretical review of school-based tobacco and alcohol intervention programs. *Psychology and Health, 2,* 53-78.

Bryant, F.B. & Wortman, P.M. (1984). Methodological issues in the meta-analysis of quasi-experiments. In W.H. Yeaton & P.M. Wortman (Eds.), *Issues in data synthesis. New Directions for Program Evaluation,* 24. San Francisco: Jossey-Bass.

Buddeberg, C. (1993). Planung und Durchführung von Forschungsprojekten in der Psychosomatischen Medizin. *Zeitschrift für Psychosomatische Medizin und Psychoanalyse, 39,* 309-318.

Buddeberg, C., Wolf, C., Sieber, M., Riehl-Emde, A., Bergant, A., Steiner, R., Landolt-Ritter, C. & Richter, D. (1991). Coping strategies and course of disease of breast cancer patients. *Psychotherapy and Psychosomatics, 55,* 151-157.

Budzynski, T., Stoyva, J. & Adler, C. (1970). Feedback induced muscle relaxation: Application to tension headache. *Journal of Behavioral Therapy and Experimental Psychiatry, 1,* 205-211.

Bühringer, G. & Böhmer, K.K. (1993). Die Dokumentationsstandards der DG-Sucht als eine Grundlage für die Förderung der europäischen Forschung zum Substanzmißbrauch. *Sucht, 39,* 110-113.

Bührlen, B., Bengel, J., Herdt, J. & Koch, U. (1995). Developing a strategy for the evaluation of a national AIDS prevention programme. In D. Friedrich & W. Heckmann (Eds.), *Ergebnisse sozialwissenschaftlicher Aids-Forschung, Bd. 16: Aids in Europe – The behavioural aspect.* Berlin: Edition Sigma.

Bürckstümmer, G. & Kordy, H. (1983). Empirische Beobachtungen zum Gesundheitsbegriff und seinen impliziten Wertvorstellungen. *Psychotherapie, Psychosomatik, Medizinische Psychologie, 33,* 200-205.

Büsing, S. & Fenzel, T. (1992). *Eine Untersuchung zur interpersonalen Dimension der koronaren Herzerkrankung.* Universität Kiel: Psychologische Diplomarbeit.

Bullinger, M. (1996). Methoden zur Lebensqualitätsbewertung in der Onkologie. *Forum DKG, 11,* 210-216.

Bullock, J.R. & Syvantek, D.J. (1985). Analyzing meta-analysis: Potential problems, an unsuccessful replication, and evaluation criteria. *Journal of Applied Psychology, 70,* 108-115.

Bundesärztekammer (1996). Berufsordnung für die deutschen Ärzte in der Fassung der Beschlüsse des 98. Deutschen Ärztetages in Stuttgart. *Deutsches Ärzteblatt, 93,* C295-C306.

Bundeszentrale für gesundheitliche Aufklärung (1993). Positionspapier der Bundeszentrale für gesundheitliche Aufklärung (BZgA). In P. Franzkowiak & P. Sabo (Hrsg.), *Dokumente der Gesundheitsförderung.* Mainz: Verlag Peter Sabo.

Bundeszentrale für gesundheitliche Aufklärung, (1995). *Aids-Prävention und Qualitätssicherung in Deutschland.* Country paper anläßlich der Expertentagung 'Qualitätssicherung in der Aids-Prävention', Köln, 13.-15. November 1995. Köln: BZgA.

Bunzel, B., Titscher, G., Grundböck, A., Wollenek, G. (1991). "Sie brauchen ein neues Herz" Das Problem der Diagnoseübermittlung aus der Sicht der betroffenen kardiologischen Patienten. *Psychotherapie, Psychosomatik, Medizinische Psychologie, 41,* 419-428.

Burns, P.K. (1981). *A quantitative synthesis of research findings relative to the pedagogical effectiveness of computer-assisted mathematics instruction in elementary and secondary schools.* Dissertation Abstracts International, 42, 2946A.

Buse, L. (1994). Zur Labor-Feld-Übertragbarkeit von Tests der kognitiven Aktivierung. In D. Bartussek & M. Amelang (Hrsg.), *Fortschritte der Differentiellen Psychologie und psychologischen Diagnostik.* Göttingen: Hogrefe.

Bushman, B.J., Cooper, H.M. & Lemke, K.M. (1991). Meta-analysis of factor analysis: An illustration using the Buss-Durkee Hostility Inventory. Special issue: Meta-analysis in personality and social psychology. *Personality and Social Psychology Bulletin, 17,* 344-349.

Byrne, D. (1961). The repression-sensitization scale: Rationale, reliability and validity. *Journal of Personality, 29,* 334-349.

Carbone, P.P. & Tormey, D.C. (1991). Organizing Multicenter Trials: Lessons from the Cooperative Oncology Groups. *Preventive Medicine, 20*, 162-169.

Carson, R.C. (1969). *Interaction concepts of personality*. Chicago: Aldine.

Carter, D.S. (1979). Comparison of different shrinkage formulas in estimating population multiple correlation coefficients. *Educational and Psychological Measurement, 39*, 261-266.

Carver, C.S., Scheier, M.F. & Weintraub, J.K. (1989). Assessing coping strategies: A theoretically based approach. *Journal of Personality and Social Psychology, 56*, 267-283.

Cassileth, B.R., Lusk, E.J., Miller, D.S., Brown, L. & Miller, C. (1985). Psychosocial correlates of survival in advanced malignant disease? *New England Journal of Medicine, 312*, 1551-1555.

Cella, D.F., Jacobsen, P.B., Lesko, L.M. (1990). Research methods in psychooncology. In J.C. Holland & J.H. Rowland (Eds.), *Handbook of psychooncology. Psychological care of the patients with cancer*. New York: Oxford University Press.

Chambers, F. (1994). Removing confusion about formative and summative evaluation: Purpose versus time. *Evaluation and Program Planning, 17*, 9-12.

Chapman, C.R. (1978). Pain: The perception of noxious events. In R. A. Sternbach (Ed.), *The psychology of pain*. New York: Raven.

Chase, L.J. & Chase, R.B. (1976). Statistical power analysis of applied psychological research. *Journal of Applied Psychology, 61*, 234-237.

Chow, S.L. (1987). Meta-analysis of pragmatic and theoretical research: A critique. *Journal of Psychology, 121*, 259-271.

Chrzanowski, G., Kasin, E. & Mitchell, S.A. (1986). Interpersonal psychoanalysis: Its roots and its contemporary status (A symposium). *Contemporary Psychoanalysis, 22*, 445-466.

Clement, U. (1990). Ein psychodynamischer Ansatz zum Verständnis des ungeschützten Geschlechtsverkehrs HIV-Positiver. *Psychotherapie, Psychosomatik, Medizinische Psychologie, 40*, 371-408.

Cleveland, W.S. (1985). *The elements of graphing data*. Monterey, CA: Wadsworth.

Cohen, J. (1988). *Statistical power analysis for the behavioral sciences*. New York: Erlbaum.

Cohen, J. (1990). Things I have learned (so far). *American Psychologist, 45*, 1304-1312.

Cohen, J. (1992). A power primer. *Psychological Bulletin, 112*, 155-159.

Cohen, J. & Cohen, P. (1983). *Applied multiple regression/correlation analysis for the behavioral sciences*. 2nd ed.. Hillsdale, NJ: Lawrence Erlbaum.

Collins, W.A. & Read, S.J. (1990). Adult attachment, working models and relationship quality in dating couples. *Journal of Personality and Social Psychology, 58*, 644-663.

Cook, T.D. & Campbell, D.T. (1976). The design and conduct of quasi-experiments and true experiments in field settings. In M. Dunnette (Ed.), *Handbook of industrial and organizational psychology*. Chicago: Rand McNally.

Cook, T.D. & Campbell, D.T. (1979). *Quasi-experimentation: Design and analysis issues for field settings*. Chicago: RandMcNally.

Cook, T.D., Cooper, H., Cordray, D.S., Hartmann, H., Hedges, L.V., Light, R.J., Louis, T.A. & Mosteller, F. (1992). *Meta-analysis for explanation. A case-book*. New York: Russell Sage.

Cook, T.D. & Leviton, L.C. (1980). Reviewing the literature: A comparison of traditional methods with meta-analysis. *Journal of Personality, 48,* 449-472.

Cook, T.D. & Matt, G.E. (1990). Theorien der Programmevaluation – Ein kurzer Abriß. In U. Koch & W.W. Wittmann (Hrsg.), *Evaluationsforschung. Bewertungsgrundlage von Sozial- und Gesundheitsprogrammen.* Berlin: Springer.

Cooper, H.M. (1984). *The integrative research review. A systematic approach.* Beverly Hills: Sage.

Cooper, H.M. (1990). Meta-analysis and the integrative research review. *Review of Personality and Social Psychology, 11,* 142-163.

Cordray, D.S. (1987, April). Strengthening the causal interpretation of nonexperimental data: The role of meta-analysis. Paper presented at the National Health Center for Health Services Research and Health Care Technology Assessment Conference, "Strengthening the causal interpretation of nonexperimental data", University of Arizona, Tucson, Arizona. Zitiert nach: Lynn, M.R. (1989). Meta-analysis. Appropiate tool for the interpretation of nursing research? *Nursing Research, 38,* 302-305.

Cordray, D.S. & Orwin, R.G. (1983). Improving the quality of evidence: Interconnections among primary evaluation, secondary analysis, and quantitative synthesis. In R.J. Light (Ed.), *Evaluation Studies Review Annual* (Vol. 8). Beverly Hills: Sage.

Coursol, A. & Wagner, E.E. (1986). Effect of positive findings on submission and acceptance rates: A note on meta-analysis bias. *Professional Psychology. Research and Practice, 17,* 136-137.

Cziske, R. (1983). Faktoren des Schmerzerlebens und ihre Messung: Revidierte Mehrdimensionale Schmerz-Skala. *Diagnostica, 1,* 61-74.

Dahme, B. (1973). Einführung in die Methodik der Verhaltenswissenschaften. In F.W. Deneke, B. Dahme, U. Koch, A.E. Meyer, J. Nordmeyer & U. Stuhr (Hrsg.), *Lehrbuch der Medizinischen Psychologie.* Köln: Böhlau.

Dahme, B. (1977). Zeitreihenanalyse des psychotherapeutischen Prozesses. In F. Petermann (Hrsg.), *Methodische Grundlagen Klinischer Psychologie.* Beltz Studienbuch. Weinheim: Beltz.

Damm, C., Lehmann, H., Marsen-Storz, G., Sielert, U. & Töppich, J. (1990). Die personalkommunikative AIDS-Aufklärungskampagne der Bundeszentrale für gesundheitliche Aufklärung (BZgA). *Prävention, 13,* 98-101.

Davies-Osterkamp, S. (1993). Zirkumplexe Modelle interpersonellen Verhaltens in der klinischen Psychologie. In W. Tress (Hrsg.), *Die Strukturale Analyse Sozialen Verhaltens - SASB.* Heidelberg: Asanger.

Davies-Osterkamp, S. (1994). Geschlecht als Variable der Forschung in Psychotherapie, Psychosomatik und Medizinischer Psychologie. *Psychotherapie, Psychosomatik, Medizinische Psychologie, 45,* 293-307.

Davies-Osterkamp, S. & Kriebel, R. (1993). Konstruktvalidierung von Symptomskalen und Persönlichkeitstests durch das „Inventar zur Erfassung interpersonaler Probleme" (IIP). *Gruppenpsychotherapie Gruppendynamik, 29,* 295-307.

Dear, K.B. & Begg, C.B. (1992). An approach for assessing publication bias prior to performing a meta-analysis. *Statistical Science, 7,* 237-245.

Dehar, M.-A., Casswell, S. & Duignan, P. (1993). Formative and process evaluation of health promotion and disease prevention programs. *Evaluation Review, 17,* 204-220.

Dembroski, T.M., MacDougall, J.M. & Lushene, R. (1979). Interpersonal interaction and cardiovascular response. *Journal of Human Stress, 5*, 28-36.

Dembroski, T.M., Weiss, S.M., Shields, J.L., Haynes, S.G. & Feinleib, M. (1978). *Coronary prone behavior*. New York: Springer.

Derogatis, C.R. (1977). SCL-90. *Administration, Scoring & Procedures. Manual-I for the R(evised) Version and other Instruments of the Psychopathology Rating Scale Series*. J. Hopkins Univ. School of Medicine.

Deutsche Gesellschaft für Suchtforschung und Suchttherapie (Hrsg.). (1985). *Standards für die Durchführung von Katamnesen bei Abhängigen*. Freiburg: Lambertus.

Deutsche Gesellschaft für Suchtforschung und Suchttherapie (Hrsg.). (1992). *Dokumentationsstandards 2 für die Behandlung von Abhängigen*. Freiburg: Lambertus.

Deutscher, I. (1973). *What we say / what we do. Sentiments and acts*. Glenview, Ill.: Scott, Foresman & Co.

Devereux, G.D. (1973). *Angst und Methode in den Verhaltenswissenschaften*. Frankfurt: Ullstein.

DeVries, H.A., Dijkstra, M. & Kuhlmann, P. (1988). Self-efficacy: The third factor besides attitudes and subjective norm as a predictor of behavioral intentions. *Health Education Research, 3*, 273-282.

Dietzel, G.T.W. & von Troschke, J. (Hrsg.). (1988). *Schriftenreihe des Bundesministers für Jugend, Familie, Frauen und Gesundheit, Bd. 216: Begleitforschung bei staatlich geförderten Modellprojekten – strukturelle und methodische Probleme*. Stuttgart: Kohlhammer.

Drinkmann, A. (1990). *Methodenkritische Untersuchungen zur Metaanalyse*. Weinheim: Deutscher Studienverlag.

Driskell, J.E., Hogan, R. & Salas, E. (1988). Personality and group performance. *Review of Personality and Social Psychology, 14*, 91-112.

Eagly, A.H. & Carli, L.L. (1981). Sex of researchers and sex-typed communications as determinants of sex differences in influenceability. *Psychological Bulletin, 85*, 86-116.

Editorial: Publication Pattern's in Psychosomatic Medicine (1994). *Psychosomatic Medicine, 56*, 1-7.

Edwards, G. (1991). Meta-analysis in aid of alcohol studies. *British Journal of Addiction, 86*, 1189-1298.

Ehlers, W. (1983). Die Abwehrmechanismen: Definitionen und Beispiele. *Praxis der Psychotherapie und Psychosomatik, 28*, 55-66.

Elkin, I., Parloff, M.B., Hadley, S.W. & Autry, J.H. (1985). NIMH Treatment of Depression Collaborative Research Program: Background and research Plan. *Archives of General Psychiatry, 42*, 305-316.

Elkin, I., Shea, M.T., Watkins, J.T., Imber, S.D., Sotsky, S.M., Collins, J.F., Glass, D.R., Pilkonis, P.A., Leber, W.R., Docherty, J.P., Fiester, S.J. & Parloff, M.B. (1989). NIMH Treatment of Depression Collaborative Research Program: General effectiveness of treatments. *Archives of General Psychiatry, 46*, 971-982.

Ell, K., Nishimoto, R., Mediansky, L., Mantell, J. & Hamovitch, M. (1992). Social relations, social support and aurvival among patients with cancer. *Journal of Psychosomatic Research, 36*, 531-541.

Emrick, C.D. (1974). A review of psychologically oriented treatment of alcoholism: I. The use and interrelationships of outcome criteria and drinking behavior following treatment. *Quarterly Journal of Studies on Alcohol, 35,* 523-549.

Emrick, C.D. (1975). A review of psychologically oriented treatment of alcoholism: II. The relative effectiveness of different treatment approaches and the relative effectiveness of treatment versus no treatment. *Journal of Studies on Alcohol, 36,* 88-108.

Emrick, C.D. & Hansen, J. (1983). Assertions regarding effectiveness of treatment for alcoholism: Fact or fantasy? *American Psychologist, 38,* 1078-1088.

Engel, K., Rad, von M., Becker, H. & Bräutigam, W. (1979). Das Heidelberger Katamneseprojekt. *Medizinische Psychologie, 5,* 124-137.

Epstein, S. & Katz, L. (1992). Coping ability, stress, productive load, and symptoms. *Journal of Personality and Social Psychology, 62,* 813-825.

Epstein, L.H. & Abel, G.G. (1977). An analysis of biofeedback training effects for tension headache patients. *Behavior Therapy, 8,* 37-47.

Erikson, E.H. (1982). *The life cycle completed.* New York: Norton.

Espe, H. (1978). *Untersuchung zu Prozeßerfahrungen in der klientenzentrierten Gesprächspsychotherapie im Anfangsstadium und im Verlauf der Therapie und ihr Zusammenhang mit Therapieerfolg.* Unveröffentlichte Dissertation. Berlin: Technische Universität, Fachbereich Gesellschafts- und Planungswissenschaften.

Espe, H. (1980). Zusammenhänge zwischen Prozeßerfahrungen und Therapieerfolgen in der Gesprächspsychotherapie. In W. Schulz & M. Hautzinger (Hrsg.), *Klinische Psychologie und Psychotherapie, Bd. 2: Indikation, Diagnostik, Psychotherapieforschung.* Tübingen/Köln: Deutsche Gesellschaft für Verhaltenstherapie/Gesellschaft für wissenschaftliche Gesprächspsychotherapie.

Eye, A. von (1990). *Introduction to configural frequency analysis. The search for types and antitypes in cross-classifications.* New York: Cambridge University Press.

Eysenck, H.J. (1978). An exercise in mega-silliness. *American Psychologist, 33,* 517.

Fagerhaugh, S.Y. & Strauss, A. (1981). *Politics of pain management: Staff-Patient Interaction.* Menlo Park: Addison-Wesley.

Fahrenberg, J., Hampel, R. & Selg, H. (1984). *Das Freiburger Persönlichkeitsinventar FPI.* Göttingen: Verlag für Psychologie.

Fahrenberg, J. & Myrtek, M. (Eds.). (1996). *Ambulatory assessment.* Seattle: Hogrefe & Huber.

Falger, P.R.J. & Schouten, E.G.W. (1992). Exhaustion, psychological stressors in the work environment, and acute myocardial infarction in adult men. *Journal of Psychosomatic Research, 36,* 777-786.

Faller, H. (1990). *Subjektive Krankheitstheorie und Krankheitsverarbeitung bei Herzinfarktrehabilitanden.* Frankfurt/Main: Lang.

Faller, H., Schilling, S. & Lang, H. (1994). Verbessert Coping das emotionale Befinden? Ergebnisse einer Längsschnittuntersuchung mit Bronchialkarzinompatienten. *Psychotherapie, Psychosomatik, Medizinische Psychologie, 44,* 355-364.

Farin, E. (1995). *Eine Metaanalyse empirischer Studien zum prädiktiven Wert kognitiver Variablen der HIV-bezogenen Risikowahrnehmung und -verarbeitung für das HIV-Risikoverhalten.* Frankfurt/Main: Lang.

Fawzy, F.I., Cousins, N., Fawzy, N.W., Kemeny, M.E., Elashoff, R. & Morton, D. (1990). A structured psychiatric intervention for cancer patients. Vol. 1: Changes over time in methods of coping and affective disturbance. *Archives of General Psychiatry, 47,* 720-725.

Feeney, J.A., Noller, P. & Nanrahn, M. (1994). Assessing adult attachment. In M.B. Sperling & W.H. Berman (Eds.), *Attachment in adults.* New York: Guilford.

Fernandez, E. & Turk, D.C. (1989). The utility of cognitive coping strategies for altering pain perception: A meta-analysis. *Pain, 38,* 123-125.

Ferring, D. & Filipp, S.-H. (1989). Bewältigung kritischer Lebensereignisse: Erste Erfahrungen mit einer deutschsprachigen Version der "Ways of Coping Checklist". *Zeitschrift für Differentielle und Diagnostische Psychologie, 10,* 189-199.

Feyerabend, P. (1979). *Erkenntnis für freie Menschen.* Frankfurt/Main: Suhrkamp.

Fichter, M. (1979). Versuchsplanung experimenteller Einzelfalluntersuchungen in der Psychotherapieforschung. In F. Petermann & F.-J. Hehl (Hrsg.), *Einzelfallanalyse.* München: Urban und Schwarzenberg.

Fichter, M.M. (1989). Versuchsplanung experimenteller Einzelfalluntersuchungen in der Psychotherapieforschung. In F. Petermann (Hrsg.), *Einzelfallanalyse* (2. Aufl.). München: Oldenbourg.

Fielding, N.G. & Lee, R.M. (Eds.). (1992). *Using computers in qualitative research.* London: Sage.

Filipp, S.H. & Klauer, T. (1988). Ein dreidimensionales Modell zur Klassifikation von Formen der Krankheitsbewältigung. In H. Kächele & W. Steffens (Hrsg.), *Bewältigung und Abwehr. Beiträge zur Psychologie und Psychotherapie körperlicher Krankheiten.* Berlin: Springer.

Filipp, S.H., Klauer, T. & Ferring, D. (1993). Self-focused attention in the face of adversity and threat. In H. W. Krohne (Ed.), *Attention and avoidance.* Seattle: Hogrefe and Huber Publishers.

Filipp, S.H., Klauer, T., Ferring, D. & Freudenberg, E. (1990). Wohlbefinden durch Krankheitsbewältigung? Untersuchungen zur "Effektivität" von Bewältigungsverhalten bei Krebspatienten. In R. Verres & M. Hasenbring (Hrsg.), *Psychosoziale Onkologie.* Berlin: Springer.

Fiske, D.W. (1977). Methodological issues in resarch on the psychotherapist. In A.S. Gurman & A.M. Razin (Eds.), *Effective psychotherapy.* Oxford: Pergamon.

Fiske, D.W. (1983). The meta-analytic revolution in outcome research. *Journal of Consulting and Clinical Psychology, 51,* 65-70.

Fleck, C. (1992). Vom "Neuanfang" zur Disziplin? Überlegungen zur deutschsprachigen qualitativen Sozialforschung anläßlich einiger neuer Lehrbücher. *Kölner Zeitschrift für Soziologie und Sozialpsychologie, 44,* 747-765

Fleiss, J.L. (1986). Analysis of Data from Multiclinic Trials. *Controlled Clinical Trials, 7,* 267-275.

Flick, U. (1991a). (Hrsg.) *Alltagswissen über Gesundheit und Krankheit. Subjektive Theorien und soziale Repräsentationen.* Heidelberg: Asanger.

Flick, U. (1991b). Stationen des qualitativen Forschungsprozesses. In U. Flick, E. von Kardorff, H. Keupp, L. von Rosenstiel & S. Wolff (Hrsg), *Handbuch Qualitative Sozialforschung.* München: Psychologie Verlags Union.

Flick, U., v Kardoff, E., Keupp, H., v Rosenstiel, L. & Wolff, S. (1991). (Hrsg.). *Handbuch Qualitative Sozialforschung.* München: Psychologie Verlags Union.

Flor, H. (1991). *Psychobiologie des Schmerzes.* Göttingen: Huber.

Flor, H., Rudy, T.E., Birbaumer, N., Streit, B. & Schugens, M.M. (1990). Zur Anwendbarkeit des West Haven-Yale Multidimensional Pain Inventory im deutschen Sprachraum. *Der Schmerz, 4,* 82-87.

Foa, U.G. (1961). Convergences in the analyses of the structure of interpersonal behavior. *Psychological Review, 68,* 341-353.

Fordyce, W.E. (1976). Behavioral methods for chronic pain. *Pain, 10,* 311.

Fordyce, W.E. (1983). The validity of pain behavior measurements. In R. Melzack (Ed.), *Pain measurement and assessment.* New York: Raven.

Franke, G. (1995). *Die Symptom Checkliste von Derogatis.* Weinheim: Beltz-Test-Gesellschaft.

Fremmer-Bombik, E., Rudolph, J., Veit, B., Schwarz, G. & Schwarzmeier, I. (1989). *Regensburger Auswertungsmethode des Adult Attachment Interviews.* Unveröff. Manuskript. Regensburg.

Fricke, R. & Treinies, G. (1985). *Einführung in die Metaanalyse.* Bern: Huber.

Folkman, S. & Lazarus, R.S. (1980). An analysis of coping in a middle-aged community sample. *Journal of Health and Social Behavior, 21,* 219-239.

Folkman, S. & Lazarus, R.S. (1988). *Ways of Coping Questionnaire.* Palo Alto: Consulting Psychologists Press.

Foppa, K. (1986). "Typische Fälle" und der Geltungsbereich empirischer Befunde. *Schweizerische Zeitschrift für Psychologie, 45,* 151-163.

Foppa, K. (1989). "Repräsentativität" und "typische Fälle". Bemerkungen zu K. Mosers kritischen Anmerkungen. *Schweizerische Zeitschrift für Psychologie, 48,* 50-51.

Freud, A. (1959). *Das Ich und die Abwehrmechanismen.* München: Kindler.

Gadenne, V. (1990). Methoden als Hilfsmittel für heuristische Forschungsentscheidungen. Bemerkungen zu Wottawas Abhandlung der psychologischen Methodenlehre. *Psychologische Rundschau, 41,* 98-100.

Gallo, P.S. (1978). Meta-analysis - A missed metapher? *American Psychologist, 33,* 515-517.

GCP [Good Clinical Practice]. Worldwide guidelines and regulations US and EC (1993). Indianapolis: Eley Lilly & Comp.

George, C., Kaplan, N. & Main, M. (1985). *The Adult-Attachment-Interview.* Berkeley: Unveröff. Manuskript.

Gerbarg, Z.B. & Horwitz, R.I. (1988). Resolving conflicting clinical trials: Guidelines for meta-analysis. *Journal of Clinical Epidemiology, 41,* 503-509.

Gerber, W.-D. (1986). *Verhaltensmedizin der Migräne.* Weinheim: edition medizin.

Gerber, W.-D. (1993). Die psychobiologische Untersuchung bei Schmerzerkrankungen. In M. Zenz & I. Jurna (Hrsg.), *Lehrbuch der Schmerztherapie.* Stuttgart: Wissenschaftliche Verlagsgesellschaft.

Gerber, W.-D. & Baar, H.A. (1989). Der Migränekalender in der Praxis. Ergebnisse einer empirischen Evaluation. *TW Neurologie Psychiatrie, Sonderheft 2,* 11-14.

Gerber, W.-D., Diener, H.C., Scholz, E. & Niederberger, U. (1991). Responders and nonresponders to metoprolol, propranolol and nifedipine treatment in migraine prophylaxis: A dose-range study based on time-series analysis. *Cephalgia, 11,* 37-45.

Gerber, W.-D. & Fuchs, D. (1989). Streß und Migräne. Psychobiologische Untersuchungen zu einem Diathese-Streß-Modell der Migräne. *Der Schmerz, 3,* 189-194.

Gerber, W.-D. & Hasenbring, M. (1990). Chronische Gesichtschmerzen. In H.D. Basler, C. Franz, B. Kröner-Herwig, H.P. Rehfisch & H. Seemann (Hrsg.), *Psychologische Schmerztherapie.* Heidelberg: Springer.

Gerber, W.-D. & Kropp, P. (1993). Migräne als Reizverarbeitungsstörung? Empirische Untersuchungen zur Contingenten Negativen Variation bei Migränepatienten. *Der Schmerz, 11,* 280-286.

Gerber, W.-D., Miltner, W. & Niederberger, U. (1988). Soziale und verhaltensmäßige Faktoren bei der Entwicklung und Aufrechterhaltung von schmerzmittelinduzierten Kopfschmerzen. In D. Soyka (Hrsg.), *Chronische Kopfschmerzsyndrome.* Stuttgart: Fischer.

Gerber, W.-D., Soyka, D., Niederberger, U. & Haag, G. (1987). Probleme und Ansätze zur Anlage und Bewertung von Therapiestudien bei Kopfschmerzpatienten. *Der Schmerz, 1,* 81-91.

Gerber, W.-D., Speckenbach, U., Wallasch, T. & Winzer, O. (1992). MCA-training: A new autoregulation method for the management of acute migraine attacks. In K. Ekbom, W.-D. Gerber, P. Henry, G. Nappi, V. Pfaffenrath & P. Tfelt-Hansen (Eds.), *Headache research in Europe. Proceedings of the 1st Conference of the EHF.* München: Arcis.

Gibbs, L. & Flanagan, J. (1977). Prognostic indicators of alcoholism treatment outcome. *International Journal of the Addictions, 12,* 1097-1141.

Gigerenzer, G. (1981). *Messung und Modellbildung.* München-Basel: UTB Reinhard.

Gilbert, J.P., McPeek, B. & Mosteller, F. (1977). Statistics and ethics in surgery and anesthesia. *Science, 198,* 684-689.

Gill, M.M. & Hoffman, J.Z. (1982). A method for studying the analysis of aspects of the patients experience of the relationship in psychoanalysis and psychotherapy. *Journal of the American Psychoanalytical Association, 30,* 137-176.

Gjertson, D.W. & Terasaki, P.I. (1992). The Large Center Variation in Half-Lives of Kidney Transplants. *Transplantation, 53,* 357-362.

Glaser, B.G. (1978). *Theoretical sensitivity. Advances in the methodology of grounded theory.* Mill Valley, CA: Sociology Press.

Glaser, B.G. & Strauss, A. (1967). *The discovery of grounded theory: Strategies for qualitative evaluation.* Chicago: Aldine.

Glaser, B.G. & Strauss, A. (1974). *Interaktion mit Sterbenden. Beobachtungen für Ärzte, Schwestern, Seelsorger und Angehörige.* Göttingen: Vandenhoeck & Ruprecht.

Glass, G.V. (1976). Primary, secondary and meta-analysis of research. *Educational Research, 10,* 3-8.

Glass, G.V., McGaw, B. & Smith, L. (1981). *Meta-analysis in social research.* Beverly Hills: Sage.

Gleser, G.C. & Ihilevich, D. (1969). An objective instrument for measuring defense mechanisms. *Journal of Consulting and Clinical Psychology, 33,* 51-60.

Göbel, H. (1992). *Schmerzmessung - Theorie, Methodik, Anwendung bei Kopfschmerz.* Stuttgart: G. Fischer.

Göbel, H., Petersen-Braun, M. & Soyka, D. (1993). Die Prävalenz von Kopfschmerzen in Deutschland. *Der Schmerz, 7,* 287-296.

Grau, I. (1994). *Entwicklung und Validierung eines Inventars zur Erfassung von Bindungsstilen in Paarbeziehungen.* Unveröff. Diss., Universität Marburg.

Grawe, K. (1981). Vergleichende Psychotherapieforschung. In W.R. Minsel & U. Scheffer (Hrsg.), *Brennpunkte der Klinischen Psychologie.* München: Kösel.

Grawe, K. (1988). Zurück zur psychotherapeutischen Einzelfallforschung. Editorial. *Zeitschrift für Klinische Psychologie, 17,* 1-7.

Grawe, K. (1991). Über den Umgang mit Zahlen. In K. Grawe, R. Hänni, N. Semmer & F. Tschan (Hrsg.), *Über die richtige Art, Psychologie zu betreiben.* Göttingen: Hogrefe.

Grawe, K. (1992). Psychotherapieforschung zu Beginn der neunziger Jahre. *Psychologische Rundschau, 43,* 132-162.

Grawe, K., Caspar, R. & Ambühl, H. (1990). Differentielle Psychotherapieforschung: Vier Therapieformen im Vergleich. *Zeitschrift für Klinische Psychologie, 19,* 292-376.

Grawe, K., Donati, R. & Bernauer, F. (1994). *Psychotherapie im Wandel. Von der Konfession zur Profession.* Göttingen: Hogrefe.

Greenwald, A.G. (1975). Consequences of prejudice against the null hypothesis. *Psychological Bulletin, 82,* 1-20.

Greer, S., Moorey, S. & Baruch, J. (1991). Evaluation of adjuvant psychological therapy for clinically referred cancer patients. *British Journal of Cancer, 63,* 257-260.

Greer, S., Morris,T. & Pettingale, K.W. (1979). Psychological response to breast cancer: Effect on outcome. *Lancet, i,* 785-787.

Grossmann, K.E. & Fremmer-Bombik, E. (1993). Erweiterte Domänen der Bindungsforschung. In L. Montada (Hrsg.), *Bericht über den 38. Kongreß der Deutschen Gesellschaft für Psychologie in Trier 1992.* Göttingen: Hogrefe.

Grossmann, K.E. & Grossmann, K. (1991). Attachment quality as an organizer of emotional and behavioral responses in a longitudinal perspective. In C.M. Parkes, J. Stevenson-Hinde & P. Marris (Eds.), *Attachment across the life cycle.* London: Routledge.

Grossmann, K.E., Stephan, C.H. & Suess, G. (1989). Die Bindungstheorie: Modell und entwicklungs-psychologische Forschung. In H. Keller (Hrsg.), *Handbuch der Kleinkindforschung.* Heidelberg: Springer.

Guzzo, R.A., Jackson, S.E. & Katzell, R.A. (1987). Meta-analysis analysis. *Research in Organizational Behavior, 9,* 407-442.

Haan, N. (1977). *Coping and defending.* New York: Academic Press.

Hachmann, E., Bühringer, G., Helas, I., Schmidtobreick, B. & Ziegler, H. (1982). *Systembeschreibung EBIS. Ein Handbuch für Benutzer.* Hamm: EBIS-AG bei der Deutschen Hauptstelle gegen die Suchtgefahren.

Hager, W. & Westermann, R. (1983). Planung und Auswertung von Experimenten. In J. Bredenkamp & H. Feger (Hrsg.), Hypothesenprüfung. *Enzyklopädie der Psychologie, B. Methodologie und Methoden I, 5.* Göttingen: Hogrefe.

Handwerker, H.O. (1984). Experimentelle Schmerzanalyse beim Menschen. In M. Zimmermann & H.O. Handwerker (Hrsg.), *Schmerz. Konzepte ärztlichen Handelns.* Berlin: Springer.

Harrer, M.E., Mosheim, R., Richter, R., Walter, M.H. & Kemmler, G. (1993). Coping und Lebenszufriedenheit bei Patienten mit M. Hodgkin in Remission. Ein Beitrag zur Adaptivität von Coping-Prozessen. *Psychotherapie, Psychosomatik, Medizinische Psychologie, 43*, 121-132.

Harris, M.J. & Rosenthal, R. (1985). Mediation of interpersonal expectancy effects: 31 meta-analyses. *Psychological Bulletin, 97*, 363-386.

Harrison, J.A., Mullen, P.D. & Green, L.W. (1992). A meta-analysis of studies of the Health Belief Model with adults. *Health Education Research, 7*, 107-116.

Hartmann, H. (1960). Ich-Psychologie und Anpassungsproblem. *Psyche, 14*, 81-164.

Hawkins, B.S. (1991a). Controlled Clinical Trials in the 1980s: A bibliography. *Controlled Clinical Trials, 12*, 1-215.

Hawkins, B.S. (1991b). Data monitoring committees for Multicenter Clinical Trials sponsored by the National Institutes of Health. Vol. I: Roles and membership of data monitoring committees for trials sponsored by the National Eye Institute. *Controlled Clinical Trials, 12*, 424-437.

Hazan, C. & Shaver, P.R. (1987). Romantic love conceptualized as an attachment process. *Journal of Personality and Social Psychology, 52*, 511-524.

Headache Classification Committee of the International Headache Society (1988). Classification and diagnostic criteria for headache disorders, cranial neuralgias and facial pain. *Cephalgia, 8, Suppl. 7*, 1-96.

Hecker, M. & Lunde, D.T. (1985). On the diagnosis and treatment of chronically hostile individuals. In M.A. Chesney & R.H. Rosenman (Eds.), *Anger and hostility in cardiovascular and behavioral disorders*. Washington: Hemisphere.

Hedges, L.V. (1986). Issues in meta-analysis. *Review of Research in Education, 13*, 353-403.

Hedges, L.V. (1992). Modeling publication selection effects in meta-analysis. *Statistical Science, 7*, 246-255.

Hedges, L.V. & Olkin, I. (1985). *Statistical methods for meta-analysis*. Orlando: Academic Press.

Heidenberger, K. (1989). Probleme der Effizienzmessung von Rehabilitationsmaßnahmen. *Deutsche Rentenversicherung, 8-9*, 482-486.

Heim, E. (1988). Coping und Adaptivität: Gibt es geeignetes oder ungeeignetes Coping? *Psychotherapie, Psychosomatik, Medizinische Psychologie, 38*, 8-18.

Heim, E., Augustiny, K.-F., Blaser, A. & Schaffner, I. (1991). *Berner Bewältigungsformen*. Bern: Huber.

Heim, E. & Perrez, M. (1994). *Krankheitsverarbeitung*. Jahrbuch der Medizinischen Psychologie 10. Göttingen: Hogrefe.

Heisenberg, W. (1973). *Der Teil und das Ganze*. München: dtv.

Henry, J.P., Meehan, J.P. & Stephens, P.M. (1967). The use of psychosocial stimuli to induce prolonged systolic hypertension in mice. *Psychosomatic Medicine, 29*, 408-432.

Hentschel, U. & Wiemers, M. (1986). *Fragebogen zu Konfliktbewältigungsstrategien (FKS)*. Weinheim: Beltz.

Herkner, W. (1991). Lehrbuch Sozialpsychologie (5. Aufl.). Bern: Huber.

Herrmann, W.M. & Kern, U. (1987). Multizentrische klinische Prüfungen: Möglichkeiten und Probleme. In H. Coper, H. Heimann, S. Kanowski & H. Künkel (Hrsg.), *Hirnorganische Psychosyndrome im Alter, Bd. 3: Methoden zum klinischen Wirksamkeitsnachweis von Nootropika.* Berlin: Springer.

Herschbach, P. & Henrich, G. (1987). Probleme und Problembewältigung von Tumorpatienten in der stationären Nachsorge. *Psychotherapie, Psychosomatik, Medizinische Psychologie, 37,* 185-192.

Hildenbrand, B. (1991). Fallrekonstruktive Forschung. In U. Flick, E. von Kardoff, H. Keupp, L. von Rosenstiel, & S. Wolff (Hrsg.), *Handbuch Qualitative Sozialforschung.* München: Psychologie Verlags Union.

Hofstätter, P. (1951). *Die Psychologie und das Leben.* Wien: Humboldt.

Hofstätter, P. (1953). Psychologie und Mathematik. *Studium Generale, 6,* 652-662.

Hofstätter, P.R. (1957). *Psychologie. Fischer-Lexikon, 6.* Frankfurt/Main: Fischer.

Hogg, R.J. (1991). Trials and tribulations of multicenter studies. Lessons learned from the experiences of the Southwest Pediatric Nephrology Study Group (SPNSG). *Pediatric Nephrology, 5,* 348-351.

Hohmann, P.M. (1988). Einige grundsätzliche Überlegungen zum Einsatz des Klienten-Erfahrungs-Bogens in der Praxis. *Informationsblätter der Gesellschaft für wissenschaftliche Gesprächspsychotherapie (GwG), 70,* 38-44.

Holland, J.C. & Rowland, J.H. (1990). *Handbook of psychooncology.* New York: Oxford University Press.

Holroyd, K.A. & Penzien, D.B. (1990). Pharmacological versus non-pharmacological prophylaxis of recurrent migraine headache: A meta-analytic review of clinical trials. *Pain, 42,* 1-13.

Hoppe, F. (1991). *Hamburger Schmerz-Adjektiv-Liste HSAL.* Weinheim: Beltz.

Horowitz, L.M. (1979). On the cognitive structure of interpersonal problems treated in psychotherapy. *Journal of Consulting and Clinical Psychology, 47,* 5-15.

Horowitz, L.M. (1994). Personenschemata, Psychopathologie und Psychotherapieforschung. *Psychotherapeut, 39,* 61-72.

Horowitz, L.M. & Malle, B.F. (1993). Fuzzy concepts in psychotherapy research. *Psychotherapy Research, 3,* 131-148.

Horowitz, L.M., Rosenberg, S.E. & Kalehzan, B.M. (1992). The capacity to describe other people clearly: A predictor of interpersonal problems and outcome in brief dynamic psychotherapy. *Psychotherapy Research, 2,* 37-51.

Horowitz, L.M., Rosenberg, S.E. & Bartholomew, K. (1993). Interpersonale Probleme in der Psychotherapie. *Gruppenpsychotherapie Gruppendynamik, 29,* 170-197.

Horowitz, L.M., Rosenberg, S., Baer, B.A., Ureno, G. & Villasenor, V.S. (1988). Inventory of interpersonal problems: Psychometric properties and clinical applications. *Journal of Consulting and Clinical Psychology, 56,* 885-892.

Horowitz, L.M., Strauß, B. & Kordy, H. (1994). *Manual zum Inventar zur Erfassung interpersonaler Probleme (IIP-D).* Weinheim: Beltz-Test-Gesellschaft.

Horowitz, L.M. & Vitkus, J. (1986). The interpersonal basis of psychiatric symptoms. *Clinical Psychology Review, 6,* 443-469.

Houston, B.K. (1986). Psychological variables and cardiovascular and neuroendocrine reactivity. In K.A. Matthews et al. (Eds.), *Handbook of stress, reactivity, and cardiovascular disease*. New York: Wiley.

Huber, H.P. (1977). Single case analysis. *Behavior Analysis and Modification, 2,* 1-15.

Huberty, C.J. (1993). Historical origins of statistical testing practices: The treatment of Fisher versus Neyman-Pearson views in textbooks. *Journal of Experimental Education, 61,* 317-333.

Hunter, J.E. & Schmidt, F.L. (1990). *Methods of meta-analysis: Correcting error and bias in research.* Newbury Park, CA: Sage.

ISG Sozialforschung und Gesellschaftspolitik (1993). *Aufbau und Organisation der AIDS-Prävention in den neuen Bundesländern und in Berlin (Ost).* Abschlußbericht der wissenschaftlichen Begleitung. Köln: ISG.

Jäckle, C., Basler, H.-D., Franz, C., Frettlöh, J., Kröner-Herwig, B., Peters, K., Rehfisch, H.P., Seemann, H. & Unnewehr, S. (1994). Veränderung von Bewältigungsstrategien durch kognitive Verhaltenstherapie bei chronischen Kopf- und Rückenschmerzpatienten. In G. Schüßler & E. Leibing (Hrsg.), *Coping. Verlaufs- und Therapiestudien chronischer Krankheit.* Göttingen: Hogrefe.

Jacobi, C., Dahme, B., Wiemann, K. & Niedermeyer, U. (1995). A comparison of cognitive-behavioral and fluoxetine treatment for bulimia nervosa. Vortrag gehalten: *4th European Council of Eating Disorders, Dublin/Irland, September 1995.*

Jacobson, N.S. (1988). Defining clinical significant change: An introduction. *Behavioral Assessment, 10,* 131-132.

Jacobson, N.S., Follette, W.C. & Revenstorf, D. (1984). Psychotherapy outcome research: Methods for reporting variability and evaluating clinical significance. *Behavior Therapy, 15,* 336-352.

Jacobson, N.S. & Revenstorf, D. (1988). Statistics for assessing the clinical significance of psychotherapy techniques: Issues, problems, and new developments. *Behavioral Assessment, 10,* 133-145.

Jacobson, N.S. & Truax, P. (1991). Clinical significance: A statistical approach to defining meaningful change in psychotherapy research. *Journal of Consulting and Clinical Psychology, 59,* 12-19.

Jackson, S., May, K. & Whitney, K. (1995). Understanding the dynamics of diversity in decision-making teams. In R. Guzzo & E. Sales (Eds.), *Team effectiveness and decision making in organizations.* San Francisco: Jossey-Bass.

James, W. (1985). *The varieties of religious experience.* Harmondsworth: Penguin.

Janke, W., Erdmann, G. & Kallus, W. (1985). *Streßverarbeitungsfragebogen (SVF).* Göttingen: Hogrefe.

Jefferson, G. & Lee, J.R.E. (1981). The Rejection of Advice: Managing the Problematic Convergence of a 'Trouble-Telling'and a 'Service Encounter'. *Journal of Pragmatics, 5,* 399-422.

Jenicek, M. (1989). Meta-analysis in medicine: Where we are and where we want to go. *Journal of Clinical Epidemiology, 42,* 35-44.

Jensen, M.P., Karoly, P. & Braver, S. (1986). The measurement of clinical pain intensity: A comparison of six methods. *Pain, 27,* 117.

Jöreskog, K.G. & Sörbom, D. (1989). *LISREL 7. A guide to the program and applications.* 2nd edition. Chicago: SPSS Inc.

Johnson, J.R. & Temple, R. (1985). Food and Drug Administration requirements for approval of new anticancer drugs. *Cancer Treatment Report, 69,* 1155-1159.

Johnston, M. & Vögele, C. (1992). Welchen Nutzen hat psychologische Operationsvorbereitung? Eine Metaanalyse der Literatur zur psychologischen Operationsvorbereitung Erwachsener. In L.R. Schmidt (Hrsg.), Jahrbuch der medizinischen Psychologie, *Bd. 7: Psychologische Aspekte medizinischer Maßnahmen.* Berlin: Springer.

Jüttemann, G. (1983). *Psychologie in der Veränderung.* Weinheim: Beltz.

Jüttemann, G. (1990). *Komparative Kasuistik.* Heidelberg: Asanger.

Kächele, H., Dengler, D., Eckert, R., Schnekenburger, S. (1990). Veränderung des zentralen Beziehungskonfliktes durch eine Kurztherapie. *Psychotherapie, Psychosomatik, Medizinische Psychologie, 40,* 178-185

Kächele, H. & Fiedler, I. (1985). Ist der Erfolg einer psychotherapeutischen Behandlung vorhersehbar? *Psychotherapie, Psychosomatik, Medizinische Psychologie, 35,* 201-206.

Kanfer, F.H. & Grimm, L.G. (1980). Managing clinical change. A process model of therapy. *Behavior Modification, 4,* 419-444.

Kanfer, F.H. & Goldstein, A.P. (1986). *Helping people change.* New York: Pergamon.

Kassirer, J.P. & Angell, M. (1991). On Authorship and Acknowledgments. *New England Journal of Medicine, 325,* 1510-1512.

Kasten, E., Graf Schimmelmann, B. & Sabel, A.B. (1996). *GK1 Medizinische Psychologie und Medizinische Soziologie.* London: Chapman & Hall.

Keefe, F.J. & Gil, K.M. (1986). Behavioral concepts in the analysis of chronic pain syndromes. *Journal of Consulting and Clinical Psychology, 54,* 776-783.

Kernberg, O.F. (1976). *Objektbeziehungen und Praxis der Psychoanalyse.* Stuttgart: Klett Cotta.

Kerns, R.D., Turk, D.C. & Rudy, T.E. (1985). The West Haven Multidimensional Pain Inventory (WHYMPI). *Pain, 23,* 345.

Keupp, H. & Rerrich, D. (1982). Ist das Netzwerkkonzept das "missing link" der Gemeindepsychologie? In H. Keupp & D. Rerrich (Hrsg), *Psychosoziale Praxis - Gemeindepsychologische Perspektiven.* München: Urban & Schwarzenberg.

Kiesler, D.J. (1983). The 1982 interpersonal circle: A taxonomy for complementarity in human transactions. *Psychological Review, 90,* 185-214.

Kiesler, D.J. (1986). The 1982 interpersonal circle: An analysis of DSM-III personality disorders. In T. Millon & G.L. Klerman (Eds.), *Contemporary directions in psychopathology toward the DSM-IV.* New York: Guilford.

Kiesler, D.J. (1992). Interpersonal circle inventories: Pantheoretical apllications to psychotherapy research and practice. *Journal of Psychotherapy Integration, 2,* 77-97.

Kish, J. & Kroll, J. (1980). Meaningfulness versus effectiveness: Paradoxical implications in the evaluation of psychotherapy. *Psychotherapy: Theory, Research and Practice, 17,* 401-413.

Kissin, B. (1983). The disease concept of alcoholism. In R.G. Smart, F.B. Glaser, Y. Israel, H. Kalant, R.E. Popham & W. Schmidt (Eds.), *Research advances in alcohol and drug problems* (Vol. 7). New York: Plenum Press.

Klauer, T. & Filipp, S.H. (1993). *Trierer Skalen zur Krankheitsbewältigung (TSK).* Göttingen: Hogrefe.

Klauer, T., Filipp, S.H. & Ferring, D. (1989). Der "Fragebogen zur Erfassung von Formen der Krankheitsberwältigung" (FEKB): Skalenkonstruktion und erste Befunde zur Reliabilität, Validität und Stabilität. *Diagnostica, 35,* 316-335.

Kleinman, A. (1988). *The illness narratives. Suffering, healing, and the human condition.* New York: Basic Books.

Koch, U. (1977). Forschungsschwerpunkte medizin-psychologischer Institutionen in der BRD und West-Berlin. *Medizinische Psychologie, 3,* 242-246.

Koch, U. (1987). Entwicklung der Forschung im Fach medizinische Psychologie in den letzten 10 Jahren. *Psychotherapie, Psychosomatik, Medizinische Psychologie, 37,* 284-288.

Koch, U. & Barth, M. (1992). Rehabilitationsforschung in der Rentenversicherung - Rahmenbedingungen, Interessen und Perspektiven. In R. Müller & M.F. Schuntermann (Hrsg.), *Sozialpolitik als Gestaltungsauftrag - zum Gedenken an Alfred Schmidt.* Köln: Bund.

Koch, U. & Bengel, J. (1989). *Personalkommunikative Aids-Prävention. Erste Evaluation der Aufklärungstage im Hinblick auf Praktikabilität, Durchführung und Organisation sowie Erreichen der Kooperationspartner. Entwicklung eines differenzierten Evaluationskonzepts für die weitere Kampagne.* Unveröffentl. Projektbericht. Freiburg: Albert-Ludwigs-Universität.

Koch, U. & Siegrist, B. (1988). Psychosomatische Dienste in medizinischen Kliniken - die Kooperationsfrage unter forscherischer Perspektive. In W. Bräutigam (Hrsg.), *Kooperationsformen somatischer und psychosomatischer Medizin.* Heidelberg: Springer.

Koch, U. & Weis, J. (Hrsg.). (in Druck). *BMFT Förderschwerpunkt "Rehabilitation von Krebskranken". Integration des Förderschwerpunktes.* Heidelberg: Springer.

Koch, U. & Wittmann, W.W. (Hrsg.). (1990). *Evaluationsforschung. Bewertungsgrundlage von Sozial- und Gesundheitsprogrammen.* Berlin: Springer.

Köhler, L. (1992) Formen und Folgen früher Bindungserfahrungen. *Forum der Psychoanalyse, 8,* 263-280.

Köhler, T. (1995). *Psychosomatische Krankheiten* (3. Aufl.). Stuttgart: Kohlhammer.

Köhnken, G., Seidenstücker, U. & Baumann, U. (1979). Zur Systematisierung von Methodenkriterien für Psychotherapiestudien. In U. Baumann, H. Berbalk & G. Seidenstücker (Hrsg.), *Klinische Psychologie. Trends in Forschung und Praxis* (Bd. 2). Bern: Huber.

Kordy, H. (1982). Probleme der Gruppenstatistik und Einzelfallforschung. *Zeitschrift für Differentielle und Diagnostische Psychologie, 3,* 231-239.

Kordy, H. (1986). *Über den Umgang mit Beobachtungen in der Psychologie: Zum Verhältnis von Beobachtungen, Modellkonstruktion und Strukturerkenntnis.* Frankfurt/Main: Lang.

Kordy, H. (1989). Methodenkritik oder vertane Chance? *Psychotherapie, Psychosomatik, Medizinische Psychologie, 39,* 315-318.

Kordy, H. & Kächele, H. (1995). Ergebnisforschung in Psychotherapie und Psychosomatik (5. Aufl.). In T. von Uexküll (Hrsg.), *Psychosomatische Medizin.* München: Urban & Schwarzenberg.

Kordy, H. & Normann, D. (1992). Psychische und somatische Faktoren des Krankheitsverlaufes bei Morbus Crohn. *Psychotherapie, Psychosomatik, Medizinische Psychologie, 42,* 141-149.

Kordy, H. & Scheibler, D. (1984). Individuumsorientierte Erfolgsforschung: Erfassung und Bewertung von Therapieeffekten anhand individueller Behandlungsziele. *Zeitschrift für Klinische Psychologie, Psychopathologie und Psychotherapie, 32,* 218-233, 309-318.

Kordy, H. & Senf, W. (1985). Überlegungen zur Evaluation psychotherapeutischer Behandlungen. *Psychotherapie, Psychosomatik, Medizinische Psychologie, 35,* 207-212.

Kordy, H. & Senf, W. (1987). Evaluationsforschung: End- oder Anfangspunkt empirischer Ergebnisforschung? In F. Lamprecht (Hrsg.), *Spezialisierung und Integration in Psychosomatik und Psychotherapie.* Heidelberg: Springer.

Kordy, H. & Senf, W. (1992). Therapieabbrecher in geschlossenen Gruppen. *Psychotherapie, Psychosomatik, Medizinische Psychologie, 42,* 127-133.

Kordy, H. & Strauß, B. (in Vorb.). *Repräsentativnormen für das Inventar zur Erfassung interpersonaler Probleme (IIP).*

Krauth, J. (1993). *Einführung in die Konfigurationsfrequenzanalyse (KFA). Ein multivariates nichtparametrisches Verfahren zum Nachweis und zur Interpretation von Typen und Syndromen.* Weinheim: Beltz.

Kreibich, R. (1986). *Die Wissenschaftsgesellschaft. Von Galilei bis zur High-Tech-Revolution.* Frankfurt: Suhrkamp.

Krohne, H.W. (1989). The concept of coping modes: Relating cognitive coping variables to actual coping behavior. *Advances in Behavior Research and Therapy, 11,* 235-248.

Krohne, H.W. (1993). Vigilance and cognitive avoidance as concepts in coping research. In H.W. Krohne (Ed.), *Attention and avoidance.* Seattle: Hogrefe and Huber Publishers.

Kropp, P. & Gerber, W.-D. (1993). Contingent negative variation - findings and perspectives in migraine. *Cephalgia, 13,* 33.

Kropp, P. & Gerber, W.-D. (1995). Contingent negative variation during migraine attack and interval: Evidence for normalization of slow cortical potentials during the attack. *Cephalgia, 15,* 123-128.

Küchenhoff, J. & Manz, R. (1994). Die langfristige Adaptivität von Krankheitsverarbeitung bei Morbus-Crohn-Patienten - Erste Ergebnisse einer Dreijahres-Nachuntersuchung. In G. Schüßler & E. Leibing (Hrsg.), *Coping. Verlaufs- und Therapiestudien chronischer Krankheit.* Göttingen: Hogrefe.

Kulik, J.A. & Kulik, C.-L.C. (1989). Meta-analysis in education. *International Journal of Educational Research, 13,* 221-340.

Lakoff, G. (1987). *Women, fire and dangerous things. What categories reveal about the mind.* Chicago: University of Chicago Press.

Lambert, M.J., Christensen, E.R. & deJulio, S. (1983). *The assessment of psychotherapy outcome.* New York: Wiley.

Lang, S. (1969). *Analysis I.* Manila: Addison-Wesley Publishing Company.

Langosch, W. (1989). *Psychosomatik der koronaren Herzkrankheiten.* Weinheim: Edition Medizin.

Lazarus, R.S. (1966). *Psychological stress and the coping process.* Mac Graw-Hill, New York.

Lazarus, R.S. (1983). The costs and benefits of denial. In S. Breznitz (Ed.), *The denial of stress*. New York: International Universities Press.

Lazarus, R.S. (1993). Coping theory and research: Past, present and future. *Psychosomatic Medicine, 55,* 234-247.

Lazarus, R.S. & Folkman, S. (1984). *Stress, appraisal and coping*. Berlin: Springer.

Lazarus, R.S., Speisman, J.C., Mordkoff, A.M. & Davison, L.A. (1962). *A laboratory study of psychological stress produced by a motion picture film* (Whole No. 553). Psychological Monographs: General and Applied, 76.

Leary, T. (1957). *Interpersonal Diagnosis of Personality*. Chicago: Ronald Press Company.

Legewie, H. (1991). Krise der Psychologie oder Psychologie der Krise. *Psychologie und Gesellschaft, 15,* 13-29.

Lehr, U. (1995). Interdisziplinarität - Aufgaben und Probleme bei der Erfassung von Alternsprozessen. *Zeitschrift für Gerontologie und Geriatrie, 28,* 382-387.

Leibing, E. (1994). Krankheitsbewältigung und psychologische Schmerztherapie bei Patienten mit rheumatoider Arthritis. In G. Schüßler & E. Leibing (Hrsg.), *Coping. Verlaufs- und Therapiestudien chronischer Krankheit*. Göttingen: Hogrefe.

Lenk, H. & Marsal, E. (1995). Interpretationskonstrukte in der Psychologie: Methodologisches zur Orientierung der Psychologie an wissenschafts- und erkenntnistheoretischen Modellvorstellungen. In K. Pawlik (Hrsg.), *Bericht über den 39. Kongress der Deutschen Gesellschaft für Psychologie in Hamburg 1994*. Göttingen: Hogrefe.

Lienert, G.A. & Raatz, U. (1994). *Testaufbau und Testanalyse* (5. Aufl.). Weinheim: Beltz.

Liepert, J., Tegenthoff, M. & Willweber-Strumpf, A. (1993). Die exterozeptive Suppression der Temporalis-Muskel-Aktivität zur Therapieverlaufskontrolle bei Spannungskopfschmerz. *Der Schmerz, 1997,* 40-42.

Littrell, J. (1991). *Understanding and treating alcoholism* (Vol. 1). Hillsdale: Erlbaum.

Lofland, J. & Lofland, K.H. (1984). Analyzing social settings. A guide to qualitative observation and analysis. Belmont, California: Wadsworth Publishing Company.

Lord, R. & Novick, M. (1968). *Statistical theories of mental test scores*. Reading, MA: Addison-Wesley.

Luborsky, L. & Crits-Christoph, P. (1990). *Understanding Transference*. New York: Basic Books.

Luborsky, L., Crits-Christoph, P., Mintz, J. & Auerbach, A. (1988). *Who will benefit from psychotherapy?* New York: Basic Books.

Lynn, M.R. (1989). Meta-analysis. Appropriate tool for the interpretation of nursing research? *Nursing Research, 38,* 302-305.

Madow, W.G., Olkin, I. & Rubin, D.B. (1983). *Incomplete data in sample survey. Vol. 2: Theory and bibliographies*. New York: Academic Press.

Mages, N.L. & Mendelsohn, G.A. (1979). Effects of cancer on patient's lives: A personological approach. In G.C. Stone, F. Cohen & N.E. Adler (Eds.) *Health Psychology: A handbook*. San Francisco, CA: Jossey Bass.

Main, M. & Hesse, E. (1990). Lack of resolution of mourning in adulthood and its relationship to infant disorganization: Some speculations regarding causal mechanisms. In M. Greenberg, D. Cichetti & M. Cummings (Eds.), *Attachment in the Preschool Years*. Chicago: Univ. Chicago Press.

Main, M. & Solomon, J. (1986). Discovery of an insecure-disorganized/disoriented attachment pattern. In B.T. Brazelton & M. Yogman (Eds.), *Affective Development in Infancy.* New York: Ablex.

Mallinckrodt, B., Gantt, D.L. & Coble, H.M. (1995). Attachment patterns in the psychotherapy relationship. *Journal of Counseling Psychology, 42,* 307-317.

Malone, M. & Strube, M.J. (1988). Meta-analysis of non-medical treatments for chronic pain. *Pain, 34,* 231-244.

Mann, C. (1990). Meta-analysis in the breech. *Science, 249,* 476-480.

Marmot, M.G. & Winkelstein, W. (1975). Epidemiologic observations on intervention trials for prevention of coronary heart disease. *American Journal of Epidemiology, 101,* 177-181.

Martin, P.R. & Mathews, A.M. (1978). Tension headaches: Psychological investigation and treatment. *Journal of Psychosomatic Research, 22,* 389-399.

Matt, G.E. & Wittmann, W.W. (1985). Zum Status Quo kontrollierter deutschsprachiger Psychotherapieforschung aus dem Blickwinkel einer Meta-Analyse. *Zeitschrift für Klinische Psychologie, 14,* 293-312.

Matthews, K.A., Glass, D.C., Rosenman, H. & Boertner, R.W. (1977). Competitive drive, pattern A and CHD. *Journal of chronic Disease, 30,* 489-498.

Matthews, K.A. (1988). Coronary heart disease and Type A behaviors: Update on and alternative to the Booth-Kewley and Friedman (1987) quantitative review. *Psychological Bulletin, 104,* 373-380.

Mayring, P. (1983). *Qualitative Inhaltsanalyse. Grundlagen und Techniken.* Weinheim: Deutscher Studien Verlag.

Mayring, P. (1991). Qualitative Inhaltsanalyse. In U. Flick, E. von Kardoff, H. Keupp, L. von Rosenstiel & S. Wolff (1991). (Hrsg.), *Handbuch Qualitative Sozialforschung.* München: Psychologie Verlags Union

Mayring, P. (1994). Qualitative Ansätze in der Krankheitsbewältigungsforschung. In E. Heim & M. Perrez (Hrsg.), *Krankheitsverarbeitung.* Göttingen: Hogrefe.

Medawar, P. (1982). Induction and intuition in scientific thought. In P. Medawar (Ed.), *Pluto's republic.* New York: Oxford University Press.

Melzack, R.D. (1975). The McGill Pain Questionnaire: Major properties and scoring methods. *Pain, 1,* 277.

Melzack, R.D. (1983). The McGill Pain Questionnaire. In R.D. Melzack (Ed.), *Pain measurement and assessment.* New York: Raven.

Melzack, R.D. & Casey, K.L. (1968). Sensory, motivational and central control determinations of pain: A new conceptual model. In D. Kenshalo & C.C. Thomas (Eds.), *The skin senses.* Springfild, Ill.: Thomas.

Menges, G. (1982). *Die Statistik. Zwölf Stationen des statistischen Arbeitens.* Wiesbaden: Gabler.

Mentzos, S. (1977). *Interpersonale und institutionalisierte Abwehr.* Frankfurt: Suhrkamp.

Miller, T.Q., Turner, C.W., Tindale, R.S., Posavac, E.J. & Dugoni, B.L. (1991). Reactions for the trend toward null findings in research on Type A behavior. *Psychological Bulletin, 110,* 469-486.

Miller, W.R. & Hester, R.K. (1980). Treating the problem drinker: Modern approaches. In W.R. Miller (Ed.), *The addictive behaviors: Treatment of alcoholism, drug abuse, smoking and obesity.* Oxford: Pergamon.

Miller, W.R. & Hester, R.K. (1986). The effectiveness of alcoholism treatment: What research reveals. In W.R. Miller & N. Heather (Hrsg.), *Treating addictive behaviors.* New York: Plenum Press.

Mills, C.W. (1959). On intellectual craftmanship. In C.W. Mills (Ed.), *The sociological imagination.* New York: Oxford University Press.

Mills, C.W. (1963). Two styles of social research. In C.W. Mills (Ed.), *Power, politics and people. The collected essays of C.* New York: Wright Mills.

Minsky, M. (1985). *The society of mind.* New York: Simon & Schuster.

Mintz, J. (1983). Integrating research evidence: A commentary on meta-analysis. *Journal of Consulting and Clinical Psychology, 51,* 71-75.

Miltner, W. (1988). Methoden und Probleme der klinischen Schmerzmessung. In W. Miltner, W. Larbig & J.C. Brengelmann (Hrsg.), *Psychologische Schmerzbehandlung.* IFT-Texte 20. München: Röttger.

Möbus, C. & Nagl, W. (1983). Messung, Analyse und Prognose von Veränderungen. In J. J. Bredenkamp & H. Feger (Hrsg.), *Forschungsmethoden der Psychologie. Bd. 5: Hypothesenprüfung. Enzyklopädie der Psychologie.* Göttingen: Hogrefe.

Morgan, R., Luborsky, L., Crits-Christoph, P., Curtis, H. & Solomon, J. (1982). Predicting the outcomes of psychotherapy by the Penn Helping Alliance Rating Method. *Archives of General Psychiatry, 39,* 397-402.

Morrison, D.F. (1976). *Multivariate statistical methods* (2nd ed.). New York: McGraw Hill.

Moos, R.H. (1988). Coping: Konzepte und Meßverfahren. *Zeitschrift für Psychosomatische Medizin und Psychoanalyse, 34,* 207-225.

Moos, R.H. & Billings, A.G. (1982). Conceptualizing and measuring coping resources and processes. In L. Goldberger & S. Breznitz (Eds.), *Handbook of stress: Theoretical and clinical aspects.* London: Macmillian.

Mosteller, F. (1990). Summing up. In K.W. Wachter & M.L. Straf (Eds.), *The future of meta-analysis.* New York: Russell Sage.

Mosteller, F. & Tukey, J.W. (1968). Data analysis, including statistics. In G. Lindzey & E. Aronson (Eds.), *Handbook of social psychology (Vol. 2).* Reading, MA: Addison-Wesley.

Mosteller, F. & Tukey, J.W. (1977). *Data analysis and regression.* Reading, MA: Addison-Wesley.

Muhr, T. (1991). Atlas ti. A Pilot study for the support of text interpretation. In R. Tesch (Ed.), *Qualitative Sociology.* New York: Human Science Press.

Mulder, C.L., van der Pompe, G., Spiegel, D., Antoni, M.H. & de Vries, M.J. (1992). Do psychosocial factors influence the course of breast cancer? A review of recent literature, methodological problems and future directions. *Psycho-Oncology, 1,* 155-167.

Mullen, P.D., Hersey, J.C. & Iverson, D.C. (1987). Health behavior models compared. *Social Science and Medicine, 11,* 395-405.

Muthny, F.A. (1989). *Freiburger Fragebogen zur Krankheitsbewältigung.* Weinheim: Beltz.

Muthny, F.A. (1990). Erfahrungen mit dem Freiburger Fragebogen zur Krankheitsverarbeitung (FKV). In R. Verres & M. Hasenbring (Hrsg.), *Psychosoziale Onkologie*. Berlin: Springer.

Muthny, F. (1992). (Mehr) Psychologie in die Medizin! *Zeitschrift für Medizinische Psychologie, 1,* 147-150.

Muthny, F.A. & Beutel, M. (1990). Möglichkeiten und Grenzen der klinischen Erfassung von Abwehrmechanismen. In E. Brähler & A. Meyer (Hrsg.), *Psychologische Probleme in der Reproduktionsmedizin*. Berlin: Springer.

Myrtek, M., Stiels, W., Herrmann, J.M., Brügner, G., Müller, W., Höppner, V. & Fichter, A. (1995). Emotional arousal, pain, and ECG changes during ambulatory monitoring in patients with cardiac neurosis and controls: Methodological considerations and first results. In D. Vaitl & R. Schandry (Eds.), *From the heart to the brain. The psychophysiology of circulation-brain interaction*. Frankfurt/Main: Lang.

Myrtek, M. & Welsch, M. (1990). Determinants of rehabilitation outcome-results of follow-up studies of different patient groups with special reference to cardiac patients. *Psychology and Health, 5,* 25-37.

Nisbett, R.E. & Wilson, T.D. (1977). Telling more than we can know: Verbal reports on mental processes. *Psychological Review, 84,* 231-259.

Normann, D. & Kordy, H. (1991). Coping bei Morbus Crohn-Patienten unter differentieller Perspektive: Ein Beitrag zur Spezifitätsdiskussion. *Psychotherapie, Psychosomatik, Medizinische Psychologie, 41,* 11-21.

Ohnhaus, E.E. & Adler, R. (1975). Methodological problems in the measurement of pain: A comparison between the verbal rating scale and the visual analogue scale. *Pain, 1,* 379.

Olkin, J. & Pratt, J.W. (1958). Unbiased estimation of certain correlation coefficients. *Annals of the Mathematical Statistics, 29,* 201-211.

Ostermeier, M., Lang, E., Pittel, M. & Forster, C. (1991). Ambulante Datenerfassung an Schmerzpatienten mittels elektronischem Schmerztagebuch. *Der Schmerz, 5,* 9-14.

Oswald, W.D. (1987). Multizentrische klinische Prüfungen: Methodische Überlegungen. In H. Coper, H. Heimann, S. Kanowski & H. Künkel (Hrsg.), *Hirnorganische Psychosyndrome im Alter III. Methoden zum klinischen Wirksamkeitsnachweis von Nootropika*. Berlin: Springer.

Parker, G., Tupling, H. & Brown, L.B. (1979). A parental bonding instrument. *British Journal of Medical Psychology, 52,* 1-10.

Pattison, E.M. & Kaufman, E. (1982). The alcoholism syndrome: Definitions and models. In E.M. Pattison & E. Kaufman (Eds.), *Encyclopedic handbook of alcoholism*. New York: Gardner Press.

Perry, J.C., Augusto, F. & Cooper, S.H. (1989). Assessing psychodynamic conflicts. *Psychiatry, 52,* 289-301.

Perrez, M. & Reicherts, M. (1989). Belastungsverarbeitung: Computerunterstützte Selbstbeobachtung im Feld. *Zeitschrift für Differentielle und Diagnostische Psychologie, 2,* 129-139.

Perrez, M. & Reicherts, M. (1992). A computer assisted self-observation system. In M. Perrez & M. Reicherts (Eds.), *Stress, coping, and health. A situation-behavior approach.* Seattle: Hogrefe & Huber Publishers.

Petry, J. (1993). *Behandlungsmotivation. Grundlagen und Anwendungen in der Suchttherapie.* Weinheim: Beltz.

Phillips, H.C. & Hunter, M.S. (1982). A psychophysiological investigation of tension headache. *Headache, 22,* 173-179.

Pilkonis, P. (1988). Personality prototypes among depressives. *Journal of Personality Disorders, 2,* 144-152.

Pothmann, R. (1993). *Migräne im Kindesalter.* München: Arcis.

Projektträger Forschung im Dienste der Gesundheit (Hrsg.). (1990). *Klinische Studien in der Psychiatrie. Therapie und Rückfallprophylaxe psychischer Erkrankungen im Erwachsenenalter.* Bremerhaven: Wirtschaftsverlag NW.

Prystav, G. (1981). Psychologische Copingforschung. *Diagnostica, 27,* 189-214.

Quetelet, A. (1869). *Soziale Physik* (Übers. von V. Dorn 1914). Jena: Gustav Fischer.

Raudenbush, S.W., Becker, B.J. & Kalaian, H. (1988). Modeling multivariate effect size. *Psychological Bulletin, 103,* 111-120.

Reicherts, M. & Perrez, M. (1993). *Fragebogen zum Umgang mit Belastungen im Verlauf (UBV).* Bern: Huber.

Reinecke, M., Wallasch, T.M. & Langohr, H.D. (1989). Autonomic cerebrovascular reactivity in migraine and other headaches. *Cephalgia, 10,* 95.

Reister, G., Fellhauer, R.F., Franz, M., Wirth, T., Schellberg, D., Schepank, H. & Tress, W. (1993). Psychometrische Erfassung von Abwehrmechanismen: Zusammenhang zwischen Fragebogen und Expertenrating. *Psychotherapie, Psychosomatik, Medizinische Psychologie, 43,* 15-20.

Richter, H.-E. & Beckmann, D. (1973). *Herzneurose.* Stuttgart: Thieme.

Rippetoe, P.A. & Rogers, R.W. (1987). Effects of components of protection-motivation theory on adaptive and maladaptive coping with health threat. *Journal of Personality and Social Psychology, 52,* 369-604.

Ritz, T., Claußen, C. & Dahme, B. (1995). Emotional expression, mood, and total respiratory resistance in healthy and asthmatic subjects. *Psychophysiology, 32,* Supplement 1, 564.

Rockstroh, B., Elbert, T., Birbaumer, N. & Lutzenberger, W. (1989). *Slow brain potentials and behavior* (2nd edition). München: Urban & Schwarzenberg.

Rogers, R.W. (1985). Attitude change and information interaction in fear appeals. *Psychological Reports, 56,* 179-182.

Rohr, W. (1992). Situationsbezogene Ängste bei Myasthenia gravis. *Psychotherapie, Psychosomatik, Medizinische Psychologie, 43,* 93-99.

Rosenthal, R. (1979). The "file drawer problem" and tolerance for null results. *Psychological Bulletin, 86,* 638-641.

Rosenthal, R. (1991). *Meta-Analytic procedures for social research.* London: Sage.

Rosenthal, R. & Rubin, D. (1982). A simple general purpose display of magnitude of experimental effect. *Journal of Educational Psychology, 74,* 166-169.

Rosenthal, R. & Rosnow, R.L. (1991). *Essentials of behavioral research: Methods and data analysis (2nd ed.).* New York: McGraw-Hill.

Rosenthal, R. & Rubin, D. (1986). Meta-analytic procedures for combining studies with multiple effect sizes. *Psychological Bulletin, 99,* 400-406.

Rossi, P.H., Freeman, H.E. & Hofmann, G. (1988). *Programmevaluation: Einführung in die Methoden angewandter Sozialforschung.* Stuttgart: Enke.

Rosnow, R.L. & Rosenthal, R. (1989). Statistical procedures and the justification of knowledge in psychological science. *American Psychologist, 44,* 1276-1284.

Rothstein, H.R. & McDaniel, M.A. (1989). Guidelines for conducting and reporting meta-analyses. *Psychological Reports, 65,* 759-770.

Sachverständigenrat für die Konzertierte Aktion im Gesundheitswesen (1989). *Jahresgutachten 1989 - Qualität, Wirtschaftlichkeit und Perspektiven der Gesundheitsversorgung.* Baden-Baden: Nomos Verlagsgesellschaft.

Sachverständigenrat für die Konzertierte Aktion im Gesundheitswesen (1990). *Jahresgutachten 1990: Herausforderungen und Perspektiven der Gesundheitsversorgung.* Baden-Baden: Nomos Verlagsgesellschaft.

Sahner, H. (1979). Veröffentlichte empirische Sozialforschung: Eine Kumulation von Artefakten? Eine Analyse von Periodika. *Zeitschrift für Soziologie, 3,* 267-278.

Saile, H., Burgmeier, R. & Schmidt, L.R. (1988). A meta-analysis of studies on psychological preparation of children facing medical procedures. *Psychology and Health, 2,* 107-132.

Sartorius, N. & Helmchen, H. (1981). Aims and Implementation of Multicentre Studies. *Modern Problems of Pharmacopsychiatry, 16,* 1-8.

Satomura, S. & Kaneko, Z. (1960). Ultrasonic blood rheography. In *Proceedings of the 3rd International Conference on Medical Electronics* 254-258.

Saunders, S.M., Howard, K.I. & Newman, F.L. (1988). Evaluating the clinical significance of treatment effects: Norms and normality. *Behavioral Assessment, 10,* 207-218.

Schaefer, E.S. (1965). Configurational analysis of children's report of parent behavior. *Journal of Consulting and Clinical Psychology, 29,* 552-557.

Schatzmann, L. & Strauss, A.L. (1973). *Field research. Strategies for a natural sociology.* Englewood Cliffs, NJ: Prentice-Hall.

Schauenburg, H. & Cierpka, M. (1994). Methoden der Fremdbeurteilung interpersoneller Beziehungsmuster. *Psychotherapeut, 39,* 135-145.

Schauenburg, H., Pekrun, G. & Leibing, E. (1995). Diagnostik interpersonaler Probleme bei depressiven Störungen. *Zeitschrift für Klinische Psychologie, Psychopathologie und Psychotherapie, 43,* 200-213.

Schedlowski, M. (1994). *Streß, Hormone und zelluläre Immunfunktionen. - Ein Beitrag zur Psychoneuroimmunologie.* Heidelberg: Spektrum Akademischer Verlag.

Scheier, M.F. & Carver, C.S. (1992). Effects of optimism on psychological and physical well-being: Theoretical overview and empirical update. *Cognitive Therapy and Research, 16,* 201-228.

Schindler, L. (1991). *Die empirische Analyse der therapeutischen Beziehung. Beiträge zur Prozeßforschung in der Verhaltenstherapie.* Berlin: Springer.

Schmetterer, L. (1966). *Einführung in die mathematische Statistik.* Berlin: Springer.

Schmidt, F.L. (1992). What do data really mean. Research findings, meta-analysis, and cumulative knowledge in psychology. *American Psychologist, 47,* 1173-1181.

Schmidt, R.F. & Struppler, A. (1982). *Der Schmerz. Ursachen, Diagnostik, Therapie.* München: Piper.

Schmidt, S. & Strauß, B. (1996). Die Bindungstheorie und ihre Relevanz für die Psychotherapie. *Psychotherapeut, 41,* 139-150.

Schmidt, S. & Strauß, B. (im Druck). Interpersonale Konstrukte aus der Sicht der Bindungstheorie. *Zeitschrift für Differentielle und Diagnostische Psychologie.*

Schmitz, B. (1987). *Zeitreihenanalyse in der Psychologie: Verfahren zur Veränderungsmessung und Prozeßdiagnostik.* Weinheim: Beltz.

Schmitz, B. (1989). *Einführung in die Zeitreihenanalyse. Modelle, Softwarebeschreibung, Anwendung.* Bern: Huber.

Schmitz, B. (1990). Ein Programm zur Aufteilung eines Verlaufs in Phasen. *Software Kurier, 3,* 78-79.

Schmitz, B. & Asendorpf, J. (1993). Nomothetische und idiographische Psychologie: kein Gegensatz. In L. Montada (Hrsg.), *Bericht über den 38. Kongreß der Deutschen Gesellschaft für Psychologie in Trier 1992 (Bd. 2).* Göttingen: Hogrefe.

Schneider-Düker, M. (1992). Das Interpersonale Modell - eine psychotherapeutische Grundorientierung? *Gruppenpsychotherapie Gruppendynamik, 28,* 98-113.

Schoenen, J., Gerard, P., de Pasqua, V. & Sianard-Gainko, J. (1991). Multiple clinical and paraclinical analyses of chronic tension type headache associated or unassociated with disorder of pericranial muscle. *Cephalgia, 11,* 135.

Schoenen, J., Jamart, B., Gerard, P., Lenarduzzi, P. & Delwaide, P.J. (1987). Exteroceptive suppression of temporalis muscle activity in chronic headache. *Neurology, 37,* 1834-1836.

Schülin, C., Semann, H. & Zimmermann, M. (1989). Erfahrungen mit der Anwendung von Schmerztagebüchern in der ambulanten Versorgung von Patienten mit chronischen Schmerzen. *Der Schmerz, 3,* 133-139.

Schütz, A. (1954). Concept and theory formation in the social sciences. *The journal of philosophy.* Volume LI (9).

Schütz, A. (1962). Some leading concepts of phenomenology. In A. Schütz (Ed.), *Collected papers I, The problem of social reality.* The Hague: Martinus Nijhoff.

Schuhmacher, M. (1980). *Psychologische Probleme und Bewältigungsmechanismen in Familien mit einem chronisch kranken Kind.* Psychol. Diplomarbeit, Universität Bonn.

Schulte, D. (1993). Wie soll Therapieerfolg gemessen werden? *Zeitschrift für Klinische Psychologie, 22,* 374-393.

Schulz, K.-H., Schulz, H., Siegel, J. & Kerekjarto, M. von (in Druck). Psychoonkologische Betreuung ambulanter Tumorpatienten. In U. Koch & J. Weis (Hrsg.), *BMFT Förderschwerpunkt "Rehabilitation von Krebskranken". Integration des Förderschwerpunktes.* Heidelberg: Springer.

Schulz, R. (1994). *Pessimism and mortality in young and old recurrent cancer patients.* American Psychosomatic Society, Boston, April 13-16.

Schwarzer, R. (1992). *Psychologie des Gesundheitsverhaltens.* Göttingen: Hogrefe.

Schwartz, F.W. (1992). Schwerpunkte einer Evaluation im Gesundheitswesen. In R. Brennecke (Hrsg.), *Sozialmedizinische Ansätze der Evaluation im Gesundheitswesen. Bd. 1: Grundlagen und Versorgungsforschung.* Berlin: Springer.

Schwartz, F., Badura, B., Blanke, B., Henke, K.-D., Koch, U. & Müller, R. (Hrsg.). (1995). *Gesundheitssystemforschung in Deutschland*. Weinheim: VCH.

Seemann, H. (1987). Anamnesen und Verlaufsprotokolle chronischer Schmerzen für die Praxis - ein Überblick. *Der Schmerz, 1*, 3-12.

Sedlmeier, P. & Gigerenzer, G. (1989). Do studies of statistical power have an effect on the power of studies? *Psychological Bulletin, 105*, 309-319.

Seidel, J. (1992). Method and madness in the application of computer technology to qualitative data analysis. In N.G. Fielding & R.M. Lee (Eds.), *Using computers in qualitative research*. London: Sage.

Selbmann, H.K. (1992). Qualitätssicherung in der ambulanten Versorgung. *Fortschritte der Medizin, 110*, 183-186.

Selg, H., Klapprott, J. & Kamenz, R. (1992). *Forschungsmethoden der Psychologie*. Stuttgart: Kohlhammer.

Senf, W., Kordy, H., Rad, von M. & Bräutigam, W. (1984). Success and failure in psychotherapy: Hypotheses and results from the Heidelberg Followup Project. *Psychotherapy and Psychosomatics, 40*, 211-227.

Shadish, W.R. (1990). Amerikanische Erfahrungen mit der Evaluation von Sozial- und Gesundheitsprogrammen. In U. Koch & W.W. Wittmann (Hrsg.), *Evaluationsforschung. Bewertungsgrundlage von Sozial- und Gesundheitsprogrammen*. Berlin: Springer.

Sharp, D.W. (1990). What can and should be done to reduce publication bias? *Journal of the American Medical Association, 263*, 1390-1391.

Shekelle, R.B., Gale, M., Ostfeld, A.M. & Oglesby, P. (1983). Hostility risk of coronary heart disease and mortality. *Psychosomatic Medicine, 45*, 109-114.

Sherif, M. & Sherif, C.W. (1953). *Groups in harmony and tension*. New York: Harper & Row.

Simon, H.A. (1962). The architecture of complexity. *Proceedings of the American Philosophical Society, 106*, 467-468

Slavin, R.E. (1986). Best-evidenve synthesis: An alternative to meta-analytic and traditional reviews. *Educational Researcher, 15*, 5-11.

Smith, M.L., Glass, G.V. & Miller, T.I. (1980). *The benefits of psychotherapy*. Baltimore: John Hopkins University Press.

Siegrist, J. (1995). *Medizinische Soziologie* (5. Aufl.). München: Urban und Schwarzenberg.

Sobell, L.C. & Sobell, M.B. (1980). Convergent validity: An approach to increasing confidence in treatment outcome conclusions with alcohol and drug abusers. In L.C. Sobell, M.B. Sobell & E. Ward (Hrsg.), *Evaluating alcohol and drug abuse treatment effectiveness*. New York: Pergamon.

Sobell, L.C. & Sobell, M.B. (1989). Treatment outcome evaluation methodology with alcohol abusers: Strength and key issues. Special issue: Treatment outcome methodology in adult clinical disorders. *Advances in Behavior Research & Therapy, 11*, 151-160.

Soeffner, H.-G. (1992). Rekonstruktion statt Konstruktivismus 25 Jahre "Social Construction of Reality". *Soziale Welt, 43*, 476-481.

Solbach, P. & Sargent, J.D. (1977). A follow-up evaluation of the Menninger pilot migraine study using thermal training. *Headache, 17*, 198.

Soyka, D. (1989). *Kopfschmerz* (2. Aufl.). Weinheim: edition medizin.

Speer, D.C. (1992). Clinically significant change: Jacobson and Truax (1991) revisited. *Journal of Consulting and Clinical Psychology, 60,* 402-408.

Speidel, H., Grätz, S. & Strauß, B. (1993). Psychosomatische Aspekte des kardiovaskulären Risikos. In T.F. Lüscher (Hrsg.), *Präventive Kardiologie in Klinik und Praxis.* Bern: Huber.

Sperling, M.B. & Berman, W.H. (1994). *Attachment in adults.* New York: Guilford.

Spiegel, D., Bloom, J.R., Kramer, H.C. & Gottheil, E. (1989). Effect of psychosocial treatment on survival of patients with metastatic breast cancer. *Lancet, 2,* 888-891.

Spörkel, H., Birner, U., Frommelt, B. & John, T.P. (Hrsg.). (1995). *Total quality management. Forderungen an Gesundheitseinrichtungen.* München: Quintessenz.

Stegmüller, W. (1973). *Probleme und Resultate der Wissenschaftstheorie und analytischen Philosophie, Bd. 4: Personelle und statistische Wahrscheinlichkeit.* Berlin: Springer.

Steinbring, H. (1978). *Zur Entwicklung des Wahrscheinlichkeitsbegriffs - Das Anwendungsproblem der Wahrscheinlichkeitstheorie aus didaktischer Sicht.* Unveröff. Diss., Universität Bielefeld.

Stelzl, I. (1982). *Fehler und Fallen der Statistik.* Bern: Huber.

Stenge, H., Zichner, V. & Niederberger, U. (1996). Exteroceptive silent period of the masseter muscle activity evoked by electrical mental nerve stimulation: Relation to non-pain and pain sensations. *Functional Neurology, 11,* 17-27.

Stern, W. (1911/1994). *Die Differentielle Psychologie in ihren methodischen Grundlagen* (Nachdruck der 2. Aufl.). Leipzig: Barth.

Stern, D. (1985). *The interpersonal world of the human infant.* New York: Basic Books.

Stevens, J. (1986). *Applied multivariate statistics for the social sciences.* Hillsdale, NJ: Lawrence Erlbaum.

Stevens, S.S. (1946). On the theory of scales of measurement. *Science, 103,* 677-680.

Steyer, R. (1979). *Untersuchungen zur nonorthogonalen Varianzanalyse.* Beltz-Forschungsberichte. Weinheim: Beltz.

Strauss, A.L. (1991). *Grundlagen qualitativer Sozialforschung. Datenanalyse und Theoriebildung in der empirischen soziologischen Forschung.* München: Wilhelm Fink.

Strauss, A. & Corbin, J. (1990). *Basics of qualitative research. Grounded theory procedures and techniques.* Newbury Park, CA: Sage.

Strauss, A., Fagerhaugh, S., Suczek, B. & Wiener, C. (1986). *Social Organization of Medical Work.* Chicago: University of Chicago Press.

Strauss, A.L. & Glaser, B.G. (1975). *Chronic Illness And The Quality Of Life.* Saint Louis: The C.V. Mosby Company.

Strauss, A., Schatzman, L., Bucher, R., Ehrlich, D., Sabshin, M. (1964). *Psychiatric ideologies and institutions.* New Brunswick: Transaction Books.

Strauß, B. (1986). *Einzelfallstatistische Analysen täglicher Selbstbeurteilungen.* Frankfurt/Main: Lang.

Strauß, B., Eckert, J. & Ott, J. (1993). Interpersonale Probleme in der stationären Gruppentherapie (Schwerpunktheft). *Gruppenpsychotherapie Gruppendynamik, 29.*

Strauß, B. & Burgmeier-Lohse, M. (1994). Forschungsmethoden und -strategien in der psychoanalytischen Psychosomatik. In B. Strauß & A.E. Meyer (Hrsg.), *Psychoanalytische Psychosomatik.* Stuttgart: Schattauer.

Strittmatter, R. (1995). Theoretische Fundierung von Aidspräventionsmaßnahmen – Anwendungsbezogene Konsequenzen empirischer Befunde zum HIV-Risikoverhalten. *Zeitschrift für Gesundheitswissenschaften, 3,* 212-226.

Strong, S.R. & Claiborn, D.D. (1982). *Change through interaction.* New York: Wiley.

Strube, M.J. (1981). Meta-analysis and cross-cultural comparisons: Sex differences in child competitiveness. *Journal of Cross Cultural Psychology, 12,* 3-20.

Strube, M.J. & Hartmann, D.P. (1982). A critical appraisal of meta-analysis. *British Journal of Clinical Psychology, 21,* 129-139.

Strupp, H.H. & Binder, J.L. (1991). *Kurzpsychotherapie.* Stuttgart: Klett Cotta.

Süß, H.-M. (1988). *Evaluation von Alkoholismustherapie.* Bern: Huber.

Süß, H.-M. (1995). Zur Wirksamkeit der Therapie bei Alkoholabhängigen: Ergebnisse einer Meta-Analyse. *Psychologische Rundschau, 46,* 248-266.

Süß, H.-M. & Waldow, M. (1986). Modelle zur indikationsgeleiteten Variation der Behandlungsdauer in der stationären Therapie von Alkoholabhängigen. *Zeitschrift für Klinische Psychologie, Psychopathologie und Psychotherapie, 34,* 325-334.

Sullivan, H.S. (1953). *The interpersonal theory of psychiatry.* New York: Norton.

Suls, J. & Wan, C.K. (1989). The relation between typ A behavior and chronic emotional distress: A meta-analysis. *Journal of Personality and Social Psychology, 57,* 503-512.

Sundstrom, E. (1986). *Work places.* New York: Cambridge University Press.

Teller, V. & Dahl, H. (1986). The microstructure of free association. *Journal of the American Psychoanalytic Association, 34,* 763-798.

Tesch, R. (1992). Software for qualitative research: Analysis needs and program capabilities. In N.G. Fielding & R.M. Lee (Eds.), *Using computers in qualitative research.* London: Sage.

Testa, M.A., Anderson, R.B., Nackley, J.F. & Hollenberg, N.K. (1993). Quality of life and antihypertensive therapy in men. *New England Journal of Medicine, 328,* 907-913.

Thie, A. (1991). Transcranial doppler studies during migraine and other headaches. In J. Olesen (Ed.), *Migraine and other headaches: The vascular mechanisms.* New York: Raven Press.

Tress, W. (1988). Forschung zu psychogenen Erkrankungen zwischen klinisch-hermeneutischer und gesetzeswissenschaftlicher Empirie: Sozialempirische Marker als Vermittler. *Psychotherapie, Psychosomatik, Medizinische Psychologie, 38,* 269-275.

Tress, W. (Hrsg.). (1990). *Die Strukturale Analyse Sozialen Verhaltens - SASB.* Heidelberg: Asanger.

Trijsburg, R.W., van Knippenberg, F.C.E. & Rijpma, S.E. (1992). Effects of psychological treatment on cancer patients: A critical review. *Psychosomatic Medicine, 54,* 489-517.

Tronick, E., Cohn, J. & Shea, E. (1986). The transfer of affect between mothers and infants. In B.T. Brazelton & M. Yogman (Eds.), *Affective Development in Infancy.* New York: Ablex.

Turk, D.C., Rudy, T.E. & Salovey, P. (1985). The McGill Pain Questionnaire reconsidered: Confirming the factor structure and examining the appropriate uses. *Pain, 21,* 385-397.

Vaillant, G.E. (1992). *Ego mechanisms of defense.* Washington: American Psychiatric Press.

Van der Velde, F.W., Hooykaas, C. & Van der Pligt, J. (1992). Risk perception and behavior: Pessimism, realism, and optimism about aids-related health behavior. *Psychology and Health, 6,* 23-58.

Vantongelen, K., Steward, W., Blackledge, G., Verweij, J. & Van Oosterom, A. (1991). EORTC joint ventures in quality control: Treatment-related variables and data acquisition in chemotherapy trials. *European Journal of Cancer, 27,* 201-207.

Verband der Fachkrankenhäuser für Suchtkranke e.V. (Hrsg.). (1983). *Dokumentationssystem DOSY.* Kassel: Autor.

Verres, R. (1986). *Krebs und Angst. Subjektive Theorien von Laien über Entstehung, Vorsorge, Früherkennung, Behandlung und die psychosozialen Folgen von Krebserkrankungen.* Berlin: Springer

Verres, R. (1991). Gesundheitsforschung und Verantwortung. Gedanken zur Differenzierung und Vertiefung der Rekonstruktion subjektiver Gesundheits- und Krankheitstheorien. In U. Flick (Hrsg.), *Alltagswissen über Gesundheit und Krankheit. Subjektive Theorien und soziale Repräsentationen.* Heidelberg: Asanger

Victor, N. (1990). Sachgerechter Einsatz der Statistik und Grenzen ihrer Anwendbarkeit in der Therapieforschung. In Projektträgerschaft Forschung im Dienste der Gesundheit im Auftrag des BMFT (Hrsg.), *Materialien zur Gesundheitsforschung, Bd. 14: Klinische Studien in der Psychiatrie.* Bremerhaven: Wirtschaftsverlag.

Wallasch, T.M., Kropp, P., Weinschütz, T. & König, B. (1993). Contingent negative variation in tension-type headache. In J. Olesen & J. Schoenen (Eds.), *Tension-type headache Classification, Mechanisms, and Treatment.* New York: Raven Press.

Wallasch, T.M, Reinecke, M. & Langohr, H.D. (1991). EMG analysis of the late exteroceptive supression period of temporal muscle activity in episodic and chronic tension-type headache. *Cephalgia, 11,* 109.

Walter, W.G., Cooper, R., Aldridge, V.J., McCallum, W.C. & Winter, A.L. (1964). Contingent negative variation: An electric sign of sensorimotor association and expectancy on the human brain. *Nature, 203,* 380-384.

Waskow, I.E. & Parloff, M.B. (Hrsg.). (1975). *Psychotherapy change measures. Report of the Clinical Research Branch Outcome Measures Project.* Rockville: National Institute of Mental Health.

Watzlawick, P., Beavin, J.H. & Jackson, D.D. (1967). *Pragmatics of human communication.* New York: Norton.

Weidner, G. & Collins, R.L. (1993). Gender, coping, and health. In H. W. Krohne (Ed.), *Attention and avoidance.* Seattle: Hogrefe & Huber Publishers.

Weiner, H. (1983). Gesundheit, Krankheitsgefühl und Krankheit - Ansätze zu einem integrativen Verständnis. *Psychotherapie, Psychosomatik, Medizinische Psychologie, 33,* 15-34.

Weis, J., Heckel, U., Koch, U. & Tausch, B. (1994). Psychosoziale Belastungen und Krankheitsverarbeitung im Verlauf einer Krebserkrankung - Erste Ergebnisse einer prospektiven Längsschnittstudie. In G. Schüßler & E. Leibing (Hrsg.), *Coping. Verlaufs- und Therapiestudien chronischer Krankheit.* Göttingen: Hogrefe.

Weisberg, S. (1980). *Applied linear regression.* New York: Wiley.

Weiss, C.H. (1972). *Evaluating action programs* (Readings in social action and education). Boston, MA: Allyn & Bacon.

Weiss, J.M. (1972). Psychological factors in stress and disease. *Scientific American, 2,* 104-113.

Weiss, J. & Sampson, H. (1986). *The psychoanalytic process.* New York: Guilford.

West, M. & Sheldon, A.E.R. (1988). Classification of pathological attachment patterns in adults. *Journal of Personality Disorders, 2,* 153-159.

Westhoff, G. (1993). *Handbuch psychosozialer Meßinstrumente.* Göttingen: Hogrefe.

Westmeyer, H. (1979). Die rationale Rekonstruktion einiger Aspekte psychologischer Praxis. In H. Albert & K.H. Stapf (Hrsg.), *Theorie und Erfahrung.* Stuttgart: Klett-Cotta.

Westmeyer, H. (1981). Allgemeine methodologische Probleme der Indikation in der Psychotherapie. In U. Baumann (Hrsg.), *Indikation zur Psychotherapie.* München: Urban & Schwarzenberg.

Whyte, W.F. (1984). *Learnig from the field. A guide from experience.* Newbury Park, CA: Sage.

Wiedl, K.H. & Rauh, D.-A. (1994). Ein halbstrukturiertes Tagebuch als Zugang zur Belastungsbewältigung schizophrener Patienten. In E. Heim & M. Perrez (Hrsg.), *Krankheitsverarbeitung.* Jahrbuch der Medizinischen Psychologie (Bd. 10). Göttingen: Hogrefe.

Wiggins, J.S. (1982). Circumplex models of interpersonal behavior in clinical psychology. In P.C. Kendall & J.N. Butcher (Eds.), *Handbook of research methods in clinical psychology.* New York: Wiley.

Wilkinson, L. (1979). Test of significance in stepwise regression. *Psychological Bulletin, 86,* 168-174.

Wilson, T.P. (1982). Qualitative "oder" quantitative Methoden in der Sozialforschung. *Kölner Zeitschrift für Soziologie und Sozialpsychologie, 34,* 469-486.

Wittmann, W.W. (1987). Grundlagen erfolgreicher Forschung in der Psychologie: Multimodale Diagnostik, Multiplismus, multivariate Reliabilitäts- und Validitätstheorie. *Diagnostica, 33,* 209-226.

Wittmann, W.W. & Matt, G.E. (1986). Meta-Analyse als Integration von Forschungsergebnissen am Beispiel deutschsprachiger Arbeiten zur Effektivität von Psychotherapie. *Psychologische Rundschau, 37,* 20-40.

Wöhrl, H. (1988). Berufsgruppen in der Rehabilitation: Funktionen und Kooperationsmodelle. In U. Koch, G. Lucius-Hoene & R. Stegie (Hrsg.), *Handbuch der Rehabilitationspsychologie.* Berlin: Springer.

Wolf, F.M. (1986). *Meta-analysis: Quantitative methods for research synthesis.* Newbury Park, CA: Sage.

Wolf, S. & Wolff, H.G. (1943). *Human gastric function. An experimental study of a man and his stomach.* New York: Oxford University Press.

Wottawa, H. (1980). *Grundriß der Testtheorie.* München: Juventa.

Wottawa, H. (1981). Allgemeine Aussagen in der psychologischen Forschung: Eine Fiktion. In Michaelis, M. (Hrsg.), *Bericht über den 32. Kongress der DGfP in Zürich 1980.* Göttingen: Hogrefe.

Wottawa, H. (1990a). Einige Überlegungen zu (Fehl-)Entwicklungen der psychologischen Methodenlehre. *Psychologische Rundschau, 41,* 84-97.

Wottawa, H. (1990b). Das Problem ist nicht die Analyse, sondern die Umsetzung. *Psychologische Rundschau, 41,* 105-107.

Wuchner, M., Eckert, J. & Biermann-Ratjen, E.M. (1993). Vergleich von Diagnosegruppen und Klientelen verschiedener Kliniken. *Gruppenpsychotherapie Gruppendynamik, 29,* 198-214.

Wundt, W. (1913). *Grundriß der Psychologie* (11. Aufl.). Leipzig: Engelmann.

Yalom, I.D. (1989). *Theorie und Praxis der Gruppenpsychotherapie.* München: Pfeiffer.

Zielke, M. (1980). Untersuchung der Gütekriterien des Klienten-Erfahrungs-Bogens (KEB). *Diagnostica, 26,* 57-73.

Autorenverzeichnis

Dr. Michael Barth
Universitätskinderklinik
Klinikum der Universität Freiburg
Mathildenstr. 1
79106 Freiburg

Prof. Dr. Dr. Jürgen Bengel
Psychologisches Institut der
Albert-Ludwigs-Universität
Abteilung für Rehabilitationspsychologie
Belfortstr. 16
79085 Freiburg

PD Dr. Manfred Beutel
Psychosomatische Klinik
Salzburger Leite 1
97616 Neustadt/Saale

Dipl. Psych. Bernhard Bührlen-Armstrong
Psychologisches Institut der
Albert-Ludwigs-Universität
Abteilung für Rehabilitationspsychologie
Belfortstr. 16
79085 Freiburg

Dipl. Psych. Sabine Büsing
Klinik für Psychosomatische Medizin und
Psychotherapie der Universität Bonn
Sigmund-Freud-Str. 25
53127 Bonn

Dr. Manuela Burgmeier-Lohse
Psychiatrische Poliklinik der Universitäts-
Nervenklinik Hamburg-Eppendorf
Martinistr. 52
20246 Hamburg

Prof. Dr. Bernhard Dahme
Psychologisches Institut III
Universität Hamburg
Von-Melle-Park 5
20146 Hamburg

Dr. Erik Farin
Hurrle Klinik GmbH
Birkenbosch 14
77770 Durbach

Dr. Thomas Fenzel
Max-Planck-Insitut für Psychiatrie
Kraepelinstr. 2
80804 München

Prof. Dr. Wolf-Dieter Gerber
Zentrum Nervenheilkunde
der Universität Kiel
Institut für Medizinische Psychologie
Niemannsweg 147
24105 Kiel

Dipl. Psych. Doris Hartmann-Lange
Universitätsklinik für Psychiatrie und
Psychotherapie
Universität Tübingen
Osianderstr. 22
72076 Tübingen

Dr. Gerhard Henrich
Institut und Poliklinik für
Psychosomatische Medizin,
Psychotherapie und Medizinische
Psychologie der TU München
Langerstr. 3
81675 München

Dr. Dietrich Klusmann
Abteilung für Medizinische
Psychologie der
Medizinischen Klinik
Universität Hamburg
Martinistr. 52
20246 Hamburg

Autorenverzeichnis

Prof. Dr. Dr. Uwe Koch
Abteilung für Medizinische Psychologie
der Medizinischen Klinik
Universität Hamburg
Martinistr. 52
20246 Hamburg

Dr. Hans Kordy
Forschungsstelle für Psychotherapie
Christian-Belser-Str. 79a
70597 Stuttgart

Dr. Peter Kropp
Zentrum Nervenheilkunde
der Universität Kiel
Institut für Medizinische Psychologie
Niemannsweg 147
24105 Kiel

Dr. Uwe Niederberger
Zentrum Nervenheilkunde
der Universität Kiel
Institut für Medizinische Psychologie
Niemannsweg 147
24105 Kiel

PD Dr. Bernhard Schmitz
Max-Planck-Institut für
Bildungsforschung
Lentzeallee 94
14195 Berlin

Dr. Holger Schulz
Abteilung für Medizinische
Psychologie der Medizinischen
Klinik
Universität Hamburg
Martinistr. 52
20246 Hamburg

Prof. Dr. Bernhard Strauß
Institut für Medizinische Psychologie
Klinikum der Friedrich-Schiller-
Universität
Stoystr. 2
07740 Jena

PD Dr. Heinz-Martin Süß
Lehrstuhl Psychologie II
Universität Mannheim
Schloß, Ehrenhof Ost
68131 Mannheim

Dr. Jörn von Wietersheim
Bereich für Psychosomatik und
Psychotherapie der Medizinischen
Universität zu Lübeck
Ratzeburger Allee 160
23538 Lübeck

Verzeichnis der Gutachter und Gutachterinnen

Folgende Kolleginnen und Kollegen haben sich freundlicherweise an der Begutachtung der Beiträge beteiligt:

Buddeberg, C.	- Zürich
Bullinger, M.	- Hamburg
Engel, R.	- München
Filipp, S.H.	- Trier
Grawe, K.	- Bern
Hasenbring, M.	- Halle
Kächele, H.	- Ulm
Kuhlmann, E.	- Freiburg
Meyer, A.E. †	- Hamburg
Möbus, C.	- Oldenburg
Perrez, M.	- Fribourg
Petermann, F.	- Bremen
Revenstorf, D.	- Tübingen
Schmidt, L.R.	- Trier
Schröder, H.	- Leipzig
Schwoon, D.	- Hamburg
Stemmler, G.	- Freiburg
Tewes, U.	- Hannover
Traue, H.	- Ulm
Watzl, H.	- Konstanz
Wittmann, W.W.	- Nürnberg
Zenz, H.	- Ulm
Zink, A.	- Berlin

Buchtips

André Büssing (Hrsg.)
Von der funktionalen zur ganzheitlichen Pflege
Reorganisation von Dienstleistungsprozessen im Krankenhaus (Organisation und Medizin)
1997, 337 Seiten, DM 79,–/sFr. 69,–/öS 577,–
ISBN 3-8017-1070-X

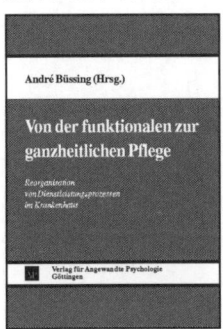

Ganzheitliche Pflege als theoretisches Konzept und praktische Handlungsmaxime hat für die Krankenpflege heute eine besondere Bedeutung. In diesem Band werden die aktuellen Entwicklungen von der funktionalen zur ganzheitlichen Pflege sowie deren gesundheitspolitische, rechtliche und organisationale Bedingungen als ein Teil von Reorganisationsprozessen im Krankenhaus dargestellt. Praxiserfahrungen aus unterschiedlichen Projekten verdeutlichen die Chancen und Risiken dieses vielversprechenden Pflegesystems.

Christoph Klotter (Hrsg.)
Prävention im Gesundheitswesen
(Organisation und Medizin)
1997, 356 Seiten, DM 69,–/sFr. 60,–/öS 504,–
ISBN 3-8017-0848-9

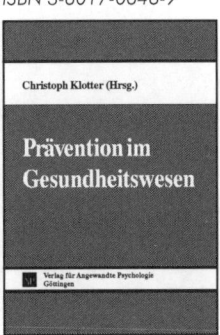

Das Buch bietet einen umfassenden Überblick über die Forschungs- und Praxisfelder der im Bereich der Prävention bzw. Gesundheitsförderung tätigen Professionen. Insbesondere geht es um den Vergleich zwischen dem Ist- und Soll-Zustand: Wie und in welchem Umfang ist die Programmatik der Prävention praktisch umsetzbar? Neben dem gegenwärtigen Stand der Präventionsforschung und -praxis referieren die Autoren die Schwierigkeiten, die bei der Umsetzung von Gesundheitsprogrammen in der Praxis entstehen: Was sind die Ursachen dafür, daß sich die Ziele der Gesundheitsförderung häufig nicht oder nur zum Teil realisieren lassen? Wie kann hier Abhilfe geschaffen werden?

Verlag für Angewandte Psychologie
Rohnsweg 25 • 37085 Göttingen • http://www.hogrefe.de

Klinische Psychologie

Gabriele Wilz / Elmar Brähler (Hrsg.)
Tagebücher in Therapie und Forschung
Ein anwendungsorientierter Leitfaden
1997, 316 Seiten, DM 69,–/sFr. 60,–/öS 504,–
ISBN 3-8017-0812-8

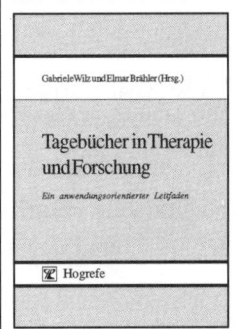

In diesem Buch werden Anregungen gegeben, bei welchen Forschungsfragen und therapeutischen Problemstellungen Tagebücher effizient sein können. Das Themenspektrum reicht von der Konzeption eines Tagebuches über Auswertungsmöglichkeiten bis hin zu Problemen bezüglich der Durchführung einer Tagebuchstudie. Die im Buch vorgestellten Anwendungen beziehen sich auf unterschiedliche Krankheitsbilder und auf Themen wie Belastungsverarbeitung oder auf den Einsatz von Tagebüchern in der Psychotherapie.

Franz Petermann (Hrsg.)
Patientenschulung und Patientenberatung
Ein Lehrbuch. 2., vollst. überarb. und erw. Auflage
1997, VII/396 Seiten, DM 69,–/sFr. 60,–/öS 504,–
ISBN 3-8017-0623-0

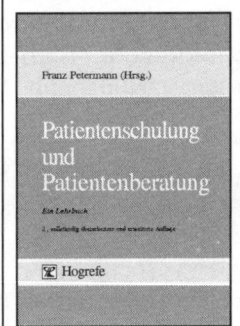

Das Buch beschreibt praxisnah Konzepte zur Patientenschulung und -beratung bei verschiedenen chronischen Krankheiten. Es wird gezeigt, wie durch den Einsatz von Schulungsprogrammen systematisch und patientengerecht neues Krankheits- und Behandlungswissen vermittelt werden kann und dadurch eine chronische Krankheit besser bewältigbar wird. Ferner wird dargestellt, wie durch eine differenzierte Wahrnehmung von Einflußfaktoren auf die chronische Krankheit und die damit verbundenen körperlichen Reaktionen dem Patienten in der Regel ein verbessertes Krankheitsmanagement gelingt.

Hogrefe - Verlag
Rohnsweg 25, 37085 Göttingen • http://www.hogrefe.de

Weitere Veröffentlichungen aus der Reihe

Jahrbuch der Medizinischen Psychologie

herausgegeben von Elmar Brähler, Monika Bullinger und Hans Peter Rosemeier

Band 9: Hauterkrankungen in psychologischer Sicht
Hrsg. von Uwe Gieler, Ulrich Stangier und Elmar Brähler

Band 10: Krankheitsverarbeitung
Hrsg. von Edgar Heim und Meinrad Perrez

Band 11: Psychologie und Gastroenterologie
Hrsg. von Paul Enck und Frauke Musial

Band 12: Neuropsychologie in Forschung und Praxis
Hrsg. von Erich Kasten, Michael R. Kreutz und
Bernhard A. Sabel

**Band 13: Transplantationsmedizin
aus psychologischer Sicht**
Hrsg. von Jürgen Neuser und Uwe Koch

Band 15: Psychologie des Alters, Bd. 1
Hrsg. von Andreas Kruse

Band 16: Psychologie des Alters, Bd. 2
Hrsg. von Andreas Kruse

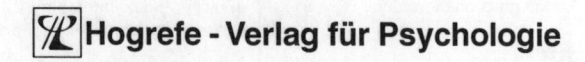

Hogrefe - Verlag für Psychologie